ECG CIÊNCIA E APLICAÇÃO CLÍNICA

ECG – CIÊNCIA E APLICAÇÃO CLÍNICA

Nestor Rodrigues de Oliveira Neto
Sarvier, 1ª edição, 2016

Projeto Gráfico/Diagramação
Triall Composição Editorial Ltda.

Revisão
Maria Ofélia da Costa

Capa
Triall Composição Editorial Ltda.

Impressão e Acabamento
Gráfica Santuário Aparecida (12) 3104-2000

Direitos Reservados
Nenhuma parte pode ser duplicada ou reproduzida
sem expressa autorização do Editor.

sarvier

Sarvier Editora de Livros Médicos
Rua dos Chanés 320 – Indianópolis
04087-031 – São Paulo – Brasil
Telefax (11) 5093-6966
sarvier@sarvier.com.br
www.sarvier.com.br

Dados Internacionais de Catalogação na Publicação (CIP)
(Câmara Brasileira do Livro, SP, Brasil)

Oliveira Neto, Nestor Rodrigues de ECG : ciência e aplicação clínica / Nestor Rodrigues de Oliveira Neto ;
  [contribuição de Maria das Neves Dantas da S. Barros]. -- 1. ed. -- São Paulo : SARVIER, 2016.
  Bibliografia.

ISBN 978-85-7378-253-0

1. Cardiologia 2. Cardiopatias 3. Coração - Doenças - Diagnóstico 4. Eletrocardiografia I. Barros, Maria
  das Neves Dantas da S. II. Título.

16-04405	CDD-616.1207547 NLM-WG 140

Índices para catálogo sistemático:

1. Eletrocardiograma : Medicina 616.1207547

ECG CIÊNCIA E APLICAÇÃO CLÍNICA

1ª EDIÇÃO

Nestor Rodrigues de Oliveira Neto

sarvier

Dedicatória

Dedico este livro a minha esposa Rita de Cássia S. R. de Oliveira e aos meus filhos William S. R. de Oliveira e Eric S. R. de Oliveira pelo apoio, compreensão e amor.

Aos que buscam incessantemente o saber na tentativa de encontrar o melhor resultado e aplicar em quem necessita.

Sobre o Autor

Nestor Rodrigues de Oliveira Neto

- Residência em Clínica Médica no Hospital Universitário Oswaldo Cruz – UPE-Recife-PE.
- Residência em Cardiologia no Hospital Universitário Oswaldo Cruz – UPE--Recife-PE.
- Título de Especialista em Cardiologia pela SBC.
- Cardiologista do Hospital Hospital Monsenhor Walfredo Gurgel-SESAP-RN
- Mestre em Ensino em Saúde pela Universidade Federal do Rio Grande do Norte – UFRN.
- Cardiologista do Hospital Universitário Onofre Lopes – HUOL-UFRN.
- Preceptor da Residência Médica em Cardiologia HUOL-UFRN.
- Especialista em Estimulação Cardíaca Artificial INCOR-FMUSP.

E contribuições de:

Maria das Neves Dantas da S. Barros

- Residência em Clínica Médica no Hospital Universitário Oswaldo Cruz – UPE-Recife-PE.
- Residência em Cardiologia no Hospital Universitário Oswaldo Cruz – UPE-Recife-PE.
- Título de Especialista em Cardiologia pela SBC.
- Mestre em Ciências Médicas pela USP – Ribeirão Preto-SP.
- Doutoranda pela Escola Bahiana de Medicina e Saúde Humana e McMaster University, Hamilton, Ontário, Canadá (PDSE/CAPES).
- Cardiologista do Pronto-Socorro Cardiológico de Pernambuco Prof. Luiz Tavares (PROCAPE-UPE).
- Preceptora do Internato e da Residência Médica em Cardiologia do PROCAPE/UPE.

Agradecimentos

À Dra. Maria das Neves Dantas, que, além de colaborar em alguns capítulos, o fez também por meio de suas observações pertinentes e discussões científicas e de traçados de ECG. E por ser uma grande divulgadora de nossos trabalhos.

Ao Mestre Afonso Albuquerque, fonte de inspiração e exemplo a ser seguido.

Ao Cardiologista Luciano Pilla Pinto, amigo que opinou sobre alguns pontos do texto e traçados.

Ao Cardiologista Gustavo Gomes Torres, pela amizade e parceria no Serviço de Marca-passo do HUOL.

Ao Cardiologista e Hemodinamicista do HUOL Velasquez de Sá, pelas dicas sobre a anatomia coronariana.

Aos colegas do Curso Claro de ECG: Abelardo Escarião, Afonso Albuquerque, Márcia Cristina e Maria das Neves. Essa parceria é um grande aprendizado!

Aos colegas Preceptores da Cardiologia do Hospital Universitário Onofre Lopes, Cesimar Severiano do Nascimento, Carla Suely Souza de Paula, Fábio Mastrocola, Maria Sanali Moura de Oliveira Paiva, e aos Professores Júlio César Vieira de Souza e Rosiane Viana Zuza Diniz, pela dedicação ao ensino, condução da Residência Médica e do Serviço de Cardiologia do HUOL.

Aos Residentes do Hospital Universitário Onofre Lopes, que são estímulos para o estudo contínuo.

Ao Acadêmico de Medicina William S. R. de Oliveira, por sugestões e correções efetuadas.

A Bandeira e Diasnara, pelo contato inicial com a Editora Sarvier, que tornaram possível esta obra.

À Andresa Ferreira, pela eficiente divulgação de nossos trabalhos.

Ao Fernando Xavier Jr. e à Editora Sarvier, pelo empenho e competência na produção deste livro.

Apresentação

O eletrocardiograma é um exame fundamental na avaliação e seguimento do paciente com cardiopatia estabelecida e no diagnóstico de condições agudas, como a dor torácica nas unidades de emergência. O ECG continua a ser o teste diagnóstico mais comumente utilizado para o diagnóstico das cardiopatias.

Este livro, *ECG: Ciência e Aplicação Clínica*, visa abordar o tema fundamentado nas evidências científicas e de forma contextualizada com a clínica. Esses dois aspectos nortearam a elaboração deste livro. Para isso, os tópicos foram complementados com traçados, acompanhados dos dados clínicos. Assim, as informações apresentadas são embasadas na vasta literatura existente sobre eletrocardiografia, como pode ser visto no grande número de referências bibliográficas citadas, as quais podem ser consultadas para mais aprofundamento. Inúmeros traçados, acompanhados dos dados clínicos, complementam o texto.

O conteúdo deste livro inclui os tópicos principais sobre o ECG e também sobre muitas condições incomuns. Alguns assuntos são apresentados com o texto em destaque, considerados complementos ao texto principal. A critério, o leitor pode deixar os tópicos em destaque para um segundo tempo, sem prejuízo para o entendimento.

Espera-se desta forma que informações adicionais e criticamente analisadas sirvam para manter vivo esse fascinante método centenário e de valiosa aplicação clínica. Que este livro seja uma ferramenta para o aprendizado e uma fonte para consulta em Eletrocardiografia.

NESTOR RODRIGUES DE OLIVEIRA NETO
Email: ncwe66@gmail.com

Abreviaturas usadas frequentemente neste livro

AV	atrioventricular
BAV	bloqueio atrioventricular
BDAM	bloqueio divisional anteromedial
BDASE	bloqueio divisional anterossuperior esquerdo
BDPI	bloqueio divisional posteroinferior esquerdo
BPM	batimentos por minuto (frequência cardíaca)
BRD	bloqueio de ramo direito
BRE	bloqueio de ramo esquerdo
CIA	comunicação interatrial
CIV	comunicação interventricular
DDVE	diâmetro diastólico do ventrículo esquerdo (ecocardiograma)
DSVE	diâmetro sistólico do ventrículo esquerdo (ecocardiograma)
DPOC	doença pulmonar obstrutiva crônica
EEF	estudo eletrofisiológico invasivo
FC	frequência cardíaca
FE	fração de ejeção do ventrículo esquerdo
FV	fibrilação ventricular
HR	*Hazard ratio* (razão de riscos)
HVE	hipertrofia ventricular esquerda
HVD	hipertrofia ventricular direita
IAM	infarto agudo do miocárdio
IV	intravenosa (via de administração de medicamento)
NYHA	*New York Heart Association*
OD	*Odds ratio* (razão de chances)
RP-	razão de probabilidade positiva (LH–: *Negative Likelihood Radio*)
RP+	razão de probabilidade positiva (LH+: *Positive Likelihood Radio*)
SAD	sobrecarga atrial direita
SAE	sobrecarga atrial esquerda

TV	taquicardia ventricular
VD	ventrículo direito
VE	ventrículo esquerdo
VPN	valor preditivo negativo
VPP	valor preditivo positivo
WPW	Wolff-Parkinson-White

Sumário

Dedicatória v
Sobre o Autor.. vii
Agradecimentos ix
Apresentação.. xi
Abreviaturas usadas frequentemente neste livro xiii

Capítulo 1
Conceitos Básicos.. 1
Eletrofisiologia Cardíaca...4
Potencial de ação...4
Propriedades das células cardíacas.......................................5
Dipolo elétrico e vetor cardíaco 9
Anatomia, Ativação Cardíaca e Correlação com o ECG.......................10
Anatomia coronariana e irrigação do sistema de condução 11
Polaridade das ondas..12
Nomenclatura das ondas do ECG...13
O que registra o ECG?...14
Ativação atrial 16
Ativação ventricular 18
Repolarização ventricular 20
Vetocardiograma (VCG) 21
Padronização do ECG 22
Derivações..25
Medidas em Eletrocardiografia 31
Medidas das ondas e intervalos 31
Cálculo da frequência cardíaca 31
Medida do eixo elétrico 33
Referências...37

Capítulo 2
Interpretação do ECG... 39
Análise das Ondas e Intervalos..40
Onda P e ritmo sinusal...40
Complexo QRS 41
Onda T 44
Onda U 45
Intervalo PR 46

xvi   ECG – Ciência e Aplicação Clínica

Segmento ST 46
Intervalo QT e cálculo do QT corrigido 46
ECG Normal **49**
ECG normal no adulto 49
ECG normal na criança 52
ECG no atleta 55
Indicação do ECG como *screen* em atletas jovens 55
Medidas e laudo interpretativo computadorizado e telemedicina 57
Ensino da Eletrocardiografia **57**
Análise sistemática e sequencial na interpretação do ECG 58
Variações do ECG Normal **58**
Rotações elétricas do coração 59
Erros técnicos na execução do ECG e artefatos 62
Inversão dos eletrodos durante a realização do ECG 63
Problemas técnicos com os eletrodos precordiais 66
Referências **68**

Capítulo 3
Sobrecargas Atriais 73
Sobrecarga Atrial Direita (SAD) **73**
Sobrecarga Atrial Esquerda (SAE) **77**
Bloqueio interatrial 79
Sobrecarga Biatrial **79**
Significado clínico 79
Referências **80**

capítulo 4
Hipertrofias Ventriculares 83
Hipertrofia Ventricular Esquerda (HVE) **83**
Alterações eletrocardiográficas na HVE 84
Critérios eletrocardiográficos de HVE 85
Significado clínico 88
Diagnóstico de HVE na presença de distúrbio de condução intraventricular 89
Hipertrofia Ventricular Direita (HVD) **90**
Alterações eletrocardiográficas 90
Acurácia dos critérios para HVD 92
Hipertrofia Biventricular **92**
Referências **93**

Capítulo 5
Bloqueios de Ramos e Fasciculares 97
Perspectivas Históricas e Introdução **97**
Bloqueio de Ramo Esquerdo (BRE) **98**
Ativação no BRE completo 98
Critérios diagnósticos 101
BRE incompleto 104
Significado clínico 105
Bloqueio de Ramo Direito (BRD) **112**
Ativação no BRD completo 112
Critérios diagnósticos 112

Bloqueio incompleto de ramo direito 114
Bloqueios divisionais do ramo direito...115
Significado clínico 116
Bloqueio Divisional Anterossuperior Esquerdo (BDASE) 118
Ativação no BDASE 119
Critérios eletrocardiográficos...120
Significado clínico 121
Bloqueio Divisional Posteroinferior Esquerdo (BDPI)..122
Ativação no BDPI 122
Critérios eletrocardiográficos (Figs. 5.14 e 5.15) 122
Significado clínico 124
Bloqueio Divisional Anteromedial (BDAM) ou Bloqueio Fascicular Septal 125
Distúrbio de Condução Intraventricular Inespecífico..125
Associação de Distúrbios de Condução Intraventricular..126
Bloqueio bifascicular 126
Bloqueio trifascicular 127
Bloqueio de ramo alternante..127
Bloqueio bifascicular mascarado ou bloqueio de ramo bilateral....................128
Referências...131

Capítulo 6
ECG nas Síndromes Coronarianas... 139
ECG Nas Síndromes Coronarianas Agudas 139
IAM com supra de ST...140
ECG no IAM sem supra de ST e na angina instável 168
ECG na Insuficiência Coronariana Crônica 173
Referências...176

Capítulo 7
Diagnóstico Diferencial em Eletrocardiografia 185
Causas de Supradesnível do Segmento ST 185
Infarto agudo do miocárdio..185
Aneurisma do ventrículo esquerdo...186
Repolarização precoce e elevação do segmento ST como
variante da normalidade..186
Pericardite e miocardite agudas 187
Angina de Prinzmetal 189
Cardiomiopatia de Takotsubo...189
Supra de ST como alteração secundária da repolarização 189
Outras causas de supradesnível do segmento ST (raras)................................190
Causas de Ondas Q Patológicas 190
Infarto do miocárdio 191
Cardiopatia chagásica crônica...191
Cardiomiopatia dilatada 191
Alteração na sequência de ativação 191
Doença pulmonar obstrutiva crônica...192
Tromboembolismo pulmonar agudo (TEP) 192
Causas raras de ondas Q 192

xviii ECG – Ciência e Aplicação Clínica

Causas de Ondas T Profundas **194**
Cardiopatia isquêmica..194
Cardiomiopatia hipertrófica (principalmente a forma apical)..............................194
Onda T cerebral 196
Tromboembolismo pulmonar (TEP)...197
Memória cardíaca...197
Cardiomiopatia de Takotsubo...198
Outras causas de ondas T negativas..198
Causas de Onda R Ampla em V1 ....**199**
Bloqueio de ramo direito 199
Hipertrofia ventricular direita..199
Infarto posterior 200
Pré-excitação ventricular (WPW) 200
Dextrocardia...200
Outras causas de ondas R amplas em V 201
Causas de Baixa Voltagem do Complexo QRS **202**
Baixa voltagem na insuficiência cardíaca 205
Baixa voltagem no derrame pericárdico 205
Pobre Progressão de R nas Derivações Precordiais **206**
Referências **207**

Capítulo 8
ECG nos Distúrbios Eletrolíticos, Alterações
Causadas por Drogas e Hipotermia 211
ECG nos Distúrbios Eletrolíticos **211**
Hipercalemia...212
Hipocalemia..215
Alterações do cálcio..215
Alterações do magnésio 215
Alterações Causadas por Drogas **215**
Alterações Eletrocardiográficas na Hipotermia...**218**
Referências **220**

Capítulo 9
ECG em Diversas Condições 223
Valvopatias...**223**
Valvopatia mitral 223
Valvopatia aórtica 224
Cardiomiopatias **225**
Cardiomiopatia dilatada 225
Cardiomiopatia hipertrófica 228
Cardiopatia chagásica crônica...229
Cardiomiopatias restritivas 230
Condições Pulmonares **231**
Tromboembolismo pulmonar 231
Doença pulmonar obstrutiva crônica e enfisema 233
Cardiopatias Congênitas...**234**
Comunicação interatrial 234
Defeito do septo AV..234
Comunicação interventricular 236
Síndrome de Eisenmenger...236
Tetralogia de Fallot...237

Acidente Vascular Encefálico e Outros Quadros Neurológicos..........................237
Distrofias Musculares **239**
Distrofia de Duchenne...239
Distrofia miotônica..240
Alterações da Função Tireoidiana..**241**
Referências..**241**

Capítulo 10
Pré-Excitação Ventricular, Displasia/Cardiomiopatia
Arritmogênica do Ventrículo Direito e Canalopatias 245
Pré-excitação Ventricular **245**
Algoritmos eletrocardiográficos para localização da via acessória..........................247
Outras formas de pré-excitação 250
Cardiomiopatia Arritmogênica do Ventrículo Direito....................................**251**
Canalopatias Cardíacas...**253**
Síndrome de Brugada..253
Síndrome do QT longo congênito (SQTL)..255
Síndrome do QT longo adquirido 258
Síndrome do QT curto (SQTC) 259
Repolarização precoce 261
Taquicardia ventricular polimórfica catecolaminérgica 263
Referências..**265**

Capítulo 11
ECG e Marca-Passos 271
Princípios da Estimulação Cardíaca Artificial **272**
Modo de estimulação 273
Capacidade de programação por telemetria 277
Disfunções do Sistema de Estimulação...**277**
Arritmias na estimulação artificial 279
Síndrome do marca-passo 279
Situações que simulam disfunções...279
Indicações de Marca-passo..**280**
Indicações de marca-passo provisório 280
Indicações de marca-passo definitivo 282
Estimulação Biventricular (Terapia de Ressincronização) **282**
Padrão eletrocardiográfico na estimulação convencional e biventricular 283
Cardiodesfibrilador Implantável (CDI) **286**
Definição de alguns termos básicos em estimulação cardíaca artificial 288
Referências..**289**

Capítulo 12
Bradiarritmias.. 293
Bradiarritmias Sinusais..**293**
Bradicardia sinusal 293
Arritmia sinusal..295
Marca-passo atrial migratório 295
Bloqueios sinoatriais...295
Pausas ou paradas sinusais 296
Doença do nó sinusal 297
Bloqueios Atrioventriculares **297**
Classificação dos bloqueios atrioventriculares 299

ECG – Ciência e Aplicação Clínica

BAV completo paroxístico 302
BAV completo associado à fibrilação atrial 302
Batimentos e ritmo de escape 304
Localização dos bloqueios AV 304
Dissociação AV **304**
Referências **306**

Capítulo 13
Arritmias Supraventriculares 307
Extrassístoles Supraventriculares **307**
Extrassístoles atriais 308
Extrassístoles juncionais 311
Batimentos recíprocos atriais ou juncionais 312
Taquicardias Supraventriculares **312**
Intervalo RP' e PR 313
Taquicardias sinusais 313
Taquicardias paroxísticas supraventriculares 315
Taquicardia por reentrada nodal (TRN) 315
Taquicardia por reentrada atrioventricular (TRAV) 316
Diagnóstico diferencial entre taquicardia por reentrada nodal (TRN) e
taquicardia por reentrada atrioventricular (TRAV) 318
Taquiarritmias atriais 320
Taquicardia atrial 322
Flutter atrial 325
Taquicardias supraventriculares incomuns 333
Referências **335**

Capítulo 14
Arritmias Ventriculares 339
Extrassístoles Ventriculares **339**
Parassistolia ventricular 343
Batimentos recíprocos ventriculares 343
Significado clínico 343
Diagnóstico diferencial entre extrassistolia ventricular e supraventricular com aberrância .. 345
Taquicardia Ventricular **348**
Taquicardia ventricular não sustentada (TVNS) 348
Taquicardia ventricular sustentada monomórfica (TVS) 350
Taquicardias polimórficas 358
Fibrilação ventricular (FV) 359
Referências **361**

Capítulo 15
Diagnóstico Diferencial das Taquicardias de QRS Largo 367
Diagnóstico Diferencial entre TV e TSV com Aberrância **368**
Algoritmos 370
Taquicardias Supraventriculares Pré-excitadas **377**
Fibrilação atrial pré-excitada 378
Taquicardia antidrômica 378
Referências **381**

Apêndice 383
Índice Remissivo 457

capítulo 1

Conceitos Básicos

O eletrocardiograma (ECG) resulta da ativação elétrica gerada no coração, captada na superfície corporal. A atividade elétrica cardíaca normal tem origem no nó sinusal, espalha-se para o miocárdio atrial e é transmitida pelo sistema especializado de condução até os ventrículos. A despolarização atrial seguida pela despolarização e repolarização ventriculares são os eventos principais representados no ECG.

Para registrar o ECG, eletrodos são colocados na superfície do corpo em locais específicos. Os eletrodos são unidos entre si para formar as derivações. Uma derivação é constituída por um eletrodo positivo (ou explorador) e um eletrodo negativo (ou indiferente). Cada derivação "visualiza" o evento elétrico gerado no coração por um ângulo diferente.

O ECG padrão tem 12 derivações: *seis periféricas*, que captam o potencial elétrico por meio de eletrodos colocados nos membros, e *seis precordiais*, cujos eletrodos são colocados no tórax.

Neste capítulo serão abordados conceitos básicos para o entendimento e interpretação do ECG.

Breve resumo histórico da eletrocardiografia[1-4]

Vários avanços na Fisiologia e no campo tecnológico tornaram possível o surgimento do eletrocardiograma no início do século passado. Willem Einthoven (1860-1927) é considerado o pai da eletrocardiografia (Fig. 1.1). Ele nasceu na ilha de Java (atual Indonésia), estudou e desenvolveu o seu trabalho na Holanda. Após se associar com um grande fisiologista (Frans Donders), foi nomeado Professor de Fisiologia da Universidade de Leiden (Holanda). Publicou estudos sobre várias áreas da Fisiologia, mas sua maior contribuição ocorreu quando Einthoven se interessou pelo registro da atividade do coração, utilizando um eletrômetro capilar, que havia sido usado por Augustus D. Waller (1856-1922).

Com o eletrômetro capilar descoberto pelo físico francês Gabriel Lippman, Waller foi o primeiro a registrar de forma rudimentar, em 1887, a atividade elétrica do coração captada na superfície do corpo, registrando a atividade elétrica cardíaca do seu cão e do seu próprio coração. O eletrômetro capilar de Lippman consistia de um tubo preenchido com mercúrio e ácido sulfúrico, que, por ser menos denso, ocupava a parte superior do tubo. Os potenciais elétricos alteram a tensão superficial, fazendo o mercúrio flutuar levemente (deslocando-o para cima ou para baixo), indicando a diferença de potencial existente. Esse movimento era captado na forma de "eletrograma".

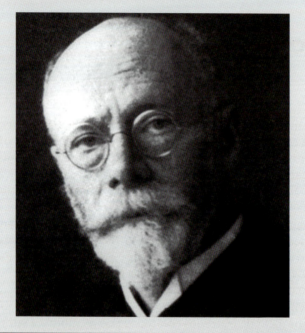

Figura 1.1 Willem Einthoven (1860-1927).
Figura do arquivo da Wikimedia Commons.

Após alguns anos de muito trabalho, Einthoven produziu um galvanômetro de corda, que poderia ser usado para a pesquisa médica.

Esse aparelho inicial em nada lembra os atuais eletrocardiógrafos, que são aparelhos portáteis. O galvanômetro de corda de Einthoven ocupava duas salas e sua massa era de 270 kg. O paciente permanecia com os dois antebraços e a perna esquerda imersos em baldes metálicos com solução salina (Fig. 1.2).

O galvanômetro de corda consistia de um filamento muito fino de quartzo recoberto por prata, esticado em um campo magnético. A fraca corrente captada do coração movia discretamente o filamento de quartzo. Sua oscilação dependia da intensidade e direção do potencial gerado no coração. As sombras geradas pela movimentação do fio de quartzo eram projetadas em um filme fotográfico, que se deslocava à velocidade de 25 mm/s.

Trabalhando com o galvanômetro de corda, Einthoven estabeleceu os princípios básicos para a obtenção do ECG. Ele criou as derivações bipolares dos membros: I, II e III. Essas derivações são obtidas com os eletrodos colocados nos membros e dispostas em um triângulo equilátero, com o coração ocupando o centro desse triângulo. Os ápices correspondem ao braço esquerdo (BE), o braço direito (BD) e a perna esquerda (PE), locais onde são colocados os eletrodos. A partir da posição dos eletrodos nos membros, Einthoven formulou a equação: II = I + III.

Capítulo 1   Conceitos Básicos

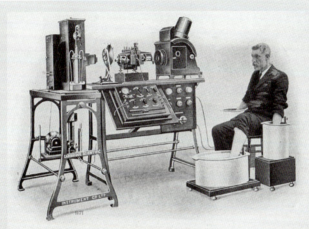

Figura 1.2   Máquina de ECG de uso comercial, fabricada em 1911 (figura do arquivo da *Wikimedia Commons*).

As ondas do eletrocadiograma foram nomeadas de P, QRS e T. A hipótese aceita para a sequência de letras escolhidas ser PQRST e não ABCDE é porque Einthoven seguiu a nomenclatura tradicionalmente usada por Descartes para representar uma curva. A onda U foi posteriormente descrita.

A descrição do nó atrioventricular (AV) e do sistema especializado de condução infranodal, em 1906, por Sunao Tawara forneceu a base teórica para o entendimento do eletrocardiograma.

Einthoven descreveu traçados com hipertrofia, extrassístoles, bloqueio atrioventricular completo, fibrilação atrial etc. Os traçados nessa fase inicial apresentavam somente as derivações I, II e III.

Einthoven recebeu o Prêmio Nobel de Fisiologia e Medicina em 1924, por suas contribuições no campo da Eletrocardiografia.

O médico inglês Thomas Lewis (1881-1945) deu o valor clínico ao novo método e escreveu o primeiro livro de eletrocardiografia clínica. Inúmeras são as contribuições de Lewis para a Eletrocardiografia, seja a descrição de vários tipos de anormalidades, seja no estudo das arritmias e para a popularização e ensino do método. Exemplo de contribuições de Lewis: descrição do bloqueio alternante (ramo direito alternando com ramo esquerdo) e sua nefasta evolução para o bloqueio atrioventricular total, descrição das características da fibrilação atrial, que chamou *delirium cordis* e no reconhecimento dos desvios do eixo, onde se deve pensar em doenças do coração esquerdo se há desvio do eixo para a esquerda e em doença das câmaras direitas se há desvio do eixo para a direita.

Ao lado de Einthoven e Lewis, entre os grandes nomes da Eletrocardiografia certamente pode-se citar o norte-americano Frank N. Wilson (1890-1952). Introduziu as seis derivações precordiais em 1934, que consistiam de um eletrodo explorador e um indiferente, com potencial elétrico nulo, o que permite registrar somente as variações do potencial no eletrodo explorador. O eletrodo indiferente é obtido por meio do "terminal central de Wilson". Esse terminal é obtido pela ligação entre cada membro (BE, BD e PE) a um resistor de 5.000 Ohms e os resistores unidos a um ponto (terminal central). Várias outras contribuições foram efetuadas por Frank Wilson.

Mais tarde, em 1942, foram adicionadas as derivações unipolares aumentadas (aVF, aVL e aVR) por Emanuel Goldberger. Ele introduziu modificações no eletrodo indiferente, desconectando o resistor ligado ao eletrodo (+) do terminal central, o que aumentou a amplitude do sinal em 50% (daí o "a" no nome dessas derivações).

Ao longo da segunda metade do século XX, inúmeros médicos e pesquisadores se destacaram no campo da Eletrocardiografia, tais como: Grant, Sodi-Pallares, Rosenbaum, Tranchesi, Schamroth, Marriott, entre outros.

O eletrocardiograma com o tempo se tornaria um método importante na Cardiologia, desempenhando papel de destaque no diagnóstico dos bloqueios intraventriculares, das arritmias, nas síndromes coronarianas, no crescimento das câmaras, pré-excitação ventricular, canalopatias, entre outros.

Diversos métodos utilizados na prática cardiológica são derivados da eletrocardiografia, tais como o teste de esforço, o sistema Holter, o ECG de alta resolução e o estudo eletrofisiológico invasivo.

ELETROFISIOLOGIA CARDÍACA[5-11]

Potencial de ação

O potencial de ação (PA) é um evento elétrico que ocorre nas células cardíacas atriais, no sistema de condução e nos ventrículos em cada ciclo cardíaco, causado pela entrada e saída de íons através da membrana. O somatório dos potenciais de ação das células produz o ECG: as ondas P, QRS e T e os segmentos PR e ST. O movimento dos íons através da membrana altera a voltagem da célula com o tempo, resultando na curva característica do PA:

- **Fase 0 (despolarização rápida)** – causada pela **entrada rápida de íons sódio** (cargas positivas) pela abertura dos canais de sódio na membrana, aumentando de forma muito rápida o potencial intracelular, que se torna positivo. Essa fase corresponde à despolarização ventricular e a onda representativa é o QRS.

- **Fase 1 (repolarização inicial)** – **queda do potencial pela inativação da corrente de sódio e pela saída de potássio**, além da entrada de cloreto (íon negativo).

- **Fase 2 (platô)** – quando a voltagem do potencial decai, os canais lentos de cálcio voltagem dependentes se abrem e ocorre a **entrada do cálcio**. O potencial pouco se modifica nessa fase. A amplitude do potencial de ação varia pouco nessa fase devido à presença de correntes iônicas que se neutralizam, mantendo a célula despolarizada. Correntes lentas de potássio e cloreto saem da célula e ocorre a entrada de cálcio (Ca^{2+}) através dos canais de Ca^{2+} tipo L. Corresponde no ECG ao segmento ST.

- **Fase 3 (repolarização final)** – ocasionada pela **inativação da entrada de cálcio e pela saída do potássio**, o que faz a célula recuperar a sua negatividade interior. É representada pela onda T (repolarização dos ventrículos).

- **Fase 4 (repouso ou fase diastólica)** – o **potássio sai da célula** em virtude de sua maior permeabilidade e a célula retorna ao estado de repouso: o interior mantém-se negativo em relação ao exterior. A bomba Na-K-ATPase (Na^+-K^+) age também nessa fase. A bomba Na^+-K^+ funciona por processo ativo, com gasto de energia (ATP – trifosfato de adenosina), fazendo a troca do sódio por potássio, com saída de maior número de íons de sódio do que de íons de potássio, na razão de 3:2, com diminuição da positividade intracelular. O interior da célula mantém-se mais negativo, com potencial em torno de −90 mV.

O potencial negativo no interior da célula é mantido por ânions, como proteínas negativas e fosfatos, que são moléculas maiores e que apresentam menor mobilidade por meio da membrana.

O potencial de repouso tende a se manter estável durante a diástole, porém algumas células cardíacas apresentam aumento gradual do potencial até atingir um limiar e deflagrar um potencial de ação (automatismo).

No ECG de superfície, como referido acima, a fase 0 ventricular corresponde ao complexo QRS; a fase 2, ao segmento ST; e a fase 3, à onda T. A fase de repouso ventricular (fase 4) corresponde ao intervalo que vai do término da onda T ao início do complexo QRS (segmento TQ).

A duração do potencial é variável, depende do tipo de célula do coração e da frequência cardíaca, com aumento na sua duração com a bradicardia. A duração do potencial de ação ventricular (despolarização e repolarização ventricular) varia de 100 a 500 ms (0,1 a 0,5 s) nos diversos cardiomiócitos: o PA da célula do músculo ventricular apresenta duração de 250 a 350 ms. A duração do potencial de ação pode prolongar-se na célula doente ou por ação de drogas.

As células subendocárdicas dos ventrículos apresentam potencial de ação com maior duração do que as células subepicárdicas. Um terceiro tipo de célula ventricular encontrado são as chamadas *células M*. Essas células são descritas na camada média da parede ventricular e apresentam potencial de ação mais prolongado do que os das células endocárdicas e epicárdicas. Particularmente, as células M prolongam o potencial de ação mais do que as outras células, em resposta à redução da frequência. A importância dessas células tem sido descrita no aumento da dispersão da repolarização ventricular e gênese de arritmias.

O PA que apresenta estas 4 fases é típico das células de resposta rápida (exemplo: células da musculatura própria e fibras de Purkinje). O PA das células de resposta lenta apresenta ascensão mais lenta da fase 0, menor amplitude (−50 a −60 mV) e ausência de fase de platô. As células automáticas do nó sinusal e nó atrioventricular (AV) são de resposta lenta (Fig. 1.3 e Quadro 1.1).

Propriedades das células cardíacas

As células cardíacas apresentam quatro propriedades básicas: **automatismo, condutibilidade, excitabilidade e contratilidade.**

Automatismo

As células cardíacas de resposta lenta, como as células P do nó sinusal, do nó AV e de outros locais, apresentam a propriedade chamada automatismo ou despolarização diastólica espontânea, isto é, em virtude da entrada de íons positivos na fase 4 o potencial gradativamente se torna mais positivo até atingir o potencial limiar, o que deflagra o início do potencial de ação (Fig. 1.3). **O nó sinusal se despolariza mais rapidamente do que as outras células automáticas e constitui o marca-passo fisiológico do coração**. A onda de ativação que tem início no nó sinusal inibe as outras células automáticas.

6 ECG – Ciência e Aplicação Clínica

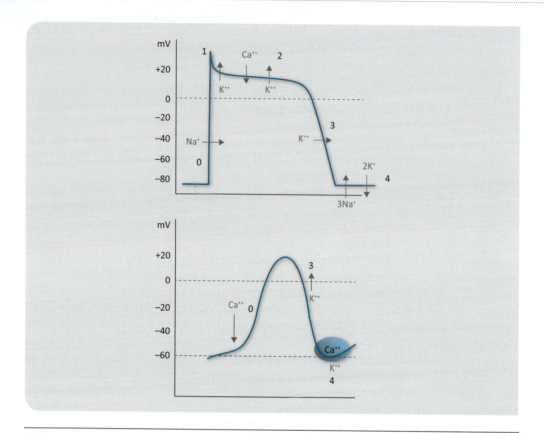

Figura 1.3 Potencial de ação da célula de resposta rápida (figura superior) e de resposta lenta (figura inferior). Principais íons participantes em cada fase. Na célula de resposta lenta, a fase 4 (despolarização diastólica) é causada pela diminuição da permeabilidade ao potássio, o que faz esse íon + se acumular no interior da célula. Mas as oscilações cíclicas do cálcio intracelular nessa fase é um componente fundamental da ascensão do potencial até atingir um limiar.

Quadro 1.1 Características das células de respostas rápida e lenta.

Célula de resposta rápida

- Potencial com fases 0, 1, 2, 3 e 4
- PA com fase 0 com grande velocidade pela rápida entrada do Na^+ (abertura dos canais de sódio)
- Presença de fases 1 (*overshoot*) e 2 (platô)
- PA com maior amplitude do PA: voltagem de –80 a –95 mV
- Exemplos: células da musculatura atrial e ventricular e fibras de Purkinje

Célula de resposta lenta

- PA com fase 0 com ascensão lenta causada pela entrada de cálcio (e não de Na^+)
- Ausência de fases 1 e 2 (platô)
- PA com menor amplitude (voltagem de –50 a –70 mV)
- Aumento gradual da fase 4 até deflagrar um novo potencial de ação (despolarização diastólica espontânea)
- Exemplos: células do nó sinusal e da junção AV

Atualmente, o mecanismo responsável pelo automatismo é atribuído à elevação cíclica do cálcio no intracelular no final da fase 4, o qual é responsável por ocasionar alterações na membrana que deflagram o potencial de ação.

O nó sinusal **apresenta maior frequência de disparo (automatismo), seguido normalmente por células automáticas do nó AV**, que podem funcionar como marca-passo secundário quando o nó sinusal falha ou diminui sua frequência de disparo, denominando-se assim de ritmo juncional (aquele próximo à junção AV). A frequência de disparo sinusal média do adulto em repouso e acordado é entre 60 e 100 bpm, enquanto a frequência de disparo da junção AV é de 30 a 60 bpm.

Os distúrbios na automaticidade dessas células, no nó sinusal ou nas outras células dotadas de automatismo, podem ser causa de vários tipos de arritmias.

Condutibilidade ou dromotropismo

É a capacidade da célula cardíaca transmitir o impulso elétrico para as células próximas, isto é, o estímulo originado em um ponto é transmitido para as áreas próximas.

O potencial de ação sinusal é transmitido para todo o coração.

A presença de estruturas com propriedades específicas são responsáveis pela condutibilidade. As células cardíacas se intercomunicam através de junções de baixa resistência elétrica presentes nos *discos intercalares*, denominadas *junções GAP*. Esses discos intercalares mantêm as células adjacentes ligadas e contêm as junções GAP, que permitem a propagação rápida do estímulo, ocasionada pela migração dos íons entre as células. O potencial de ação de uma célula produz despolarização parcial da célula adjacente, propaga-se à célula seguinte e o processo se espelha pelo miocárdio, permitindo a contração de forma rápida dos átrios e ventrículos.

Funcionalmente, as cavidades cardíacas comportam-se como dois sincícios: atrial e ventricular. Desse modo, uma vez que uma célula atrial é excitada, a ativação progride rapidamente para as demais células atriais. O mesmo comportamento é observado nos ventrículos (sincício ventricular).

Os átrios, por sua vez, são eletricamente isolados dos ventrículos pelos anéis atrioventriculares. Normalmente, a condução do estímulo elétrico originado nos átrios progride aos ventrículos apenas através do nó atrioventricular (junção AV). O estímulo sofre um retardo ao passar dos átrios aos ventrículos através da junção AV, onde a velocidade de condução é relativamente baixa.

As células especializadas do sistema de condução (como as fibras de Purkinje) apresentam maior velocidade de condução do estímulo em relação às células contráteis. A condução no sistema His-Purkinje é de 2,5 m/s, enquanto no miocárdio ventricular é de 0,4 a 0,9 m/s. Por outro lado, a velocidade de condução ventricular é três vezes maior no sentido longitudinal do que no sentido transverso, propriedade chamada *anisotropia*.

Excitabilidade

É a capacidade que tem a célula cardíaca de produzir um potencial elétrico em resposta a certos estímulos: elétricos, químicos, mecânicos.

A resposta do músculo cardíaco obedece a lei do tudo ou nada, ou seja, despolariza ou não despolariza em resposta a um estímulo. A resposta contrátil não depende da intensidade do estímulo, desde que este seja de intensidade suficiente para despolarizar o músculo (estímulo supraliminar).

Uma propriedade das células cardíacas é a refratariedade: uma vez despolarizada, a célula somente responde a um novo estímulo após certo intervalo de tempo, chamado *período refratário*. O período refratário absoluto estende-se do início do PA (fase 0) até a fase 3. Nesse período, a célula não responde a nenhum estímulo. O *período refratário efetivo* compreende a fase onde um estímulo supraliminar não desencadeia um potencial de ação, mas pode causar alterações passageiras na membrana celular e ocasionar aumento na sua refratariedade (Fig. 1.4).

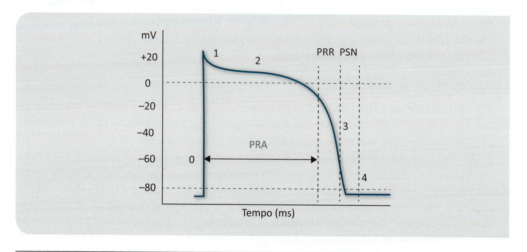

Figura 1.4 O potencial de ação e os períodos refratários e o período supernormal da célula cardíaca. PRA = período refratário absoluto; PRR = período refratário relativo; PSN = período supernormal.

Existe também o chamado período supernormal: curto intervalo após o período refratário relativo em que um estímulo mais fraco que o normal (subliminar) pode despolarizar a célula. Ocorre no término da onda T.

O período refratário é proporcional à duração do ciclo precedente, assim um ciclo precedente longo prolonga o período refratário das células do sistema de condução e miocárdicas. O aumento do ciclo causado por uma pausa aumenta o período das células no ciclo seguinte. Por exemplo, na bradicardia sinusal o período refratário será maior, porque o ciclo precedente é mais longo.

Contratilidade

Propriedade que a fibra cardíaca tem de se encurtar em resposta a um estímulo.

O acoplamento "excitação-contração" é o mecanismo por meio do qual o potencial de ação provoca a contração das fibras musculares cardíacas (Fig. 1.5).

O potencial da membrana plasmática difunde-se aos túbulos T, que são invaginações membranosas que se insinuam para dentro do sarcoplasma. A despolarização dos túbulos T causa a liberação dos íons cálcio (Ca^{++}) do retículo sarcoplasmático, que se difundem pelo citoplasma. Isso provoca a liberação adicional de mais cálcio dos túbulos T, o que torna disponível grande quantidade desse íon para a contração. A liberação do cálcio ocasiona a ligação da actina com a miosina, por intermédio de outras proteínas, e permite o deslizamento da actina sobre a miosina, com gasto de ATP.

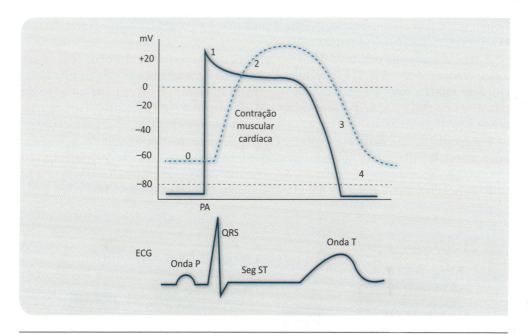

Figura 1.5 O acoplamento "excitação-contração" é o mecanismo por meio do qual o PA provoca a contração das fibras musculares cardíacas. A ativação elétrica deflagra a contração das células do miocárdio atrial e ventricular. O somatório dos potenciais de ação das células produz as ondas do ECG e existe correlação entre cada fase do PA e as ondas do ECG.

Dipolo elétrico e vetor cardíaco

Em repouso, o interior da célula é negativo, e o exterior, positivo. Ao ser despolarizada (fase 0 do potencial de ação), há alteração na polaridade do potencial da célula, o interior torna-se positivo, e o exterior, negativo.

Isto faz surgirem *dipolos elétricos* entre as regiões despolarizadas (ativadas) e aquelas não ativadas. Cada dipolo pode ser representado, didaticamente, por um vetor, que apresenta, por convenção, a sua origem negativa e a extremidade positiva.

O vetor é um ente matemático que apresenta magnitude (intensidade), direção e sentido. Geralmente, o vetor é utilizado para grandezas que, para ser representadas, necessitam de um número (magnitude), direção e sentido. Conforme dito, por convenção, a origem do vetor é negativa, e sua extremidade, positiva. Essa é a polaridade do sentido da despolarização: no início o extracelular das células apresenta polaridade negativa e, à frente desse processo, a polaridade é positiva, representando as células não despolarizadas. As direções dos vetores que representam a despolarização e a repolarização são expressas em graus.

A explicação vetorial do processo de despolarização e repolarização dos átrios e ventrículos é uma ferramenta muito útil para facilitar o entendimento em Eletrocardiografia, uma vez que os eventos elétricos têm direção, sentido e grandeza.

Pela propriedade de condutividade, esse processo de ativação passa rapidamente de uma célula para outra. Assim, inúmeros dipolos são originados durante a ativação cardíaca, muitos dos quais se anulam por serem opostos, mas dipolos equivalentes resultam desse processo e são usados para representar a ativação conforme o sentido que esse processo ocorre nas câmaras cardíacas.

A repolarização da célula cardíaca isolada inicia no mesmo ponto onde teve início a despolarização, ou seja, o extracelular ficará positivo, enquanto as células não repolarizadas estarão com seu extracelular negativo. Entretanto, o vetor representativo do processo de repolarização tem sentido oposto, do negativo para o positivo. Portanto, na célula isolada, o vetor despolarização tem o sentido contrário do vetor repolarização.

Por convenção, um eletrodo explorador (+) do galvanômetro capta uma deflexão positiva, isto é, acima da linha de base, quando o vetor que representa o processo de despolarização ou repolarização aponta para esse eletrodo. Ao contrário, o eletrodo explorador (+) capta uma deflexão negativa, isto é, abaixo da linha de base, se o vetor se afasta deste eletrodo (Fig. 1.6).

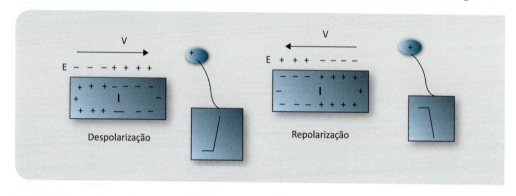

Figura 1.6 Processo de despolarização e repolarização na célula isolada. Na despolarização são formados dipolos entre as regiões que foram ativadas e as ainda não ativadas. O vetor da despolarização apresenta o mesmo sentido e direção do processo elétrico, quando se move em direção a um eletrodo +, uma deflexão acima da linha de base (+) é registrada. Na repolarização, a célula recupera a positividade interna e o vetor tem direção contrária ao processo de repolarização. O eletrodo explorador (+) vê agora a origem (negatividade) do vetor e capta uma deflexão abaixo da linha de base (–). I = intracelular; E = extracelular.

ANATOMIA, ATIVAÇÃO CARDÍACA E CORRELAÇÃO COM O ECG[6,12-20]

O sistema de condução cardíaco é formado por células especializadas que são responsáveis pela origem, condução e distribuição do impulso aos átrios e ventrículos, de forma sincrônica, formando as fases do ciclo cardíaco. O impulso elétrico é o deflagrador da contração das câmaras cardíacas (átrios e ventrículos).

O *nó sinusal* é uma estrutura oval, localizada no átrio direito, próximo à desembocadura da veia cava superior. Também conhecido por nódulo de Keith-Flack, em homenagem aos dois pesquisadores que o descreveram em corações de mamíferos em 1907. É o marca-passo fisiológico do coração por despolarizar mais rapidamente (maior automatismo), o que inibe as outras células automáticas (como as do nó AV). O nó sinusal sofre grande influência do sistema nervoso autônomo, o qual faz variar a taxa de disparo sinusal, ou melhor, o estímulo simpático causa aumento da frequência cardíaca, e o aumento do tônus parassimpático, sua diminuição.

Ao sair do nó sinusal, a onda de ativação propaga-se ao átrio direito e, depois, ao átrio esquerdo e também conduzida para o nó AV pelos feixes internodais. Do nó sinusal (células P) o impulso elétrico chega à junção sinoatrial, formada por células em volta do nó sinusal. O estímulo elétrico progride para a musculatura atrial. A ativação ou despolarização da musculatura atrial ocorre no sentido tangencial em relação à parede dos átrios, e é responsável pela onda P no ECG. O estímulo sinusal chega até o nó AV, situado na parte baixa do átrio direito, por meio de três caminhos de condução preferencial, os feixes internodais anterior, médio e posterior. O feixe internodal anterior tem origem na porção anterior do nó sinusal, insinua-se superiormente através do septo interatrial até atingir o nó AV. Dele origina-se um feixe que se dirige para o átrio esquerdo, o chamado *feixe de Bachmann*, que conduz o impulso para o átrio esquerdo. O feixe internodal médio origina-se mais posteriormente e dirige-se ao nó AV também pelo septo interatrial, na sua porção mais inferior. O feixe internodal posterior é mais largo e longo, origina-se posteriormente no nó sinusal, caminha pela crista *terminalis* e próximo ao seio coronário e se conecta na região posterior do nó AV.

Como referido acima, a ativação da musculatura atrial é responsável pela onda P no ECG. A passagem do estímulo pelos feixes ou vias intermodais não tem expressão no ECG.

O *nó AV* é uma estrutura alongada e fusiforme, localizado no ápice do "triângulo de Koch", localizado na parte baixa do átrio direito e delimitado pelo óstio do seio coronário, pelo tendão de Todaro e pelo folheto septal da valva tricúspide. É também conhecido por nódulo de Tawara ou de Aschoff-Tawara. Tawara descobriu o nó AV em 1906 e descreveu o sistema de fibras especializadas que se ramificam e fazem a conexão do nó AV com as fibras contráteis dos ventrículos.

O nó AV faz parte da *junção AV*, que engloba células que apresentam histologias distintas: região de células transicionais, nó AV compacto e porção penetrante do feixe de His. Quanto às propriedades eletrofisiológicas, três regiões com características diferentes foram descritas, conforme o magistral trabalho de Paes de Carvalho et al. na década de 1960, com base em preparações de coração de coelhos: região AN (atrionodal), N (nodal) e NH (nodo-hissiano).

No nó AV, o estímulo sofre um retardo (pela menor velocidade de condução), contribuindo para o intervalo PR do ECG. Esse retardo no nó AV é importante para permitir, de forma adequada, o esvaziamento atrial após a contração dessa câmara no final da diástole, o que aumenta o débito cardíaco.

O retardo do estímulo ocorre em maior grau na região N (nodal), enquanto as células com propriedade automática se localizam na região NH e no feixe de His. Um estímulo vagal pode provocar retardo ou mesmo bloqueio na passagem do estímulo na região N. Em casos de bloqueio atrioventricular tipo Wenckebach (condução decremental) e bloqueio AV completo nodal, a localização do bloqueio é na região N, enquanto o ritmo de suplência ou escape se origina na região NH ou no feixe de His.

Após passar pela junção AV, o impulso penetra no feixe de His, nos ramos direito e esquerdo, e seus fascículos. O impulso é conduzido com grande velocidade pelas fibras de Purkinje até o endocárdio dos ventrículos. Portanto, a ativação ventricular inicia no endocárdio, através da rica rede subendocárdica de fibras de Purkinje.

Anatomia coronariana e irrigação do sistema de condução

A anatomia arterial coronariana é importante para o entendimento da correlação entre a artéria culpada e a topografia do infarto do miocárdio.

Há duas artérias coronárias principais: a coronária esquerda (CE) e a coronária direita (CD). A CE origina-se no seio coronariano esquerdo e sua porção inicial (tronco da coronária esquerda) apresenta comprimento médio de 10 mm, quando se bifurca comumente em artéria descendente anterior esquerda (DA) e artéria circunflexa esquerda (Cx).

Há variações na irrigação do coração e caracterização de três padrões: dominância direita, dominância esquerda e dominância balanceada (ou codominância). Na dominância direita (cerca de 85% dos casos), a CD estende-se além do *crux cordis* (encontro dos septos atrioventricular e interventricular) e origina a artéria descendente posterior (DP). Na dominância esquerda, a DP é originária da Cx e na dominância balanceada a DP recebe suprimento da circulação coronária direita (CD) e da esquerda (Cx).

A CD percorre o sulco atrioventricular direito e se ramifica no dorso do coração em descendente posterior e ventricular posterior (quando a dominância é direita). Irriga a maior parte do átrio direito (AD), parte do átrio esquerdo (AE), maior parte do ventrículo direito (VD), parede diafragmática do ventrículo esquerdo (VE) e o terço posteroinferior do septo interventricular (SIV). A DA percorre o sulco interventricular anterior, e a Cx, o sulco atrioventricular esquerdo. A DA dá origem aos ramos septais, às artérias intramiocárdicas e aos ramos diagonais; a Cx origina os ramos marginais. A DA fornece suprimento para a parede anterior de VE e parte anterior adjacente do VD, região apical do VE e dois terços anteriores do SIV. A Cx supre a parede lateral do VE.

A irrigação do sistema de condução auxilia na compreensão entre a localização de infarto e o surgimento de bloqueios intraventriculares e das bradiarritmias.

Nó sinusal

O nó sinusal é irrigado pela artéria do nó sinusal, que é ramo da artéria coronária direita em cerca de 60% dos casos, ramo da artéria circunflexa em 35% e de ambas em 4,5% dos casos.

Nó AV

O nó AV é irrigado pela artéria do nó AV que se origina da CD ou Cx, ao nível do *crux cordis*. A artéria do nó AV é, comumente, um ramo distal da artéria coronária direita quando a dominância é direita, e da artéria circunflexa quando a dominância é esquerda. Assim, o nó AV tem irrigação com a origem na artéria coronária direita na maioria dos casos (85 a 90%) e da artéria Cx no restante (10 a 15%). A artéria do nó AV é uma artéria fina e origina-se comumente da *artéria ventricular posterior*.

Feixe de His e ramos

A porção distal do feixe de His, o ramo direito e o fascículo anterior esquerdo são irrigados pelos ramos septais da artéria descendente anterior.

O fascículo posterior do ramo esquerdo tem irrigação dupla através dos ramos septais da descendente anterior e da coronária direita (ramos da artéria descendente posterior).

Polaridade das ondas

Quando a onda de ativação (despolarização) se aproxima do eletrodo explorador (+), uma deflexão com polaridade positiva (acima da linha de base) é registrada; ao contrá-

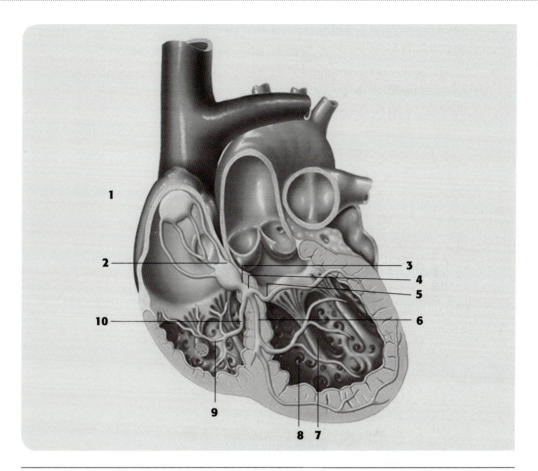

Figura 1.7 Sistema de condução cardíaco. 1. Nó sinusal; 2. nó atrioventricular; 3. feixe de His; 4. ramo esquerdo (tronco); 5. fascículo anterior esquerdo; 6. fascículo posteroinferior; 7. ventrículo esquerdo; 8. septo interventricular; 9. feixes ou fibras de His-Purkinje do ramo direito; 10. ramo direito. O sistema de condução é representado em azul. Autor J. Heuser; Creative Commons – Attribution 2.5 License 2007 (Patrick J. Lynch, medical illustrator; C. Carl Jaffe, MD, cardiologist). O ramo esquerdo apresenta uma terceira divisional na maioria dos casos, a anteromedial (não mostrada nesta figura).

rio, quando a ativação se afasta do eletrodo explorador, registra-se uma deflexão negativa (abaixo da linha de base). Um complexo bifásico (positivo-negativo) é registrado se a onda de ativação inicialmente se aproxima e depois se afasta do eletrodo explorador (Fig. 1.8). Quando inicialmente se afasta e depois se aproxima, o complexo também é bifásico, mas do tipo negativo-positivo.

Nomenclatura das ondas do ECG

A nomenclatura das deflexões do complexo QRS segue a seguinte convenção (Fig. 1.9):

- Onda Q – primeira onda negativa.
- Onda R – primeira deflexão positiva.

- Onda S – é a segunda deflexão negativa após o R.
- Uma segunda onda R é grafada como R' e uma segunda S como S'.
- Quando de pequena amplitude, as ondas são grafadas em minúsculo: q, r, s. Pode-se considerar de pequena amplitude a onda r ou s < 0,5 mV ou 5 mm na calibração normal (N).

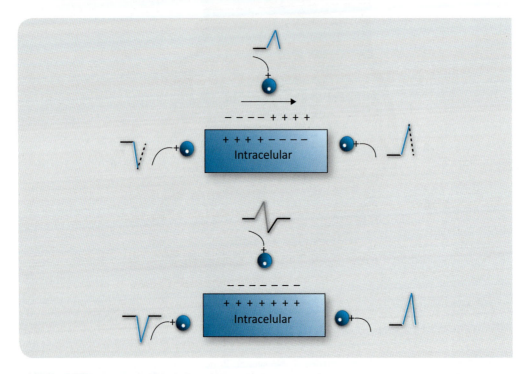

Figura 1.8 Desenho esquemático do processo de ativação da célula isolada mostrando a ativação parcial (acima) e após o término do processo. A onda de ativação (despolarização) progride da direita para a esquerda, alterando a polaridade da célula. O sentido do vetor que representa a onda de despolarização, em relação ao eletrodo explorador (+), determina a polaridade da deflexão registrada: quando o vetor se aproxima do eletrodo, capta-se uma deflexão positiva; quando se afasta, uma deflexão negativa. O eletrodo colocado perpendicularmente ao sentido da despolarização capta inicialmente uma deflexão positiva porque o vetor se aproxima do eletrodo (parte superior), depois a ativação se afasta do eletrodo e então se registra uma deflexão negativa, resultando no complexo bifásico ao término do processo de despolarização.

O que registra o ECG?

O ECG é o registro da atividade elétrica gerada pelo coração por meio de eletrodos colocados na superfície do corpo.

Em cada ciclo cardíaco, as células sofrem despolarização (ativação) seguida por repolarização, ou recuperação e retorno ao potencial de repouso. Essas flutuações do campo elétrico cardíaco intracelular se refletem no meio extracelular e se transmitem através dos tecidos até a superfície corporal, onde são captadas pelos eletrodos na pele.

A atividade elétrica do coração é originada pela propagação do potencial de ação (PA). O PA é o evento básico celular que desencadeia a ativação das células cardíacas

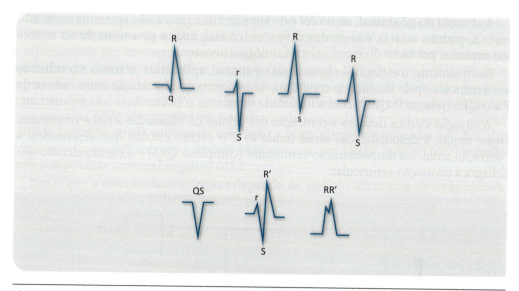

Figura 1.9 Nomenclatura das deflexões do complexo QRS.

atriais, do sistema de condução e dos ventrículos em cada ciclo cardíaco, e causado pela entrada e saída de íons através da membrana.

O aparelho de ECG tem a capacidade de amplificar, filtrar e processar o sinal elétrico originado no coração, apresentando-o no papel quadriculado como ondas, que têm voltagem e duração.

Os seguintes eventos devem ser observados no ECG, descritos conforme a ordem de surgimento no traçado (Fig. 1.10):

- **Onda P** – despolarização dos átrios.
- **Intervalo PR** – início da despolarização atrial até o começo da despolarização ventricular. Fazem parte do intervalo PR a onda P e o segmento PR: término da onda P ao início da despolarização ventricular.
- **Complexo QRS** – despolarização dos ventrículos, que apresenta três componentes (onda q, R e S), conforme geralmente é registrado nas derivações esquerdas:
  - *Onda q* – primeira onda do complexo ventricular, representa a despolarização do septo da esquerda para direita.
  - *Onda R* – primeira onda positiva do complexo QRS, representa a ativação da parede ventricular. A onda R é vista se o sentido do processo de ativação ventricular se aproxima do eletrodo explorador (+) de uma determinada derivação.
  - *Onda S* – segunda onda negativa do complexo QRS ou primeira negativa seguida da onda R, representa a ativação das regiões basais e posteriores do ventrículo esquerdo.
- **Segmento ST** – período de inatividade elétrica após a despolarização ventricular.
- **Onda T** – repolarização dos ventrículos.
- **Onda U** – segue a onda T; originada pelos potenciais tardios do início da diástole.

Ativação ventricular

A ativação dos ventrículos é do endocárdio para o epicárdio, perpendicular à superfície da parede torácica. Esse evento elétrico origina o complexo QRS. Na verdade, a existência de gradientes elétricos entre os potenciais das células da endocárdia e epicárdio dos ventrículos originam o complexo QRS (despolarização) e a onda T (repolarização) (ver adiante e Fig. 1.14).

Conforme os estudos clássicos de Durrer, realizados em corações humanos normais, a ativação cardíaca inicia em três áreas do endocárdio do ventrículo esquerdo: 1. a parede anterior e parasseptal do ventrículo esquerdo, logo abaixo da inserção da valva mitral; 2. o centro da superfície esquerda do septo interventricular; e 3. a região parasseptal do ventrículo esquerdo. Essas áreas correspondem aos pontos onde ocorre a inserção dos fascículos do ramo esquerdo e são ativadas de modo sincrônico no intervalo de 0 a 5 ms após o início do potencial de ativação do ventrículo esquerdo.

Didaticamente, a ativação ventricular normal pode ser dividida em três fases, que se correlacionam com as ondas q, R e S do complexo QRS (Fig. 1.12):

1. **Ativação septal** – inicialmente, ocorre a ativação do endocárdio esquerdo do septo, depois a superfície endocárdica direita do septo. O vetor resultante da ativação do septo é dirigido da esquerda para direita, pelo predomínio da massa septal esquerda (Fig. 1.13). Como a massa muscular do septo é de pequena quantidade, a expressão no ECG será de uma onda de pequena amplitude. A ativação septal origina forças dirigidas para a direita e anteriormente, responsáveis pela inscrição do início do complexo QRS, os primeiros 10 a 30 ms: a pequena onda q nas derivações esquerdas (DI, aVL, V5 e V6), e a onda r, de V1, V2.

   A ativação procede da direita para a esquerda e no sentido do ápice para a base. Portanto, a ativação inicia pela superfície esquerda do septo, mas algum grau de ativação ocorre a partir do septo direito, em sentido oposto (da direita para a esquerda) (Fig. 1.13).

2. **Ativação de parede livre** – representada pela ativação simultânea da parede livre do ventrículo esquerdo (predominante) e do ventrículo direito, iniciando pelo endocárdio. É o componente de maior magnitude e expressão no ECG. A ativação do ventrículo esquerdo e a do ventrículo direito se somam e, em parte, os vetores se anulam, mas o vetor resultante é dirigido para a esquerda pelo predomínio da massa muscular do ventrículo esquerdo. É responsável pela onda R observada nas derivações esquerdas e também pela onda S de V1 e V2.

3. **Ativação basal** – representada pela ativação das regiões basais e posteriores do ventrículo esquerdo. É responsável pela onda S nas derivações esquerdas (fase final da ativação), dada a região final a ser despolarizada e sua orientação é da esquerda para a direita e para cima.

   Como já comentado, a polaridade de cada onda do QRS depende da orientação do processo de ativação em cada fase em relação ao eletrodo explorador e sua projeção em cada derivação.

   O complexo normalmente registrado em DI, aVL e V5-V6 é qR porque o eletrodo explorador (+) dessas derivações está orientado para o ventrículo esquerdo, captando a ativação septal (onda q) e principalmente a ativação da parede livre do VE (onda R).

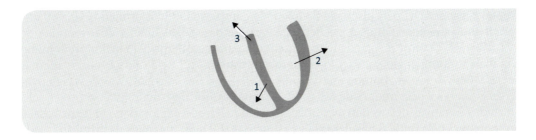

Figura 1.12 A ativação ventricular pode ser representada por três vetores, onde cada um corresponde à ativação de certas regiões dos ventrículos. Cada vetor representa o somatório da ativação de muitas células. O vetor septal (1) apresenta pequena amplitude e duração, é resultado da ativação septal da esquerda para direita; vetor de parede livre (2) que resulta da ativação da parede livre do ventrículo esquerdo (predominante) e do ventrículo direito, sendo o vetor de maior magnitude, e o vetor basal (3), originado pela ativação das regiões basais (septobasal e parede posterior do ventrículo esquerdo). A orientação desses vetores pode variar, dependendo da posição do coração.

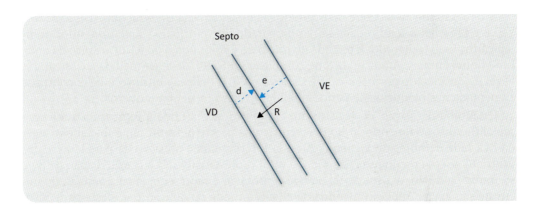

Figura 1.13 Inicialmente ocorre a ativação do endocárdio esquerdo do septo (vetor e), em seguida, mas quase simultaneamente, ocorre a ativação da superfície endocárdica direita do septo (vetor d). O vetor e apresenta maior magnitude, pelo predomínio da massa septal esquerda. A subtração dos vetores d e e (vetores opostos) é o vetor resultante (vetor R), que representa a ativação septal, da direita para a esquerda, pelo predomínio da ativação da esquerda para a direita a partir da superfície esquerda do septo. Conforme Durrer, a ativação da superfície septal direita se processa em grau variável da direita para a esquerda e inicia mais tardiamente do que inicia a ativação da superfície septal esquerda. Portanto, a magnitude desses vetores pode variar e trata-se somente de uma representação aproximada.

Todo o processo de ativação ventricular pode ser representado por um vetor único, que é o vetor resultante da ativação septal, de parede livre e basal. Esse vetor resultante é chamado vetor médio do QRS: orientado da direita para a esquerda, para baixo e para trás, porque a ativação ocorre inicialmente de cima para baixo por meio do sistema de condução e predomina a ativação do ventrículo esquerdo, que é localizado à esquerda e posteriormente. É o eixo elétrico médio do QRS.

O tempo de ativação ventricular normal é breve, cerca de 0,08 s (80 ms), porque a onda de despolarização é conduzida com grande velocidade pelo sistema His-Purkinje e se espalha de forma sincrônica para os dois ventrículos, progredindo no sentido do ápice para a base. Portanto, essa é a duração média normal do QRS. Em resumo, o vetor septal é responsável pela inscrição do início do complexo QRS, os primeiros 10 a 30 ms, originando a pequena onda q nas derivações esquerdas (DI, aVL, V5 e V6) e a onda r de V1, V2 e V3. O vetor de parede livre é orientado para a esquerda pelo maior predomínio da massa muscular do ventrículo esquerdo. É responsável pela onda R observada nas derivações esquerdas, porque esse vetor se projeta nas metades positivas dessas derivações e também pela onda S de V1 e V2, porque o vetor de parede livre se projeta nas metades negativas dessas derivações (afasta-se do eletrodo explorador). O vetor basal é responsável pela onda S nas derivações esquerdas (60 a 80 ms finais da ativação), dada sua orientação da esquerda para a direita e para cima.

O tempo para o estímulo percorrer do endocárdio até o epicárdio do ventrículo, conforme captado por um eletrodo diretamente na superfície epicárdica, é denominado deflexão intrínseca. No ECG, o eletrodo explorador capta a atividade elétrica na superfície corporal e, por analogia, define-se a *deflexão intrinsecoide*. Equivale ao tempo que o estímulo gasta para percorrer do endocárdio (fibras de Purkinje) até o epicárdio do ventrículo esquerdo e ser captado pelo eletrodo explorador na superfície corporal.

A deflexão intrinsecoide é mais prolongada nas derivações esquerdas (DI, aVL, V5/V6) e representa o tempo de ativação da parede do ventrículo esquerdo (endocárdio-epicárdio) sob o eletrodo. É medida do início do QRS (onda q ou R) até o ápice da onda R. Se houver uma segunda onda R no complexo QRS (R'), deve ser medida até seu ápice. O valor considerado normal é < 0,05 s em V5 e V6. A deflexão intrinsecoide encontra-se aumentada nos bloqueios de ramos e na hipertrofia ventricular esquerda.

Quando a derivação V6 registra um complexo *qRs*, a onda *q* representa a ativação septal. A ativação do endocárdio dos ventrículos ocorre nesse instante inicial por meio da rica rede de fibras de Purkinje. A onda *R* representa a ativação da parede livre dos ventrículos, com predomínio do VE, e o vetor representativo da ativação da parede livre se aproxima de V6. A ativação da parede ventricular é representada pela onda R, do início até seu ápice. Após isso, a onda de ativação muda de direção e se afasta para ativar as regiões basais e posteriores do ventrículo esquerdo, o que corresponde, no ECG, ao ramo descendente da onda *R* e a onda *s*.

Repolarização ventricular

A repolarização ventricular é responsável pela onda T. Tal como ocorre durante a despolarização ventricular, o surgimento de gradientes elétricos na fase de recuperação entre as células do endocárdio e epicárdio dos ventrículos são responsáveis pela onda T (Fig. 1.14).

Como já foi visto, a repolarização da célula cardíaca isolada inicia no mesmo ponto onde teve início a despolarização; entretanto, o vetor representativo do processo de repolarização tem sentido oposto, do negativo para o positivo. Portanto, na célula isolada, o vetor despolarização tem sentido contrário ao do vetor repolarização.

Com base nisso, o esperado seria que a onda T (repolarização ventricular) apresentasse polaridade oposta à do complexo QRS (despolarização ventricular). Entretanto, a onda T normal tem a mesma polaridade do complexo QRS. Ocorre que a repolarização ventricular não inicia no endocárdio, que é o local onde o processo de despolarização começa. A repolarização inicia no epicárdio, que é o local onde termina a despolarização ventricular.

A ativação (despolarização) ventricular inicia no endocárdio, entretanto as células do endocárdio apresentam um potencial de ação mais prolongado do que as células do epicárdio, o que faz com que a fase 3 (repolarização) tenha início no epicárdio. Já o vetor que representa a repolarização aponta do endocárdio (-) para o epicárdio (+), uma vez que, por convenção, a origem do vetor é negativa, e sua extremidade, positiva. Os vetores da despolarização e repolarização têm aproximadamente a mesma direção; desse modo, a onda T apresenta a mesma polaridade do QRS. Na realidade, conforme dito, a presença de gradientes elétricos entre as frases dos potenciais de ação das células (endocárdico e epicárdico ventricular) é responsável pelo QRS (fase 0) e pela onda T (fase 3) (Fig. 1.14).

Tem sido postulado que a pressão elevada durante a contração intraventricular, ao causar redução do fluxo sanguíneo para o endocárdio, seria responsável pelo retardo da repolarização nesta região.

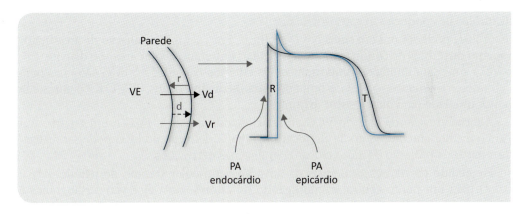

Figura 1.14 Os processos de despolarização (d) e repolarização (r) ventricular apresentam sentidos contrários, porém os vetores que representam esses processos (Vd = vetor de despolarização; Vr = vetor de repolarização) apontam em uma mesma direção. O processo de despolarização ventricular inicia no endocárdio, enquanto a repolarização inicia no epicárdio, uma vez que o potencial de ação das células do epicárdio apresenta menor duração. Ambos os vetores que representam esses processos apontam do endocárdio para o epicárdio. A presença de gradientes elétricos entre os potenciais de ação (endocárdico e epicárdico) é responsável pelo QRS (R, na figura) e pela onda T. Notar que a ausência de gradientes elétricos na fase de platô (fase 2) explica o segmento ST isoelétrico.

A onda T apresenta duração muito mais prolongada do que o QRS. Ao contrário da despolarização ventricular, a repolarização não é um processo sincrônico que se propaga de forma rápida através do miocárdio.

Vetocardiograma (VCG)

O vetocardiograma é a representação gráfica do deslocamento espacial da atividade elétrica cardíaca.

O VCG representa a atividade elétrica em três planos ortogonais: frontal, sagital direito e horizontal, já o ECG capta a atividade elétrica em dois planos, frontal e horizontal. O vetocardiograma ventricular expressa a direção dos múltiplos vetores de ativação ventricular, obtendo uma alça alongada em cada um dos planos. A despolarização atrial (alça de P) e a repolarização ventricular (alça de T) são também representadas. Pela maior magnitude dos vetores, a alça do QRS predomina. Portanto, cada alça vetocardiográfica é visualizada em três planos: frontal, sagital e horizontal. A forma da alça depende da direção e magnitude dos vetores.

O ECG padrão registra a amplitude (voltagem) da atividade elétrica em função do tempo (voltagem x tempo). O VCG mostra o deslocamento das forças (voltagem) nos eixos X (esquerda-direita), Y (craniocaudal) e Z (anteroposterior). Duas dimensões ou eixos são plotados em cada plano apresentado: XY – plano frontal; YZ – plano sagital; XZ – plano horizontal. A alça do VCG é, portanto, uma plotagem de voltagem *versus* voltagem.

Atualmente, o VCG é um método computadorizado, geralmente registrado em conjunto com o ECG.

Poucos serviços realizam VCG hoje porque a maioria dos cardiologistas e emergencistas não são familiarizados com a sua interpretação e por fornecer limitadas informações diagnósticas adicionais, além das que podem ser obtidas pela análise isolada do ECG padrão. Realizado em conjunto com o ECG, o VCG pode facilitar a avaliação dos distúrbios de condução intraventriculares.

O VCG pode ser útil em situações específicas. Por exemplo: avaliação de áreas inativas com distúrbios de condução intraventricular. Entretanto, como método diagnóstico, o VCG apresenta limitações importantes. Os critérios baseados no ECG são mais bem definidos e estudados, o VCG é limitado para medir intervalos (PR, QTc) e apresenta pouca utilidade para diagnosticar arritmias.

A representação da alça do VCG correlacionando-a com o ECG é um recurso útil para o melhor entendimento da eletrocardiografia. A dedução do ECG pode ser realizada a partir da projeção da alça vetocardiográfica nas derivações.

Projetando os vetores principais da ativação ventricular (septal, de parede livre e basal) para um ponto central e interligando os vetores, uma alça vetocardiográfica é registrada. A visualização da alça fornece uma visão da direção dos vetores (Fig. 1.15).

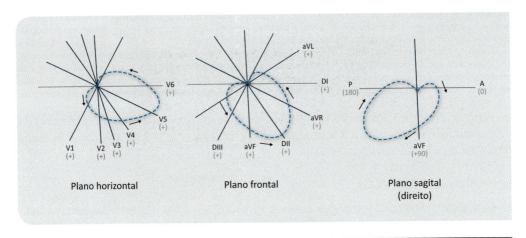

Figura 1.15 Representação da alça do QRS (VCG) nos planos horizontal, frontal e sagital.

PADRONIZAÇÃO DO ECG[6,21-25]

O ECG é inscrito em papel quadriculado, com quadrados pequenos, com 1 mm de lado, e quadrados maiores, delimitados por linhas mais escuras, com 5 mm de lado.

O ECG pode ser considerado o registro de um sinal (voltagem) em função do tempo. A voltagem é medida na vertical, e o tempo, na horizontal. Na padronização habitual, a velocidade é de 25 mm/s e um quadrado pequeno tem duração de 0,04 s ou 40 ms (ver Fig. 1.8). O ECG pode ser realizado em situações especiais na velocidade de 12,5 mm/s e 50 mm/s. Em relação à amplitude (voltagem), calibra-se o aparelho para que uma deflexão de 1 mV corresponda ao deslocamento de 10 mm da linha de base. Assim, cada quadrado pequeno tem 1 mm ou 0,1 mV, essa é a padronização normal (N). Se, no entanto, as deflexões são amplas no traçado, o exame pode ser feito na calibração N/2, na qual 1 mV passa a corresponder a 5 mm. Do contrário, se as deflexões são muito pequenas, o exame pode ser realizado na padronização 2N, onde 1 mV passa a corresponder a 20 mm. Ao analisar o ECG, um passo necessário antes da sequência de análise é observar em que padronização o exame foi realizado. Essas informações devem ser indicadas no traçado e, como dito acima, é a primeira atitude a ser tomada antes de interpretar esse valioso método, ao lado da identificação do exame, situação válida na interpretação de qualquer exame complementar.

Os parâmetros citados são usados como referências e, assim, a duração e a amplitude dos intervalos e ondas podem ser medidas. A duração é medida em segundos (s) ou milissegundos (ms), já a amplitude das ondas no traçado é medida em milivolts (mV) ou referida diretamente em milímetros (mm) (Figs. 1.16 e 1.17).

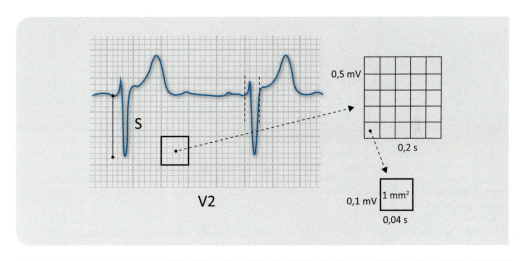

Figura 1.16 O ECG é o registro de voltagem em função do tempo (amplitude x duração). A voltagem é medida em mV e o tempo em segundos (s) ou milissegundos (ms). Na padronização habitual (velocidade de 25 mm/s e amplitude N), 1 mm de duração corresponde a 0,04 s (40 ms) e 1 mm de amplitude equivale a 0,1 mV. Cada quadrado pequeno de 1 mm² apresenta duração de 0,04 s (40 ms) e amplitude de 0,1 mV e cada quadrado grande equivale a 5 quadrados pequenos e corresponde a uma duração de 0,2 s (200 ms) e amplitude de 0, 5 mV. Nesse exemplo, a amplitude (voltagem) da onda S de V2 = 11 mm (0,11 mV) e a duração do QRS nessa derivação é um pouco menor do que 3 quadrados pequenos (= 0,11 s).

Alguns eletrocardiógrafos incorporam também informações sobre a ativação de "filtros" e a faixa de frequência de aquisição do sinal. A *Americam Heart Association* recomenda atualmente utilizar a banda de frequência de 0,5 Hz a 150 Hz nos adultos e crianças. O limite inferior de frequência pode ser maior, de acordo com o tipo de filtro.

Nos recém-nascidos a frequência superior de corte de 250 Hz é mais adequada, já que o ECG nessa idade contém componentes importantes nessa faixa alta de frequência. Essa faixa de frequência recomendada é adequada para análise, detalhes, medidas de duração e amplitude e de segmento ST. Uma frequência superior de corte de 40 Hz não deve ser usada de rotina porque pode suprimir deflexões de pequena amplitude (detalhes) e distorcer as amplitudes das ondas do ECG (Fig. 1.17). Essa banda de frequência pode ser ajustada nas configurações de alguns aparelhos.

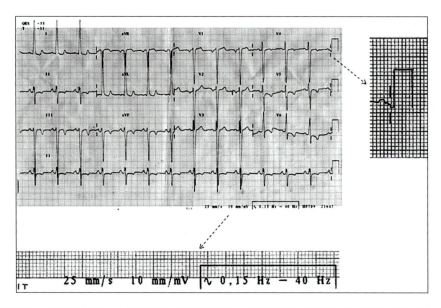

Figura 1.17 A calibração do aparelho é indicada como uma marca. Na padronização habitual (N), a marca apresenta 10 mm (= 1 mV) de amplitude e 5 mm (= 0,2 s) de duração. No mesmo traçado estão indicadas a velocidade (25 mm/s) e a amplitude (10 mm/mV) e as informações sobre os filtros ativados (caixa de filtros). Esses filtros têm a função de eliminar ou atenuar a interferência por ruídos (atividade muscular, rede elétrica, campos eletromagnéticos etc.) e permitir a aquisição do sinal em uma banda de frequência. No exemplo, o limite superior de 40 Hz não é a configuração ideal por prejudicar a análise de detalhes, pequenas deflexões e medidas de amplitudes.

O traçado deve ser analisado quanto à sua qualidade, identificar calibração, presença de interferências (artefatos) e de inversão de cabos.

As interferências são de diversas fontes e podem simular anormalidades como arritmias e prejudicar a interpretação do exame. A atividade elétrica de outras fontes pode ser captada pelo aparelho de ECG e resultar em interferências no traçado (Fig. 1.18). A interferência da corrente alternada da rede, que tem frequência de 50 Hz (220 V) ou 60 Hz (110 V), apresenta um aspecto típico no traçado (linha de base "escura"). O aparelho de ECG é dotado de filtros eletrônicos que têm a capacidade de rejeitar certas faixas de frequências de sinal (interferências) e captar seletivamente a atividade do coração. O tremor muscular pode ser captado e resultar em artefato no traçado.

O exame deve ser realizado em local com aterramento elétrico adequado, o aparelho de ECG deve ser mantido afastado de outros equipamentos elétricos e o contato dos eletrodos com a pele deve ser de boa qualidade, para minimizar interferências.

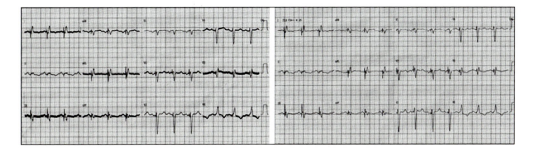

Figura 1.18 ECG com interferência da rede (traçado escuro em algumas derivações) e correção após acionar o filtro de rede do aparelho de ECG. Paciente com marca-passo biventricular.

DERIVAÇÕES[6,21,25-28]

A atividade elétrica cardíaca é um evento tridimensional, então foi necessária a criação de um sistema de derivações para representá-la. Uma derivação é formada por um eletrodo explorador (polo positivo) e um eletrodo indiferente (polo negativo) e detecta a diferença de voltagem entre esses dois eletrodos.

Cada derivação "visualiza" a atividade elétrica cardíaca de modo diferente, por um determinado ângulo. A análise das 12 derivações do ECG em conjunto permite obter melhor avaliação dos eventos elétricos cardíacos. Pode-se fazer analogia com a visão de uma montanha em uma paisagem, a qual se modifica de acordo com o ponto de visão.

Nos primórdios da Eletrocardiografia, Einthoven introduziu as derivações I, II e III, obtidas com os eletrodos nos membros. Essas derivações foram organizadas no chamado triângulo de Einthoven. A posição do eletrodo positivo e negativo em cada membro foi convencionalmente estabelecida por Einthoven, conforme a figura 1.19.

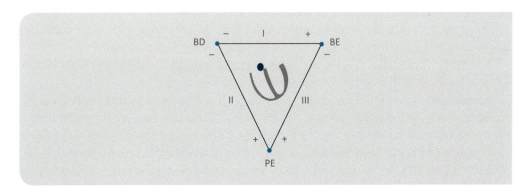

Figura 1.19 Triângulo de Einthoven: as derivações bipolares são obtidas com os eletrodos nas extremidades: braço esquerdo (BE), braço direito (BD) e pé esquerdo (PE). O coração ocupa o centro do triângulo. As derivações bipolares são obtidas pela diferença do potencial obtido no eletrodo explorador (+) e no indiferente (-). Assim: I = BE-BD; II = BD-PE e III = PE-BE.

As três derivações bipolares apresentam a seguinte relação, conhecida como lei ou equação de Einthoven, conforme podemos deduzir:

I = BE-BD (eletrodo explorador no BE e indiferente no BD)

III = PE-BE (eletrodo explorador no PE e indiferente no BE)

I + III = (BE-BD) + (PE-BE) = PE-BD

II = PE-BD, então:

I + III = II (equação de Einthoven)

Assim, a soma das áreas da onda P, do complexo QRS e da onda T nessas três derivações obedece a essa relação matemática.

Posteriormente, surgiram as outras derivações até a obtenção do ECG padrão de 12 derivações. São seis derivações periféricas: as bipolares I, II e III, além das unipolares dos membros: aVR, aVL e aVF, e seis derivações precordiais (V1, V2, V3, V4, V5 e V6).

As derivações precordiais foram introduzidas após as bipolares dos membros. São seis derivações (V1 a V6) que medem o potencial em pontos específicos no tórax em relação a um ponto com potencial próximo a zero. Esse local com potencial próximo a zero é obtido pela ligação entre o eletrodo de cada membro (braço esquerdo, braço direito e perna esquerda) a um resistor e a um ponto central, formando o chamado "terminal central de Wilson" (ver Resumo Histórico da Eletrocardiografia, no início deste capítulo).

Depois foram acrescentadas as chamadas derivações unipolares dos membros: aVR, aVL e aVF, as quais medem o potencial nos membros (polo positivo). O eletrodo indiferente (polo negativo) foi obtido por meio de modificações nas configurações do terminal central. Ao desconectar a ligação entre o membro onde o potencial está sendo medido (+) e o terminal central, foi obtido um aumento na amplitude das deflexões registradas. São chamadas de unipolares aumentadas (com "a" inicial: aVR, aVL, aVF), entretanto toda derivação capta a diferença de potencial entre dois eletrodos (polos positivo e negativo).

A soma dos potenciais de aVR, aVL, aVF é igual a zero (aVR + aVL + aVF = 0). Assim, a soma das áreas de P e do QRS nessas três derivações é igual a zero.

As três derivações bipolares dos membros (I, II e III), mais as três unipolares aumentadas (aVR, aVL e aVF), formam o *plano frontal*. Essas derivações captam melhor as projeções vetoriais no sentido superior-inferior e direito-esquerdo.

O sistema hexaxial compreende os seis eixos (derivações) do plano frontal, constituindo 12 setores de 30° (total de 360°, ou um círculo). Esse sistema é obtido pelo deslocamento dos eixos das três derivações bipolares para o centro do triângulo. Acrescentando mais as três derivações aumentadas dos membros, forma-se o sistema hexaxial. Esse sistema é muito útil para determinar a projeção de um vetor no plano frontal (por exemplo: vetor médio do QRS) com base na projeção desse vetor em cada derivação, assim como para entender as polaridades de P, QRS e T nessas derivações.

No sistema hexaxial, cada derivação tem uma metade positiva e outra negativa (Fig. 1.20). Esse sistema é dividido em quadrante inferior esquerdo (0 a –90°), quadrante superior esquerdo (0 a 90°), quadrante inferior direito (90° a ± 180°) e quadrante superior direito (–90° a ± 180°).

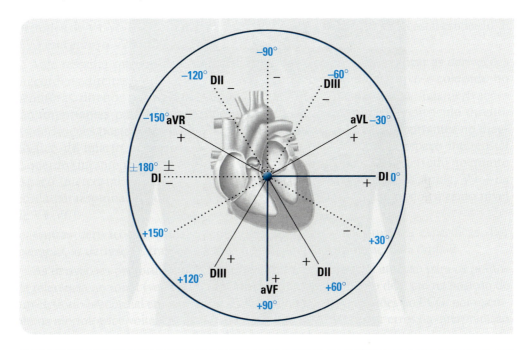

Figura 1.20 Sistema hexaxial de referência.

Um avanço importante na Eletrocardiografia ocorreu com o surgimento das derivações precordiais.

A posição do eletrodo em cada derivação precordial é a seguinte (Fig. 1.21):

- **V1** – quarto espaço intercostal na borda esternal direita.
- **V2** – quarto espaço intercostal na borda esternal esquerda.
- **V3** – entre V2 e V4.
- **V4** – quinto espaço intercostal esquerdo, linha hemiclavicular esquerda.
- **V5** – quinto espaço intercostal esquerdo na linha axilar anterior esquerda.
- **V6** – no quinto espaço intercostal esquerdo na linha axilar média esquerda.

As seis derivações precordiais, V1, V2, V3, V4, V5 e V6, formam o plano horizontal, o qual avalia melhor os deslocamentos no sentido anteroposterior dos eventos elétricos cardíacos. Essas derivações também podem ser projetadas em um sistema hexaxial (Fig. 1.22), mas geralmente isso é feito com as derivações do plano frontal, para determinar o eixo elétrico.

Mas há variações na orientação desses vetores mesmo em pessoas normais e, de acordo com a posição elétrica do coração, o padrão qR pode ser observado em DI-aVL (eixo médio mais próximo de 0) ou em DII-aVF (eixo vertical, mais próximo a +90º); nesse caso, a despolarização septal orienta-se para cima e afasta-se dos eletrodos positivos das derivações inferiores.

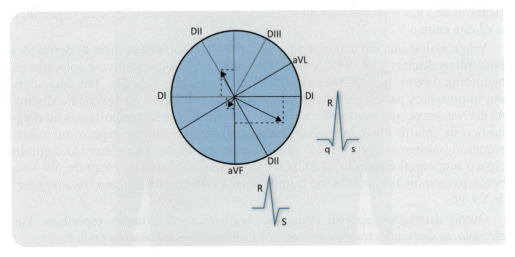

Figura 1.23 Vetores de ativação (QRS) no plano frontal. Observar que nesse modelo o vetor septal tem projeção na metade negativa de DI e aVL, o que explica a onda q nessas derivações. O vetor de parede livre é responsável pela onda R em DI e aVL (aproxima-se), já o vetor basal origina a onda S por se afastar do eletrodo positivo dessas derivações. Neste exemplo, a onda R de DII e aVF resulta da projeção do vetor septal e do vetor de parede livre e não há onda q nessas derivações.

Dependendo da projeção nas derivações, a ativação de certas regiões do coração é observada ou "visualizada" de forma mais apropriada. A atividade atrial é geralmente mais bem observada em DII e V1. As derivações II, III e aVF veem melhor a região inferior do coração. DI e aVL exploram a região lateral e basal do ventrículo esquerdo. As derivações precordiais evidenciam melhor a ativação elétrica da região cardíaca situada abaixo do local onde o eletrodo é posicionado no tórax. Desse modo, V1-V2 olham para o ventrículo direito e septo; V3-V4, para a parede anterior; e V5-V6, para a parede livre do ventrículo esquerdo (parede lateral e apical) (Fig. 1.24).

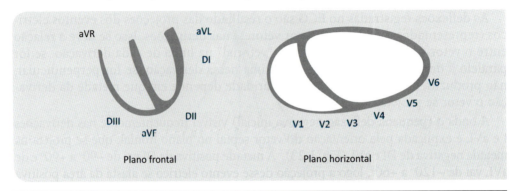

Figura 1.24 As derivações do plano frontal e horizontal "olham" com maior propriedade para determinadas regiões (ou paredes) do coração.

- II, III, aVF → parede inferior
- I, aVL → parede lateral (basal)
- V1, V2 → septo e ventrículo direito
- V3, V4 → parede anterior
- V5, V6 → parede lateral (apical)

MEDIDAS EM ELETROCARDIOGRAFIA[6,21,24,25]

A medida de amplitude e duração das ondas, duração dos intervalos (intervalo PR, complexo QRS, QTc), cálculo da frequência de P, QRS e determinação do eixo elétrico é um aspecto importante na análise do ECG.

Medidas das ondas e intervalos

A duração da onda P deve ser medida no plano frontal, geralmente DII, derivação onde apresenta maior amplitude. Pode haver certa dificuldade em delimitar o início e o término da onda P.

Deve-se também medir a amplitude do componente inicial (positivo) da onda P nas derivações precordiais direitas (V1, V2) e seu componente terminal negativo em V1.

Como será visto no capítulo 3, essas medidas são importantes para caracterizar as sobrecargas atriais.

O intervalo PR é de fácil medição e vai do início da onda P ao início do complexo QRS, variando no indivíduo normal de 0,12 a 0,20 s: entre 3 e 5 quadrados pequenos.

Apesar de parecer ser uma tarefa simples, a realização das medidas de forma adequada e reprodutível, como a duração de P e QRS, exige treinamento e atenção à metodologia certa.

A duração do QRS pode variar entre as derivações. Isso ocorre porque os vetores iniciais ou finais da ativação podem ser perpendiculares a uma dada derivação, sem ocasionar projeção (deflexão) na linha de base.

Geralmente, o QRS apresenta maior duração nas precordiais V2 e V3.

A medida da duração do QRS deve ser realizada do seu início da primeira deflexão ao término da última deflexão do QRS, no ponto J, que marca o fim da despolarização e o início da repolarização (Fig. 1.25); deve-se selecionar para a medida um complexo com o final mais bem delimitado. Em geral, para a determinação da duração manual do QRS, recomenda-se adotar o valor onde o QRS apresenta maior duração, geralmente nas derivações precordiais.

A medida da duração do QRS representa o tempo da ativação ventricular.

Cálculo da frequência cardíaca

A frequência cardíaca, isto é, o número de batimentos cardíacos por minuto, pode ser feita por alguns métodos. Um ciclo cardíaco corresponde a um intervalo RR no ECG.

32 ECG – Ciência e Aplicação Clínica

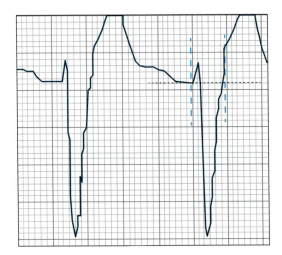

Figura 1.25 Medida da duração do QRS. A duração do QRS deve ser realizada do seu início ao término da última deflexão do QRS (ponto J). O ponto de cruzamento da linha vertical no ponto J com a linha de base pode ser usado como o final do QRS. Derivação V2 de ECG com BRE e alteração secundária de ST, ou seja, complexo com onda S e supradesnível do segmento ST. Neste caso, a duração do QRS é de cerca de 0,19 s ou 190 ms (um pouco menor do que 1 quadrado grande ou 5 quadrados pequenos = 0,2 s).

Na realidade, a frequência de qualquer onda registrada no traçado pode ser determinada. A frequência atrial pode ser diferente da frequência ventricular (complexo QRS), sendo importante sua obtenção em algumas situações. Por exemplo, nas taquiarritmias supraventriculares a frequência atrial constitui um dos parâmetros para estabelecer o diagnóstico do tipo específico de arritmia.

O cálculo da frequência cardíaca (FC) no ECG pode ser realizado por algumas regras, que são expostas a seguir. Essas regras são aplicáveis quando o ECG é realizado na velocidade padrão 25 mm/s e devem sofrer correções quando o traçado é realizado em outras velocidades: dividido por 2 na velocidade 12,5 mm/s e multiplicado por 2 na velocidade 50 mm/s.

Quanto maior a duração dos ciclos cardíacos, ou seja, quanto maior a duração dos intervalos RR, menor será a FC. E quanto menor os intervalos RR, maior será a FC.

Portanto, há relação inversa entre a duração dos intervalos RR e a FC:

> FC = 60/RR (medida do RR em segundos)
> FC = 60.000/RR (medida do RR em milissegundos)

A questão é determinar o número de ciclos cardíacos (intervalos RR = sístole + diástole) em 1 minuto (60 s ou 60.000 ms).

Para facilitar, o tempo pode ser medido em número de quadrados pequenos e grandes. Como um quadrado pequeno (qp) é igual a 0,04 s ou 40 ms, então:

$$1\ qp\ \text{----------}\ 0{,}04s$$
$$x\ \text{-----------}\ 60s$$
$$x = 60/0{,}04 = 1500$$

> FC = 1.500/número de quadrados pequenos (RR)

Assim, o numerador da fórmula muda para 1.500 (= 60/0,04).

Essa fórmula deve ser memorizada e utilizada como método para determinar a FC, quando o ritmo é regular e é válida apenas na velocidade de 25 mm/s.

Esse método é mais preciso quando o ritmo é regular, quando a variação entre os intervalos RR (sístole + diástole) é pequena. Ele é mais preciso do que as outras regras citadas aqui e pode ser empregado na maioria das situações. No caso de ritmo irregular, como na fibrilação atrial, pode-se calcular o RR médio, já que o intervalo RR varia muito, então se deve fazer a medida de vários ciclos cardíacos.

O cálculo da FC pode ser feito também com base no número de quadrados grandes (0,2 s). Esse método é geralmente impreciso porque o número exato de quadrados grandes na maioria das vezes não pode ser determinado com exatidão. Nesse caso, a fórmula muda para: FC = 60/(0,2 × RR) = 300/RR (número de quadrados grandes). Então, o 1.500 e 300 (numerador) surgem como resultado da modificação da unidade de medida do ciclo RR.

Como a FC considerada normal é de 50 a 100 bpm, um intervalo RR entre 3 e 6 quadrados grandes caracteriza um traçado com frequência cardíaca dentro da faixa normal. Um intervalo RR com três quadrados grandes corresponde a 100 bpm, enquanto um RR que mede 5 quadrados grandes corresponde a 60 bpm. RR que mede 6 quadrados grandes corresponde a 50 bpm.

A FC pode ser determinada de forma aproximada, mesmo quando o ritmo é irregular, pela contagem do número de ciclos em um intervalo de tempo (por exemplo: 10 segundos), então esse número é multiplicado por seis (10 s × 6 = 60 s). Nos eletrocardiógrafos de 3 canais, o canal de ritmo ("DII longo") apresenta 10 s de duração (50 quadrados de 0,2 s), então a frequência cardíaca média pode ser aproximadamente obtida pelo número de intervalos RR em DII multiplicado por 6 (10 s × 6 = 60 s). Entretanto, muitas vezes o registro inicia ou termina no meio do ciclo ou, se registra menos de 10 s, o que traz imprecisão ao método.

Para determinar a frequência cardíaca (FC) pelo método sequencial (quadrados grandes), seleciona-se a onda R (início ou ápice) que coincide com o início de um quadrado grande, conforme explicado na figura 1.26.

A frequência cardíaca menor que 50 batimentos por minuto (bpm) é chamada bradicardia. A frequência cardíaca maior que 100 bpm é chamada taquicardia.

Medida do eixo elétrico

Conforme citado anteriormente, a atividade elétrica do coração é um evento tridimensional: os vetores cardíacos deslocam-se no espaço. Por sua vez, o ECG analisa a atividade elétrica em dois planos espaciais: o plano frontal e o horizontal. A despolarização ventricular é o evento de maior expressão e magnitude, chamado eixo elétrico do coração, com sua medida comumente realizada no plano frontal.

A medida do eixo elétrico no plano frontal é um aspecto importante na análise do ECG. O eixo elétrico é determinado com base na soma algébrica da(s) positividade(s) e negatividade(s) do complexo QRS nas derivações, usando o sistema hexaxial de referência. O eixo elétrico é comumente calculado de forma manual, considerando as áreas (amplitude x duração) dos complexos QRS nas derivações.

Pela análise da polaridade do QRS nas derivações I e aVF, determinamos o quadrante onde se projeta o eixo:

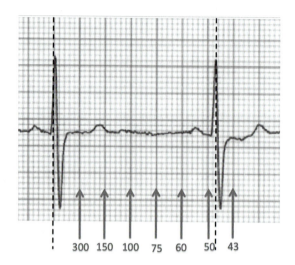

Figura 1.26 Para determinar a FC por esse método, seleciona-se a onda R (início ou ápice), que coincide com o início de um quadrado grande (linha tracejada inicial). Marca-se a sequência: 300-150-100-75-60-50-43 (= 300/número de quadrados grandes de 0,20 s), se entre um R-R é um, 300/1 = 300; se dois, 150; se três, 75; se 4, 60 bpm, no final de cada quadrado grande até a onda R que marca o final do ciclo cardíaco (segunda linha tracejada). Neste caso, a FC encontra-se próximo a 50 (aproximadamente 48bpm). Nesta figura foram mostrados somente os dois complexos selecionados do DII em caso de bradicardia sinusal, com RR regular.

1. Quadrante inferior esquerdo (0° a +90°) – DI e aVF positivos.
2. Quadrante superior esquerdo (0° a –90°) – DI positivo e aVF negativo.
3. Quadrante inferior direito (+90° a ± 180°) – DI negativo e aVF positivo.
4. Quadrante superior direito (–90° a ± 180°) – DI e aVF negativos.

Uma vez determinado o quadrante no qual o eixo se projeta, analisamos se há alguma derivação periférica onde o QRS é isodifásico (ou quase isodifásico) ou isoelétrico. O eixo elétrico encontra-se perpendicular a essa derivação. Um complexo QRS isodifásico apresenta deflexões com amplitudes iguais, acima e abaixo da linha de base.

Como exemplo, se um traçado apresenta QRS predominantemente positivo em DI e isodifásico em DII, assim o vetor resultante do QRS tem projeção em aVL. Como DI tem polaridade positiva, então o eixo elétrico é de –30°. Outro aspecto que ajuda a determinar o eixo elétrico é que este se projeta aproximadamente paralelo à derivação onde o QRS apresenta maior complexo (soma algébrica).

Quando não há derivação do plano frontal com complexo QRS aproximadamente isodifásico (positividades ≈ negatividades), pode-se determinar o eixo considerando que ele se projeta aproximadamente paralelo à derivação que exibe o QRS com maior amplitude.

A amplitude do QRS e sua polaridade devem ser determinadas, considerando as áreas (amplitude x duração) dos complexos QRS nas derivações. Por exemplo, se em aVF o complexo é RS, mas a área da onda R é maior do que a área da onda S, então o QRS é considerado predominantemente positivo.

Para a determinação do eixo elétrico dessa forma é necessária a memorização do sistema hexaxial, que engloba as seis derivações do plano frontal.

Entretanto, a informação mais importante que se busca é saber se o eixo elétrico se encontra normal ou se há desvio do eixo (e o tipo de desvio).

Considerando normal no adulto um eixo elétrico médio do QRS no plano frontal entre –30° e +90°, as seguintes situações são possíveis:

a) **Eixo normal** – complexo QRS predominantemente positivo em DI e DII (eixo entre –30° e +90°).

b) **Desvio do eixo para a esquerda** – QRS positivo em DI e negativo em DII (eixo acima –30° até –90°, no quadrante superior esquerdo).

c) **Desvio do eixo para a direita** – QRS negativo em DI e positivo em aVF (> +90° até ± 180°, no quadrante inferior direito).

d) **Desvio extremo do eixo** – QRS predominante negativo em DI e aVF (> –90° até ± 180°, no quadrante superior direito).

Na maioria das pessoas normais, o eixo elétrico do QRS encontra-se entre 0° e +90°, ou seja, o QRS é predominantemente positivo em DI e aVF (eixo no quadrante inferior esquerdo). Entretanto, um eixo entre 0° e –30° é ainda considerado dentro da normalidade e mais comum em indivíduos brevilíneos. Nesta última situação, o QRS é positivo em DI e DII e negativo em aVF.

Raramente o eixo elétrico no plano frontal não pode ser calculado, sendo descrito como eixo indeterminado geralmente quando as derivações periféricas exibem complexos de baixa amplitude e bifásicos.

O desvio do eixo para a esquerda é muito comum e observado na hipertrofia ventricular esquerda, no bloqueio fascicular anterior esquerdo (eixo elétrico entre –45° e –90°) e no infarto inferior. Habitualmente, no infarto inferior o eixo elétrico frontal encontra-se menor que –45°, enquanto no bloqueio fascicular anterior esquerdo, por definição, o eixo elétrico está entre –45° e –90°. O desvio do eixo para a direita é observado na hipertrofia ventricular direita, no bloqueio fascicular posterior esquerdo e no infarto lateral.

O desvio extremo para a direita, ou seja, o eixo elétrico no quadrante superior direito, é raro, observado em cardiopatias congênitas com sobrecargas das câmaras direitas, dextrocardia, infartos múltiplos, cardiomiopatias com fibrose extensa, ritmos de origem ventricular, marca-passo. O eixo elétrico deve ser interpretado em conjunto com outras alterações presentes no traçado e à luz dos dados clínicos: idade, biótipo, quadro clínico.

A figura 1.27 resume as principais causas de desvio do eixo no plano frontal.

Portanto, QRS predominantemente positivo em DI e DII corresponde a um eixo elétrico normal (entre –30° e +90°). Os desvios do eixo no plano frontal podem ser determinados geralmente por meio da polaridade dessas duas derivações.

Um QRS negativo em DI deve lembrar da possibilidade de inversão dos eletrodos dos membros superiores. Nesse caso, a onda P apresenta polaridade negativa também e aVR registrará deflexões com polaridades concordantes (não recíprocas) com V6. No ECG registrado corretamente, as deflexões registradas em aVR e V6 são recíprocas, isto é, se aVR apresentar padrão rS, então V6 registrará qR. O mesmo se verifica com as ondas P e T. No ritmo sinusal, a onda P é negativa em aVR e positiva em V6 (ver Capítulo 2).

Além do eixo do QRS no plano frontal, os eixos elétricos de P e T podem ser determinados.

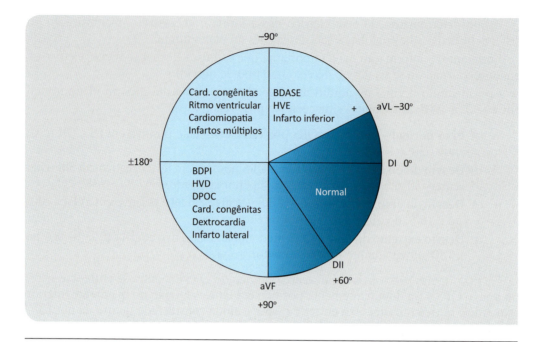

Figura 1.27 Causas principais de desvios do eixo elétrico do QRS no plano frontal. O eixo normal (área em destaque) encontra-se de –30° a +90° (QRS positivo em DI e DII). O eixo do QRS é considerado com desvio para a esquerda (entre –30° e –90°: QRS positivo em DI e DII), com desvio para a direita (> +90° a ± 180°: QRS negativo em DI e positivo em aVF), ou com desvio extremo (–90° a ± 180°: QRS negativo em DI e aVF). As principais causas de desvios do eixo são: BDASE = bloqueio divisional anterossuperior esquerdo; HVE = hipertrofia ventricular esquerda. As principais causas de desvio do eixo para a direita são: BDPI = bloqueio divisional posteroinferior esquerdo; HVD = hipertrofia ventricular direita decorrente de HAP = hipertensão arterial pulmonar primária ou secundária (estenose mitral; DPOC = doença pulmonar obstrutiva crônica).

Os eixos de P, QRS e T dirigem-se normalmente para a esquerda, em geral no quadrante inferior esquerdo. As variações desses vetores no plano frontal no adulto normal são: P (0° a +75°), QRS (–30° a +90°) e T (–10° a +90°). Assim, o QRS normal pode ser negativo em aVF, mas um QRS predominantemente negativo em DII é anormal. Com base nos valores das deflexões de P, QRS e T, os vetores médios podem ser inseridos no sistema hexaxial.

Medida do ângulo QRS-T

A medida do ângulo QRS-T é a diferença entre os eixos do QRS e da onda T e se mostra de valor prognóstico em várias condições.

A medida do ângulo QRS-T tem sido alvo de estudos, seja pela medida do ângulo espacial (vetor tridimensional), seja calculado por computador, ou o vetor planar. A medida planar é mais simples e pode ser feita por meio do sistema hexaxial. Por exemplo, eixo do QRS = –30° (PF) e eixo de T = +80°, ângulo QRS-T planar = 110° (80 + 30).

A medida do ângulo QRS-T, principalmente a medida computadorizada do ângulo QRS-T espacial, é apontada como de valor prognóstico em diferentes populações. Um ângulo QRS-T espacial foi associado com risco de morte total e cardiovascular, em seguimento de 14 anos, de uma população sem doença cardíaca conhecida inicialmente[29]. Em pacientes com cardiopatia isquêmica (fração de ejeção ≤ 40%) e que receberam implante de cardiodesfibrilador (CDI) para a prevenção primária de morte súbita, um ângulo QRS-T espacial aumentado foi um preditor de terapia apropriada, com risco 7 vezes maior de eventos arrítmicos que deflagaram terapia apropriada pelo dispositivo. Pacientes com um ângulo espacial ≤ 100° apresentaram risco muito baixo de arritmias com risco de morte no seguimento: nenhum evento em 2 anos e 98% de chance de permanecer livre de eventos durante o seguimento de 4 anos[30].

Um estudo brasileiro encontrou correlação entre um ângulo QRS-T planar anormal e aumento no risco de indução de TV/FV no estudo eletrofisiológico invasivo, em pacientes com cardiopatia chagásica. Nesse estudo, o ângulo QRS-T foi calculado manualmente no PF, considerando a derivação onde o complexo QRS e a onda T apresentavam maior amplitude. O ângulo QRS-T foi determinado pela diferença entre o ângulo do QRS e da onda T[31].

A medida do ângulo QRS-T não foi incorporada na prática clínica e não é geralmente disponível mesmo nos aparelhos com *software* com execução automática das medidas. Um método mais simples para estimar o ângulo QRS-T espacial foi descrito, obtendo ótima correlação quando comparado com o método usual (*matrix transform*)[32].

REFERÊNCIAS

1. Hurst JW, Conti CR, Fye WB (eds). Profiles in cardiology. USA: The Foundation for Advances in Medicine and Science. FAMS, Inc.; 2003.
2. Site do Prêmio Nobel: http://nobelprize.org/. Acessado em 23 de janeiro de 2011.
3. Giffoni RT, Torres RM. Breve história da eletrocardiografia. Rev Med Minas Gerais. 2010;20(2):263-70.
4. Hurst JW. Naming of the waves in the ECG, with a brief account of their genesis. Circulation. 1998;98:1937-42.
5. Guyton AC, Hall JE. Tratado de fisiologia médica. 2ª ed. Rio de Janeiro: Elsevier, 2011.
6. Oliveira Neto NR. Princípios da eletrocardiografia. In: Eletrocardiografia clínica: uma abordagem baseada em evidências. Rio de Janeiro: Revinter; 2010. p. 1-25.
7. Cranefield PF. Action potentials, afterpotentials and arrhythymias. Cir Res. 1977;41:415-23.
8. Hoffman BF, Rosen M. Cellular mechanisms of cardiac arrhythymias. Cir Res. 1981;49:1-15.
9. Draper MH, Mya-Tu M. A comparison of the conduction velocity in cardiac tissues of various mammals. Q J Exp Physiol Cogn Med Sci. 1959;44:91-109.
10. Antzelevitch C. M cells in the human heart. Circ Res. 2010;106:815-7.
11. Clerc L. Directional differences of impulse spread in trabecular muscle from mammaliam heart. J Physiol. 1976;255:335-46.
12. Paes de Carvalho A, Almeida DF. Spread of activity through the atrioventricular node. Circ Res. 1960;8:801-9.
13. Knaapen M, Koch AH, Koch C, Koch KT, Li X, Rooij PCV, et al. Prevalence of left and balanced coronary arterial dominance decreases with increasing age of patients at autopsy. A postmortem coronary angiograms study. Cardiovasc Pathol. 2013;22(1):49-53.
14. Ballesteros LE, Ramirez LM, Quintero ID. Right coronary artery anatomy: anatomical and morphometric analysis. Rev Bras Cir Cardiovasc [online]. 2011;26(n.2):230-7.
15. Abuin G, Nieponice A, Barceló A, Rojas-Granado A, Herrera-Saint Leu P, Arteaga-Martinez M. Anatomical reasons for the discrepancies in atrioventricular block after inferior myocardial infarction with and without right ventricular involvement. Tex Heart Inst J. 2009;36(1):8-11.

16. Durrer D. Electrical aspects of human cardiac activity: a clinical-physiological approach for excitation and stimulation. Cardiovasc Res. 1968;2:1.

17. Durrer D, Van Dam RT, Freud G, Jance MJ, Meijler FL, Arzbaecher RC. Total excitation of the isolated human heart. Circulation. 1970;41(6):899-912.

18. Bell DR. Electrical activity of the heart. In: Medical Phisiology: Principles for Clinical Medicine, edited by Rhoades RA, Bell DR. 4th ed. Philadelphia, PA: Lippincott Williams and Wilkins; 2013.

19. Pérez Riera AR, Uchida AH, Filho CF, Meneghini A, Ferreira C, Shapacknik E, et al. Significance of vectorcardiogram in the cardiological diagnosis of the 21st century. Clin Cardiol. 2007;30(7):319-23.

20. De Luna AB. The electrical activivity of the heart. In: de Luna AB (ed). Clinical electrocardiography: a textbook. 4th ed. USA: Wiley-Blackwell; 2012. p. 3-10.

21. Mirvis DM, Goldberger AL. Electrocardiogram. In: Braunwalds heart disease: a textbook of cardiovascular medicine. Edited by Bonow RO, Mann DL, Zipes DP and Libby P. 7th ed. Philadelphia: Elsevier Saunders; 2012. p. 126-67.

22. Carneiro EF. O eletrocardiograma: 10 anos depois. 5ª ed. Rio de Janeiro: Eneas Ferreira Carneiro. 1987. p. 3-65.

23. Prutkin JM, Goldberger AL, Saperia GM. ECG tutorial: basic principles of ECG analysis. Uptodate. 2015. Disponível em: www.uptodate.com. Acessado em 19 julho de 2015.

24. Wagner GS. Marriott's Practical electrocardiography. 11th ed. Philadelphia: Lippincott Williams and Wilkins; 2008. p. 2-28.

25. Kligfield P, Gettes LS, Bailey JJ, Childers R, Deal BJ, Hancock EW, et al. AHA/ACCF/HRS recommendations for the standardization and interpretation of the electrocardiogram: part I: The Electrocardiogram and Its Technology. J Am Coll Cardiol. 2007;49:1109-27.

26. Moffa PJ. Eletrocardiógrafos e vetocardiógrafos. In: Tranchesi J. Eletrocardiograma Normal e Patológico. 7ª ed. São Paulo: Roca; 2001. p. 59-72.

27. Asirvatham SJ. Electrocardiogram interpretation with biventricular pacig device. In: Hayes DL, Wang PJ, Sackner, Bernstein J, Asirvatham SJ (eds). Resynchronization and defibrillation for heart failure: a practical approach. Oxford, UK: Blackwell Futura (Blackwell Publishing) 2004.

28. Herman MV, Ingram DA, Levy JA, Cook JR, Athans RJ. Variability of electrocardiographic precordial lead placement: a method to improve accuracy and reliability. Clin Cardiol. 1991;14(6):469-76.

29. Whang W, Shimbo D, Levitan EB, Newman JD, Rautaharju PM, Davison KM, et al. Relations between QRS|T angle, cardiac risk factors, and mortality in the third National Health and Nutrition Examination Survey (NHANES III). Am J Cardiol. 2012;109(7):981-7.

30. Borleffs CJ, Scherptong RW, Man SC, van Welsenes GH, Bax JJ, van Even L, et al. Predicting ventricular arrhythmias in patients with ischemic heart disease: clinical application of the ECG-derived QRS-T angle. Circ Arrhythm Electrophysiol. 2009;2(5):548-54.

31. Zampa HB, Moreira DA, Ferreira Filho CA, Souza CR, Menezes CC, Hirata HS, et al. Valor do ângulo Qrs-T na predição de indução de taquiarritmias ventriculares em pacientes chagásicos. Arq Bras Cardiol. 2014;0:12.

32. Rautaharju PM, Prineas RJ, Zhang ZM. A simple procedure for estimation of the spatial QRS/T angle from the standard 12-lead electrocardiogram. J Electrocardiol. 2007;40:300-4.

capítulo 2

Interpretação do ECG

A interpretação do ECG é baseada na análise da morfologia (formato das ondas e segmentos) e também nas medidas de amplitude e duração dos eventos registrados. Para o entendimento e a interpretação do método, é essencial iniciar pelo estudo dos padrões normais.

Neste capítulo, serão descritas as principais características das ondas e intervalos do ECG: onda P, intervalo PR, complexo QRS, segmento ST, onda T, intervalo QTc, onda U, bem como variações do ECG normal e problemas resultantes de falhas na execução do ECG, que simulam anormalidades (Fig. 2.1).

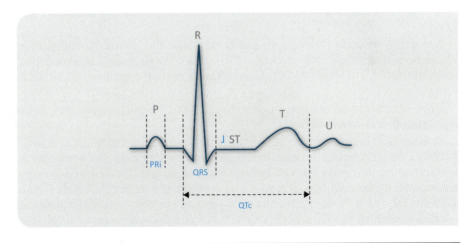

Figura 2.1 Ondas e intervalos do ECG normal. A onda P normal apresenta duração < 0,12 s e amplitude < 2,5 mm. O intervalo PR apresenta duração entre 0,12 s e 0,20 s. A duração normal do QRS é ≤ 0,11 s. O ponto J é a junção entre o término do QRS e o início da onda T. A amplitude do segmento ST é medida neste ponto. O segmento ST é isoelétrico ou apresenta pequeno supradesnível. A onda T normal é assimétrica com ramo ascendente lento e tem a mesma polaridade do QRS. A onda U é de pequena amplitude e tem a mesma polaridade da onda T. As medidas citadas referem-se ao ECG normal do adulto.

A identificação das anomalidades presentes no ECG é possível quando se conhecem o padrão normal e as alterações específicas relacionadas a cada condição, conforme serão descritos nos capítulos seguintes.

O ponto básico para a interpretação correta do ECG é fazer a análise atenta e sistemática do traçado, considerando os dados demográficos, como idade e sexo, e os dados clínicos dos pacientes. **O ECG é um método complementar e deve ser interpretado com base nos dados clínicos.**

ANÁLISE DAS ONDAS E INTERVALOS

Onda P e ritmo sinusal[1-5]

A onda P representa a despolarização do miocárdio atrial. Essa onda possui amplitude pequena, já que os átrios apresentam parede fina em relação à parede ventricular.

A presença de onda P precedendo cada QRS, com polaridade positiva em DI, DII, aVF e V4 a V6, caracteriza o ritmo sinusal. A onda P pode ser isoelétrica em DI ou aVF, uma vez que o eixo de P no plano frontal varia entre 0 e 90°.

A porção inicial da onda P corresponde à ativação do átrio direito, enquanto sua parte final corresponde à ativação do átrio esquerdo. Em V1 esses dois componentes geralmente são visíveis: o componente inicial, com polaridade positiva, representa a ativação do átrio direito, enquanto o componente final (negativo) representa a ativação do átrio esquerdo. Isso ocorre porque a posição anterior do átrio direito faz com que a onda de despolarização dessa câmara se aproxima do eletrodo de V1, já a ativação do átrio esquerdo é orientada para trás (pela sua posição posterior), afastando-se do eletrodo de V1.

A duração da onda P deve ser medida no plano frontal, onde, em geral, essa onda é mais bem visualizada, sobretudo em DII, uma vez que o eixo médio de P é paralelo a essa derivação, em torno de 60°. Geralmente a onda P é melhor visualizada no plano frontal e em V1.

Deve-se também medir a amplitude do componente inicial (positivo) da onda P nas derivações precordiais direitas.

O eixo de P no plano frontal comumente é paralelo a DII (+60°), assim a onda P apresenta maior amplitude nessa derivação. Geralmente se aceita como normal o eixo de P (plano frontal) entre 0 e +75 graus no adulto, mas dados de estudos populacionais mostram variações conforme o sexo e a faixa etária. Desse modo, a onda P normal é positiva em DI, DII, aVF, negativa em aVR e variável em aVL e DIII. No plano horizontal, a onda P é positiva em V4 a V6 e pode ter dois componentes em V1 (Figs. 2.2 e 2.3).

Caracterização da onda P sinusal normal:

- **Morfologia:** arredondada, pode ser apiculada na presença de taquicardia sinusal.
- **Polaridade:** positiva em DI, DII, VF, V4 a V6 e negativa em aVR e variável em aVL. Pode ter dois componentes em V1.
- **Duração:** < 0,12 s.
- **Amplitude:** < 2,5 mm.
- **Componente negativo em V1:** duração < 0,04 s e amplitude < 1 mm.

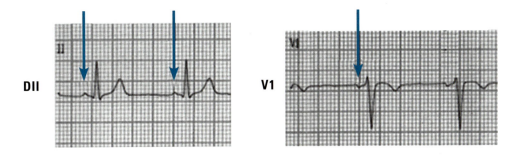

Figura 2.2 Onda P normal em DII e V1.

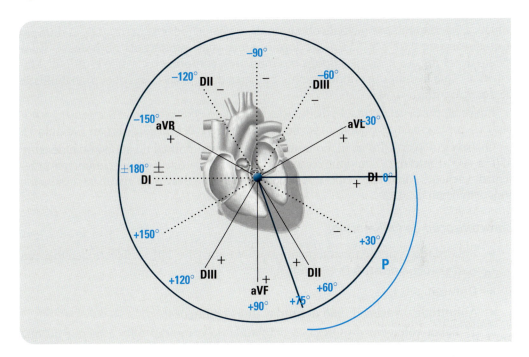

Figura 2.3 O eixo da onda P sinusal no plano frontal varia normalmente entre 0 e +75°. Portanto, a onda P normal é positiva em DI, DII e aVF, negativa em aVR e variável em DIII e aVL.

Nos ritmos originados fora do nó sinusal, a onda P apresenta polaridade e morfologia diferentes do normal, ou pode estar até ausente, como na fibrilação atrial.

Complexo QRS[1-7]

O complexo QRS corresponde à despolarização do miocárdio ventricular. Apresenta amplitude variável. No plano frontal a morfologia do QRS varia, podendo ser qR, RS ou qRs. A morfologia qR (ou qRs) pode ser observada nas derivações esquerdas (DI, aVL) ou nas derivações inferiores, dependendo do eixo elétrico do QRS e da posição do coração.

A morfologia qR é a mais observada nas derivações laterais (DI, aVL, V5 e V6). Em V1 e V2 normalmente se registra rS. A onda R aumenta de amplitude nas precordiais até V5 e diminui, um pouco, de V5 para V6. A onda R é geralmente maior em V5 do que em V6 porque a despolarização ventricular se projeta melhor no plano horizontal em V5, quase paralela a essa derivação.

A zona de transição é identificada pelo padrão RS, habitualmente observado em V3-V4, mas pode variar de V2 a V5, dependendo da posição do coração. A morfologia do QRS em V5-V6 é qR ou qRs.

A medida da duração do QRS deve ser realizada do seu início ao ponto J: ponto de intersecção no término da onda S e segmento ST.

A duração considerada normal do QRS é baseada em estudos populacionais realizados em grande número de pessoas, onde a medição dos intervalos é feita de forma automática via *software*, por meio da obtenção da média de todas as derivações. A duração normal varia de 0,07 s a 0,11 s, sendo um pouco mais prolongada no homem: valor médio de 94 ms nos homens e 88 ms nas mulheres, conforme o clássico estudo de Mason et al., que incluiu uma população de milhares de pessoas com baixa probabilidade de doença cardiovascular.

Em geral, para a determinação da duração manual do QRS, recomenda-se adotar o valor onde esse apresenta maior duração, geralmente nas derivações precordiais (ver Capítulo 1).

O eixo elétrico do QRS no plano frontal é considerado normal no adulto quando entre −30° e +90°. Entretanto, conforme o estudo de Mason et al, este e outros parâmetros apresentam variações conforme a faixa etária, com tendência a desvio do eixo para a esquerda com o aumento da idade.

Caracterização do QRS normal

- **Polaridade** – predominantemente positivo em DI e DII, o que caracteriza um eixo elétrico normal (ver Capítulo 1).
- **Duração:** ≤ 0,11 s.
- **Amplitude – variável. São definidas duas condições:**
  a) **Baixa voltagem do QRS** – a amplitude do complexo QRS é menor do que 0,5 mV (5 mm) em todas as derivações periféricas e menor do que 1,0 mV (10 mm) em todas as derivações precordiais. A amplitude deve ser medida pela soma da maior deflexão positiva e a maior deflexão negativa em um mesmo complexo QRS, na mesma derivação.
  b) **Voltagem aumentada do QRS** – definida conforme os critérios de voltagem para hipertrofia ventricular esquerda (HVE), como, por exemplo, voltagem de o R ou S do QRS ser maior que 20 mm no plano frontal e maior que 30 mm no plano horizontal.
- **Eixo elétrico no plano frontal (Fig. 2.4):**
  a) Desvio do eixo elétrico para a esquerda do QRS no plano frontal – eixo do QRS predominantemente positivo em DI e negativo em DII (entre −30° e +90°).
  b) Desvio do eixo elétrico para a direita do QRS no plano frontal – eixo do QRS predominantemente negativo em DI e positivo em aVF.

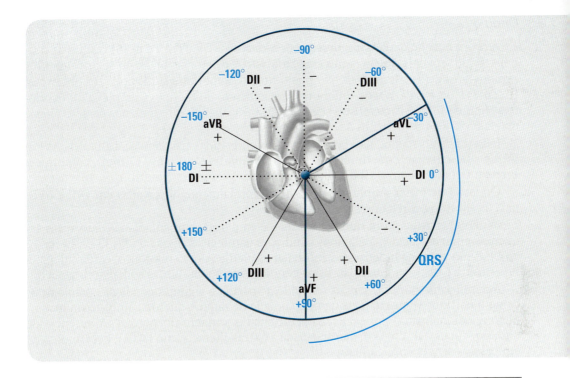

Figura 2.4 O eixo de QRS no plano frontal varia normalmente entre –30° e +90°. Portanto, o complexo QRS é predominantemente positivo em DI e DII. Habitualmente, o eixo do QRS encontra-se entre 0° e +90°, ou seja, o QRS é predominantemente positivo em DI e aVF. Entretanto, um eixo do QRS entre 0° e –30° é ainda considerado normal. Caso isso ocorra, o QRS é predominantemente positivo em DI e DII e negativo em aVF.

c) Desvio do eixo extremo para a direita – eixo do QRS predominantemente negativo em DI e aVF.

Outras alterações na morfologia do QRS são descritas, exemplo: presença de onda delta e onda J.

Quando o complexo QRS se apresenta negativo em DI deve-se considerar a possibilidade de inversão dos cabos dos membros superiores. **Este é um dos erros mais frequentes durante a execução do ECG**. Caso exista inversão dos eletrodos de DI, a onda P também se encontra negativa nessa derivação e os complexos (P-QRS-T) são discordantes de V6 (exemplo: P e QRS negativos em DI e positivos em V6). Na forma mais comum de dextrocardia, o QRS encontra-se negativo em DI. Na dextrocardia com *situs inversus*, que é a forma mais comum, o átrio direito é posicionado à esquerda e o ECG mostra onda P negativa em DI em ritmo sinusal, positiva nas derivações inferiores, bem como complexo QRS predominantemente negativo em DI. O *situs* do coração é definido pela posição dos átrios e no *situs inversus* o átrio direito e o nó sinusal estão localizados à esquerda, dessa forma, a despolarização atrial será da esquerda para a direita. Há outras alterações eletrocardiográficas na dextrocardia, como: onda R que diminui de V1 para V6 e predomínio de S nas derivações precordiais (ver Capítulo 7).

Onda q

A ocorrência de onda q nas derivações esquerdas (DI, aVL, V4 a V6) resulta da despolarização septal da direita para a esquerda, isto é, o vetor septal afasta-se dos eletrodos exploradores dessas derivações. No plano frontal, a morfologia qR pode ser observada em DI-aVL ou nas derivações inferiores, dependendo do biótipo. Complexo qR nas derivações inferiores é característico de coração verticalizado, presente nas pessoas altas e magras (ver *Rotações elétricas do coração*, adiante).

Essas ondas q septais não patológicas são observadas nas derivações I, aVL, aVF e V4-V6. São estreitas, com duração < 0,03 s e amplitude < 0,1 mV (1 mm), conforme a Terceira Definição Universal de Infarto Agudo do Miocárdio.

Ondas Q de maior amplitude podem ser normalmente observadas em DIII e aVR, pela localização à direita dessas derivações.

Ondas Q estreitas, com duração normal, e amplitude aumentada nas derivações esquerdas estão associadas a algumas condições patológicas. Essas ondas Q profundas e estreitas são vistas na hipertrofia ventricular esquerda padrão diastólico, cardiomiopatia hipertrófica e distrofia muscular. Essas condições serão discutidas ao longo deste livro.

A ausência de ondas q septais tem sido associada a algumas condições patológicas, como hipertrofia ventricular esquerda, bloqueio de ramo esquerdo completo ou incompleto, cardiomiopatia, pré-excitação ventricular e variante do normal. A ausência de ondas q septais (DI, V5, V6), não associada a outras alterações no ECG, é bem observada em pessoas sem doença cardíaca.

Onda T[1-4,8-10]

A onda T marca a repolarização ventricular (fase 3 do potencial de ação) e tem a mesma polaridade do complexo QRS.

A onda T tem geralmente a mesma polaridade do complexo QRS porque os vetores da despolarização e repolarização têm aproximadamente a mesma direção. O aspecto mais importante na análise da onda T é sua polaridade e morfologia.

O eixo de T considerado normal no plano frontal varia entre −10° e +90°.

A onda T é geralmente positiva e assimétrica em DI, DII, V4 a V6, negativa em aVR e variável em aVL, aVF e V1.

Pode ser isodifásica em DI, e em aVF, isodifásica, ou mesmo levemente negativa, uma vez que o eixo de T varia normalmente entre −10° e +90°.

Como foi dito, **a onda T normal é assimétrica**: apresenta ascensão lenta e descida rápida. A T (normal) pode ser negativa em DIII, aVL, aVF e V1. A polaridade e a morfologia da onda T são de muito valor no diagnóstico de isquemia miocárdica: onda T negativa e simétrica é bem sugestiva de isquemia causada por doença obstrutiva coronariana. Onda T apiculada também pode chamar nossa atenção para a possibilidade de onda P sobre T causada por arritmias.

Caracterização da onda T normal

- Comumente segue a polaridade do QRS e apresenta menor amplitude.
- Amplitude superior a 10% da onda R na mesma derivação.
- Geralmente positiva em DI, DII, aVF e nas precordiais V4 a V6, variável em DIII e aVL e sempre negativa em aVR.

Alguns autores, como Macfarlane e Lawrie, consideram normal a onda T com amplitude (voltagem) estimada de < 5 mm nas derivações periféricas e < 15 mm (< 10 mm no sexo feminino) nas derivações precordiais, com onda T de maior amplitude média registrada em V2. Entretanto, a amplitude da onda T é muito variável na população normal e pode ultrapassar esses valores, principalmente em homens jovens e vagotônicos. De modo geral, a onda T é maior no sexo masculino.

A onda T normal é comumente negativa em V1, e, às vezes, V2. Nas crianças, a onda T é normalmente negativa nas derivações direitas e médias. Algumas vezes esse padrão se mantém no adulto, sendo considerado variante do normal e conhecido como *persistência do padrão juvenil*: mais comum em mulheres e negros (ver adiante o tópico *Variações de ECG normal*).

Onda T anormal

a) **Onda T achatada** – onda T de baixa amplitude, negativa ou positiva, com amplitude < 2 mm. Alteração inespecífica.
b) **Onda T isquêmica** – onda T invertida e simétrica, presente na isquemia miocárdica. A onda T isquêmica pode ser bifásica tipo plus-minus: fase inicial positiva seguido de fase negativa.
c) **Onda T em tenda** – onda T apiculada, estreita e simétrica (presente na hipercalemia).
d) **Onda T gigante** – onda T com amplitude > 10 mm.
e) **Onda T invertida e assimétrica (*strain*)** – onda T invertida e assimétrica nas derivações esquerdas, associada à HVE.
f) **Onda T apiculada ("bicuda")** – T sobre P onda T que torna com aspecto "bicudo" pela presença de fusão coma onda P, quando uma onda P não conduzida "cai" sobre a onda T, modificando a sua morfologia.

Onda U[1-4,8,9]

É uma pequena onda arredondada, observada após a onda T. A onda U normal tem a mesma polaridade da onda T e a amplitude que não deve ser maior que a metade da onda T na mesma derivação (Fig. 2.5).

A gênese da onda U é alvo de controvérsias. Os mecanismos seguintes têm sido enumerados: repolarização das fibras de Purkinje, repolarização tardia dos músculos papilares, ativação das células M do miocárdio ou pós-potenciais produzidos por forças mecânicas que agem na parede ventricular.

É mais bem observada em V2 e V3, principalmente quando a frequência cardíaca é baixa. Pode não ser visível, principalmente quando existe taquicardia.

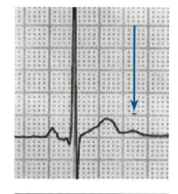

Figura 2.5 Onda U normal.

A onda U com polaridade negativa de V2 a V5 é patológica; é causada por hipertrofia ventricular esquerda ou isquemia miocárdica, geralmente combinada com outras alterações eletrocardiográficas. A onda U de grande magnitude é observada na hipocalemia. A onda U pode ser confundida com a onda P e ocasionar o diagnóstico errôneo de um bloqueio atrioventricular do tipo 2:1. Deve-se, então, comparar as ondas P seguintes para fazer essa distinção. Como observado na figura 2.4, a onda P tem morfologia bem diferente da onda U.

Intervalo PR[1-4,8,9]

É medido do início da onda P ao início do QRS. Apresenta dois componentes: a *onda P* e o *segmento PR*. O intervalo PR compreende a ativação atrial (onda P) e a passagem do estímulo pelo nó AV (onde sofre um retardo) pelo feixe de His e ramos até o início da ativação ventricular (QRS). O segmento PR vai do término da onda P ao início do QRS – o segmento é um pedaço de reta, não envolve ondas.

O retardo que o estímulo sofre na junção AV é o principal responsável pelo segmento PR.

O intervalo PR varia, no indivíduo normal, de 0,12 s a 0,20 s, ou seja, mede entre 3 e 5 quadrados pequenos.

O aumento na duração do intervalo PR além de 0,20 s (> 5 quadrados pequenos) no adulto define o BAV de primeiro grau.

O PR curto (< 0,12 s) ocorre na pré-excitação ventricular. Durante a taquicardia sinusal, há encurtamento do intervalo PR.

Segmento ST[1,8,9]

O segmento ST corresponde à fase 2 do potencial de ação (PA). A linha de base usada como referência para a medida das alterações do segmento ST e do PR, em repouso, deve ser o segmento TP (final da onda T ao início da onda P).

O segmento ST normal apresenta morfologia típica, vai do ponto J e o início da onda T. Deve ser quase isoelétrico, ou seja, encontra-se no mesmo nível do segmento PR precedente e do segmento TP seguinte, mas pode apresentar pequeno supradesnível, principalmente nas derivações precordiais, sendo considerado normal o supra de ST em V2 e V3 de até 2,5 mm em homens com idade inferior a 40 anos e até 2 mm nos homens com idade de 40 anos ou mais, e até 1,5 mm nas mulheres, conforme a terceira definição de infarto do miocárdio.

A análise do segmento ST é um elemento necessário para o diagnóstico das síndromes isquêmicas.

Segmento ST anormal

- **Depressão de ST** – é considerada significativa quando ≥ –0,5 mm em duas ou mais derivações relacionadas, com morfologia horizontal ou descendente.

- **Supra de ST** – anormal quando apresenta amplitude maior do que os valores citados (conforme a idade e sexo), ou quando apresenta morfologia convexa (em abóbada).

Em pessoas normais, a depressão (tipo ascendente) do segmento ST pode ser causada pela onda Ta (repolarização atrial), principalmente quando existe taquicardia sinusal; nesse caso, geralmente a onda Ta causa depressão descendente do segmento PR também.

Intervalo QT e cálculo do QT corrigido

O QT corresponde à sístole elétrica, medido do início do QRS ao final da onda T e engloba a despolarização e repolarização ventriculares. Para medir esse intervalo, deve-

-se selecionar a derivação onde o QT é mais prolongado, em geral V2 ou V3[3,6]. Quando o final da onda T não é nítido ou se superpõe com a onda U, recomenda-se traçar uma linha tangente seguindo a inclinação da onda T e passando pela linha de base (segmento TP), ponto esse onde se define o final do QT (Fig. 2.6)[2,7].

É necessária a correção pela frequência cardíaca (QT corrigido ou QTc), já que a sístole elétrica aumenta à medida que aumenta o intervalo RR. Desse modo, quando diminui a frequência cardíaca (FC), aumenta o intervalo RR e o QT; quando aumenta a FC, diminui o intervalo RR e o QT. Por isso, em uma mesma pessoa, o QT é mais prolongado quando a FC é menor e encurta quando a FC aumenta, sendo necessário realizar a correção (cálculo do QTc).

O intervalo QT medido depende dos ciclos RR prévios, em maior grau do intervalo RR precedente ao intervalo QT medido. Sabe-se que o ajuste do QT ocorre somente após vários ciclos cardíacos: um valor preciso do QTc exige um período de ciclos RR regulares. Quando há uma alteração súbita na frequência cardíaca, leva um tempo de até mais de dois minutos para o QT se adaptar aos novos valores dos intervalos RR. Não há um consenso de como deve ser medido o QTc em caso de ritmo irregular com grande variação dos intervalos RR, como na fibrilação atrial[2,7,11,12].

Para a correção do QT e determinação do QTc, usualmente é utilizada a fórmula de Bazett[13-16]:

$$\text{Fórmula de Bazett: } QTc = QT \text{ medido}/\sqrt{RR}$$

Esta fórmula é a mais utilizada na prática e nos estudos clínicos para o cálculo do QTc. Porém, ela ainda sofre influência significativa da FC e não é apropriada para o cálculo do QTc quando há bradicardia ou taquicardia, por ser imprecisa.

Várias equações foram propostas (Fredericia, Framingham, Hodges, entre outras) e há controvérsia sobre qual é a mais adequada. Um relatório conjunto da *American Heart Association* (AHA), *American College of Cardiology* (ACC) e outras associações recomenda o uso de uma fórmula linear, tal como a equação de Hodges[3,7]:

$$\text{Equação de Hodges: } QTc = QT \text{ medido} + 1,75 \, (FC-60)$$

Nesta fórmula, o valor do QTc sofre pouca influência das variações da FC.

O AHA/ACC considera prolongado um QTc maior que 0,45 nos homens e 0,46 ou maior nas mulheres. Nas crianças (< 16 anos), pode-se considerar aumentado um QTc > 0,45 s. No geral, o QTc é curto quando é menor ou igual a 0,39 s[7,16].

Quando o QRS é largo, por exemplo quando existe bloqueio de ramo ou ritmo de marca-passo ventricular, o prolongamento do QRS aumenta a duração do intervalo QT. O intervalo JT, medido do final do QRS (ponto J) ao final da onda T (JT = QT – QRS), tem sido recomendado como uma medida mais acurada da repolarização ventricular nos distúrbios de condução. Entretanto, o valor normal do intervalo JT e qual método usar para a correção pela frequência cardíaca não estão bem estabelecidos, mas algumas fórmulas foram propostas[7,17,18].

O QTc tem-se revelado um parâmetro de importância prognóstica em várias condições, com o aumento do QTc associado à maior mortalidade, em pacientes com doença cardíaca e não cardíaca e na população geral. Em muitos desses estudos, o QTc é considerado de maior risco quando $\geq$ 450 ms (ver adiante)[19-25].

Importância prognóstica dos índices para avaliar a repolarização ventricular: QTc, dispersão do QT e Tpe

O QTc tem-se revelado um parâmetro de importância prognóstica em várias condições, com o aumento do QTc associado a maior mortalidade global e morte súbita, em pacientes com doença cardíaca (doença arterial coronariana e insuficiência cardíaca) e na população geral. Em pacientes com doença não cardíaca (câncer, cirrose hepática, doença renal crônica terminal, pneumonia), um QTc prolongado está relacionado a pior prognóstico. Em muitos desses estudos, o QTc é considerado de maior risco quando $\geq$ 450 ms[19-25].

Um parâmetro também relacionado a aumento da mortalidade é a dispersão do intervalo QT. A dispersão da repolarização ventricular regional cria condições para o surgimento de reentrada e taquiarritmia ventricular maligna. Esse parâmetro traduz a heterogeneidade da repolarização ventricular e correlaciona-se com risco de eventos arrítmicos. A dispersão do QT pode ser medida manualmente no ECG padrão: intervalo QT máximo menos intervalo QT mínimo, nas 12 derivações. Entretanto, a medida da dispersão do QT apresenta limitações técnicas significativas e baixa reprodutividade em muitos estudos (alta variabilidade inter e intraobservador)[26-29].

Um parâmetro promissor que tem recebido maior atenção nos últimos anos como preditor de morte súbita cardíaca é a medida do Tpe.

As *medidas do Tpe e do Tpe corrigido* (Tpe_c) correlacionam-se bem com a dispersão da repolarização ventricular global. O Tpe é o intervalo do pico da onda T ao término da onda T e deve ser medido nas derivações precordiais. Tpe_c é o Tpe corrigido pela frequência cardíaca, pela fórmula de Bazett (Fig. 2.6). A *razão Tpe/QT* tem sido proposta como um índice preditor de eventos arrítmicos e apresenta como vantagem o fato de variar pouco com a frequência cardíaca, com um valor de 0,15 a 0,25 (mediana de 0,21) em indivíduos saudáveis[30].

Estudos têm encontrado que o aumento do Tpe_c é um preditor independente de taquiarritmia ventricular e mortalidade geral em pacientes com cardiodesfibrilador (CDI) e disfunção sistólica ventricular[31,32]. Também foi observado que esses índices, incluindo a razão Tpe/QT, estão associados à maior mortalidade após infarto do miocárdio[33,34]. Em pacientes com insuficiência cardíaca com fração de ejeção reduzida e portadores de CDI, um Tpe_c (Tpe corrigido por Bazett) $\geq$ 0,1s foi preditor de TV/FV (HR de 1,13 por 10 ms de aumento do Tpe corrigido) ou mortalidade global (HR de 1,17 por 10 ms de aumento do Tpe_c)[32].

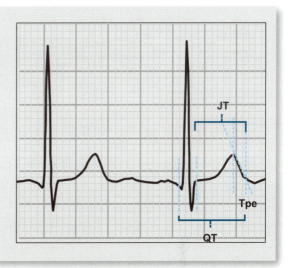

Figura 2.6 – Intervalo QT, JT e Tpe. O final da onda T foi delimitado por uma linha tangente seguindo a inclinação da onda T e passando pela linha de base (segmento TP). Esse método deve ser usado quando o final da onda T não é nítido, funde-se com a onda U ou T (nesse exemplo, o final é bem delimitado). O Tpe mede aproximadamente 80 ms e o Tpe corrigido pode ser assim calculado: Tpe = 2 (qp) e RR = 21,5 qp. Tpec = 0,08/√(21,5 × 0,04) = 0,08/√0,86 = 0,08/0,93 = 0,086 (86 ms). Razão Tpe/QT = 0,08/0,44 = 0,18.

ECG NORMAL

Baseado nas características normais das ondas e intervalos apresentadas, podem-se sistematizar os aspectos do ECG normal no adulto e na criança.

ECG normal no adulto[1-5]

Com base nos aspectos relatados anteriormente, as características do ECG normal são resumidas a seguir (Figs. 2.7 a 2.9).

- Ritmo – sinusal, onda P positiva em DI, DII, aVF, V4 a V6, e P precedendo cada QRS (relação P-QRS de 1:1).
- Onda P com duração até 0,11 s, e V1, quando bifásica, o componente negativo deve ter duração < 0,04 s e amplitude < 0,1 mV (1 mm). A amplitude de P deve ser < 2,5 mm nas derivações periféricas (plano frontal) e < 1,5 mm em V1 e V2 (componente positivo).
- Frequência cardíaca – em vigília, varia de 50 a 100 bpm.
- Intervalo PR com duração entre 0,12 s e 0,20 s.
- Complexo QRS:
   a) Apresenta duração de até 0,11 s.
   b) A amplitude normal do QRS deve ser ≥ 5 mm no plano frontal e ≥ 10 mm no plano horizontal (soma R + S). Para realizar a soma R + S, deve-se selecionar o complexo com maior amplitude em cada plano e fazer a soma das amplitudes das ondas R e S, pico a nadir, numa mesma derivação.

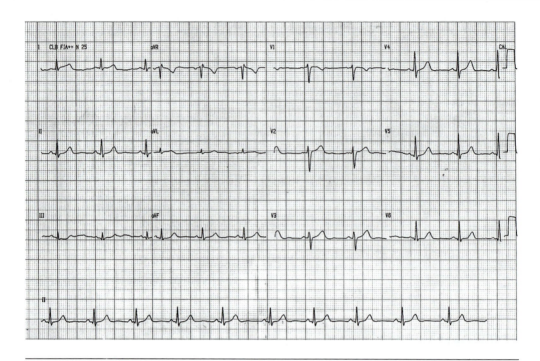

Figura 2.7 ECG normal (mulher): ritmo sinusal (onda P positiva em DI, DII, aVF e V4 a V6 e negativa em aVR), eixo elétrico do QRS normal (plano frontal), em torno de +50°: DI e aVF positivos (QRS entre 0° a + 90°), com maior amplitude em DII e pouco positivo em aVL, frequência cardíaca de 65 bpm, QRS com duração de 0,09 s, intervalo PR de 0,15 s, amplitude e morfologia de P, QRS e T normais. QRS com progressão normal nas precordiais: rS em V1-V2 e predomínio de R em V5-V6. Onda T com morfologia normal: positivas e assimétricas em I, II, V5 e V6. ST sem anormalidades, QTc normal = 0,41 (0,4/$\sqrt{(23,5 \times 0,04)}$) = 0,4/$\sqrt{0,94}$ = 0,4/0,97 = 0,41.

c) Eixo elétrico no plano frontal: QRS (áreas) predominantemente positivo em DI e DII (–30 a +90 graus).

d) Ondas Q: pequenas ondas q em DI, aVL, V4 a V6 ou em derivações inferiores, com duração de até 0,03 s de duração e < 1 mm de amplitude (*ondas Q septais*). Nas derivações aVR e DIII, a onda Q (com maior magnitude) isolada não tem valor diagnóstico.

e) A onda R cresce de V1 a V5/V6 (geralmente maior em V5 do que em V6). A zona de transição é identificada pelo padrão RS, habitualmente observado em V3-V4, mas pode variar de V2 a V5. A onda S aumenta de amplitude de V1 até as precordiais médias (zona de transição) para diminuir de amplitude nas derivações esquerdas. Em V5-V6 pode não se registrar onda S, dependerá da despolarização da base, se para direita, aparecerá a onda S, se para a esquerda, não, esta irá se somar à onda R.

- **Segmento ST** – isoelétrico ou com pequeno supradesnível, com morfologia normal. É considerado normal o supra de ST em V2 e V3 de até 2,5 mm em homens com idade inferior a 40 anos e até 2 mm nos homens com idade de 40 anos ou mais, e até 1,5 mm nas mulheres.

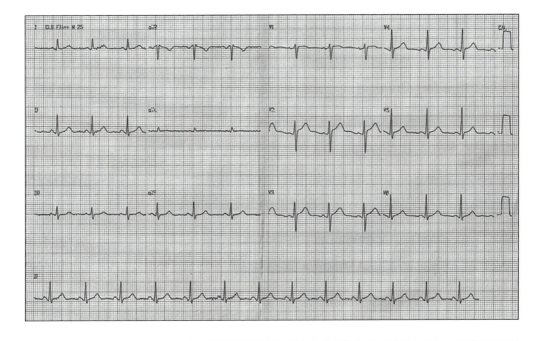

Figura 2.8 ECG normal (mulher): ritmo sinusal (onda P positiva em DI, DII, aVF e V4 a V6 e negativa em aVR), eixo elétrico do QRS normal (cerca de +50° ou 60°: projeta-se no quadrante inferior esquerdo (DI+ e aVF+), com maior projeção em DII (maior QRS), quase isoelétrico em aVL. Frequência cardíaca de 79 bpm (1.500/19), QRS com duração de 0,10 s, intervalo PR de 0,16 s (4 quadrados pequenos), amplitude e morfologia de P, QRS e T normais. Onda P = 0,10s. QRS com progressão normal nas precordiais: rS em V1-V2 e predomínio de R em V5-V6. Onda T com morfologia normal: positivas e assimétricas em DI, DII, V5 e V6. Segmento ST sem anormalidades, QTc dentro da normalidade = 0,44.

- **Ondas T** – apresenta amplitude muito variável, **aspecto assimétrico**, com o ramo ascendente lento e descendente rápido, comumente segue a polaridade do QRS e apresenta menor amplitude. Deve ser positiva em DI e DII e nas precordiais V4 a V6.
- **Onda U** – observada após a onda T, apresenta tipicamente pequena amplitude, mais bem visível nas precordiais V2 e V3.
- **Intervalo QT e QTc** – considerado prolongado um QTc maior que 0,45 nos homens e 0,46 nas mulheres e crianças (< 16 anos) e curto quando o QTc é menor que 0,39.

A FC sinusal normal, por conveniência prática, pode ser arredondada para o intervalo de 50 a 100 bpm, com base em estudos populacionais, como o de Mason et al. Neste estudo, a distribuição da FC foi de 48 bpm a 98 bpm (2° e 98° percentis, respectivamente). No indivíduo normal, pode ser registrada bradicardia sinusal em repouso, enquanto a taquicardia sinusal é uma resposta fisiológica durante o esforço ou situações de estresse.

Na maioria das pessoas normais, o eixo elétrico do QRS encontra-se entre 0° e +90°, ou seja, o QRS é predominantemente positivo em DI e aVF (eixo no quadrante inferior esquerdo). Entretanto, um eixo entre 0° e −30° é ainda considerado dentro da normalidade; portanto, pode-se considerar normal um eixo elétrico do QRS no plano frontal entre −30 e +90 graus.

52 ECG – Ciência e Aplicação Clínica

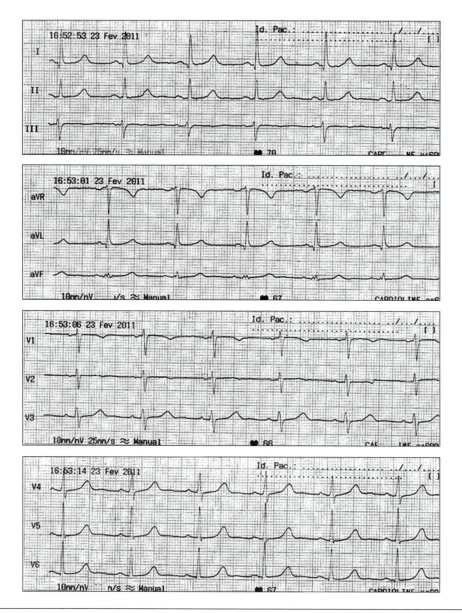

Figura 2.9 ECG normal. Ritmo sinusal, eixo elétrico do QRS no plano frontal normal (em torno de 10º), frequência cardíaca de cerca 62 bpm, amplitude e morfologia de P, QRS e T normais. Morfologia qR em DI e aVL. QRS com duração de 0,10 s, segmento ST sem anormalidades e QTc com duração normal.

ECG normal na criança

O ECG na criança apresenta algumas diferenças importantes em relação ao adulto. Destacam-se resumidamente os seguintes pontos[1,5,35]:

- São comuns os artefatos e as interferências no traçado eletrocardiográfico obtido nas crianças pequenas, em virtude da movimentação dos membros e agitação.

- Em virtude do predomínio do ventrículo direito no recém-nascido e na primeira infância, é normal o registro de R amplo em V1-V2 com R/S ≥ 1 (até os 3 anos de idade).
- Desvio para a direita do eixo elétrico no plano frontal, o qual vai gradativamente se modificando para o padrão encontrado no adulto (a partir dos 8 anos).
- Nos primeiros dias de vida a onda T é positiva em V1 em virtude da sobrecarga ventricular direita fisiológica. Depois da primeira semana de vida até os 8 anos, a onda T normal é negativa em V1, isso se deve ao sentido da repolarização atrial nessa faixa etária, que é orientada posteriormente, e se afasta do eletrodo de V1. Por conseguinte, na criança, nessa faixa etária, o encontro de onda T positiva em V1 é anormal, geralmente traduz hipertrofia ventricular direita. A onda T pode persistir negativa nas precordiais direitas até a adolescência, e mesmo na vida adulta (persistência do padrão juvenil).
- Os intervalos são consideravelmente mais curtos no ECG normal da criança, em relação ao adulto. A frequência cardíaca apresenta valores elevados (menor intervalo RR) e variações amplas, com elevações abruptas em resposta a estímulos. O intervalo QRS é ≤ 90 ms (< 0,09 s) até os 4 anos e ≤ 100 ms (< 0,1 s) dos 4 aos 16 anos. O intervalo PR é também menor.
- A arritmia sinusal (R-R irregular com relação à PR mantida) e a variação do ciclo cardíaco relacionada à fase da respiração são frequentes na faixa pediátrica.
- Nas crianças maiores e adolescentes normais são comuns traçados com QRS com voltagem aumentada e ondas T amplas, simulando sobrecarga ventricular esquerda.

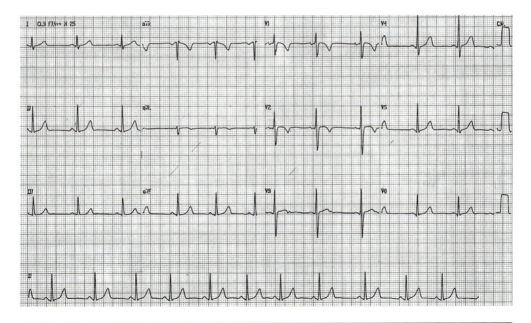

Figura 2.10 ECG normal de menino de 8 anos. Presença de arritmia sinusal (observar em DII, variação do R-R com PR mantido), onda T negativa em V1-V2 e onda R com amplitude um pouco aumentada em V1-V2, mas com relação R/S < 1, normal nessa faixa etária.

Existem tabelas com os valores de normalidade em cada faixa etária dos intervalos e amplitudes das ondas P, complexo QRS e T, que devem ser usadas como referências. As tabelas publicadas por Rijnbeek et al. em 2001[35] podem ser utilizadas como referência.

Quanto ao intervalo QT, não há uma definição de qual a melhor fórmula para usar nas crianças e adolescentes. A fórmula de Bazett apresenta claras limitações, entretanto essa foi a fórmula empregada por Rijnbeek et al. para estabelecer os valores normais na faixa pediátrica[35].

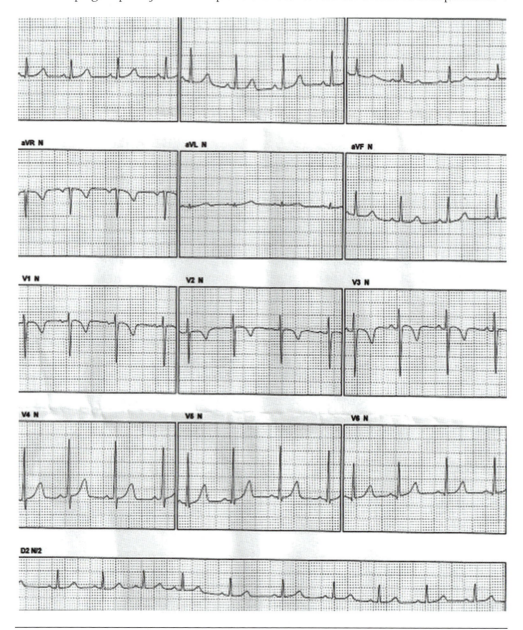

Figura 2.11 ECG normal, menino de 7 anos. Já há predomínio de S em V1-V2, mas a onda T é negativa em V1 a V3. Presença de arritmia sinusal, que é uma arritmia benigna frequente na criança (ver DII longo).

ECG no atleta

O ECG no atleta pode apresentar várias alterações, como manifestações do tônus vagal aumentado (bradicardia sinusal e pausas, bloqueio AV de 1º grau, BAV de 2º grau tipo I), voltagem aumentada do QRS, ondas Q profundas, ondas T amplas e repolarização precoce. Tais alterações são causadas pelos efeitos fisiológicos do condicionamento físico, como o tônus vagal aumentado. Em uma série de 658 atletas, foram encontradas alterações eletrocardiográficas em 62% dos homens e 32% das mulheres, sendo que em 10% dos casos as alterações foram consideradas possivelmente relacionadas à doença cardiovascular[36].

Alguns cuidados devem ser tomados ao se analisar o ECG do atleta. A voltagem aumentada do QRS isoladamente não deve ser usada como critério para hipertrofia ventricular esquerda[37]. O desvio para a direita do eixo elétrico do QRS no plano frontal é achado comum, sendo aceitável um eixo entre –30° e 115°. Para diagnosticar hipertrofia ventricular direita, em atletas com idade < 30 anos, os critérios de voltagem (como R/S > 1 em V1) devem ser valorizados somente se associados a outras alterações, como aumento da amplitude de P (> 2,5 mm), inversão de T em V2-V3 e desvio do eixo para a direita.

Frequentemente é uma tarefa difícil estabelecer a diferença se uma alteração é não patológica, fazendo parte da normalidade para o atleta, ou patológica, por exemplo, uma manifestação de cardiomiopatia.

Conforme relatório especial publicado em 2011[38], a interpretação do ECG no atleta jovem deve ser guiada por critérios específicos para o atleta, diferentes do padrão de normalidade usual empregado como referência para a população geral.

Com base no trabalho citado, a seguir são enumeradas as alterações que exigem atenção e avaliação mais aprofundada:

1. **Onda Q** – maior que 3 mm de profundidade ou 40 ms de duração em qualquer derivação, exceto III, aVR, aVL e V1. O critério padrão de definição de onda Q patológica para o diagnóstico de infarto de miocárdio (ver Capítulo 6) pode ser aplicado no atleta com idade superior a 40 anos.
2. **Onda T invertida** – maior que 1 mm, exceto nas derivações III, aVR e V1 e também em V2, V3 nas mulheres com idade inferior a 25 anos.
3. **QRS** – quando apresenta duração > 120 ms e eixo elétrico além de –30° e +115°. O intervalo QTC é prolongado quando > 470 ms no sexo masculino e 480 ms no sexo feminino e considerado curto quando < 340 ms em qualquer atleta.
4. **Arritmias** – presença de fibrilação/*flutter* atrial, taquicardia supraventricular, BAV completo, ou ≥ 2 batimentos ventriculares prematuros ou taquicardia ventricular no ECG de 12 derivações.

Indicação do ECG como *screen* em atletas jovens

A indicação de realizar ECG em jovens atletas como *screen* antes de iniciar atividades esportivas competitivas é um tema controverso. A avaliação de atletas visa à prevenção da morte súbita cardíaca. O ECG poderia ser útil para detectar condições associadas com morte súbita em atletas: cardiomiopatia hipertrófica, cardiomiopatia arritmogênica do ventrículo direito e canalopatias, Wolff-Parkinson-White, anomalias de artérias coronárias, entre outras.

estudo, mais da metade dos participantes consideraram sua formação em eletrocardiografia inadequada. Resultados similares foram observados por Jager et al.[46] na África do Sul em residentes de Medicina de Emergência. Esses autores observaram baixo nível de acurácia de acertos em relação a muitos dos principais diagnósticos eletrocardiográficos. Porém, constataram que o nível de acertos aumenta à medida que se incrementa o grau de treinamento e formação.

Análise sistemática e sequencial na interpretação do ECG

Entendendo a necessidade de explicar os eventos elétricos registrados no ECG, assim como suas variações normais, pela representação vetorial, a Dra. Maria das Neves Dantas S. Barros desenvolveu um método teórico e prático para o ensino do ECG, que tem obtido boa aceitação pelos estudantes de Medicina e médicos residentes de várias especialidades que estagiam na emergência do Pronto-Socorro Cardiológico de Pernambuco – Procape/Universidade de Pernambuco.

Para sistematizar, a autora criou a acrônimo REFASA, que traduz a sequência de passos para a análise de um traçado (Fig. 2.13):

R: ritmo.

E: eixo.

F: frequência.

A: amplitude, duração e polaridade das ondas P, QRS e T.

S: segmento ST/intervalo PR e QTc.

A: área inativa.

O ato de seguir uma sequência ajuda a sistematizar a interpretação, ao mesmo tempo que evita que detalhes deixem de ser observados.

VARIAÇÕES DO ECG NORMAL

O ECG pode apresentar variações dentro do padrão normal em função de vários fatores como idade, sexo, biótipo etc. É o que se chama *variante do normal*, um padrão que foge da normalidade, mas que não é associado à doença. Conhecer as variações da normalidade traduz boa interpretação do método, evitando diagnósticos errados baseados em padrões que devem ser considerados normais. Como, por exemplo:

- O padrão rsr' em V1, com r' < r (Fig. 2.12) é relativamente frequente em indivíduos normais, principalmente em jovens e atletas, sendo atribuído à ativação retardada de certa região do ventrículo direito (crista supraventricular, também chamada infundíbulo) ou base do septo[47,48].

- A *persistência do padrão juvenil* é a presença de inversão da onda T de V1 até V3/V4 no adulto, não associada à doença. Inversão de T de V1 a V3 é o padrão usual encontrado em crianças normais, pode persistir na adolescência e, ocasionalmente, na vida adulta[49]. A inversão da onda T nas derivações precordiais de V1 a V3 é observada em algumas condições, além da persistência do padrão juvenil, como insuficiência coronariana, tromboembolismo pulmonar e HVD. A persistência do padrão juvenil, mais comum em mulheres e afrodescendentes, é considerada variante do normal.

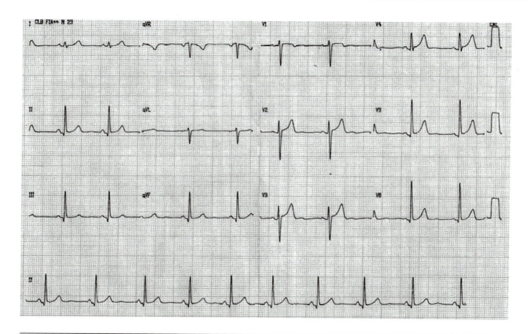

Figura 2.13 Homem jovem, assintomático. Ritmo: sinusal, onda P positiva em DI, DII e aVF e uma única onda P para um QRS; Eixo: positivo em DI e aVF, portanto entre 0° a +90° = normal (eixo normal no PF: –30° a +90°); Frequência cardíaca: 60 bpm (1.500/nº quadradinhos entre um intervalo R-R = 1.500/25 = 60); Amplitude/duração/polaridade das ondas: onda T com morfologia normal, isto é, positiva e assimétrica em I, II, V4, V5 e V6. Progressão de R nas precordiais normal, com rS em V1, transição em V3 e qR em V5-V6. QRS com duração de 0,10 s. Segmento ST/Intervalo PR/Intervalo QT: normais, supra de ST em algumas precordiais de 1,5 mm em V2 e V3, mas pode ser considerado normal nessas derivações (até 2,5 mm), QTc com duração normal (0,40 s). Área inativa: ondas Q patológicas ausentes.

- O padrão S1S2S3 pode ser causado por hipertrofia ventricular direita, observado na doença pulmonar obstrutiva crônica (DPOC) e em indivíduos sem doença, como variante do normal. Neste último caso, essa morfologia é ocasionada pela rotação do coração no eixo transverso tipo ponta para trás (Fig. 2.14)[50].

Rotações elétricas do coração[50,51]

O coração sofre rotações dentro do tórax, em torno dos seus eixos transverso, longitudinal e anteroposterior.

O **eixo longitudinal** é o **anatômico do coração**; o eixo transverso, o perpendicular ao longitudinal; e o anteroposterior, o eixo perpendicular ao plano frontal.

As rotações em torno desses eixos produzem padrões característicos e podem ser observadas no indivíduo normal, sendo consideradas variações dentro da normalidade. As rotações do coração também podem ser causadas por cardiopatia.

São definidos dois padrões de rotação no eixo longitudinal: a *rotação horária*, caracterizada pelo padrão S1Q3 no ECG (presença de onda S em DI e onda Q em DIII), em conjunto com a tendência ao desvio do eixo elétrico para a direita, e a *rotação anti-horária*, responsável pelo padrão Q1S3 e tendência ao desvio do eixo para a esquerda. No plano horizontal, a morfologia rS típica de V1-V2 pode estar presente até V4 ou V5 na rotação horária, enquanto a morfologia qR típica de V6 pode estar presente a partir de V3 na rotação anti-horária.

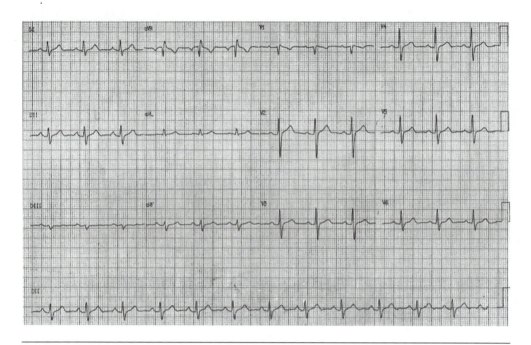

Figura 2.14 ECG de homem de 37 anos, saudável. Padrão S1S2S3, que neste caso pode ser considerado variante da normalidade.

No **eixo transverso** são descritos dois padrões de rotação: *ponta para a frente*, responsável pela morfologia Q1Q2Q3, e *ponta para trás*, que exibe S1S2S3 no ECG. Esses padrões podem ser encontrados em pessoas normais ou associados à doença cardíaca. S1S2S3, como já foi citado, é observado em pessoas normais ou na hipertrofia ventricular direita.

As rotações em torno do eixo anteroposterior produzem a horizontalização (eixo elétrico do QRS próximo a zero grau) e verticalização do coração (eixo elétrico de +60 a +90°).

Como resultado das rotações elétricas do coração em torno desses eixos, três posições elétricas normais são definidas:

- **Posição horizontal** – a horizontalização e a rotação anti-horária deslocam o ventrículo esquerdo para cima, enquanto o ventrículo direito se orienta para baixo. O ventrículo esquerdo aponta para DI e aVL, assim essas derivações registram a morfologia qR. As derivações inferiores registram RS (ou rS). A morfologia do QRS é semelhante em aVL e V6. O eixo elétrico do QRS apresenta tendência a desvio para a esquerda. Pode ser observada em pessoas normais brevilíneas e na presença de hipertrofia ventricular esquerda.
- **Posição vertical** – o ventrículo esquerdo aponta para DII e aVF, em virtude de sua posição mais inferior e voltado para essas derivações. A morfologia em DII e aVF é qR, semelhante à de V6, e DI e aVL podem apresentar a morfologia RS. O eixo elétrico do QRS aproxima-se de +90°. É característica dos indivíduos longilíneos (Fig. 2.16), mas pode estar associada à hipertrofia ventricular direita.

- **Posição intermediária** – o ECG mostra aspectos das posições horizontal e vertical, com R em DI, aVL e também em DII e aVF.

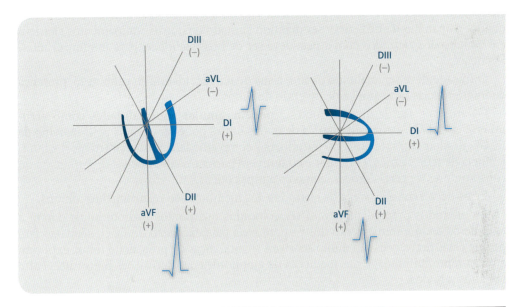

Figura 2.15 Posições vertical e horizontal. Na posição vertical, o ventrículo esquerdo aponta para DII e aVF, em virtude de sua posição mais inferior, sendo registrada a morfologia qR nessas derivações e RS em DI e aVL. Na posição horizontal, o ventrículo esquerdo aponta para DI e aVL, assim essas derivações registram a morfologia qR. Na posição intermediária, não mostrada nesta figura, o coração está situado entre a posição vertical e a horizontal.

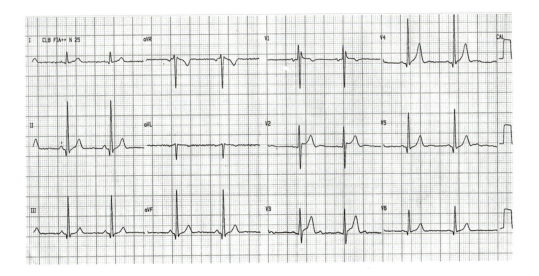

Figura 2.16 Posição vertical. Morfologia qR nas derivações inferiores; eixo do QRS de cerca de 70° e morfologia semelhante entre aVF e V6. Retardo final de condução (V1). Homem normal.

Erros técnicos na execução do ECG e artefatos

Vários tipos de problemas e erros técnicos podem afetar a qualidade do traçado eletrocardiográfico. O exame deve ser realizado em local com aterramento elétrico adequado, o aparelho de ECG deve ser mantido afastado de outros equipamentos elétricos e o contato dos eletrodos com a pele deve ser de boa qualidade, para minimizar interferências.

O traçado deve ser analisado quanto à sua qualidade, identificar calibração, presença de interferências (artefatos) e de inversão de cabos.

Os artefatos são de diversas fontes e **podem simular anormalidades como arritmias** (Fig. 2.17). A atividade elétrica de outras fontes pode ser captada pelo aparelho de ECG e resultar em "artefatos" no traçado, tais como atividade muscular (tremor) e interferência da rede elétrica. O tremor é comum em pacientes com doença de Parkinson ou consumidores de certas drogas, como os antipsicóticos.

Erros decorrentes de troca de eletrodos dos membros são relativamente comuns.

Os eletrodos precordiais devem ser colocados nos pontos padronizados, porém a falta de cuidado e treinamento dos responsáveis pela execução do ECG, aliada ao fato de que essas derivações são muito sensíveis às mudanças de posição no tórax, explicam a baixa reprodutibilidade das medições de amplitudes das derivações precordiais entre traçados seriados.

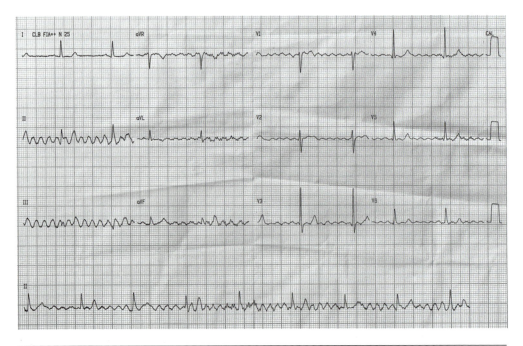

Figura 2.17 Interferência simulando *flutter* (ou fibrilação) atrial. O ritmo, porém, é sinusal, como pode ser evidenciado pela presença de onda P visível em DI. Como o registro de DI-DII-DIII é simultâneo, então, se há P em DI, ela deverá estar presente em DII e DIII, mas está "escondida" pelo artefato na linha de base. Ausência de arritmia.

Inversão dos eletrodos durante a realização do ECG

A inversão na colocação dos cabos (eletrodos) é um problema técnico relativamente comum durante a realização do eletrocardiograma e pode ser responsável por erros na interpretação do traçado. Mais comumente se observa a troca dos eletrodos dos membros superiores, o que resulta no registro de complexos negativos na derivação I e complexos positivos em aVR. A inversão dos eletrodos das derivações II e III exige atenção para seu reconhecimento e **pode fazer surgir ondas Q e um padrão falso de necrose, como também pode mascarar as alterações do infarto**.

Para a realização do eletrocardiograma são conectados cabos, codificados por cores, em cada derivação: braço direito (vermelho), braço esquerdo (amarelo) e perna esquerda (verde). O cabo da perna direita (preto) é o chamado "terra" e não apresenta polaridade, ou seja, é neutro. Na verdade, pode ser posto em qualquer parte do corpo, mas habitualmente é colocado na perna direita.

As pernas funcionam como condutores lineares que se intercomunicam, apresentando praticamente o mesmo potencial na extremidade distal ou na coxa, na perna direita ou esquerda. O ângulo inferior do triângulo de Einthoven seria na sínfise púbica, mas, por praticidade e por não alterar o ECG final, o cabo (eletrodo do membro inferior) é colocado na perna esquerda.

Como regra geral, conforme observam Bennett et al.[52], as *deflexões registradas em aVR e V6 são recíprocas*, isto é, se aVR apresentar padrão rS, então V6 registrará qR. O mesmo se verifica com as ondas P e T. No ritmo sinusal, a onda P é negativa em aVR e positiva em V6 (Fig. 2.18).

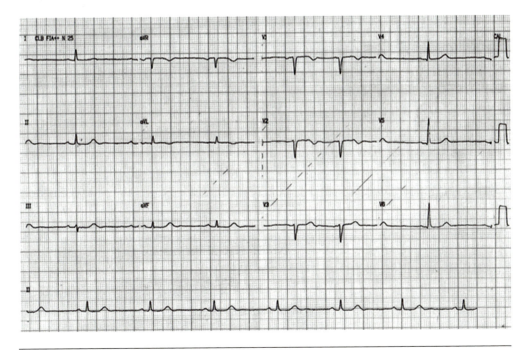

Figura 2.18 ECG basal com os eletrodos em posições corretas. O traçado segue a regra: *as deflexões registradas em aVR e V6 são recíprocas*. Em aVR, a onda P, o complexo QRS e a onda T são negativos, enquanto em aVR ambos são positivos. Paciente com infarto anterosseptal prévio (área inativa de V1 a V3).

A *inversão dos eletrodos de DI*, ou seja, a troca entre o eletrodo do braço esquerdo (amarelo) e o do braço direito (vermelho) **é a mais frequentemente reconhecida na prática clínica**. A derivação I registrará onda P e, geralmente, complexo QRS e onda T negativos. A derivação aVR registrará deflexões com polaridades concordantes (não recíprocas) com as de V6. Deve-se ter muito cuidado quando se observa QRS negativo em DI pela ocorrência comum dessa troca, conforme dito acima. A onda de despolarização ventricular apontará para a área negativa de DI, uma vez que o eletrodo explorador não está à esquerda, mas sim à direita (Fig. 2.19)[52,53].

A *inversão de DII*, isto é, entre o eletrodo do braço direito (vermelho) e o do pé esquerdo (verde), ocasionará modificações em todas as derivações periféricas, com exceção de aVL. O critério de reciprocidade aVR-V6 não ocorrerá e o padrão de aVR será concordante com o de V6. A derivação II tende a exibir P-QRS-T negativos. As derivações aVR e aVF são transpostas: aVR corresponde a aVF e vice-versa. A inversão de DII tanto pode ocasionar padrão de infarto, como pode mascarar um padrão de necrose (Fig. 2.20)[52,53].

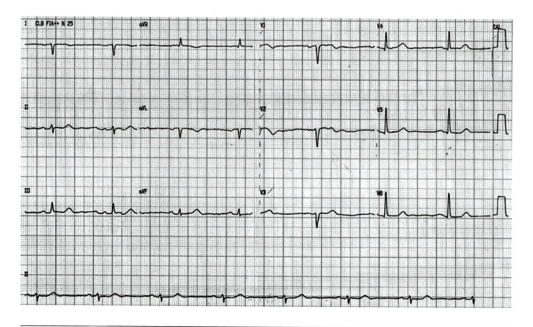

Figura 2.19 Inversão de DI. Este é o tipo de troca comum e geralmente de fácil reconhecimento: DI apresenta onda P, QRS e T negativos, aVR é concordante com V6 (ausência do critério de reciprocidade aVR-V6). Observar que o aVR registrado corresponde à aVL e vice-versa.

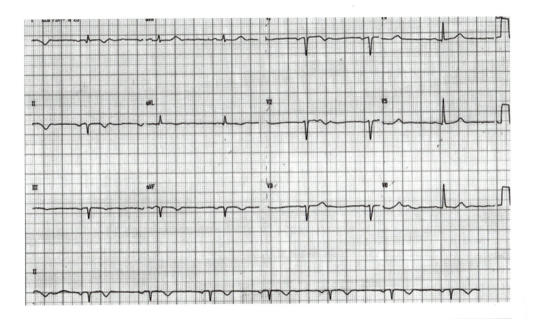

Figura 2.20 Inversão de DII: afeta quase todas as derivações periféricas (com exceção de aVL). DII exibe complexos negativos. Como envolve a troca do eletrodo do braço direito, aVR torna-se concordante com V6. Neste caso a troca de DII foi responsável pelo surgimento de onda Q nas derivações II, III e aVF (não presente no ECG basal: ver Fig. 2.19), simulando necrose inferior.

A inversão de DIII causada pela troca dos eletrodos do braço esquerdo e da perna esquerda não afeta aVR, e os complexos nessa derivação continuam recíprocos em relação aos registrados por V6 (Fig. 2.21). **A inversão dos eletrodos de DIII não é tão facilmente diagnosticada**. A derivação aVF registrada corresponde à aVL e vice-versa. As seguintes alterações são características: onda P com maior amplitude em DI do que em DII, e/ou onda P com uma fase inicial negativa seguida por fase positiva (componente terminal de P positivo em DIII)[54]. A presença de P em DI > P em DII é incomum em pessoas normais, mas pode ser encontrada na sobrecarga atrial esquerda. Portanto, essa alteração (P-DI > P-DII) chama a atenção para a possibilidade de troca dos eletrodos de DIII. A comparação com outros traçados do mesmo paciente, ou a confirmação com novo ECG, ajuda a estabelecer o diagnóstico.

Como se vê, a inversão de DI é geralmente de fácil reconhecimento. Mas as inversões dos eletrodos de DII e DIII são provavelmente ignoradas com certa frequência na prática clínica. A troca dos eletrodos de DII pode ter implicação clínica, por resultar em falso padrão de necrose e gerar solicitações de exames complementares desnecessários, além de trazer preocupações ao paciente.

Algumas vezes há trocas combinadas de vários cabos durante a realização do ECG, o que pode ser responsável por padrões atípicos no ECG.

O reconhecimento de inversão de eletrodos pode ser especialmente difícil quando o ECG é alterado pela presença de padrões de necrose, distúrbio de condução, pré-excitação, desvio do eixo, ritmos ectópicos, entre outros. A análise comparativa entre traçados sucessivos ajuda para que se faça a suspeita de inversão. O exercício da sequência na análise do método também colabora na identificação dos problemas técnicos.

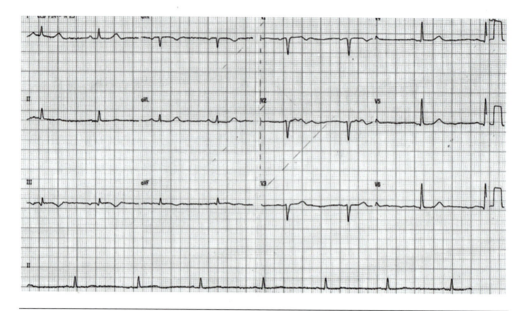

Figura 2.21 Inversão de DIII. O eletrodo de aVR é mantido na sua posição normal (braço direito), assim os complexos nesta derivação continuam recíprocos em relação aos registrados por V6. Onda P-DI > P-DII. A onda P é negativa em DIII, uma alteração que não se encontra no ECG normal, sem inversão. Em DIII, é mais característico a onda P com uma fase inicial negativa seguida por fase positiva (componente terminal de P positivo em DII). Há reversão entre aVF e aVL.

A inversão entre os eletrodos da perna esquerda (verde) e o da perna direita (preto; terra) praticamente não modifica o eletrocardiograma, já que quase não há diferença de voltagem entre ambas as pernas, como já explicado. Entretanto, quando ocorre troca entre o eletrodo "terra" (preto) e o eletrodo do braço direito (vermelho), DII exibe uma linha com ausência de deflexões ou deflexões de muita baixa amplitude de P-QRS-T (< 0,1 mV), já que não há diferença de potencial entre as pernas. Havendo a troca entre o eletrodo "terra" (preto) e o eletrodo do braço esquerdo (amarelo), a derivação III não apresentará deflexões ("isoelétrica") (Fig. 2.22). Ocasionalmente, no ECG realizado corretamente pode-se registrar uma derivação onde o complexo QRS se apresenta isoelétrico pela projeção perpendicular dos vetores do QRS nesta derivação. Mas neste caso as ondas P e T estarão normalmente presentes. O registro de linha sem atividade elétrica em DI é incomum, já que se torna necessária a inversão entre os dois eletrodos dos braços com os das pernas[52,53].

Problemas técnicos com os eletrodos precordiais

A colocação alta dos eletrodos de V1 e V2, fora dos pontos recomendados, pode, às vezes, ocasionar diminuição da onda r (com surgimento de QS) nessas derivações e simular padrões de necrose ou também resultar em padrão tipo rSr' ou similar, quando o eletrodo de V1 é posicionado no segundo espaço intercostal[50].

Os seguintes parâmetros registrados foram indicativos de colocação alta (segundo ou terceiro espaços intercostais) dos eletrodos de V1-V2, em pessoas saudáveis: onda P com componente negativo em V2, onda P totalmente negativa em V1 e padrão rSr' (falso BRD incompleto) associado à onda P totalmente negativa em V1[55,56].

Capítulo 2
Interpretação do ECG

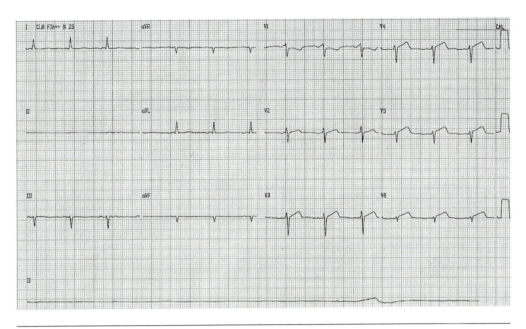

Figura 2.22 O ECG mostra baixa voltagem do QRS e atividade elétrica atípica no plano frontal. DII mostra ausência de deflexões, o que é compatível com troca entre o eletrodo "terra" (preto) e o eletrodo do braço direito (vermelho). aVR e aVF apresentam complexos idênticos porque medem a atividade elétrica "unipolar" nos membros inferiores neste caso, que apresenta a mesma magnitude nos dois membros.

Pelo contrário, a colocação de V1-V2 abaixo do local padronizado faz aumentar a amplitude da onda r em tais derivações.

Ondas R precordiais com progressão atípica podem ser ocasionadas por reversão entre os eletrodos. Por exemplo, a troca do eletrodo (cabo) de V1 com V6 pode resultar em um complexo com onda R ampla em V1 e complexo típico de V1 (P com fase negativa e morfologia rS) em V6. Pode ser observada também progressão atípica com transição de um complexo rS em V1 para um complexo tipo Rs em V2 e seguido por um complexo rS em V3 causado por inversão (troca) entre os eletrodos de V2 e V3[57].

Há serviços de cardiologia que têm como padrão marcar o local dos eletrodos no plano horizontal, nos paciente em observação ou internados que farão ECGs seriados, com caneta de ponta de feltro para manter a padronização das derivações precordiais e evitar erros decorrentes da má posição dos eletrodos[58].

Um artefato descrito é o chamado *grande eletrodo percordial*, causado por uso excessivo do gel condutor durante a execução das derivações precordiais, o que resulta em ECG com complexos com mesma morfologia e amplitude entre V1 e V6, que representa a soma das atividades elétricas captadas em todos os eletrodos torácicos. Esse fenômeno é incomum, enquanto outras alterações, como inversão de P em V1, inversão de T em V1 a V3 e onda R' em V1/V2, podem estar relacionadas ao uso de faixa contínua de eletrogel[59]. O uso de eletrodos autoadesivos para a realização do ECG é comum hoje e torna improvável este tipo de artefato. Os maiores problemas são decorrentes da posição errada dos eletrodos, fora dos padrões.

REFERÊNCIAS

1. Oliveira Neto, NR. Interpretação do eletrocardiograma. In: Eletrocardiografia clínica: uma abordagem baseada em evidências. Rio de Janeiro: Revinter; 2010. p. 27-57.

2. Wagner GS, Lim TH, Strauss DG, Simlund J. Interpretation of normal electrocardiogram. In: Marriott's Practical electrocardiography. 13th ed. Philadelphia: Lippincott Williams and Wilkins; 2014.

3. Mirvis DM, Goldberger AL. Electrocardiogram. In: Bonow RO, Mann DL, Zipes, Libby P (eds). Braunwalds heart disease: a textbook of cardiovascular medicine. 7th ed. Philadelphia: Elsevier Saunders; 2012. p. 126-67.

4. Goldberger AL. Clinical electrocardiography: a simplified approach. 7th ed. Philadelphia: Elsevier; 2006. p. 7-32.

5. Mason JW, Ramseth DJ, Chanter DO, Moon TE, Goodman DB, Mendzelevski B. Electro-cardiographic reference ranges derived from 79,743 ambulatory subjects. J Electrocardiol. 2007;40(3):228-34.

6. Macalpin RN. Absent septal Q waves in otherwise normal electrocardiograms--a variant of normal? J Electrocardiol. 2001;34(3):207-14.

7. Rautaharju PM, Surawicz B, Gettes LS. AHA/ACCF/HRS Recommendations for the stan-dardiza-tion and interpretation of the electrocardiogram Part IV: the ST segment, T and U waves, and the QT interval. Circulation. 2009;119:e241-50.

8. Thygesen K, Alpert JS, Jafe AS, on behalf of the Joint ESC/ACC/AHA/WHF Task Force for the Redefinition of Myocardial Infarction. Third universal definition of myocardial infarction. Circulation. 2012;126:2020-35.

9. Wagner GS, Macfarlane P, Wellens H, Josephson M, Gorgels A, Mirvis DM, et al. AHA/ACCF/HRS recommendations for the standardization and interpretation of the electrocardiogram. Part VI: Acute ischemia/infarction. A scientific statement from the AHA electrocardiography and arrhythmias. JACC. 2009;53(11):1003-11.

10. Macfarlane PW, Lawrie TDV. Appendix 1: Normal limits. In: Macfarlane PW, Lawrie TDV, editors. Comprehensive electrocardiography. New York: Pergamon Press; 1989. p. 1446-57.

11. Camm AJ, Malik M, Yap YG, eds. Acquired Long QT Syndrome. 1st ed. Massachusetts, USA: Blackwell Futura; 2004. p. 40-42.

12. Pueyo E, Smetana P, Laguna P, Malik M. Estimation of the QT/RR hysteresis lag. J Electrocardiol. 2003;36 Suppl:187-90.

13. Bazett HC. An analysis of the time relations of electrocardiograms. Heart. 1920;7:353-70.

14. Hodges M, Salerno D, Erlien D. Bazett's QT correction reviewed-Evidence that a linear QT correction for heart is better. J Am Coll Cardiol. 1983;12:694.

15. Luo S, Michler K, Johnston P, Macfarlane PW. A comparation of commonly used QT cor-rection formulae: the effect of heart rate on the QTc of normal ECGs. J Electrocardiol. 2004;37(Suppl):81-90.

16. Sharieff GQ, Rao SO. The pediatric ECG. Emerg Med Clin North Am. 2006;24:195-208.

17. Zhou SH, Wong S, Rautaharju PM, Karnik N, Calhoun HP. Should the JT rather than the QT interval be used to detect prolongation of ventricular repolarization? An assessment in normal conduction and in ventricular conduction defects. J Electrocardiol. 1992;25 Suppl:131-6.

18. Rautaharju PM, Zhang ZM, Prineas R, Heiss G. Assessment of prolonged QT and JT intervals in ventricular conduction defects. Am J Cardiol. 2004;93(8):1017-21.

19. Kinoshita T, Asai T, Suzuki T, Matsubayashi K, Horie M. Time course and prognostic implications of QT interval in patients with coronary artery disease undergoing coronary bypass surgery. J Cardiovasc Electrophysiol. 2012;23(6):645-9.
20. Zafrir B, Goren Y, Paz H, Wolff R, Salman N, Merhavi D, et al. Risk score model for predicting mortality in advanced heart failure patients followed in a heart failure clinic. Congest Heart Fail. 2012;18(5):254-61.
21. Tan SY, Sungar GW, Myers J, Sandry M, Froelicher V. A simplified clinical electrocardiogram score for the prediction of cardiovascular mortality. Clin Cardiol. 2009;32(2):82-6.
22. Trevisani F, Di Micoli A, Zambruni A, Biselli M, Santi V, Erroi V, et al. QT interval prolongation by acute gastrointestinal bleeding in patients with cirrhosis. Liver Int. 2012;32(10):1510-5.
23. Hage FG, de Mattos AM, Khamash H, Mehta S, Warnock D, Iskandrian AE. QT prolongation is an independent predictor of mortality in end-stage renal disease. Clin Cardiol. 2010;33(6):361-6.
24. Trivanovi D, Petkovic M, Stimac D. New prognostic index to predict survival in patients with cancer of unknown primary site with unfavourable prognosis. Clin Oncol (R Coll Radiol). 2009;21(1):43-8.
25. Taooka Y, Takezawa G, Ohe M, Sutani A, Isobe T. Multiple logistic regression analysis of risk factors in elderly pneumonia patients: QTc interval prolongation as a prognostic factor. Multidiscip Respir Med. 2014;9(1):59.
26. Day CP, McComb JM, Campbell RW. QT dispersion: an indication of arrhythmia risk in patients with long QT intervals. Br Heart J. 1990;63:342-4.
27. Malik M, Batchvarov VN. Measurement, interpretation and clinical potential of QT dispersion. J Am Coll Cardiol. 2000;36(6):1749-66.
28. Rautaharju PM. QT and dispersion of ventricular repolarization: the greatest fallacy in electrocardiography in the 1990s. Circulation. 1999;99(18):2477-8.
29. Statters DJ, Malik M, Ward DE, Camm AJ. QT dispersion: problems of methodology and clinical significance. J Cardiovasc Electrophysiol. 1994;5(8):672-85.
30. Gupta P, Patel C, Patel H, Narayanaswamy S, Malhotra B, Green JT, et al. T(p-e)/QT ratio as an index of arrhythmogenesis. J Electrocardiol. 2008;41:567-74.
31. Morin DP, Saad MN, Shams OF, Owen JS, Xue JQ, Abi-Samra FM, et al. Relationships between the T-peak to T-end interval, ventricular tachyarrhythmia, and death in left ventricular systolic dysfunction. Europace. 2012;14(8):1172-9.
32. Rosenthal TM, Stahls PF 3rd, Abi Samra FM, Bernar ML, Khatib S, Polin GM, et al. T-peak to T-end interval for prediction of ventricular tachyarrhythmia and mortality in a primary prevention population with systolic cardiomyopathy. Heart Rhythm. 2015;12(8):1789-97.
33. Shenthar J, Deora S, Rai M, Nanjappa MC. Prolonged Tpeak-end and Tpeak-end/QT ratio as predictorsof malignant ventricular arrhythmias in the acute phase of ST-segment elevation myocardial infarction: a prospective case-control study. Heart Rhythm. 2012;12(3):484-9.
34. Tatlisu MA, Özcan KS, Güngör B, Ermekçi A, Çekirdekçi EI, Arugarslan E, et al. Can the T-peak to T-end interval be a predictor of mortality in patients with ST-elevation myocardial infarction? Coron Artery Dis. 2014;25(5):399-404.
35. Rijnbeek PR, Witsenburg M, E. Schrama E, HessJ, Kors JA. New normal limits for the paediatric electrocar-diogram. Eur Heart J. 2001;22(8):702-11.
36. Le VV, Wheeler MT, Mandic SA, Dewey F, Perez M, Sungar G, et al. Addition of the electrocardiogram to the preparticipation examination of college athletes. Clin J Sport Med. 2010;20(2):98-105.
37. Hancock EW, Deal BJ, Mirvis DM, Okin P, Kligfield P, Gettes LS, et al. AHA/ACCF/HRS Recommendations for the standardization and interpretation of the electrocardiogram. Part

V: Electrocardiogram changes associated with cardiac chamber hypertrophy: a scientific statement from the AHA Electrocardiography and Arrhythmias Committee. J Am Coll Cardiol. 2009;53(11):992-1002.

38. Uberoi A, Stein R, Perez MV, Freeman J, Wheeler M, Dewey F, et al. Interpretation of the electrocardiogram of young athletes. Circulation. 2011;124(6):746-57.

39. Maron BJ, Thompson PD, Ackerman MJ, Balady G, Berger S, Cohen D, et al. Recommendations and considerations related to preparticipation screening for cardiovascular abnormalities in competitive athletes: 2007 update: a scientific statement from the American Heart Association Council on Nutrition, Physical Activity, and Metabolism: endorsed by the American College of Cardiology Foundation. Circulation. 2007;115(12):1643-55.

40. Corrado D, Pelliccia A, Bjørnstad HH, Vanhees L, Bifi A, Borjesson M, et al. Cardiovascular pre-participation screening of young competitive athletes for prevention of sudden death: proposal for a common European protocol. Consensus Statement of the Study Group of Sport Cardiology of the Working Group of Cardiac Rehabilitation and Exercise Physiology and the Working Group of Myocardial and Pericardial Diseases of the European Society of Cardiology. Eur Heart J. 2005;26(5):516-24.

41. Borjesson M, Dellborg M. Is there evidence for mandating electrocardiogram as part of the pre-participation examination? Clin J Sport Med. 2011;21(1):13-7.

42. Toresdahi B, Pelto H, Fudje J, Harmon K, Rao A, Asif I, et al. Effectiveness of cardiac screening inclusive of ecg in young athletes. Br J Sports Med. 2014;48:667.

43. Price DE, McWilliams A, Asif IM, Martin A, Elliott SD, Dulin M, et al. Electrocardiography-inclusive screening strategies for detection of cardiovascular abnormalities in high school athletes. Heart Rhythm. 2014;11(3):442-9.

44. Hongo RH, Goldschlager N. Status of computerized electrocardiography. Cardiol Clin. 2006;24:491-504.

45. Berger JS, Elsen L, Nozad V, D'Angelo J, Calderon Y, Brown DL, et al. Competency in electrocardiogram interpretation among internal medicine and emergency medicine residents. Am J Med. 2005;118(8):873-80.

46. Jager J, Wallis L, Maritz D. ECG interpretation skills of South African Emergency Medicine residents. Int J Emerg Med. 2010;3:309-14.

47. Brumlik J, Briller SA, Donnelly JH. Initracar-diac aind intravascular potenitials resulting from electrical activity of the normal human heart. Circulation. 1950;2:10.

48. Depasquale NP, Burch GE. Analysis of the RSR' complex in lead V1. Circulation. 1963;28:362-7.

49. Kaid KA, Maqsood A, Cohen M, Rothfeld E. Further characterization of the "persistent juvenile T-wave pattern" in adults. J Electrocardiol. 2008;41(6):644-5.

50. De Luna AB. Caracteristics of the normal electrocardiogram: normal ECG waves and intervals. In: de Luna AB (ed). Clinical electrocardiography: A textbook. 4th ed. Wiley-Blackwell 2012, Oxford, UK, p. 85-94.

51. Carneiro EF. O Eletrocardiograma: 10 Anos Depois. 5ª ed. Rio de Janeiro: Eneas Ferreira Carneiro; 1987. p. 3-65.

52. Bennett KR, Bennett FT, Markov AK. Observations on the use of the aVR-V6 relationship to recognize limb lead error. J Emerg Med. 2009;36(4):381-7.

53. Rosen VA, Koppkar S, Shaw C, Baranchuk A. Common ECG lead placement errors. Part I: Limb lead reversals. Int J Med Students. 2014;2(3):92-8.

54. Abdollah H, Milliken JA. Recognition of electrocardiographic left arm/leg leads reversal. Am J Cardiol. 1997;80:1247-9.

55. García-Niebla J. Comparison of p-wave patterns derived from correct and incorrect placement of V1-V2 electrodes. J Cardiovasc Nurs. 2009;24(2):156-61.

56. García-Niebla J, Llontop-García P, Valle-Racero JI, Serra-Autonell G, Batchvarov VN, de Luna AB. Technical mistakes during the acquisitionof the electrocardiogram. Ann Noninvasive Electrocardiol. 2009;14:389-403.

57. Mattu A, Brady WJ, Perron D, Robinson DA. Prominent R wave in lead VI: eletrocardiographic differential diagnosis. Am J Emerg Med. 2001;19:504-13.

58. Ribeiro AL, Pereira SVC, Bergmann K, Ladeira RM, Oliveira RA, Lotufo PA, et al. Challenges to implementation of the ECG reading center in ELSA-Brazil. Rev Saúde Pública. 2013;47 Supl 2:87-94.

59. Peterson CHP, Koehler NR, Passos R, Christmann I. Efeitos da faixa contínua de eletrogel no ECG. Arq Bras Cardiol. 1999;7(3):259-65.

capítulo 3

Sobrecargas Atriais

A ativação atrial, que é representada no ECG pela onda P, é formada pela soma dos vetores gerados pela ativação inicial do átrio direito (AD) seguida pela ativação do átrio esquerdo (AE). O vetor da ativação atrial direita aponta para baixo (aproxima-se do eletrodo + de DII) e para frente (aproxima-se de V1), já a ativação do AE é representada por um vetor que é dirigido para a esquerda, para baixo (também se aproxima do eletrodo + de DII) e para trás (afasta-se de V1). Isso é responsável pela morfologia geralmente apresentada pela onda P em V1: um componente inicial positivo (AD) seguido por outro componente terminal negativo (AE). As alterações que acometem os átrios, como as sobrecargas de pressão ou volume, podem-se expressar com modificações na onda P[1,2].

De modo geral, os critérios eletrocardiográficos de sobrecargas atriais apresentam baixa sensibilidade e moderada a alta especificidade para dilatação atrial avaliada pela ecocardiografia. O ecocardiograma e a ressonância magnética cardíaca constituem os métodos mais acurados para diagnosticar os crescimentos atriais.

SOBRECARGA ATRIAL DIREITA (SAD)

A sobrecarga atrial direita traduz-se no ECG pelo aumento da amplitude da onda P em DII e do componente inicial positivo da P em V1 (Fig. 3.1). A P torna-se ampla e apiculada (P *pulmonale*).

- Portanto, as modificações são observadas na amplitude e na morfologia da onda P, sem modificar sua duração (Fig. 3.2)[3].

- A SAD resulta geralmente de condições onde existe aumento de pressão na circulação pulmonar (hipertensão pulmonar) e/ou sobrecarga nas câmaras direitas, tais como cardiopatias congênitas (exemplo: estenose pulmonar, tetralogia de Fallot), pneumopatias (DPOC – doença pulmo-

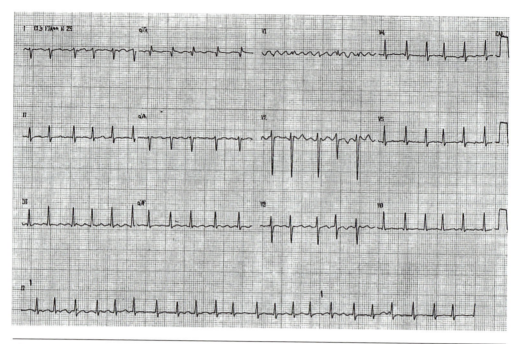

Figura 3.3 O ECG mostra ritmo de fibrilação atrial com alta resposta ventricular e sinais de sobrecarga atrial direita: sinal de Peñaloza-Tranchesi (complexo de baixa voltagem em V1 que aumenta de amplitude em V2) e desvio do eixo do QRS para a direita. Paciente do sexo feminino com estenose mitral grave.

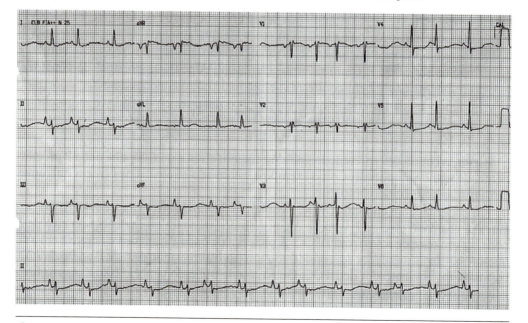

Figura 3.4 ECG de paciente com enfisema/DPOC. Onda P *pulmonale*: aumento da amplitude em DII (cerca de 3,2 mm), eixo de P vertical no PF, com onda P em DIII > DI e P negativa em aVL. O eixo de P vertical é comum no enfisema/DPOC. Paciente com pneumopatia crônica (enfisema). Outras alterações observadas neste traçado: extrassístoles atriais, distúrbio de condução pelo ramo direito, alteração difusa da repolarização ventricular.

SOBRECARGA ATRIAL ESQUERDA (SAE)

Os distúrbios funcionais ou anatômicos que afetam o átrio esquerdo se expressam por aumento na duração da onda P e na amplitude e duração do componente negativo terminal de V1.

O aumento do componente negativo de V1 é um dos principais sinais de SAE, definido como índice de Morris: componente terminal de P em V1 (fase negativa) com duração ≥ 0,04 s e amplitude ≥ 1 mm, ou seja, área da fase negativa terminal da P em V1 ≥ 1 mm[6].

A anormalidade atrial esquerda é um achado muito frequente em Cardiologia, o que traduz o grande número de condições que acometem as câmaras esquerdas (valvopatias, hipertensão arterial, cardiomiopatias, doença coronariana).

A figura 3.5 representa o aspecto característico da SAE em DII e V1.

Os critérios eletrocardiográficos de SAE foram citados no quadro 3.1.

O índice de Morris e a duração prolongada da onda P constituem os critérios mais importantes (Fig. 3.6). A onda P bimodal, com os entalhes separados por mais de 40 ms, está geralmente presente quando a onda P tem duração aumentada (≥ 0,12 s), como muitas vezes visto na valvopatia mitral ou quando há distúrbio da condução interatrial, chamada P *mitrale*.

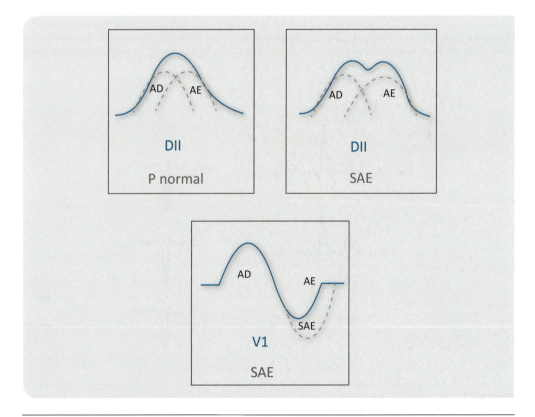

Figura 3.5 Na sobrecarga atrial esquerda (SAE) há aumento da duração da onda P e do componente negativo de V1. *Índice de Morris*: componente terminal de P em V1 (fase negativa) com duração ≥ 0,04 s e amplitude ≥ 1 mm.

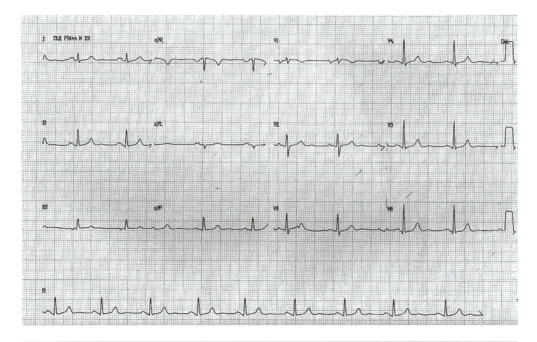

Figura 3.6 Sobrecarga atrial esquerda: onda P com aumento de duração em DII, dois componentes (bimodal) e índice de Morris (componente terminal de P em V1 com duração ≥ 0,04 s e amplitude ≥ 1 mm). Paciente com estenose mitral.

Na figura 3.7 resume as alterações da onda P nas sobrecargas atriais.

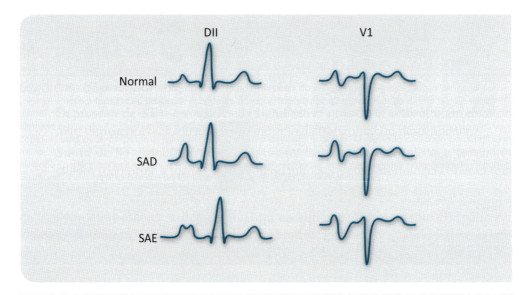

Figura 3.7 Alterações da onda P em DII e V1 na sobrecarga atrial direita (SAD) e sobrecarga atrial esquerda (SAE) em relação ao padrão normal (ver texto).

Bloqueio interatrial

O *bloqueio interatrial* traduz um tempo de condução aumentado entre os dois átrios. O critério diagnóstico utilizado é o aumento na duração da onda P (≥ 110 ms). É resultado da condução lenta, sobretudo no feixe de Bachmann, o que atrasa a ativação do átrio esquerdo. Geralmente se encontra associado à dilatação do átrio esquerdo, mas pode ser causado primariamente pela condução lenta através dos feixes internodais[11].

Provavelmente alterações histológicas na parede atrial e fibrose desempenham um papel importante no surgimento do bloqueio interatrial[12].

Alguns autores usam como critério uma onda P com duração ≥ 120 ms para definir o bloqueio interatrial[13].

O bloqueio interatrial tem sido classificado como parcial e avançado. O *bloqueio interatrial parcial* é definido como onda P com aumento de duração (≥ 120 ms) e sem morfologia bifásica nas derivações inferiores, mas a onda P pode ser bífida ou bimodal, enquanto o *bloqueio interatrial avançado* é definido pela presença de onda P com duração aumentada e com morfologia bifásica nas derivações inferiores[12].

A morfologia bifásica da onda P nas derivações inferiores observada no bloqueio interatrial avançado deve-se à interrupção do estímulo do átrio direito (AD) ao átrio esquerdo (AE), através do feixe de Bachmann. Dessa forma, inicialmente ocorre a ativação do átrio direito de cima para baixo até a junção AV, em seguida o estímulo percorre um trajeto retrógrado até o átrio esquerdo. A ativação do AE ocorre por conexões musculares próximas ao seio coronariano, de forma tardia e dissincrônica, o que causa dispersão da refratariedade atrial, disfunção contrátil atrial esquerda e condição propícia para o surgimento de fibrilação atrial[14,15].

Portanto, a onda P tem dois componentes em DII, DIII e aVF no bloqueio interatrial avançado: um inicial positivo (AD), seguido de outro componente negativo (AE).

Embora frequente, sobretudo em idosos com cardiopatia, é uma condição pouco reconhecida.

O bloqueio interatrial é frequente e está relacionado ao surgimento de taquiarritmias atriais (fibrilação atrial e *flutter* atrial) e eventos tromboembólicos, como acidente vascular encefálico[15,16].

A presença de bloqueio interatrial avançado foi fortemente associada com a recorrência de fibrilação atrial após cardioversão[17].

SOBRECARGA BIATRIAL

Quando a onda P exibe critérios de anormalidade atrial direita e esquerda: onda P com aumento de amplitude e duração (DII) e com aumento da força terminal em V1. A valvopatia mitral (estenose mitral ou dupla lesão) com hipertensão pulmonar e insuficiência tricúspide pode cursar com anormalidade biatrial.

Significado clínico

- SAD: é observada no ECG em condições clínicas onde há envolvimento pulmonar e/ou aumento de pressão ou volume nas câmaras direitas.

- A anormalidade atrial esquerda reflete o aumento na duração da condução atrial, que resulta do aumento da câmara, sobrecarga pressórica (distende o átrio) e/ou distúrbio primário da condução interatrial[18].

- De modo geral, os critérios eletrocardiográficos de SAE apresentam baixa sensibilidade e moderada a alta especificidade para dilatação atrial avaliada pela ecocardiografia[19,20].

- A SAE (aumento na duração de P e índice de Morris) é achado frequente na valvopatia mitral. Pode estar presente na cardiopatia hipertensiva, na valvopatia aórtica e associada à disfunção diastólica, em virtude do aumento da pressão atrial esquerda e/ou de distúrbio da condução interatrial nessas condições[21].

- O registro de SAE no traçado com bloqueio de ramo sugere HVE associada (Capítulo 4).

- Nos pacientes com insuficiência cardíaca, a condução atrial é alterada com significativa diminuição na velocidade na condução, que se reflete no prolongamento da duração de P, mesmo nos pacientes sem história de fibrilação atrial[22].

- O aumento na duração da onda P está associado com maior risco de fibrilação atrial e acidente vascular encefálico isquêmico[23].

- Estudo encontrou correlação entre a duração de P e mortalidade cardíaca e por todas as causas em uma população geral[24].

REFERÊNCIAS

1. Wagner GS, Lim TH. Abnormal wave morphology: chamber enlargment. In: Wagner GS (ed). Marriott's practical electrocardiography. 11th ed. Philadelphia: Lippincott Williams and Wilkins; 2008. p.72-7.
2. Mirvis DM, Goldberger AL. Electrocardiogram. In: Bonow RO, Mann DL, Zipes DP, Libby P (eds). Braunwalds heart disease: a textbook of cardiovascular medicine. 9th ed. Philadelphia: Elsevier Saunders; 2012. p. 126-167.
3. Reeves WC. ECG criteria for right atrial enlargement. J Am Coll Cardiol. 1987;9(2):469-70.
4. Maeda S, Katsura H, Chida K, Imai T, Kuboki K, Watanabe C, et al. Lack of correlation between P pulmonale and right atrial overload in chronic obstructive airways disease. Br Heart J. 1991;65(3):132-6.
5. Hancock EW, Deal BJ, Mirvis DM, Balady G, Berger S, Cohen D, et al. AHA/ACCF/HRS Recommendations for the standardization and interpretation of the electrocardiogram. Part V: Electrocardiogram changes associated with cardiac chamber hypertrophy-a scientific statement from the American heart association electrocardiography and arrhythmias. J Am Coll Cardiol. 2009;53(11):992-1002.
6. Morris JJ Jr, Estes EH Jr, Whalen RE, Thompson HK Jr, Mcintosh HD. P wave analysis in valvular heart disease. Circulation. 1964;29:242-52.
7. Macruz R, Perloff JK, Case RB. A method for the electrocardiographic recognition of atrial enlargement. Circulation. 1958;17(5):882-9.
8. Tranchesi J. O eletrocardiograma normal e patológico. Noções de vectocardiografia. 6ª ed. São Paulo: Atheneu; 1983.

9. Baljepally R, Spodick DH. Electrocardiographic screening for emphysema: the frontal plane P axis. Clin Cardiol. 1999;22(3):226-8.
10. Bajaj R, Chhabra L, Basheer Z, Spodick DH. Optimal electrocardiographic limb lead set for rapid emphysema screening. Int J Chron Obstruct Pulmon Dis. 2013;8:41-4.
11. Kitkungvan D, Spodick DH. Interatrial block: is it time for more attention? J Electrocardiol. 2009;42(6):687-92.
12. Bayes de Luna A, Cladellas M, Oter R, Torner P, Guindo J, Marti V, et al. Interatrial conduction block and retrograde activation of the left atrium and paroxysmal supraventricular tachyarrhythmia. Eur Heart J. 1988;9(10):1112-8.
13. Huo Y, Mitrofanova L, Orshanskaya V, Holmberg P, Holmqvist F, Platanov PG. P-wave characteristics and histological atrial abnormality. J Electrocardiol. 2014;47(3):275-80.
14. Goyal SB, Spodick DH. Electromechanical dysfunction of the left atrium associated with interatrial block. Am Heart J. 2001;142(5):823-7.
15. Agarwal YK, Aronow WS, Levy JA, Spodick DH. Association of interatrial block with development of atrial fibrillation. Am J Cardiol. 2003;91(7):882.
16. Ariyarajah V, Puri P, Apiyasawat S, Spodick DH. Interatrial block: a novel risk factor for embolic stroke? Ann Noninvasive Electrocardiol. 2007;12(1):15-20.
17. Enriquez A, Conde D, Hopman W, Mondragon I, Chiale PA, de Luna AB, Baranchuk A. Advanced interatrial block is associated with recurrence of atrial fibrillation post pharmacological cardioversion. Cardiovasc Ther. 2014;32(2):52-6.
18. Josephson ME, Kastor JA, Morganroth J. Electrocardiographic left atrial enlargement. Electrophysiologic, echocardiographic and hemodynamic correlates. Am J Cardiol. 1977;39(7):967-71.
19. Hazen MS, Marwick TH, Underwood DA. Diagnostic accuracy of the resting electrocardiogram in detection and estimation of left atrial enlargement: an echocardiographic correlation in 551 patients. Am Heart J. 1991;122(3 Pt 1):823-8.
20. Lee KS, Appleton CP, Lester SJ, Adam TJ, Hurst RT, Moreno CA, et al. Relation of electrocardiographic criteria for left atrial enlargement to two-dimensional echocardiographic left atrial volume measurements. Am J Cardiol. 2007;99(1):113-8.
21. Gunduz H, Binac E, Arinc H, Akdemir R, Ozhan H, Tamer A, et al. The relationship between P wave dispersion and diastolic dysfunction. Tex Heart Inst J. 2005;32(2):163-7.
22. Sanders P, Morton JB, Davidson NC, Spence SJ, Vohra JK, Sparks PB, et al. Electrical remodeling of the atrial in congestive heart failure: electrophysiological and electroanatomic mapping in humans. Circulation. 2003;108(12):1461-68.
23. Soliman EZ, Prineas RJ, Case HD, Zhang ZM, Goff DC Jr. Ethnic distribution of ECG predictors of atrial fibrillation and its impact on understanding the ethnic distribution of ischemic stroke in the Atherosclerosis Risk in Communities (ARIC) study. Stroke. 2009;40(4):1204-11.
24. Magnani JW, Gorodeski EZ, Johnson VM, Sullivan LM, Hamberg NM, Benjamin EJ, et al. P wave duration is associated with cardiovascular and all-cause mortality outcomes: the National Health and Nutrition Examination Survey. Heart Rhythm. 2011;8(1):93-100.

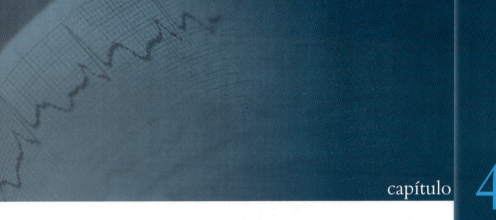

capítulo 4

Hipertrofias Ventriculares

A hipertrofia miocárdica refere-se ao aumento da espessura da parede miocárdica e/ou da cavidade ventricular, com aumento da massa do ventrículo esquerdo ou direito.

O aumento da espessura miocárdica e da massa ventricular causa alterações elétricas cardíacas, que se expressa no ECG principalmente por alterações na despolarização e repolarização ventricular. O ECG apresenta sensibilidade baixa para o diagnóstico de hipertrofia ventricular e comumente apresenta critérios para o diagnóstico quando há alterações estruturais importantes. Portanto, na hipertrofia ventricular inicial, o ECG frequentemente é normal. Por outro lado, é observado que, quando há critérios eletrocardiográficos para sobrecarga de câmaras, essa geralmente é de grau significativo, o que também se traduz, com frequência, em pior prognóstico.

HIPERTROFIA VENTRICULAR ESQUERDA (HVE)

A hipertrofia ventricular esquerda geralmente é resultado do aumento da pós-carga do ventrículo esquerdo, seja por sobrecarga de pressão, seja de volume. A elevação da pós-carga leva ao aumento da espessura da parede e à dilatação da cavidade do ventrículo esquerdo e, consequentemente, da sua massa. Anatomicamente a HVE pode ser do tipo concêntrica ou excêntrica. Na HVE concêntrica há aumento da massa miocárdica por aumento relativo da espessura da parede, enquanto na HVE excêntrica há aumento da massa ventricular secundária à dilatação e com diminuição da espessura relativa da parede miocárdica. Tais alterações anatômicas causam aumento no tempo de ativação transmural e no tempo de ativação endocárdica, o que se traduz no ECG por maior amplitude e duração do complexo QRS[1,2].

Porém não há boa correlação entre os critérios eletrocardiográficos de HVE e massa do ventrículo esquerdo, a qual é adequadamente medida pelos métodos de imagem (ecocardiografia, ressonância magnética cardíaca). O eletrocardiograma registra os eventos elétricos e as alterações eletrofisiológicas que resultam do processo patológico[3]. De modo geral, a presença dos chamados critérios de HVE no ECG indica um estágio clínico mais avançado do comprometimento cardíaco e prediz pior prognóstico. Esses aspectos são considerados mais importantes do que a correlação com a massa do ventrículo esquerdo[3,4].

Alterações eletrocardiográficas na HVE

Na HVE há exagero na magnitude dos vetores que representam a ativação do ventrículo esquerdo (vetor septal e de parede livre). As alterações observadas são[1,2,5-7]:

- Aumento da voltagem do QRS que se traduz principalmente pela presença de ondas R amplas em derivações esquerdas (DI, aVL, V5 e V6) e ondas S profundas nas precordiais V1 a V3.

- Alteração do ST-T típica da HVE, denominada padrão de *strain*, caracterizada por depressão do segmento ST, o qual se torna algo convexo, associado a ondas T invertidas e assimétricas nas derivações precordiais esquerdas (V5 e V6).

- Outras alterações eletrocardiográficas associadas à HVE: sobrecarga atrial esquerda, isto é, aumento na duração da onda P ou na amplitude e duração da fase negativa de V1 (sinal indireto de HVE); aumento na duração do QRS e no tempo de ativação ventricular em precordiais esquerdas e desvio do eixo para a esquerda, habitualmente em torno de −30° a −45°.

A alteração da repolarização na HVE (*strain*) resulta tipicamente de sobrecarga pressórica (hipertensão arterial e estenose aórtica).

O mecanismo do *strain* é considerado incerto, mas provavelmente decorre do aumento do estresse parietal e isquemia subendocárdica, mesmo na ausência de doença coronariana. O *strain* está associado com alterações da estrutura e função cardíacas e trata-se de um marcador de pior prognóstico em diferentes populações, conforme será discutido adiante[8-12].

Na célula, há prolongamento do potencial de ação das células epicárdicas, o que causa inversão do sentido do processo de repolarização, responsável pela inversão da onda T. O sentido normal da repolarização é do epicárdio para o endocárdio e, com o desenvolvimento de *strain*, a repolarização ocorre do endocárdio para o epicárdio (ver Capítulo 1). O sentido do vetor repolarização, por sua vez, é o oposto: do epicárdio para o endocárdio. Assim, a onda T apresenta polaridade oposta ao complexo QRS (Fig. 4.1)[6].

A sobrecarga diastólica, que resulta de sobrecarga de volume, traduz-se com frequência pelo registro de QRS de alta voltagem associado a ondas T altas, com ramos quase simétricos e segmento ST com leve supradesnível com a concavidade para cima em V6, bem como ondas Q profundas e estreitas nas derivações esquerdas causadas por aumento do vetor septal. Entretanto, mesmo em condições que cursam com sobrecarga de volume como insuficiência mitral ou aórtica, o ECG pode mostrar o padrão de *strain*[13,14]. Observe na figura 4.2 a morfologia do QRS e ST-T normal e na sobrecarga do ventrículo esquerdo tipo padrão sistólico e diastólico.

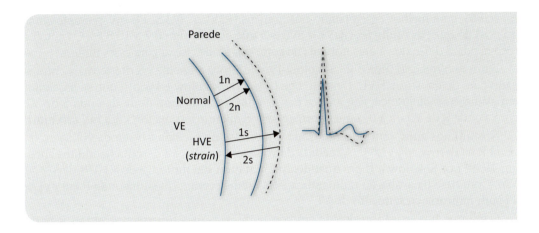

Figura 4.1 Representação dos vetores de despolarização e repolarização normal e na presença de HVE com *strain*. No ventrículo esquerdo (VE) normal, os vetores de despolarização (1n) e repolarização (2n) apontam em uma mesma direção. O aumento da espessura da parede e da massa do VE causa aumento na amplitude do vetor de ativação ou despolarização (1s) em relação ao vetor normal (1n) e do complexo QRS. Na HVE (*strain*) o vetor da repolarização (2s) apresenta sentido inverso do vetor da despolarização (1s). Isso se reflete na polaridade da onda T, que é oposta à do QRS.

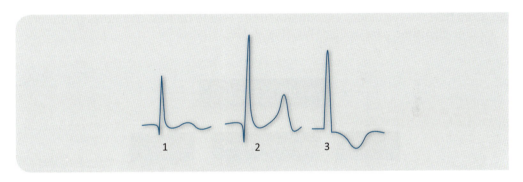

Figura 4.2 Desenho com a morfologia do QRS e ST-T em V6: normal (1) e na sobrecarga do ventrículo esquerdo padrão diastólico (2) e sistólico (3). Baseado em Schamroth L, et al. Chest. 1986;89(1):95-9.

Critérios eletrocardiográficos de HVE

Critérios de voltagem

Vários critérios baseados na voltagem do QRS são usados como critérios de HVE. Alguns destes critérios estão no quadro 4.1[15-17].

Alta voltagem do QRS pode ser observada em pessoas normais, especialmente adolescentes, adultos jovens, pessoas muito magras e atletas[18]. Assim, o diagnóstico de HVE pelo critério de voltagem isoladamente não deve ser usado em pessoas com idade ≤ 35 anos e/ou atletas, pela baixa acurácia apresentada[2]. O índice de Sokolow foi anormal em uma porcentagem alta de pessoas jovens sem doença cardíaca, com o valor > 3,5 mV presente em até 20% das pessoas do grupo mais jovem (16-19 anos). O índice de Cornell foi mais específico, com melhor desempenho nos homens (RaVL + SV3 > 2,8 mV, presente em 0 a 1,3%) do que nas mulheres (RaVL + SV3 > 2 mV, presente em 0,7 a 10,8%). Os autores recomendam o uso de valores normais de corte por idade e sexo para esses índices[19].

Em nosso meio, o índice de Sokolow-Lyon é provavelmente o critério mais empregado para diagnosticar HVE. Descrito em 1949 por Sokolow e Lyon[15], que se basearam em avaliação radiográfica, esse índice consiste na soma da amplitude da onda S de V1 com a onda R de V5 ou V6, a que for maior. HVE quando a soma for > 3,5 mV (35 mm).

Nos últimos anos, tem sido renovado o interesse na medida isolada da voltagem da onda R na derivação aVL[20,21]. A medida da voltagem de aVL foi descrita há muitos anos, em 1949, por Sokolow e Lyon, quando apresentaram seu índice (S de V1 + R de V5 ou V6). Com base na avaliação radiográfica, eles estabeleceram que uma onda R em aVL > 11 mm indicaria crescimento do VE[15].

Conforme um estudo, realizado em coorte de pacientes hipertensos, entre os parâmetros eletrocardiográficos testados (R de aVL, SV3, índice de Sokolow, Sokolov produto, duração do QRS, índice de Cornell, Cornell-produto), a simples medida da onda R em aVL forneceu a melhor correlação com a massa do VE (r = 0,428) e o melhor resultado para a predição de eventos cardiovasculares[20].

Em pacientes referidos para serviços de Cardiologia, a medida do R de aVL foi considerada bom índice para avaliar HVE, com boa correlação com a massa do VE mensurada por ressonância magnética cardíaca, em pacientes com ou sem infarto do miocárdio prévio. Com base nos resultados encontrados nesse estudo francês, os autores propuseram o seguinte algoritmo para avaliar HVE (Fig. 4.3)[21].

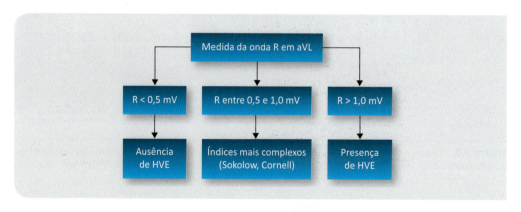

Figura 4.3 Algoritmo para o diagnóstico de HVE como base na medida da voltagem da onda R em aVL, conforme a publicação de Courand et al.[21]. Com este algoritmo foi possível classificar de forma apropriada, usando como parâmetro a ressonância cardíaca, 85% dos pacientes estudados. Se R de aVL > 1 mV (10 mm), o diagnóstico eletrocardiográfico de HVE é estabelecido; caso a onda R de aVL seja < 0,5 mV (5 mm), a HVE é excluída. Se a onda R medir entre 0,5 e 1 mV (ou 5 e 10 mm), um índice mais complexo deve ser empregado, como o de Sokolow-Lyon, ou o de Cornell-voltagem ou duração. Na calibração usual, 0,5 mV = 5 mm e 1 mV = 10 mm.

Escore de Romhilt-Estes[22]

O escore de Romhilt inclui parâmetros de voltagem, padrão *strain* e outras alterações (Quadro 4.1). O escore de Romhilt obteve sensibilidade de 62,2% e especificidade de

96,7% para o aumento da massa ventricular esquerda em uma população que realizou necropsia, conforme o estudo original.

Quadro 4.1 Critérios de hipertrofia ventricular esquerda (HVE)[1,2,15-17,22].

Critérios de voltagem

- Índice de Sokolow-Lyon – obtido pela soma do S de V1 com o R de V5 ou V6. Na presença de HVE essa soma é maior que 35 mm.
- Índice de Cornell – consiste na soma da onda R de aVL com a onda S de V3. HVE está presente quando a soma for > 20 mm para mulheres e > 28 mm para homens
- Índice Gubner – soma do R de DI com o S de DIII > 25 mm
- Índice de Lewis – [(RDI + SDIII) – (RDIII + SDI)] > 17 mm*
- R de aVL > 11 mm (conforme originalmente descrito por Sokolow e Lyon)
- R + S > 35 mm em qualquer derivação precordial
- RV6 > RV5

Escore de Romhilt-Estes

- Onda R ou S periféricas > 20 mm, ou onda S de V1 ou V2 > 30 mm, ou onda R de V5 ou V6 > 30 mm – 3 pontos
- Alterações da repolarização ventricular (*strain*) – sem digital: 3 pontos; com digital: 1 ponto
- Anormalidade atrial esquerda pelo índice de Morris (componente final negativo em V1 com duração ≥ 0,04 s e amplitude ≥ 1 mm) – 3 pontos
- Desvio do eixo elétrico do QRS ≥ –30 graus no plano frontal – 2 pontos
- Tempo de ativação ventricular em V5-V6 ≥ 0,05 s – 1 ponto
- Duração do QRS ≥ 0,09 s – 1 ponto

*O índice de Lewis é obtido pela subtração do QRS de DI e DIII. Lewis = DI-DIII. A amplitude do QRS é obtida pela medida das deflexões positivas menos as negativas.

Alteração da repolarização tipo ondas T achatadas em derivações esquerdas pode ser observada na HVE, mas é um achado inespecífico, que pode ser registrado também na insuficiência coronariana, nos distúrbios eletrolíticos, por ação de drogas, nos indivíduos normais etc.

Pelo escore de Romhilt, HVE está presente quando o somatório do escore for de 5 pontos ou mais; HVE é provável quando o escore for de 4 pontos (Figs. 4.4 e 4.5).

Alguns índices associam voltagem e duração do QRS, tais como:

Índice Cornell-duração – medida de voltagem de R (R de aVL + SV3; nas mulheres somar 8 mm) × duração do QRS. O diagnóstico de HVE é feito quando resultar ≥ 2.440 mm.ms[23].

Índice de Mazzaro – soma da maior amplitude da onda S com a maior amplitude da onda R no plano horizontal (em mm), multiplicada pela duração do complexo QRS (em segundos), onde esse apresentar maior duração, geralmente em V2 ou V3. HVE é definida quando o resultado desse escore é ≥ 2,8 mm.s[24].

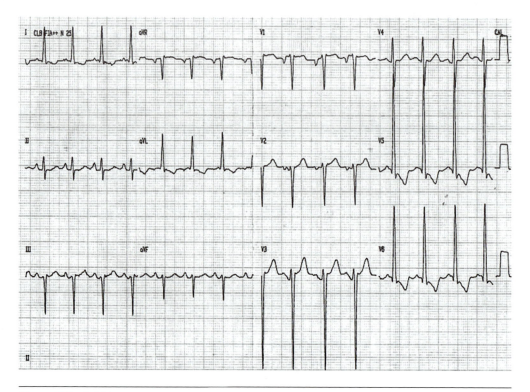

Figura 4.4 O ECG mostra ritmo sinusal e critérios para hipertrofia ventricular esquerda (HVE). Presença de critérios de voltagem (Sokolov, Cornell) e de Romhilt-Estes: 9 pontos (3 de voltagem + 3 de *strain* sem digital + 3 de SAE). Paciente com cardiopatia hipertensiva e HVE ao ecocardiograma.

Os índices que associam a voltagem e a duração do QRS, como o Cornell-duração, apresentam melhor acurácia, conforme alguns estudos[25]. Entretanto, a análise comparativa do desempenho dos vários critérios eletrocardiográficos de HVE apresenta resultados variáveis, conforme a população estudada e a metodologia empregada.

Significado clínico

De modo geral, esses critérios apresentam sensibilidade baixa e alta especificidade. Jain et al.[26] usaram ressonância magnética cardíaca para diagnosticar hipertrofia ventricular esquerda e observaram que os diversos critérios eletrocardiográficos apresentam baixa sensibilidade e alta especificidade para detectar HVE, sendo a sensibilidade maior nos afro-americanos.

O diagnóstico de HVE pelo ECG e pelo ecocardiograma fornece informações independentes e complementares em relação ao prognóstico[27].

- A HVE resulta de condições patológicas como hipertensão arterial sistêmica, cardiomiopatia, doença coronariana e valvopatias (estenose aórtica, insuficiência aórtica, insuficiência mitral).
- A voltagem do QRS é influenciada por vários fatores além da massa miocárdica, como idade, sexo, peso, raça, conformidade torácica e condições patológicas associadas (hipotireoidismo, enfisema pulmonar, edema etc.).

- A ausência de critérios eletrocardiográficos não pode excluir hipertrofia ventricular esquerda em hipertensos, já que os critérios citados apresentam geralmente baixa sensibilidade, mas tais critérios geralmente apresentam bom valor preditivo positivo[28].

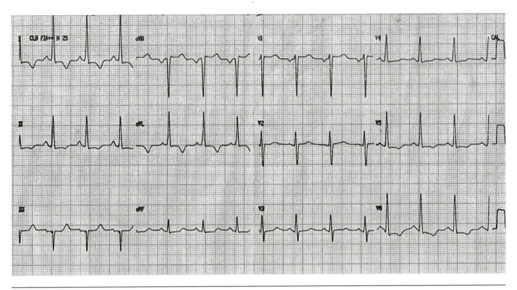

Figura 4.5 Critérios de HVE em paciente com cardiomiopatia hipertrófica: voltagem, alteração de ST-T e sobrecarga atrial esquerda em V1. Critérios de voltagem: Sokolow (SV1 + RV6 = 36 mm), Lewis, Gubner, R de aVL > 10 mm e RV5 < RV6.

- Nos obesos mórbidos, um estudo mostrou que nenhum critério baseado na voltagem é útil para diagnosticar aumento da massa do ventrículo esquerdo ao ecocardiograma[29].
- O diagnóstico eletrocardiográfico de HVE identifica pacientes com risco aumentado para eventos cardiovasculares de acordo com vários estudos clínicos, especialmente a presença de alteração de ST-T (strain)[27,30]. No HEART Sunvey study os pacientes com strain ao ECG, persistente ou que se desenvolve com o tempo, apresentaram risco muito alto de eventos cardiovasculares, independentemente da associação ou não do critério de voltagem[31].
- Nos pacientes com hipertensão arterial, regressão da HVE pelos critérios de Cornell-produto e/ou Sokolow durante a terapia anti-hipertensiva está relacionada à redução no risco de eventos cardiovasculares e na mortalidade[32].

Diagnóstico de HVE na presença de distúrbio de condução intraventricular

A HVE, com certa frequência, ocorre em associação com distúrbio de condução. Está presente na maioria dos pacientes com BRE, assim tem sido recomendada a não aplicação de critérios para HVE quando existe BRE[7,33]. No BRE, um QRS muito largo está associado à HVE[34].

Os distúrbios de condução diminuem a acurácia dos critérios para HVE. A utilidade dos critérios de voltagem é considerada limitada nos bloqueios de ramos e no bloqueio fascicular anterior esquerdo; a análise da alteração de ST-T (strain) está prejudicada no BRE.

A presença de padrão de sobrecarga atrial esquerda é um marcador de HVE na presença de BRE ou BRD[35].

A medida da onda R em aVL (R de aVL > 1 mV ou 10 mm) e o índice de Cornell-produto apresentaram bom desempenho para diagnosticar HVE quando há BRD e podem ser usados como critérios[20].

No BDASE, tem sido relatado que os índices de HVE baseados na medida da onda R em aVL não seriam confiáveis, uma vez que no BDASE há aumento na amplitude da onda R nessa derivação, causado pelo bloqueio em si. O BDASE também causa alteração na amplitude das ondas R e S no plano horizontal, assim índices como o de Cornell não seriam recomendados. Na presença de BDASE, o seguinte critério de voltagem pode ser usado para diagnosticar HVE: soma da onda S de DIII mais o valor do máximo R + S em qualquer derivação precordial (em uma mesma derivação) ≥ a 30 mm (*critério de Gertsch*)[2,35].

Entretanto, dois estudos recentes não suportam esse conceito: em um estudo, os critérios baseados em aVL (R de aVL > 11 mm e índice de Cornell) apresentaram acurácia similar a índices não baseados em aVL, como o critério de Gertsch. No estudo de Courand et al., já citado, que avaliou a medida da onda R em aVL com a massa do ventrículo esquerdo à ressonância cardíaca, R de aVL > 10 mm apresentou sensibilidade de 54% e especificidade de 88% para detectar HVE no subgrupo de paciente com BDASE (59 pacientes; total de 501)[21,36].

HIPERTROFIA VENTRICULAR DIREITA (HVD)

Conforme estudado no capítulo 1, na ativação normal há predomínio dos vetores do ventrículo esquerdo, o que explica o fato de o ECG exibir, em geral, alterações somente quando há hipertrofia ou dilatação importante do ventrículo direito.

O aumento dos vetores de ativação do ventrículo direito, principalmente do vetor de parede livre, causa desvio do QRS para a direita no plano frontal e para frente no plano transverso.

A sobrecarga do ventrículo direito surge como consequência de várias condições que afetam diretamente as câmaras direitas ou resultantes de doenças pulmonares. As cardiopatias congênitas, com certa frequência, cursam com sobrecarga e dilatação das câmaras direitas, exibindo padrão de HVD.

Alterações eletrocardiográficas

A derivação precordial V1 mostra bem as alterações do ventrículo direito devido a sua posição no lado direito do tórax, mais próxima da câmara ventricular direita.

Como consequência do aumento da magnitude das forças geradas pela ativação do ventrículo direito hipertrofiado e/ou dilatado, há deslocamento das forças para a direita e para frente. Os principais critérios para HVD são apresentados no quadro 4.2[37-41], muitos dos quais descritos inicialmente por Myers et al. em 1948[37].

Dos critérios citados, os mais frequentemente observados são: desvio do eixo para a direita, R/S > 1 e alteração da repolarização ventricular nas precordiais direitas (*strain* do ventrículo direito) (Fig. 4.6).

O padrão qR em V1 é característico de HVD importante, mas pode ter outras causas, sendo atribuído à despolarização anômala do septo interventricular causado pelo predomínio da massa septal direita[40].

Em estudo realizado em 31 pacientes com hipertensão arterial pulmonar (HAP), a razão R/S >1 em V1 e o padrão qR em V1 foram preditores de disfunção sistólica do ventrículo direito (VD) associado à HAP, conforme avaliação por ressonância magnética cardíaca (disfunção definida por fração de ejeção do VD < 35%)[42].

Quadro 4.2 Critérios de hipertrofia ventricular direita (HVD)[1,2,37-39,41].

- Ondas R amplas em V1, com R/S > 1, com morfologia Rs, R puro ou qR
- S em V1 ≤ 2 mm
- Onda R em DI ≤ 2 mm
- S profundas nas derivações V5 e V6 (RS ou rS, com R < S)
- Eixo com desvio para a direita no plano frontal (≥ 110°)
- Aumento do tempo do pico da onda R em V1 (se QRS < 0,12s) ≥ 0,04s
- R em V1 + S em V5 ou V6 (RV1 + SV5,6) > 10,5 mm (critério de Sokolow-Lyon para HVD)
- Índice de Lewis para HVD: [(RDI + SDIII) − (RDIII + SDI)] < 15 mm*
- Onda P em DII > 2,5 mm
- *Strain* do ventrículo direito
- Padrão Qr em V1

*O índice de Lewis é obtido pela subtração do QRS de DI e DIII. Lewis = DI-DIII. A amplitude do QRS é obtida pela medida das deflexões positivas menos as negativas.

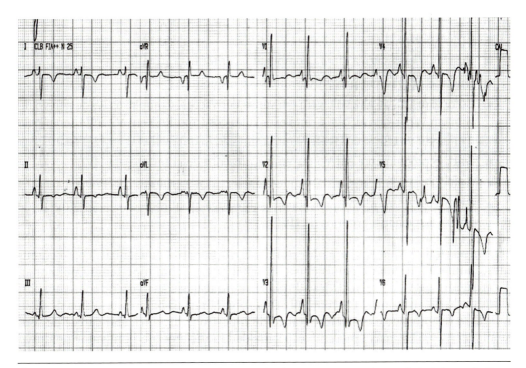

Figura 4.6 ECG de paciente com hipertrofia ventricular direita importante relacionada à síndrome de Eisenmenger. Portador de persistência do canal arterial (PCA), com cianose, baqueteamento digital e dispneia. O ecocardiograma evidenciou persistência do canal arterial, *shunt* predominante direita-esquerda, hipertensão arterial acentuada e dilatação importante das câmaras direitas. Presença de sinais evidentes de HVD: desvio do eixo para a direita no plano frontal, R amplo em precordiais direitas (qR em V1), *strain* do ventrículo direito, R < S em V5-V6 e sobrecarga atrial direita (SAD). Artefato em V4 a V6.

6. Strauss DG, Bacharova L, Wagner GS, Lim TH. Chamber enlargement. In: Marriott's practical electrocardiography. Wagner GS and Strauss DG (eds). 13th ed. Philadelphia: Lippincott Williams and Wilkins; 2014.

7. Carneiro EF. O eletrocardiograma: 10 anos depois. Rio de Janeiro: Enéas Ferreira Carneiro; 1987. p. 119-39.

8. Okin PM, Devereux RB, Nieminen MS, Jern S, Oikarinen L, Viitasalo M, et al. Relationship of the electrocardiographic strain pattern to left ventricular structure and function in hypertensive patients: the LIFE study. Losartan Intervention For End point. J Am Coll Cardiol. 2001;38(2):514-20.

9. Okin PM, Oikarinen L, Viitasalo M, Toivonen L, Kjeldsen SE, Nieminen MS, et al. Prognostic value of changes in the electrocardiographic strain pattern during antihypertensive treatment: the Losartan Intervention for End-Point Reduction in Hypertension Study (LIFE). Circulation. 2009;119(14):1883-91.

10. Rembert JC, Kleinman LH, Fedor JM, Wechsler AS, Greenfield JC. Myocardial blood flow distribution in concentric left ventricular hypertrophy. J Clin Invest. 1978;62:379-86.

11. O'Keefe JH, Owen RM, Bove AA. Influence of left ventricular mass on coronary artery cross-sectional area. Am J Cardiol. 1987;59(15):1395-7.

12. Anderson HV, Stokes MJ, Leon M, Abu-Halawa SA, Stuart Y, Kirkeeide RL. Coronary artery flow velocity in related to lumen area and regional left ventricular mass. Circulation. 2000;102(1):48-54.

13. Cabrera CE, Monroy JR. Systolic and diastolic loading of the heart. Am Heart J. 1952;43:669-86.

14. Schamroth L, Schamroth CL, Sareli P, Hummel D. Electrocardiographic differentiation of the causes of left ventricular diastolic overload. Chest. 1986;89(1):95-9.

15. Sokolow M, Lyon TP. The ventricular complex in left ventricular hypertrophy as obtained by unipolar precordial and limb leads. Am Heart J. 1949;37(2):161-86.

16. Casale PN, Devereux RB, Kligfield P, Eisenberg RR, Miller DH, Chaudhary BS, et al. Electrocardiographic detection of left ventricular hypertrophy: development and prospective validation of improved criteria. J Am Coll Cardiol. 1985;6(3):572-80.

17. Gübner R, Ungerleider H. Electrocardiographic criteria of left ventricular hypertrophy: factors determining the evolution of the electrocardio- graphic patterns in hypertrophy and bundle branch block. Arch Intern Med. 1943;72:196-209.

18. Rijnbeek PR, van Herpen G, Bots ML, Man S, Verweij N, Hofman A, et al. Normal values the for electrocardiogram for ages old 16-90 yers. J Electrocardiol. 2014;47(6):914-21.

19. Goldberger AL. Clinical Electrocardiography: a simplified approach.7th ed. Philadelphia: Mosby; 2006. p. 59-71.

20. Verdecchia P, Angeli F, Cavallini C, Mazzotta G, Repaci S, Pede S, et al. The voltage of R wave in lead aVL improves risk stratification in hypertensive patients without ECG left ventricular hypertrophy. J Hypertens. 2009;27(8):1697-704.

21. Courand PY, Grandjean A, Charles P, Paget V, Khettab F, Bricca G, et al. R wave in aVL lead is a robust index of left ventricular hypertrophy: a cardiac MRI study. Am J Hypertens. 2015;28(8):1038-48.

22. Romhilt DW, Estes EH Jr. A point-score system for the ECG diagnosis of left ventricular hypertrophy. Am Heart J. 1968;75(6):752-9.

23. Okin PM, Roman MJ, Devereux RB, Kligfield P. Electrocardiographic identification of increased left ventricular mass by simple voltage-duration products. J Am Coll Cardiol. 1995;25(2):417-23.

24. Mazzaro CL, Costa FA, Bombig MTN, Luna Filho B, Paola AA, Carvalho AC, et al. Massa ventricular e critérios eletrocardiográficos de hipertrofia. Avaliação de um novo escore. Arq Bras Cardiol. 2008;90:249-53.

25. Calderón A, Barrios V, Escobar C, Ferrer E, Barrios S, González-Pedel V, et al. Detection of left ventricular hypertrophy by different electrocardiographic criteria in clinical practice. Findings from the Sara study. Clin Exp Hypertens. 2010;32(3):145-53.

26. Jain A, Tandri H, Dalal D, Chahal H, Soliman EZ, Prineas RJ, et al. Diagnostic and prognostic utility of electrocardiography for left ventricular hypertrophy defined by magnetic resonance imaging in relationship to ethnicity: the Multi-Ethnic Study of Atherosclerosis (MESA). Am Heart J. 2010;159(4):652-8.

27. Sundström J, Lind L, Ärnlöv J, Zethelius B, Andrén B, Lithell HO. Echocardiographic and electrocardiographic diagnoses of left ventricular hypertrophy predict mortality independently of each other in a population of elderly men. Circulation. 2001;103(19):2346-51.

28. Pewsner D, Juni P, Egger M, Battaglia M, Sundström J, Bachmann LM. Accuracy of electrocardiography in diagnosis of left ventricular hypertrophy in arterial hypertension: systematic review. BMJ. 2007;335(7622):711.

29. Domienik-Karłowicz J, Lichodziejewska B, Lisik W, Ciurzynski M, Bienias P, Chmura A, et al. Electrocardiographic criteria of left ventricular hypertrophy in patients with morbid obesity. Ann Noninvasive Electrocardiol. 2011;16(3):258-62.

30. Okin PM, Devereux RB, Nieminen MS, Jern S, Oikarinen L, Viitasalo M, et al. Electrocardiographic strain pattern and prediction of new-onset congestive heart failure in hypertensive patient: the Losartan Intervention for Endpoint Reduction in Hypertension (LIFE) study. Circulation. 2006;113(1):67-73.

31. Verdecchia P, Reboldi G, Angeli G, Avanzini F, de Simone G, Pede S, et al. Prognostic value of serial electrocardiographic voltage and repolarization changes in essential hypertension: the HEART Survey study. Am J Hypertens. 2007;20(9):997-1004.

32. Okin PM. Serial evaluation of electrocardiographic left ventricular hypertrophy for prediction of risk in hypertensive patients. J Electrocardiol. 2009;42:584-8.

33. Flowers NC. Left bundle branch block: a continuously evolving concept. J Am Coll Cardiol. 1987;9(3):684-97.

34. Haskell RJ, Ginzton LE, Laks MM. Electrocardiographic diagnosis of left ventricular hypertrophy in the presence of left bundle branch block. J Electrocardiol. 1987;20(3):227-32.

35. Oreto G, Saporito F, Messina F, Lanteri S, Luzza F. [Electrocardiographic diagnosis of left ventricular hypertrophy in the presence of intraventricular conduction disturbances]. G Ital Cardiol (Rome). 2007;8(3):161-7.

36. Ravi S, Rukshin V, Lancaster G, Zarich S, McPherson C. Diagnosis of left ventricular hypertrophy in the presence of left anterior fascicular block: a reexamination of the 2009 AHA/ACCF/HRS guidelines. Ann Noninvasive Electrocardiol. 2013;18(1):21-8.

37. Myers GB, Klein HA, Stofer BE. Electrocardiographic diagnosis of right ventricular hypertrophy. Am Heart J. 1948;35(1):1-40.

38. Murphy ML, Thenabadu PN, de Soyza N, Doherty JE, Meade J, Beker DJ, et al. Reevaluation of electrocardiographic criteria for left, right and combined cardiac ventricular hypertrophy. Am J Cardiol. 1984;53(8):1140-7.

39. Pastore CA, Pinho C, Germiniani H, et al. Sociedade Brasileira de Cardiologia. Diretrizes da Sociedade Brasileira de Cardiologia sobre Análise e Emissão de Laudos Eletrocardiográficos (2009). Arq Bras Cardiol. 2009;93(3 Supl. 2):1-19.

40. Sodi-Palhares D, Bisteni A, Herrmann GR. Some views on the significance of qR and QR type complexes in right precordial leads in the absence of myocardial infarction. Am Heart J. 1952;43(5):716.
41. Al-Naamani K, Hijal T, Nguyen V, Andrew S, Nguyen T, Huynh T. Predictive values of the electrocardiogram in diagnosing pulmonary hypertension. Int J Cardiol. 2008;127(2):214-8.
42. Nagai T, Kohsaka S, Murata M, Okuda S, Anzai T, Fukuda K, et al. Significance of electrocardiographic right ventricular hypertrophy in patients with pulmonary hypertension with or without right ventricular systolic dysfunction. Intern Med. 2012;51(17):2277-83.
43. Witman I, Patel VV, Soliman EZ, et al. Validity of the surface electrocardiogram criteria for right ventricular hypertrophy: The MESA – Right Ventricle Study. J Am Coll Cardiol. 2014;63(7): 672-81.
44. Jain A, Chandna H, Silber EN, Clark WA, Denes P. Electrocardiographic patterns of patients with echocardiographically determined biventricular hypertrophy. J Electrocardiol. 1999;32(3):269-73.

capítulo 5

Bloqueios de Ramos e Fasciculares

PERSPECTIVAS HISTÓRICAS E INTRODUÇÃO

Relatamos alguns aspectos históricos de como ocorreu o desenvolvimento dos conceitos relacionados aos bloqueios de ramos e fasciculares.

Bloqueios de ramos e fasciculares: aspectos históricos

Eppinger e Rothberger[1] foram os primeiros a produzir, em 1909, alteração eletrocardiográfica compatível com bloqueio de ramo através da injeção intramiocárdica de nitrato de prata no ventrículo esquerdo de cães. Em 1914, Carter[2] relatou uma série de pacientes com bloqueio de ramo. Nessa época e durante certo tempo houve confusão entre bloqueio de ramo direito e esquerdo, com o padrão do bloqueio de ramo esquerdo erroneamente considerado bloqueio de ramo direito porque os critérios inicialmente eram baseados exclusivamente nas derivações I, II e III obtidas no cão, que apresenta o coração em posição diferente no tórax em relação ao homem. Em 1920, Oppenheimer e Pardee[3] relataram autópsias de dois pacientes com bloqueio de ramo, observando que o diagnóstico de BRD e BRE estava revertido. Em 1941, Wilson[4] detalhou os critérios dos bloqueios de ramos com base nas derivações precordiais, estabelecendo alguns dos parâmetros usados ainda hoje, como a duração do QRS $\geq$ 120 ms para definir o bloqueio completo de ramo e os critérios do bloqueio de ramo esquerdo: complexo rS em V1-V2 e R monofásico, alargado ou com entalhe em V5-V6. Em 1951, Sodi-Pallares et al.[5] descreveram o processo de ativação, com base vetorial, dos bloqueios de ramo. A partir da década de 1980, estudos com a técnica de mapeamento invasivo por cateter mostraram que o processo de ativação no BRE é heterogêneo[6-8]. Com o surgimento da terapia de ressincronização cardíaca para pacientes com insuficiência cardíaca e QRS largo, sobretudo com BRE, houve grande impulso nos estudos experimentais e clínicos sobre a relação entre BRE, ativação, dissincronia e insuficiência cardíaca, principalmente a partir das décadas de 1990 e 2000[7-10].

Rosenbaum et al., em 1967, descreveram, em humanos, os bloqueios fasciculares[11]. Eles consideraram que o ramo esquerdo era formado por somente dois fascículos (anterossuperior e posteroinferior) e descreveram o processo de ativação e os critérios eletrocardiográficos dos chamados hemibloqueios.

Atualmente é aceito que, apesar de haver muitas variações na anatomia do sistema de condução, um terceiro fascículo, o mediosseptal ou anteromedial, existe na maioria dos casos, conforme já havia sido descrito desde o início do século XX por Sunao Tawara (1906)[12] e, posteriormente, por outros, como Demoulin e Kulbertus[13,14].

A descrição eletrocardiográfica e vetorcardiográfica do bloqueio fascicular mediosseptal ou anteromedial (BDAM) foi relatada por diversos autores[15-18], apesar de não universalmente aceita. Os estudos pioneiros do grupo de Eletrocardiografia do Instituto do Coração de São Paulo têm contribuído para a caracterização do BDAM[17,18].

Várias classificações e nomenclaturas dos bloqueios de ramos e fasciculares surgiram ao longo do tempo, com diferenças entre as escolas. Por exemplo, alguns classificam o bloqueio de ramo direito e esquerdo em 1º, 2º e 3º graus.

Seguiremos aqui a classificação e conceitos dos distúrbios da condução intraventricular recomendados pela ACC/AHA e a literatura de origem norte-americana[19-23].

Os bloqueios de ramo e fasciculares têm alta prevalência, sejam eles associados à cardiopatia ou outras condições, mas algumas vezes podem ser observados em indivíduos saudáveis.

É importante destacar que o diagnóstico de bloqueio de ramo ou de bloqueio divisional deve ser feito sempre na presença de ritmo supraventricular (ritmo sinusal, ectópico atrial ou de fibrilação ou *flutter* atrial).

O padrão eletrocardiográfico caracterizado como bloqueio de ramo completo frequentemente não corresponde à interrupção completa da passagem do estímulo no ramo, mas a retardo ou lentificação na passagem do estímulo[24].

Como regra geral, nos bloqueios ou distúrbios de condução, *as áreas ativadas por último, como consequência do retardo ou bloqueio, produzem vetores com maior magnitude* porque são ativadas de forma isolada, sem sofrer o cancelamento das forças das áreas opostas.

BLOQUEIO DE RAMO ESQUERDO (BRE)

O BRE é um distúrbio de condução relativamente comum na prática clínica, ocorrendo geralmente como resultado de lesões como calcificação, fibrose, isquemia ou como resultado da dilatação ventricular. Estas lesões ou alterações provocam bloqueio na condução do estímulo no ramo esquerdo, seja na sua porção mais proximal e troncular, ou mais distalmente nos fascículos, ou ainda nas fibras de Purkinje intramiocárdicas (retardo parietal ou intramural).

Ativação no BRE completo

De acordo com o sítio do bloqueio, o BRE pode ser causado por bloqueio na porção troncular do ramo esquerdo, antes de sua divisão (troncular ou pré-divisional), por acometimento dos fascículos (divisional), ou mais distalmente na rede de fibras de

Purkinje intramiocárdicas (intramural). Pode haver retardo de condução combinado nesses sítios[23]. No paciente com dilatação cardíaca e disfunção sistólica do ventrículo esquerdo (VE), o BRE pode ser troncular ou divisional, mas geralmente ocorre também retardo distal por condução lenta intramural, que contribui para o aumento na duração do QRS[25,26].

De forma mais simples, conforme o sítio, o bloqueio pode ser pré-divisional ou pós--divisional.

A despeito do sítio do bloqueio, o processo de ativação sofre grande alteração no BRE, em relação ao normal. A ativação tem início no septo e parede livre do ventrículo direito (VD). Depois, a onda de ativação progride através do septo (ativação transeptal) da direita para a esquerda, para ativar de forma lenta o ventrículo esquerdo e sua parede lateral e a basal. A ativação retardada do VE é responsável pelas ondas R alargadas, com entalhes ou meseta, nas derivações esquerdas (DI, V6).

A ativação septal no BRE, ao contrário da despolarização normal, é da direita para a esquerda. Como consequência, comumente há desaparecimento das ondas q septais em DI e V6.

No BRE, em virtude do atraso na condução pelo ramo esquerdo, não ocorre normalmente a ativação inicial do endocárdio ventricular esquerdo e do septo interventricular da esquerda para à direita. A sequência de ativação pode ser descrita pelos vetores[5,27-30] (Fig. 5.1):

- Vetor 1 – de pequena expressão, resulta da ativação inicial do lado direito do septo interventricular, ápice e parede livre do ventrículo direito. O vetor 1 dirige--se para a esquerda e para baixo, o que é responsável pela ausência de Q em V6.
- Vetor 2 – a seguir a ativação septal progride através do septo da direita para a esquerda, ou seja, ocorre a ativação transeptal.
- Vetor 3 – na sequência, ocorre a despolarização lenta (transmiocárdica), de maneira anômala, e a ativação retardada da parede lateral e a basal do VE.

Como resultado desse processo, o complexo QRS exibe o padrão rS ou QS em V1 e R com entalhe em V6 (vetores 2 e 3).

A despolarização lenta (transmiocárdica), de maneira anômala, é responsável por espessamentos e entalhes no QRS nas derivações esquerdas.

O vetor 1 no BRE, ao contrário da despolarização normal, é da direita para a esquerda. Portanto, sua projeção em DI e V6 é positiva, contribuindo para o início da onda R; depois se segue a projeção dos vetores 2-3 (maior parte da onda R) nessas derivações esquerdas. No BRE, esse vetor 1 é de menor magnitude do que o vetor 1 normal, visto que a ativação de septo direito e parede livre de VD se anulam em parte. A orientação do vetor 1 pode ser para a frente, sendo responsável pela morfologia rS em V1 (a ativação inicial se aproxima do eletrodo explorador dessa derivação), ou para trás, afastando-se do eletrodo explorador de V1, o que resulta no complexo QS[7]. Assim, no BRE, V1 pode apresentar rS, geralmente com a onda r com amplitude menor que o normal, pela menor magnitude do vetor 1, ou mesmo exibir QS pela orientação posterior do vetor inicial.

No BRE clássico, há aumento significativo no tempo de ativação transeptal, o que causa retardo significativo até o estímulo atingir a parede posterolateral do VE. Esse é o fator determinante para o aumento na duração do QRS observado no QRS no BRE na maioria dos casos. Sabe-se que a hipertrofia e a dilatação ventricular frequentemente observada em associação com BRE contribuem também para o aumento no tempo de ativação (retardo intramural)[26,31].

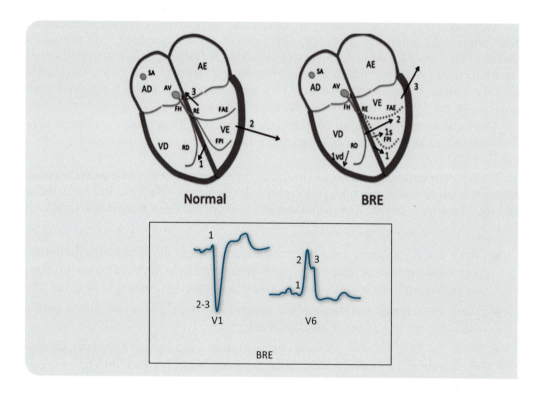

Figura 5.1 Representação dos vetores de ativação em três situações: normal e bloqueio de ramo esquerdo (BRE). Há variações na representação desses vetores. No BRE, a ativação tem início no septo e parede livre do ventrículo direito: vetor 1vd – ativação de parede livre do ventrículo direito (da esquerda para a direita); vetor 1s – vetor dirigido para a esquerda, causado pela ativação septal direita. O vetor 1vd e o 1s são simultâneos e resultam no vetor 1, orientado para baixo e para a esquerda. Na sequência os demais vetores, todos orientados para a esquerda. Embaixo, contribuições dos vetores para o complexo QRS no BRE. O QRS é largo, com r pequeno em V1 e onda R alargada e/ou com entalhe em V6.

Esse padrão de ativação anormal no BRE causa retardos regionais no tempo de ativação do ventrículo esquerdo e tipicamente retardo significativo na ativação da região posterolateral em relação ao septo (dissincronia intraventricular), quando comparado com o normal. Também a ativação do ventrículo esquerdo se processa com um retardo em relação à ativação do ventrículo direito (dissincronia interventricular). A dissincronia causa prejuízos hemodinâmicos e diminui o desempenho ventricular, sobretudo na presença de disfunção sistólica[9,10].

Vassallo et al.[6], na década de 1980, descreveram a sequência de ativação ventricular em pacientes com BRE por meio da técnica de mapeamento invasivo por cateter e observaram que a ativação ventricular direita ocorre antes da ativação do ventrículo esquerdo, o qual é ativado provavelmente como consequência da propagação transeptal da direita para a esquerda (ativação transeptal lenta com tempo > 40 ms), conforme já descrevemos; no entanto, a ativação endocárdica do ventrículo esquerdo é heterogênea no BRE, sendo que, em até um terço dos pacientes com BRE conforme os critérios vigentes, apresenta tempo de ativação transeptal dentro da normalidade (< 20 ms), com o retardo ocorrendo principalmente no miocárdio (intramural)[7,8].

Critérios diagnósticos

Os critérios clássicos estabelecidos para o diagnóstico do bloqueio de ramo esquerdo completo (BRE) e incompleto são mostrados no quadro 5.1[19,21,27,30,32].

Quadro 5.1 Critérios diagnósticos do bloqueio de ramo esquerdo[19,21,27,30,32].

Bloqueio de ramo esquerdo completo

- Aumento na duração do QRS: 0,12 s ou mais
- Ondas R alargadas com entalhes ou meseta* em DI, V5 e V6
- Ondas r pequenas ou ausentes (QS) em precordiais direitas, seguidas por S
- Ausência de q em DI, V5 e V6 (critério não obrigatório)
- Aumento do tempo de ativação ventricular em V5 e V6 > 0,06 s
- Alteração secundária da repolarização ventricular

Bloqueio de ramo esquerdo incompleto

- QRS com duração entre 0,11 e 0,12 s
- Presença de padrão de HVE
- Ausência de onda q em DI, V5 e V6
- Aumento do tempo de ativação ventricular em V5 e V6 > 0,06 s

*Meseta: termo originado da geografia, onde significa pequeno planalto. Em eletrocardiografia, refere-se ao QRS que se torna algo plano na sua parte mais alta, em vez de normalmente apiculado.

Observe exemplos de BRE completo (Figs. 5.2 e 5.3).

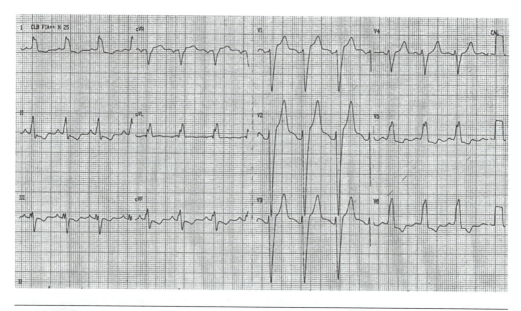

Figura 5.2 Bloqueio de ramo esquerdo completo (BRE): ritmo sinusal, QRS largo (0,16 s), rS em V1 e R alargado com entalhes nas derivações esquerdas. Alteração secundária da repolarização ventricular. Há também critérios de sobrecarga atrial esquerda (duração de P em DII = 0,12 s). Paciente com cardiopatia hipertensiva, insuficiência cardíaca CF III, disfunção sistólica importante do VE.

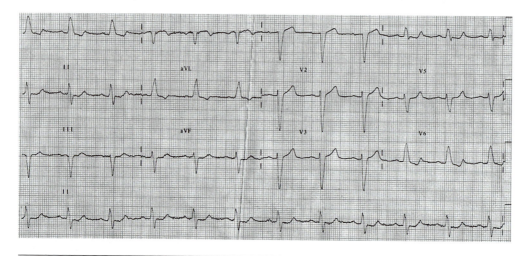

Figura 5.3 Bloqueio de ramo esquerdo completo (BRE): ritmo sinusal, QRS largo (0,14 s), rS em V1 e R alargado e com onda R alargada, entalhe nas derivações esquerdas I, aVL e V6. Paciente idosa (81 anos), do sexo feminino, assintomática, sem cardiopatia evidente.

A repolarização ventricular se processa também de forma anormal no BRE causando alterações do segmento ST e da onda T, que apresentam desníveis geralmente opostos à polaridade do complexo QRS. Por exemplo, nos complexos negativos observados em V1 a V3, com predomínio da onda S, é usual o supradesnível do segmento ST (alteração secundária).

Capítulo 5

Bloqueios de Ramos e Fasciculares 103

No BRE não complicado, o segmento ST apresenta supradesnível associado à onda T positiva e assimétrica nas derivações precordiais direitas (com complexo rS ou QS) e comumente há infradesnível do ST e T negativa ou bifásica (*minus-plus*) em V6. Entretanto, em alguns casos, a onda T pode apresentar-se positiva nas derivações com R predominante (como V6)[33].

Pode haver pobre progressão de R em precordiais e padrão QS em V1 e V2, não relacionado à necrose (isto é, no BRE não complicado).

O termo BRE complicado refere-se ao BRE associado a infarto do miocárdio ou isquemia, quando então ocorrem modificações no segmento ST e na onda T diferentes do padrão encontrado no BRE não complicado e/ou o registro de ondas Q patológicas (Q ≥ 0,04) nas derivações esquerdas DI, V5 e V6[20,21].

Nas derivações V5 e V6 pode ser registrado o padrão RS, em vez de R monofásico.

Recentemente, Strauss et al.[34], com base em estudos sobre o processo de ativação, têm sugerido modificações nos critérios para a definição do BRE.

Cristérios estritos de BRE

Strauss et al.[34] apresentam novos critérios para a definição de BRE, considerando limite um QRS ≥ 140 ms no homem e 130 ms na mulher, chamados critérios estritos de BRE:

1. Duração do QRS ≥ 140 ms no homem e QRS ≥ 130 ms na mulher.
2. Complexo QS ou rS em V1 e V2.
3. Complexo com QRS com entalhe no meio, ou com empastamento, em duas ou mais das seguintes derivações: V1, V2, V5, V6, DI e aVL.

A presença de onda Q em DI, V5 e V6 não deve excluir o diagnóstico de BRE, já que tais ondas Q, bem como uma onda R em V1 um pouco maior, podem ser observadas quando existe infarto septal e de parede livre associado (o chamado BRE complicado).

Algumas observações reforçam esta nova definição de BRE, tais como:

1. A análise de vários estudos de terapia de ressincronização tem mostrado que o benefício dessa terapia é limitado a pacientes com BRE e com QRS mais largo, com duração ≥ 150 ms, incluindo uma metanálise dos estudos randomizados, que não encontrou beneficio do marca-passo nos pacientes com QRS < 150 ms[35,36].
2. No BRE, o alargamento e a alteração do QRS ocorrem geralmente de forma súbita. Ao contrário, quando o aumento do QRS está relacionado à hipertrofia ventricular esquerda, o QRS vai sofrendo aumento de duração de forma progressiva, sem grandes alterações na sua morfologia e sem evidências de entalhes dentro do QRS. No artigo citado[34], os autores apresentam traçados sucessivos de uma paciente durante 6,5 anos de seguimento (QRS inicial = 92 ms, QRS final = 142 ms).

   Estas últimas observações estão de acordo com um estudo de Grant e Dodge[31], de 1957, que concluiu que o surgimento de BRE prolonga a duração do QRS, concomitante com a alteração do padrão da ativação septal.
3. Estudos prévios mostraram, conforme já citamos, que o processo de ativação no BRE é heterogêneo e pode apresentar tempo de ativação transeptal dentro da normalidade em até um terço dos pacientes com BRE. Strauss et al.[34] consideram que cerca de um terço dos pacientes diagnosticados pelos critérios atuais, baseados na duração do intervalo QRS ≥

A utilidade dos critérios de voltagem é limitada nos bloqueios de ramos (ver Capítulo 4 e Fig. 5.5).

Em traçado com BRE, QRS muito largo está associado à HVE, bem como a presença de sobrecarga atrial esquerda[50,51].

É frequente também a associação de BRE com disfunção sistólica e diastólica e quadro de insuficiência cardíaca. Há associação entre a duração do QRS e a função ventricular, com maior probabilidade de função sistólica deprimida quando o QRS é muito largo. Das et al.[52] encontraram relação inversa entre a duração do QRS e a fração de ejeção do VE em pacientes com BRE.

Em estudo retrospectivo que realizamos em pacientes atendidos em hospital terciário, com uma amostra de 105 pacientes com BRE, constatamos prevalência elevada de disfunção ventricular (69% dos pacientes)[53]. Essa alta prevalência é relatada em outros estudos, com resultados similares. Nesse estudo, observamos associação dos critérios seguintes e disfunção ventricular sistólica em pacientes com BRE:

- Duração do QRS ≥ 0,16 s.
- Presença de anormalidade atrial esquerda: aumento da duração da onda P (≥ 0,12 s) e/ou pelo critério de Morris.
- Presença de ondas S de grandes amplitudes nas derivações precordiais V1 a V4 (S de V4 ≥ 12 mm).

A presença de 2 ou mais desses critérios foi um marcador de disfunção ventricular (VPP de 98,0%; VPN de 60,4%; RP + de 23,4 e RP – de 0,30), geralmente disfunção sistólica importante (ver Figs. 5.2 e 5.3)[53]. Esses critérios não foram validados em estudo prospectivo independente.

Por outro lado, algumas alterações observadas no BRE são relacionadas à dilatação do ventrículo direito. Em outro estudo, as seguintes alterações eletrocardiográficas foram preditoras de dilatação do VD ao ecocardiograma, na presença de BRE: onda R em aVR, baixa voltagem do QRS no plano frontal e relação R/S em V5 < 1 (ou seja, R < S). A existência de duas ou três das alterações citadas tem alto valor preditivo: VPP (80%) e VPN (88%) para dilatação do VD ao ecocardiograma[54].

Eixo elétrico no BRE

O eixo elétrico no BRE é variável, pode ser normal, desviado para a esquerda ou, mais raramente, para a direita. O desvio para a esquerda do eixo elétrico no plano frontal (AQRS entre –30° e –90°) na presença de BRE tem sido atribuído a um comprometimento mais difuso do sistema de condução, o que é visto em cerca de metade dos pacientes com insuficiência cardíaca crônica e BRE[37].

No estudo de Das et al.[52], houve relação inversa entre a duração do QRS e a fração de ejeção e ausência de correlação entre desvio do eixo para a esquerda e função ventricular.

Em análise retrospectiva de uma coorte de 2.794 pacientes com BRE seguidos por 17 anos foi observado que o desvio do eixo para a esquerda (DEE) não esteve associado à maior mortalidade. Entretanto, o grupo com eixo normal e que desenvolveu DEE durante o período de seguimento apresentou significativo maior risco de morte[55].

O BRE com desvio do eixo para a direita (ÂQRS entre + 90° e ± 180°) é raramente observado e tem a cardiomiopatia com dilatação biventricular como causa principal, conforme uma das séries publicadas[56].

Capítulo 5

Bloqueios de Ramos e Fasciculares

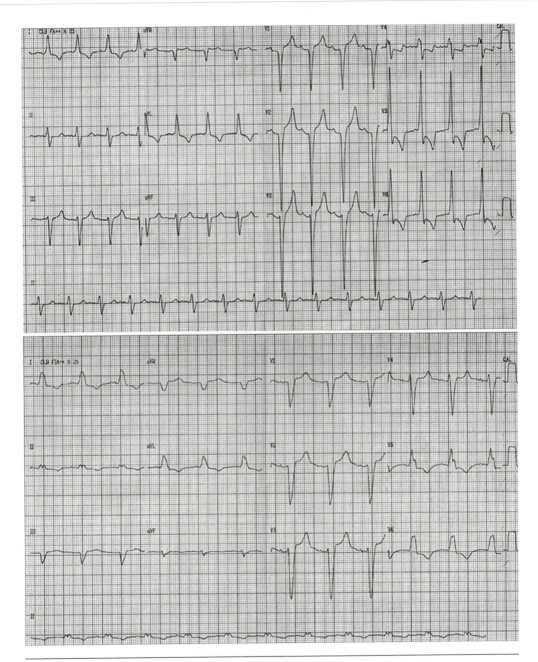

Figura 5.5 Estes dois ECG são de um mesmo paciente, um homem portador de estenose aórtica grave e disfunção sistólica ventricular esquerda importante. O primeiro ECG foi obtido no pré-operatório de troca valvar aórtica e mostra ritmo sinusal, SAE, HVE com critérios de voltagem + padrão *strain*. A duração do QRS é de cerca de 130 ms (V4, aVF) e há desvio do eixo para a esquerda no PF (–45°). A onda Q septal está ausente. Não há entalhe na onda R nas derivações laterais. O segundo ECG foi obtido logo após a cirurgia de troca valvar aórtica. Há alargamento do QRS (160 a 170 ms) e padrão de BRE clássico, com entalhe nas ondas R nas derivações laterais. Com o surgimento do BRE completo, o eixo do QRS é agora de 0° e há diminuição importante na amplitude do QRS. Os critérios tradicionais de voltagem são limitados no BRE completo. No primeiro ECG, o alargamento do QRS é pela associação de HVE + BRE incompleto e no segundo ECG há BRE completo.

Bloqueio de ramo esquerdo intermitente

O bloqueio de ramo esquerdo pode manifestar-se de forma intermitente. O BRE intermitente pode ser decorrente de alterações na frequência cardíaca (bloqueio frequência-dependente), por exemplo, BRE induzido por esforço físico durante teste ergométrico por elevação da frequência cardíaca (chamado bloqueio fase 3 ou aberrância) e que reverte quando a frequência cardíaca diminui. Nesse caso, o ramo esquerdo apresenta período refratário mais longo (o mais comum é o direito apresentar maior período refratário); assim, com o aumento da frequência, o estímulo encontra esse ramo ainda no seu período refratário e não é conduzido. Mais raramente, o BRE ocorre somente na presença de frequências cardíacas baixas (BRE bradicardia-dependente ou bloqueio fase 4). O mecanismo desse bloqueio está relacionado à presença de células automáticas existentes no ramo e que sofrem despolarização espontânea anormal. Quando o ciclo RR é longo, o potencial dessas células presentes no ramo esquerdo torna-se mais negativo (despolarização parcial), o que causa a não condução do estímulo (bloqueio)[56]. O bloqueio fase 4 comumente traduz comprometimento do sistema de condução cardíaco[20,21].

O bloqueio de ramo intermitente em geral tem significado clínico semelhante aos bloqueios permanentes. Entretanto, um estudo mostrou que o bloqueio de ramo intermitente, que sofre reversão, não está relacionado à maior mortalidade no infarto agudo, ao contrário do bloqueio de ramo persistente (presente à alta hospitalar)[57].

O BRE induzido pelo esforço é raro, registrado em cerca de 0,4% dos testes ergométricos e provavelmente traduz doença cardíaca estrutural, disfunção miocárdica ou doença coronariana[58]. Alguns estudos mostram que o BRE nesse cenário é preditor independente de maior mortalidade e eventos cardíacos, enquanto em outros estudos essa associação não é evidente[57,59]. Stein et al.[60] encontraram que os pacientes com BRE induzido pelo esforço apresentam maior mortalidade geral, comparado com aqueles com teste de esforço normal, o que foi explicado por ocorrer em pacientes com maior risco, ou melhor, mais idosos e com maior prevalência de doença coronariana e insuficiência cardíaca.

Durante o teste de esforço, o início do BRE com frequência ≥ 125 bpm se correlacionou com a ausência de doença arterial coronariana[61]. O surgimento de BRE no esforço pode ser associado à dor torácica.

A análise do segmento ST é prejudicada na presença de BRE e não deve ser usada como critério diagnóstico de isquemia miocárdica durante o teste de esforço.

Raramente, pode ser visto bloqueio de ramo intermitente com alargamento progressivo do QRS em virtude do aumento do grau do bloqueio (chamado Wenckebach de ramo), por exemplo, de BRE incompleto até o BRE completo.

O BRE está associado a defeitos transitórios na região septal e anterosseptal nas imagens de cintilografia de perfusão miocárdica, na ausência de doença coronariana da artéria descendente anterior, principalmente na cintilografia miocárdica com estresse físico. A ativação retardada e assincrônica septal esquerda parece ser o fator responsável por tais alterações, intensificada pelo aumento da frequência cardíaca e redução na duração da diástole durante o exercício. É sabido que é alta a porcentagem de falso-positivos na cintilografia por estresse físico, o que reduz a especificidade desse exame no BRE para diagnosticar doença coronariana. Quando existe BRE, a especificidade parece ser melhor com a cintilografia por estresse farmacológico (principalmente com adenosina); assim, a cintilografia com estresse farmacológico é preferível e pode ser indicada nesse cenário, para avaliar isquemia miocárdica[62-64].

BRE com QRS bipartido ou separação elétrica ventricular

Fagundes et al.[65,66] descreveram um padrão nomeado "BRE com bipartição (fratura) do QRS", caracterizado pela presença de complexo QRS com dois componentes separados nas derivações inferiores, associado a QRS muito largo (duração média de 170 ms) e com desvio do eixo para a esquerda no plano frontal, visto em 5 de 28 pacientes (18%) com cardiomiopatia dilatada não isquêmica. Parece estar correlacionado à dissincronia elétrica e foi caracterizado no ECGAR por um grande retardo na condução transeptal e dois componentes de ativação bem separados (separação elétrica ventricular).

Em nosso estudo, observamos este padrão em 14 dos 105 pacientes com BRE (13% do total), todos com características similares às descritas: disfunção sistólica grave do VE (22,7 ± 4,4) e QRS muito largo (175,5 ± 19,3)[53] (Fig. 5.6).

O valor prognóstico e a reprodutibilidade desse padrão eletrocardiográfico não foram avaliados.

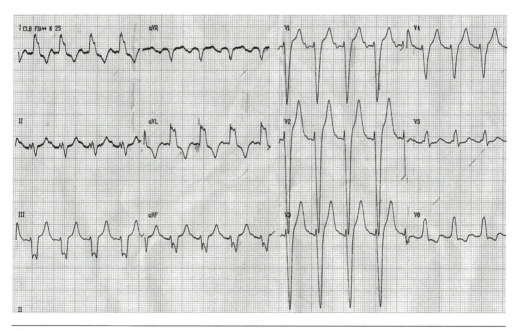

Figura 5.6 ECG de paciente com insuficiência cardíaca CF III, cardiomiopatia dilatada com disfunção sistólica grave. Bloqueio completo de ramo esquerdo QRS bipartido nas derivações inferiores (DII, DIII e aVF), duração do QRS = 0,18 s e desvio do eixo para a esquerda.

Importância prognóstica do BRE

O prognóstico do BRE depende mais da presença de fatores de risco e cardiopatia subjacente.

O BRE em jovens sem cardiopatia evidente é geralmente benigno, embora alguns estudos mostrem aumento na incidência de doença cardíaca futura e mortalidade cardiovascular em relação à população sem BRE[67].

Estudo recente em uma população de residente na Califórnia, assintomática e sem doença cardíaca evidente, com idade > 55 anos, observou que o BRE está relacionado à maior incidência de insuficiência cardíaca e à maior mortalidade no seguimento a longo prazo (> 6 anos)[68].

Dada a conhecida associação com a presença de BRE e cardiopatia estrutural, o achado de BRE justifica a necessidade de investigação complementar e acompanhamento do paciente.

A importância prognóstica do bloqueio de ramo associado ao infarto foi reconhecida há quase 100 anos (1917) por Oppenheimer e Rothschild[69]. Em 1965, Bauer et al.[70] publicaram a evolução de 13 pacientes com bloqueio de ramo e infarto agudo do miocárdio (IAM), com relato de 8 óbitos na primeira semana após a admissão. Essa mortalidade muito alta pode traduzir o tratamento instituído na época e o perfil clínico dos pacientes.

Sabe-se que os pacientes com BRE e IAM são mais idosos, têm maior prevalência de diabetes, insuficiência cardíaca e infarto de localização anterior, os quais são fatores associados com maior risco. No entanto, vários estudos mostram associação independente entre BRE e mortalidade no IAM, a curto e longo prazo[45,46,71].

Vivas et al.[57] analisaram a implicação prognóstica do bloqueio de ramo em pacientes com IAM submetidos à angioplastia primária, observando que o BRD ou BRE novo e persistente (presente no ECG à alta hospitalar) foi um preditor independente de morte e reinfarto. O BRE esteve presente em 2% dos pacientes.

A associação entre BRE e mortalidade na insuficiência cardíaca tem sido alvo de muitos estudos, com alguns resultados conflitantes. Vários estudos têm encontrado associação independente entre BRE e mortalidade no seguimento em pacientes com insuficiência cardíaca sistólica[41,71]. Por exemplo, em pacientes sobreviventes de infarto do miocárdio e com disfunção sistólica ventricular esquerda e/ou insuficiência cardíaca, o BRE novo foi associado à maior taxa de eventos cardiovasculares no seguimento de 3 anos[72].

Entretanto, outros não têm encontrado relação independe entre BRE e risco de morte a longo prazo em pacientes com insuficiência cardíaca[73].

Um estudo espanhol realizado em 1.762 pacientes com insuficiência cardíaca crônica, seguidos por 21 meses, analisou o perfil clínico e o prognóstico do BRE, BRD, BDASE e nenhum distúrbio de condução. A presença de BRE e BRD foram preditores independentes de maior mortalidade, enquanto um prognóstico melhor foi observado naqueles com BDASE ou sem distúrbios de condução. O BRE, presente em 23,6% dos casos, foi associado à maior dilatação e à pior função sistólica do VE, e regurgitação mitral, ao ecocardiograma. O BRD (6% dos pacientes) foi associado a sinais de congestão e alteração contrátil do VD. Com relação à etiologia, o BRE foi associado à cardiomiopatia dilatada e à maior proporção de etiologia não isquêmica[74]. Em nosso meio, há maior prevalência de pacientes com BRD pela maior ocorrência de etiologia chagásica (ver BRD).

BRE, dissincronia e terapia de ressincronização

Vários estudos têm documentado as consequências deletérias do BRE no desempenho cardíaco, principalmente na presença de disfunção sistólica de VE. A indução de BRE é acompanhada por alterações nos intervalos de tempo sistólicos e diastólicos, com evidências de retardo no início e final da fase ejetiva aórtica, redução do tempo diastólico, ocasionando redução no volume sistólico e na pressão arterial[9,10,73,75].

A análise de vários estudos de terapia de ressincronização (marca-passo biventricular) tem evidenciado o benefício da terapia de ressincronização cardíaca, como melhora dos sintomas, da função ventricular e aumento na sobrevida, em pacientes com insuficiência cardíaca sintomática e tratamento medicamentoso otimizado, fração de ejeção ≤ 35% e ECG com QRS largo, sobretudo nos pacientes com BRE e QRS com duração ≥ 150 ms (ver Capítulo 11)[35,36,76,77].

Durante o implante do marca-passo biventricular, o alvo é posicionar o eletrodo na parede posterolateral do ventrículo esquerdo, sempre que possível, que é comumente a região mais tardiamente ativada no BRE. A redução da dissincronia é aceita como o mecanismo primário responsável pelos efeitos favoráveis no desempenho cardíaco da terapia de ressincronização[38,78].

A figura 5.7 mostra um exemplo de paciente com insuficiência cardíaca grave, BRE completo com QRS de 160 ms, submetido a implante de marca-passo biventricular, observando importante retardo na ativação da parede posterolateral do ventrículo esquerdo (eletrograma captado do eletrodo do ventrículo esquerdo), em relação ao eletrograma do ventrículo direito, obtido por meio do eletrodo ventricular direito.

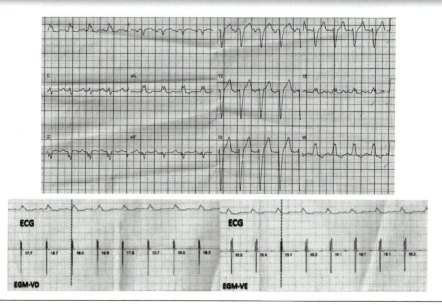

Figura 5.7 ECG de 12 derivações com ritmo sinusal, padrão de BRE e registro dos eletrogramas intracavitários (EGM) realizado durante implante do marca-passo biventricular, obtido do eletrodo posicionado na região apical do ventrículo direito (EGM-VD) e do eletrodo posicionado na parede posterolateral do VE (através do seio coronariano) (EGM-VE). Observar que o eletrograma obtido do ventrículo direito (EGM-VD) é precoce, ocorre no início do QRS, enquanto o eletrograma do ventrículo esquerdo (EGM-VE) é tardio, com retardo entre o início do QRS e o sinal elétrico da parede lateral do VE (Q-VE) de 120 ms. Paciente com cardiomiopatia dilatada, insuficiência cardíaca grave, CF III, FEVE de 20%. Os eletrogramas foram obtidos durante o mesmo procedimento cirúrgico por meio do analisador de marca-passo (PSA). Velocidade de 25 mm/s.

BLOQUEIO DE RAMO DIREITO (BRD)

O bloqueio de ramo direito resulta do retardo na condução no feixe de His, no ramo direito, ou mais distalmente no sistema His-Purkinje. É um distúrbio comum na prática clínica, ocorrendo com frequência na ausência de doença evidente, mas também está associado a condições onde há comprometimento cardíaco ou pulmonar.

O sítio do bloqueio pode ser *proximal* ou *distal*. O BRD é proximal quando o sítio do bloqueio está localizado na porção proximal do ramo direito, e o BRD é considerado distal quando o retardo está localizado na porção final do ramo na banda moderadora do VD, ou mais distalmente nas ramificações da rede de fibras de Purkinje ou intramural[23,79].

Ativação no BRD completo

O processo de ativação no BRD completo pode ser descrito pelos vetores[20,23,27,28,30] (Fig. 5.8):

- Vetor 1 (septal) – ativação normal do septo da esquerda para a direita. Esse vetor é responsável pela onda r inicial vista em V1 e V2.

- Vetor 2 (parede livre do VE) – ativação da parede livre do ventrículo esquerdo que produz a onda S em V1 e contribui para a onda R em V6. Esse vetor de ativação do ventrículo esquerdo apresenta magnitude menor do que o normal porque sofre cancelamento de forças opostas da ativação transeptal, da esquerda para a direita (vetor 3). Isso explica a pequena magnitude da onda S em V1, menor do que o esperado por representar a ativação do VE.

- Vetor 3 – a seguir a onda de ativação progride da esquerda para a direita através do septo até causar, por último, a ativação lenta e retardada da parede livre, basal e via de saída do ventrículo direito. Esse vetor dirige-se para a frente e altera a porção final do QRS e é responsável pela onda R' alargada em V1 e pela onda S em DI e V6.

No BRD não ocorre modificação na porção inicial do QRS porque a ativação do septo ocorre de forma normal, da esquerda para a direita (vetor 1). Portanto, a alteração principal ocorre na porção final do QRS.

Critérios diagnósticos

Os critérios empregados para caracterizar o BRD completo são mostrados no quadro 5.1.

De modo geral, na presença de ritmo supraventricular e de QRS largo ($\geq 0{,}12$ s), o BRD completo pode ser diagnosticado pela presença de complexo QRS com aspecto descrito como "orelhas de coelho" (rSR' ou rsR') em V1-V2 e S alargado em DI e V6 (Fig. 5.9).

A atenção deve ser voltada principalmente para V1 e para o final do QRS para diagnosticar BRD.

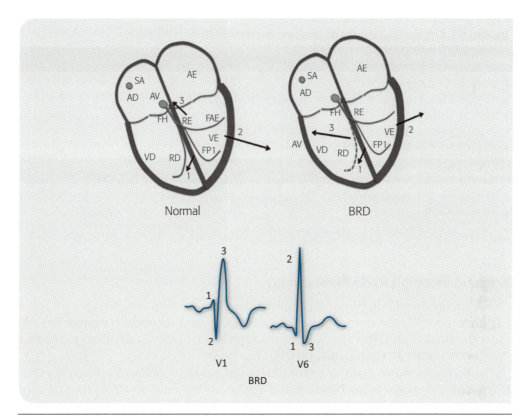

Figura 5.8 Representação dos vetores de ativação normais e no bloqueio de ramo esquerdo (BRE). Há variações na representação desses vetores. No BRD, a ativação tem início pelo septo, da esquerda para a direita (vetor 1: ativação septal); depois ocorre o vetor 2, da ativação da parede livre do ventrículo esquerdo; agora o estímulo progride em sentido contrário, da esquerda para a direita, através do septo, até ocorrer a ativação retardada do ventrículo direito (vetor 3: ativação do VD). Embaixo, contribuições dos vetores para o complexo QRS no BRD: morfologia rSR' em V1 e S alargado em V6.

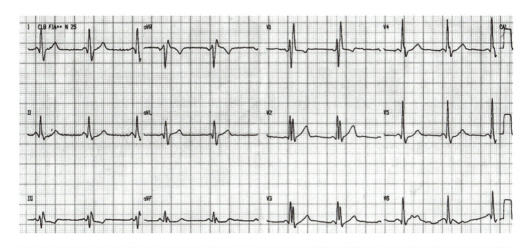

Figura 5.9 Bloqueio completo de ramo direito (BRD): ritmo sinusal, QRS largo, com padrão rSR' em V1, S alargado no final do QRS (DI, aVL).

Quadro 5.1 Critérios diagnósticos do bloqueio de ramo direito[19,21,25,27,29,30,32].

Bloqueio completo de ramo direito (BRD)
• Aumento na duração do QRS: 0,12 s ou mais
• Complexo QRS com onda R' alargada e entalhada em V1 e V2 (rsr', rsR' ou rSR')
• Ondas S alargadas em DI, V5 e V6
• Prolongamento do tempo de ativação ventricular em V1 (> 50 ms)
• Alterações secundárias da repolarização ventricular (V1/V2)

Bloqueio incompleto de ramo direito
• Duração do QRS entre 0,10 e 0,12 s
• Padrão rsr', rSr' ou rsR' em V1
• Onda T usualmente oposta ao retardo final do QRS

Bloqueio incompleto de ramo direito

Decorrente de retardo menor na condução, apresenta como característica principal a duração do QRS que deve ser menor que 0,12 s, além da onda r' teminal em V1. Critérios: duração do QRS entre 0,10 e 0,12 s, padrão rsr', rSr' ou rsR' em V1 e onda T usualmente oposta ao retardo final do QRS (Fig. 5.10)[19,21,27].

Os bloqueios incompletos de ramo direito são também conhecidos como *distúrbio de condução pelo ramo direito*. Nas formas discretas, se usa o termo atraso final de condução[32].

A morfologia rSr' em V1, com r > r', geralmente representa uma variante do normal[80], comumente observada em jovens e atletas, sendo atribuída ao retardo na ativação de certa região do ventrículo direito ou base do septo (atraso final de condução) (ver p. 58).

O padrão rSr' em V1-V2 é um dos critérios diagnósticos do distúrbio de condução do ramo direito, porém pode estar relacionado a outras condições, a saber: *pectus escavatum* (rSr' com QRS com duração normal e onda P negativa em V1), cardiopatias congênitas com sobrecarga de volume do ventrículo direito (típico de comunicação interatrial), padrão de Brugada, alguns casos de WPW, colocação alta dos eletrodos de V1-V2, variante do normal, entre outros.

O diagnóstico diferencial entre o padrão de Brugada, principalmente o tipo 2, e o bloqueio de ramo direito pode ser difícil. Esta diferenciação é importante, pelo risco associado a Brugada, enquanto o BRD incompleto é geralmente um achado benigno. Aspectos que ajudam no diagnóstico diferencial[81,82]:

1. A onda r' é apiculada no BRD incompleto e arredondada e algo alargada no padrão de Brugada.
2. No padrão de Brugada, geralmente não é observado o retardo final de condução (onda S) em DI, aVL, V5 e V6, característico do BRD.
3. Em Brugada: segmento ST ≥ 2 mm no seu início, com aspecto de corcova (tipo 1) ou sela (tipo 2).

Capítulo 5 — Bloqueios de Ramos e Fasciculares 115

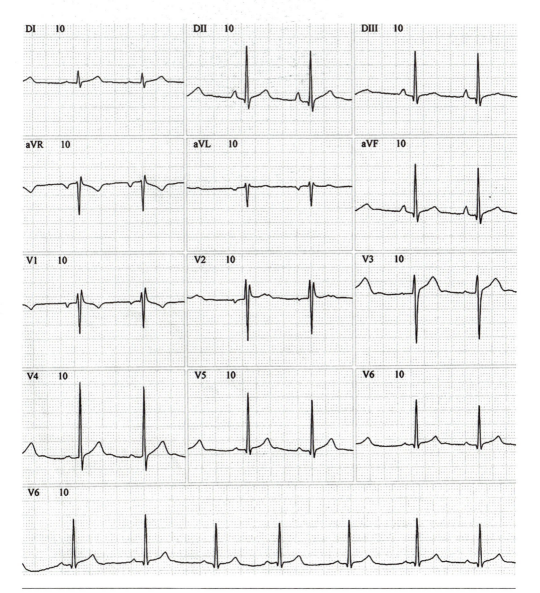

Figura 5.10 Bloqueio incompleto de ramo direito: rSr' em V1, QRS com duração de 110 ms. Homem de 27 anos, sem doença. Este é um achado comum em pessoas saudáveis.

Bloqueios divisionais do ramo direito

Descritos por alguns, os bloqueios divisionais ou fasciculares direitos não são de aceitação unânime. São atribuídos a forças terminais direitas, que resultam da ativação retardada de regiões do ventrículo direito. Duas formas são caracterizadas[11,25,27,32]:

1. Bloqueio **divisional superior direito** – morfologia rS em DI, DII e DIII (padrão tipo S1S2S3), com SII > SIII, rS em D1 < 0,12 s, onda empastada em V1 ou rSr', qR em aVR (R empastado) e onda S terminal em V6.

2. Bloqueio **divisional inferior direito** – desvio do eixo do QRS para a direita elétrico no plano frontal, onda R em DII, DIII e aVF, com RII > RIII, rS em D1 < 0,12 s, onda empastada em V1 ou rSr', qR em aVR (R empastado) e onda S terminal em V6.

A maioria dos autores americanos não reconhece os bloqueios divisionais ou fasciculares direitos como uma categoria específica e que apresente relevância clínica a ser destacada.

Esses padrões são geralmente incluídos entre os bloqueios de ramo direito incompletos ou variantes do normal. Padrões com características similares podem ser observados em casos de HVD e na doença pulmonar obstrutiva crônica (DPOC).

Significado clínico

Epidemiologia

O BRD é mais comum em idosos, no sexo masculino e diabéticos. A prevalência de BRD na população geral sem doença cardiovascular evidente é duas a três vezes maior no homem do que na mulher e aumenta substancialmente no idoso: varia de 0,6% em mulheres com idade inferior a 40 anos para 14,3% em homens com idade superior a 80 anos[83,84]. No *Copenhagen City Heart Study*, a prevalência de BRD completo foi de 1,4% no homem e 0,5% na mulher, enquanto o BRD incompleto foi observado em 4,7% dos homens e 2,3% das mulheres, respectivamente[83].

Em algumas condições patológicas, o BRD é muito comum. Por exemplo, a prevalência de BRD foi de 32,4% em pacientes com cardiopatia chagásica crônica que procuraram o serviço médico[85]. Após correção cirúrgica de tetralogia de Fallot, o BRD é observado na maioria dos pacientes[86].

Etiopatogenia

O BRD pode ser um achado em pessoas sem doença evidente ou uma manifestação de doença cardíaca ou pulmonar, sintomática ou não.

O BRD pode ser decorrente de calcificação e fibrose do sistema de condução, principalmente em idosos. Em indivíduos jovens sem doença evidente, o BRD pode refletir uma anomalia congênita do sistema de condução, enquanto nos idosos é geralmente causado por doença degenerativa do sistema His-Purkinje (doença de Lev e Lènegre)[87].

O BRD pode ocorrer nas cardiopatias congênitas, no *cor pulmonale* e embolia pulmonar, e em outras condições nas quais há dilatação e sobrecarga pressórica do ventrículo direito[21,22,25].

Condições cardíacas que podem ser causas de BRD: hipertensão arterial, cardiopatia isquêmica crônica, infarto do miocárdio, cardiomiopatia, valvopatia mitral e aórtica, cardiopatias congênitas (CIA, anomalia de Ebstein, pós-correção cirúrgica de tetralogia de Fallot), entre outras[21,22,25,86].

O BRD pode ser observado durante a realização do cateterismo cardíaco direito, devido ao traumatismo induzido pela ponta do cateter. Neste caso, o BRD é comumente transitório (intermitente), com reversão após a retirada do cateter[88].

Após ablação (alcoolização) de septo para o tratamento da cardiomiopatia hipertrófica obstrutiva, o surgimento de BRD é frequente, registrado em 36% dos pacientes em um estudo[44]. Uma complicação desse procedimento é o BAV completo, com necessidade de marca-passo.

O BRD associado ao IAM pode ser novo, causado por isquemia aguda e necrose do sistema de condução, ou antigo, ou seja, o BRD é preexistente ao evento isquêmico (IAM).

Comumente não se observa BRD no paciente com insuficiência cardíaca, a não ser quando a etiologia é chagásica ou em pacientes com cardiomiopatia isquêmica e infarto prévio. No caso de BRD com infarto anterosseptal prévio, é comum a morfologia QR ou qR em V1, causado pela perda do r inicial pela necrose septal.

O BRD isolado ou associado ao bloqueio fascicular anterior esquerdo é comum na cardiopatia chagásica crônica, causado por lesão (miocardite e fibrose) do sistema de condução, muitas vezes precedendo a disfunção miocárdica[89].

O BRD pode estar combinado a outras alterações, como sobrecarga atrial esquerda, ondas Q anormais, depressão de ST/ondas T isquêmicas e sinais de HVE. A presença dessas alterações associadas sugere doença cardíaca estrutural, como cardiopatia isquêmica (Fig. 5.11).

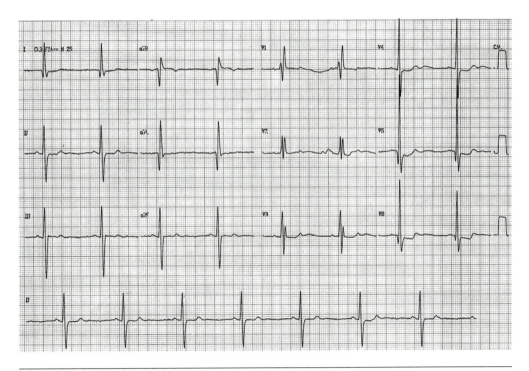

Figura 5.11 Bloqueio de ramo direito associado a critérios voltagem para HVE e alteração de repolarização ventricular. Paciente do sexo feminino, 86 anos, portadora de cardiomiopatia isquêmica.

O BRD pode ser intermitente. Por exemplo: o BRD que surge na fase aguda do infarto pode ser intermitente, o BRD transitório observado durante o cateterismo cardíaco direito e o BRD induzido por alterações na frequência cardíaca (BRD frequência dependente).

Na sua forma mais comum, o BRD frequência dependente surge quando ocorre elevação da frequência cardíaca e reverte quando a frequência cardíaca diminui. Por exemplo, durante o teste de esforço. Pode ser observada aberrância também após um batimento de origem supraventricular prematuro, como uma extrassístole atrial ou na presença de taquiarritmia supraventricular. É o chamado bloqueio fase 3 ou *aberrância*. O estímulo com ciclo RR curto (maior frequência cardíaca) ou prematuro encontra o ramo direito ainda no seu período refratário e não é conduzido, ou seja, sofre bloqueio funcional no ramo direito. O mais comum é a aberrância ocorrer no ramo direito por esse apresentar normalmente maior período refratário, quando comparado com o ramo esquerdo[21,58]. O BRD tipo fase 4 ou bradicardia dependente é incomum e geralmente traduz comprometimento do sistema de condução cardíaco[21].

Diagnóstico de hipertrofia ventricular esquerda na presença de BRD

O BRD diminui a sensibilidade dos critérios eletrocardiográficos para HVE. Os critérios de sobrecarga atrial esquerda (SAE) e o índice de Sokolow são citados como úteis para diagnosticar HVE associada a BRD[27].

A medida da onda R em aVL (R > 1 mV) e o índice de Cornell-produto apresentaram bom desempenho para diagnosticar HVE quando há BRD[90] (ver Capítulo 3).

Importância prognóstica

O prognóstico do paciente com BRD depende principalmente da causa e da presença de doença subjacente.

Com base em vários estudos, o BRD isolado, na ausência de doença evidente, foi considerado achado benigno, sem associação com aumento de risco ou desenvolvimento de doença cardiovascular ou maior mortalidade.

Entretanto, em grande estudo (*Copenhagen City Heart Study*)[83], realizado em população geral de mais de 18 mil pessoas de ambos os sexos, sem doença cardiovascular, seguidas por 20,5 anos, o BRD completo foi associado a aumento de mortalidade por todas as causas (HR 1,31; IC 95%, 1,11-1,54) e morte cardiovascular (HR 1,87; IC 95%, 1,48-2,36), bem como a aumento na taxa de infarto do miocárdio e implantação de marca-passo, no seguimento. Portanto, o encontro de BRD completo em indivíduo inicialmente livre de doença cardiovascular foi associado a aumento do risco de mortalidade de 30%, principalmente por doença cardiovascular. Apesar disso, o paciente assintomático com BRD, sem outra evidência de cardiopatia, não necessita de nenhum exame adicional ou intervenção específica por causa do bloqueio de ramo em si. O BRD incompleto não foi associado a aumento de risco em relação à população sem distúrbio de condução.

Quando associado à cardiopatia isquêmica, o BRD é sugestivo de doença avançada e pior prognóstico (ver Capítulo 6). Na fase aguda do infarto do miocárdio, o BRD é um marcador prognóstico, está relacionado a infarto anterior com necrose extensa (maior pico de CK-MB) e maior morbimortalidade, quando comparado com os pacientes sem distúrbio de condução[90].

BLOQUEIO DIVISIONAL ANTEROSSUPERIOR ESQUERDO (BDASE)

O bloqueio divisional anterossuperior esquerdo (BDASE) ou bloqueio fascicular anterior esquerdo resulta do retardo na condução do estímulo no fascículo anterior esquerdo. É um distúrbio de condução comum na prática clínica, talvez porque o fascículo anterior esquerdo se localiza na via de saída do ventrículo esquerdo, próximo ao anel aórtico, o que o torna mais facilmente envolvido por processos patológicos.

Ativação no BDASE[11,20,21,27,91,92]

Como consequência do retardo na progressão do estímulo no fascículo anterior esquerdo, a ativação ventricular esquerda tem início pela região posteroinferior, o que é responsável por vetores iniciais (0,02 s) orientados para baixo e para a direita, para cerca de +120°. Tal alteração inicial se traduz ao ECG por ondas r (pequenas) nas derivações inferiores (DII, DIII e aVF) e q em DI e aVL, o que resulta no padrão Q1S3. Por último, é ativada a região anterolateral e basal do ventrículo esquerdo, o que é responsável por um grande vetor dirigido para cima e para a esquerda (ativação retardada), para cerca de –45° a –60°, que se expressa ao ECG por ondas de grande amplitude: S nas derivações inferiores e R em DI e aVL. O resultado é o padrão Q1S3 (Fig. 5.12).

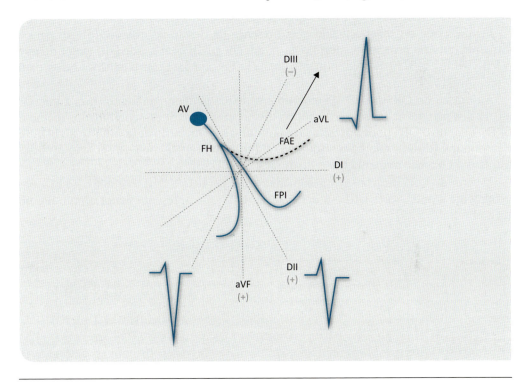

Figura 5.12 Projeção do eixo médio do QRS no plano frontal no bloqueio divisional anterossuperior esquerdo (BDASE). O retardo no fascículo anterior esquerdo atrasa a ativação da região anterolateral e basal do ventrículo esquerdo, o que é responsável por um vetor dirigido para cima e para a esquerda. O eixo do QRS encontra-se desviado para a esquerda, aproximadamente paralelo a DIII (projeta-se em sua metade negativa), o que explica a onda S ampla em DIII (com S3 > S2) e o R amplo em DI e aVL.

No plano horizontal, a alteração na orientação dos vetores no BDASE pode ocasionar pobre progressão de R nas derivações precordiais, com o registro de ondas S profundas em V4 a V6. A alteração dos vetores iniciais é responsável pela ausência da onda q normal nessas derivações e pelo surgimento de pequenas ondas Q em V1 e V2. Os vetores tardios dirigidos superiormente e para a esquerda podem ocasionar um r' em V2 e V3 (mas não em V1), quando essas derivações são colocadas em posições altas no tórax (um espaço intercostal acima).

A presença de pobre progressão de R nas derivações precordiais no BDASE, bem como q em V1 e V2 (observado algumas vezes), é resultado do processo de ativação em si e não relacionada à fibrose ou necrose.

O vetor médio do QRS no plano frontal orienta-se paralelo a DIII, próximo a –60° (Fig. 5.12).

O complexo QRS no BDASE apresenta, em geral, pequeno aumento na sua duração, sendo inferior a 0,12 s no BDASE isolado. A duração do QRS pode ser maior que 0,12 s quando há associação de distúrbios de condução (por exemplo: BDASE + BRD).

Critérios eletrocardiográficos

O BDASE é caracterizado pelos critérios apresentados no quadro 5.2[21,25,32,91,93].

BDASE pode ser diagnosticado pela presença de desvio acentuado do eixo para a esquerda (critério principal), morfologia rS em DII e DIII com o S de DIII maior do que o S de DII (S3 > S2) e R predominante em aVL (Fig. 5.13). Essas alterações ocasionam o padrão Q1S3.

A duração do QRS no BDASE comumente exibe pequeno aumento, mas é inferior a 0,12 s, a não ser na presença de outros distúrbios de condução combinados (como o BRD), quando o QRS pode apresentar maior duração. O retardo de condução no BDASE é intramural (distal), não há retardo na condução transeptal como observado no BRE, por isso o QRS não aumenta tanto de duração no BDASE[23].

O vetor do QRS projeta-se, aproximadamente, paralelo a DIII. Portanto, no BDASE, geralmente a onda S em DIII é a deflexão do QRS que apresenta maior amplitude no plano frontal.

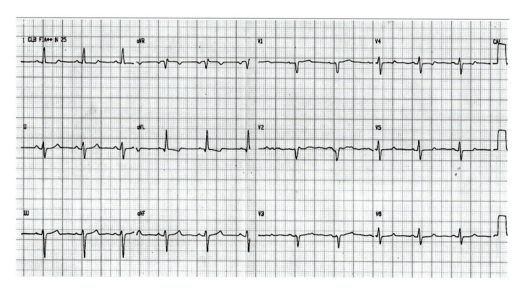

Figura 5.13 Bloqueio fascicular anterior esquerdo: ritmo sinusal, desvio do eixo para a esquerda (em torno de –50°), S de DIII > S de DII, rS em DII, qR em DI e aVL. No BDASE é comum a pobre progressão de R nas precordiais, mesmo na ausência de necrose. Há Q de V1 a V3. Neste caso o paciente é portador de cardiopatia isquêmica.

Quadro 5.2 Critérios diagnósticos dos bloqueios divisionais.

Bloqueio divisional anterossuperior esquerdo (BDASE)

- Duração do QRS menor que 0,12 s (BDASE isolado)
- Desvio do eixo elétrico do QRS para a esquerda no PF, entre −45° e −90°
- Morfologia rS em DII, DIII e aVF, com o S de DIII maior que o de DII (S3 > S2)
- R predominante em DI e aVL, em geral com o padrão qR
- Aumento no tempo do pico da onda R em aVL (≥ 0,045 s)

Bloqueio divisional posteroinferior esquerdo (BDPI)

- Duração do QRS menor que 0,12 s (BDPI isolado)
- Desvio do eixo elétrico do QRS para a direita no PF, em torno de +120° (entre 90 e 180°)
- Morfologia qR nas derivações inferiores DII, DIII e aVF, com o S de DIII maior que o de DII (R3 > R2)
- Padrão rS em DI e aVL
- Ausência de outras causas para o desvio do eixo para a direita

Algumas situações podem ser confundidas com BDASE, a saber: outras causas de desvio do eixo para a esquerda, como infarto inferior, coração horizontalizado, pré-excitação ventricular (WPW), padrão S1S2S3.

O padrão S1S2S3 pode ser uma variante da normalidade ou estar associado a HVD, DPOC. A presença de onda S em DI (complexo RS) e de onda S em DII > S de DIII são alterações usuais neste caso e não observadas no BDASE (ver Fig. 2.14, Capítulo 2)[23].

No infarto inferior associado a BDASE, a necrose pode fazer desaparecer a onda R nas derivações inferiores. Quando há critérios para BDASE (qR em DI e aVL e desvio acentuado do eixo para a esquerda no PF: entre −45° e −90°), o registro de onda Q em DII sugere infarto inferior associado e a observação de onda T negativa nessas derivações sugere isquemia miocárdica[91,94].

Como já citado, a alteração na orientação dos vetores iniciais no BDASE pode ocasionar pobre progressão de R nas derivações precordiais, ou mesmo o surgimento de pequenas ondas q em V1 e V2, o que pode simular necrose septal. Essas ondas q benignas (não relacionadas à isquemia ou infarto) no BDASE são limitadas a uma ou duas derivações precordiais (até V3) e apresentam duração < 0,03 s. O BDASE pode também estar associado à necrose anterosseptal, como, por exemplo, no paciente com infarto prévio (condição mais comum); nesse caso, as ondas Q apresentam maior duração (≥ 0,04 s) e/ou estendem-se até V4[95].

No BDASE, as derivações aVL e aVR têm um R final (R terminal), onde o pico da onda R é mais tardio em aVR do que em aVL[96]. Esse aspecto pode ser útil para diagnosticar BDASE associado à necrose de parede inferior.

Significado clínico

Mais comumente, o BDASE é adquirido e relacionado à doença cardíaca, entretanto pode ocorrer em pessoas saudáveis.

A prevalência de BDASE na população saudável é estimada em 0,3 a 1,5%[83,97,98].

O BDASE, na ausência de doença cardiovascular, geralmente tem sido considerado um achado benigno, resultado do envelhecimento[99].

No entanto, estudo recente[100] observou que o BDASE em idosos acima de 65 anos está associado a aumento de incidência de fibrilação atrial (FA), insuficiência cardíaca e morte. Com base nesses achados e outros estudos, os autores postulam que o BDASE poderia ser um marcador de fibrose cardíaca esquerda, um fator para o surgimento de FA e insuficiência cardíaca. Esse estudo é limitado pelo pequeno número de pacientes com BDASE (39 no total) e mais estudos são necessários para definir melhor essa questão[100].

É bem conhecido que o prognóstico do BDASE está relacionado principalmente à existência ou não de cardiopatia e da gravidade da doença cardíaca subjacente[91].

As principais causas de BDASE são: hipertensão arterial sistêmica, doença coronariana (associada ou não a infarto do miocárdio), cardiopatia chagásica, esclerose e calcificação do sistema de condução (doença de Lev e Lènegre), cardiomiopatia, miocardite, valvopatia aórtica e cardiopatias congênitas (principalmente: defeito do canal atrioventricular e atresia tricúspide)[21,91].

Em pacientes com suspeita de doença arterial coronariana referidos para ecocardiograma de estresse com dobutamina, o BDASE foi associado com maior risco de morte no seguimento de 5 anos[101].

BLOQUEIO DIVISIONAL POSTEROINFERIOR ESQUERDO (BDPI)

Este é um distúrbio de condução raro, que geralmente surge associado ao BRD. Isso ocorre porque o fascículo posterior é curto e espesso, recebe irrigação dupla (descendente anterior e da descendente posterior), apresenta trajeto em direção à via de entrada do ventrículo esquerdo, o que o torna mais protegido e menos acometido por processos patológicos[32,102].

O diagnóstico de BDPI não pode ser feito isoladamente pela análise do ECG, e sim com base nos dados clínicos, porque esse distúrbio de condução incomum deve ser diagnosticado na ausência de outras causas de desvio do eixo para a direita (HVD, infarto lateral e coração verticalizado), que são condições com um padrão eletrocardiográfico similar.

Ativação no BDPI[20,21,91,92]

Nesse distúrbio de condução, a dificuldade na progressão do estímulo no fascículo posterior causa retardo na ativação da região inferoposterior do ventrículo esquerdo. O processo de ativação tem início pelas áreas mediosseptais, o que é responsável por um vetor orientado para a esquerda e para cima, responsável pela onda r em DI e aVL e q em DII, DIII e aVF. A região inferoposterior do ventrículo esquerdo é a última a ser ativada, o que origina um vetor que se dirige para baixo e para a direita (aproximadamente 110°), de grande magnitude, já que se trata de ativação retardada, sem oposição de outras forças. Tal vetor terminal é responsável pelo desvio do eixo para a direita do ÂQRS e pelo aumento da amplitude da onda R nas derivações inferiores e diminuição do R em DI e aVL, com surgimento de rS nestas últimas.

Critérios eletrocardiográficos (Figs. 5.14 e 5.15)

Os critérios diagnósticos do BDPI foram apresentados no quadro 5.2[21,25,32,91,93]. Critérios: desvio do eixo para a direita, morfologia qR nas derivações inferiores DII, DIII e aVF, com o R de DIII maior que o DII (R3 > R2) e padrão rS em DI e aVL. Estas alterações resultam no padrão S1Q3.

Capítulo 5 — Bloqueios de Ramos e Fasciculares

O diagnóstico do BDPI é feito com base nos critérios citados tomados em conjunto com os dados clínicos para excluir outras condições que se apresentam com desvio do eixo para a direita, tais como HVD, infarto lateral e coração verticalizado.

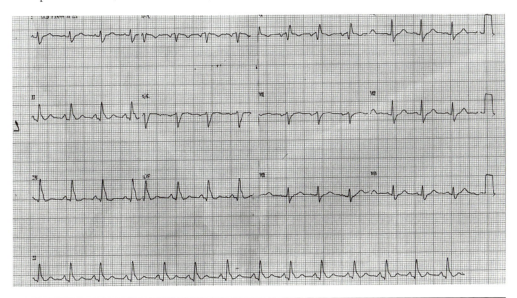

Figura 5.14 ECG de paciente com episódios de síncopes. Bloqueio fascicular posterior esquerdo (BDPI): desvio do eixo para a direita (em torno de + 110º), qR nas derivações inferiores e R de DIII > R de DII (R3 > R2), com o padrão S1Q3. Presença de BRD associado: BRD + BDPI.

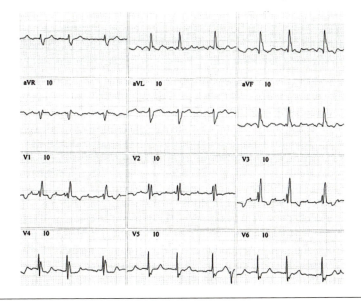

Figura 5.15 Bloqueio fascicular posterior esquerdo associado a bloqueio de ramo direito (BDPI + BRD). Critérios para BDPI: desvio do eixo para a direita (QRS predominantemente negativo em DI e positivo em aVF), qR em DII, DIII e aVF, R3 > R2. Critérios para BRD: rsR' em V1, retardo final (S alargado nas derivações esquerdas). O ritmo de base é de fibrilação atrial.

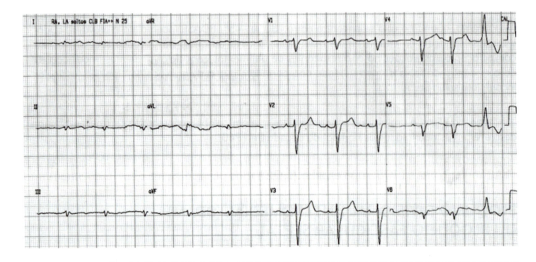

Figura 5.16 Distúrbio de condução intraventricular inespecífico. O ECG mostra ritmo sinusal, baixa voltagem do QRS no plano frontal, distúrbio de condução intraventricular inespecífico. O intervalo QRS é largo (0,13 s), rS em V1, QS em V5 e V6. Como não existe R monofásico em DI, AVL (mas, complexos qr) ou V5-V6 (existe QS), não se trata de BRE típico. A presença de complexos de baixa amplitude em várias derivações e complexos com Q (derivações esquerdas) sugerem fibrose ou necrose miocárdica. Há extrassístole atrial seguida por extrassístole ventricular (terceiro e quarto batimentos em V4-V6). Portador de cardiomiopatia dilatada, com insuficiência cardíaca, CF III, disfunção sistólica grave.

ASSOCIAÇÃO DE DISTÚRBIOS DE CONDUÇÃO INTRAVENTRICULAR

Bloqueio bifascicular

Termo usado quando há retardo na condução em dois componentes do sistema de condução. A forma mais comum é a associação BRD + BDASE, que é característica da cardiopatia chagásica, mas pode ser ocasionada por outras condições (esclerose do sistema de condução, doença isquêmica, valvopatia aórtica). O ECG mostra o padrão de BRD associado a desvio do eixo para a esquerda (BDASE) (Fig. 5.17).

Alguns autores consideram o BRE completo uma forma de bloqueio bifascicular[110].

De modo global, a taxa de progressão do bloqueio bifascicular (BRD + BDASE, BRE completo ou BRD + BDPI) para BAV completo (ou seja, bloqueio trifascicular) é estimada em 2 a 5% por ano, sendo menor nos pacientes assintomáticos e maior naqueles com síncope ou intervalo HV aumentado no EEF[111,112].

O bloqueio bifascicular assintomático não é indicação de marca-passo definitivo[112].

Os pacientes com IAM que desenvolvem bloqueio bifascicular novo apresentam relativa alta mortalidade e risco de evoluir com BAV completo[113].

A associação bloqueio de ramo direito e bloqueio divisional posteroinferior (BRD + BDPI) é incomum. Geralmente é aceito que essa forma de bloqueio bifascicular tem maior probabilidade de progressão para formas avançadas de bloqueio AV. Entretanto, tais estudos são escassos, geralmente pequenas séries de casos, ou estudos comparativos com pequena amostra de pacientes com BDPI, pela sua raridade (ver Bloqueio de condução intraventricular e síncope)[114].

A cardiopatia chagásica, a doença coronariana, a esclerose e a calcificação do sistema de condução constituem as causas principais da associação BRD + BDPI[92,115].

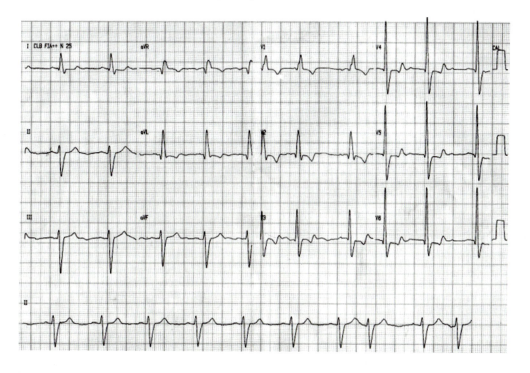

Figura 5.17 Bloqueio bifascicular: BRD + BDASE em paciente com cardiopatia hipertensiva e isquêmica. Q em V1-V2 e alteração de ST-T mais evidente nas derivações precordiais.

Bloqueio trifascicular

Consiste no retardo de condução no ramo direito associado a retardo nos dois fascículos do ramo esquerdo, o que resulta no aumento do tempo de condução His-ventricular. Manifesta-se no ECG por bloqueio bifascicular (BRD associado a BDASE ou BDPI) mais intervalo PR prolongado (Fig. 5.18). Entretanto, o aumento do intervalo PR pode ser causado por retardo no nó AV, o que não caracteriza o bloqueio trifascicular verdadeiro. O estudo eletrofisiológico invasivo estabelece o diagnóstico ao evidenciar o aumento do HV no bloqueio trifascicular[116,117].

A associação BRD-BDASE-BAV de primeiro grau pode progredir para bloqueio atrioventricular avançado ou completo e necessidade de marca-passo. Entretanto, é possível a permanência estável ao longo do tempo, sem sintomas como síncope.

Bloqueio de ramo alternante

Caracteriza-se pela alternância entre BRD e BRE no mesmo traçado, ou em exames sucessivos, ou BRD associado a BDASE em um traçado alternando com BRD associado a BDPI em outro. Há o consenso de que os pacientes com bloqueio de ramo alternante

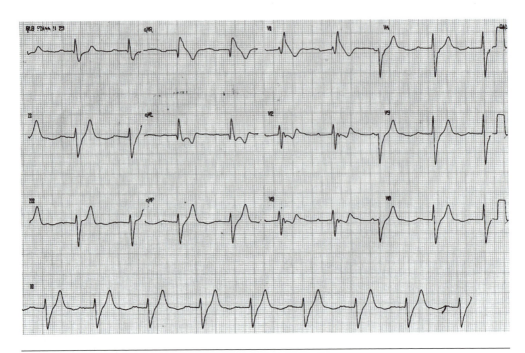

Figura 5.18 Bloqueio trifascicular. Bloqueio de ramo direito associado a bloqueio fascicular anterior esquerdo e bloqueio AV de primeiro grau. Paciente com história de síncope.

devam ser submetidos a implante de marca-passo definitivo, mesmo se assintomático[119]. É comum o bloqueio de o ramo alternante evoluir com BAV total e síncope. Essa evidência é baseada em relatos de casos.

O padrão de BRD associado a BDASE alternado com BDPI, descrito inicialmente por Rosenbaum e Elizari, pode ser considerado uma forma de bloqueio trifascicular[23].

É indicado implante de marca-passo definitivo no bloqueio de ramo alternante, com ou sem sintomas (classe 1, nível C)[118].

Bloqueio bifascicular mascarado ou bloqueio de ramo bilateral

O conceito desse distúrbio de condução é antigo. Wilson et al. já escreviam sobre uma forma não usual de distúrbio de condução intraventricular, que exibia desvio acentuado do eixo para a esquerda e morfologia de BRE nas derivações bipolares associada a padrão de BRD nas derivações precordiais[119]. Este distúrbio de condução peculiar é também chamado bloqueio de ramo esquerdo oculto.

Conforme definido por Bayés de Luna et al., o ECG exibe QRS largo com desvio acentuado do eixo para a esquerda no plano frontal (–60º), com ausência ou mínimo S em DI e aVL e um padrão que lembra o BRE no plano frontal, porém com padrão de BRD no plano horizontal, com QRS positivo em V1. O QRS é tipicamente bem largo, com duração em torno de 150 ms ou mais (Figs. 5.19 e 5.20). Geralmente é associado à cardiopatia grave (doença de Chagas, cardiopatia isquêmica), com frequente necessidade de marca-passo e alta mortalidade no seguimento[120,121].

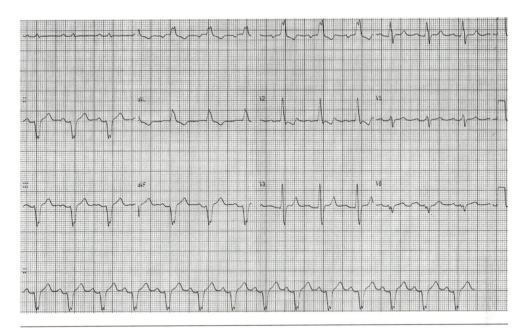

Figura 5.19 ECG exibe ritmo sinusal com QRS largo e desvio acentuado do eixo para a esquerda no plano frontal (–60°), com ausência de onda S em DI e aVL, padrão que lembra o BRE no plano frontal e padrão de BRD no plano horizontal (QRS positivo em V1). O intervalo PR é de cerca de 0,20 s. Bloqueio de ramo mascarado em paciente com cardiomiopatia chagásica e insuficiência cardíaca.

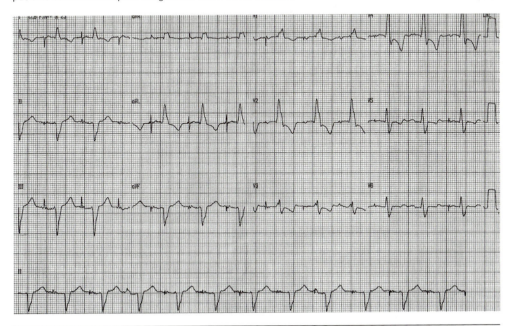

Figura 5.20 O ECG mostra ritmo de marca-passo com estimulação do átrio e condução espontânea para o ventrículo com padrão de distúrbio de condução intraventricular (bloqueio de ramo bilateral). O QRS é largo e há desvio acentuado do eixo para a esquerda no plano frontal (–60°), com ausência de onda S em DI e aVL, padrão que lembra o BRE no plano frontal e padrão de BRD no plano horizontal (QRS positivo em V1). Outro exemplo de bloqueio de ramo mascarado em paciente com cardiomiopatia chagásica e insuficiência cardíaca.

Foi observado que aqueles pacientes que apresentam BRE no ECG basal, quando desenvolvem padrão de BRD em V1 durante o cateterismo cardíaco direito, esse tem como característica a ausência de onda S em DI e aVL, ao contrário dos pacientes que apresentavam ECG basal com QRS normal ou bloqueio divisional, os quais desenvolveram BRD típico (com onda S). Portanto, padrão de BRD com ausência de S em DI e aVL foi indicativo de bloqueio de ramo bilateral[122].

Com base nos dados publicados, o bloqueio de ramo bilateral é considerado raro. No estudo de Tzogias et al.[122], entre 2.253 pacientes consecutivos hospitalizados com BRD, 34 desses (1,5%) apresentavam bloqueio de ramo bilateral.

Os mecanismos responsáveis pelo bloqueio de ramo bilateral não estão totalmente esclarecidos, mas sabe-se que, apesar do padrão de BRE e BRD, há retardo na condução pelos ramos e não um bloqueio completo. Em caso de bloqueio completo em cada ramo, haveria o aparecimento de BAV de 3º grau. A ausência da onda S em DI e aVL no bloqueio de ramo bilateral tem sido explicada pela despolarização retardada do VE, que ocorre ao mesmo tempo ou após a despolarização do VD. No BRD isolado, a ativação retardada do VD é a responsável pela onda S nessas derivações.

Conforme relatado, a evolução para bloqueio AV, síncope e necessidade de marca-passo é provavelmente maior no bloqueio bifascicular mascarado do que na presença de BRD típico associado a BDASE[120,122].

BLOQUEIO DE CONDUÇÃO INTRAVENTRICULAR E SÍNCOPE

A principal causa de síncope em pacientes com bloqueios de ramo ou bloqueio bifascicular é o bloqueio atrioventricular paroxístico, mas outras etiologias são importantes, como taquiarritmia ventricular (causa importante quando há disfunção sistólica), síncope neuromediada, taquicardia supraventricular, bradiarritmia sinusal, entre outras. O *B4-Study*[123] avaliou prospectivamente a incidência de eventos clínicos em pacientes com bloqueio de ramo e síncope, seguindo uma abordagem diagnóstica sistemática, conforme é recomendada pela *Diretriz para o Diagnóstico de Síncope da Sociedade Europeia de Cardiologia*[123,124].

Em linhas gerais, a abordagem sequencial permite esclarecer a etiologia e guiar a terapia na maioria dos casos. Esta consiste em uma avaliação inicial com anamnese, exame físico, aferição da pressão arterial com o paciente deitado e em posição ortostática, ECG de 12 derivações e ecocardiograma transtorácico. Nos pacientes com cardiomiopatia isquêmica ou não isquêmica, síncope inexplicada e disfunção ventricular importante (FEVE < 35%) geralmente é recomendado o implante de cardiodesfibrilador para a prevenção de morte súbita (combinado com ressincronizador, se BRE)[118,124].

Em caso de FEVE > 35% e o diagnóstico inicial não for estabelecido, a fase seguinte inclui a realização de massagem do seio carotídeo (que também pode ser realizada na fase inicial) e de estudo eletrofisiológico invasivo (EEF). O EEF tem por finalidade avaliar o intervalo HV, se há indução de BAV de 2º ou 3º grau após estimulação atrial, ou indução de taquiarritmia ventricular. Se a causa da síncope não for esclarecida (estudo negativo), é indicado o *monitor de eventos implantável** ou o implante de marca-passo definitivo[123,124].

*O monitor de eventos implantável (*looper*) não é disponível no Sistema Único de Saúde no Brasil.

A conclusão do estudo citado[123], que incluiu 323 pacientes com síncope, FEVE de 56 + 12% e bloqueio de ramo ou bifascicular (BRE: 41%, BRD: 21%, BRD + BDASE: 34%, BRD + BDPI: 2,5%, BR alternante: 1,5%), foi que esta abordagem sistemática obtém alta taxa de diagnóstico etiológico e permite selecionar uma conduta específica (conforme a etiologia).

Em outro estudo com 249 pacientes com bloqueio bifascicular, com seguimento de 4,5 anos, foi observado necessidade de implante de marca-passo definitivo em 102 pacientes durante este período. Os seguintes fatores foram preditivos da necessidade de marca-passo: presença de síncope ou pré-síncope (HR = 2,06, IC 95%, 1,03-4,12), duração do QRS > 140 ms (HR = 2,44, IC 95%, 1,59-3,76), insuficiência renal (HR = 1,86, IC 95%, 1,22-2,83) e intervalo HV aumentado (HV > 64 ms) no EEF (HR = 6,6, IC 95%, 4,04-10,80). Neste estudo a taxa de progressão para BAV completo foi de 35% (44/124) nos pacientes com BRD + BDASE, de 46% (47/102) naqueles com BRE e de 57% (13/23) nos pacientes com BDPI associado a BRD. Estes dados mostram taxa de progressão para bloqueio trifascicular (ou seja: BAV completo) maior do que os estudos prévios, o que pode ser explicado, em parte, pelos diferentes métodos usados para detectar BAV: neste caso, deduzido pela necessidade de marca-passo programado em VVI 40 ppm[125]. Por exemplo, relatos antigos descrevem que o risco de surgimento de BAV completo, em algum momento, em pacientes não selecionados que apresentam BRD e desvio do eixo para a esquerda é de 10%[126].

O SPRITELY[127], um estudo atualmente em andamento, tem como objetivo determinar a melhor estratégia para pacientes com síncope, bloqueio bifascicular e função ventricular preservada, se implante empírico de marca-passo definitivo ou monitor de eventos implantável.

Em um estudo já publicado foi observado que o implante de marca-passo dupla câmara resulta em redução dos episódios de síncope e eventos relacionados em pacientes com síncope de origem indeterminada (com avaliação não invasiva e EEF negativos) e bloqueio de ramo[112].

REFERÊNCIAS

1. Eppinger H, Rothberger J. Zur Analyse des Elektrokardiograms. Wien Klin Wschnschr. 1909;22:1091.

2. Carter EP. Clinical observation on defective conduction in the branches of the A-V bundle. Arch Int Med. 1914;13:803.

3. Oppenheimer BS, Pardee HEB. The site of the cardiac lesion in two instances of intraventricular heart-block. Proc Soc Exper Biol Med. 1920;17:177-9.

4. Wilson FN. Concerning the form of the QRS deflections of the electrocardiogram in bundle branch block. J Mont Sinai Hosp NY. 1941;8:1110.

5. Sodi-Pallares D, Rodriguez MI, Chait LO, Zuckermann RR. The activation of the ventricular septum. Am Heart J. 1951;41(4):569-608.

6. Vassallo JA, Cassidy DM, Marchlinski FE, Buxton AE, Waxman HL, Doherty JU, et al. Endocardial activation of left bundle branch block. Circulation. 1984;69(5):914-23.

7. Auricchio A, Fantoni C, Regoli F, Carbucicchio C, Goette A, Geller C, et al. Characterization of left ventricular activation in patients with heart failure and left bundle-branch block. Circulation. 2004;109(9):1133-9.

8. Fung JW, Yu CM, Yip G, Zhang Y, Chan H, Kum CC, et al. Variable left ventricular activation pattern in patients with heart failure and left bundle branch block. Heart. 2004;90(1):17.

9. Grines CL, Bashore TM, Boudoulas H, Olson S, Shafer P, Wooley CF. Functional abnormalities in isolated left bundle branch block. The effect of interventricular assynchrony. Circulation. 1989;79(4):845-53.

10. Littmann L, Symanski JD. Hemodynamic implications of left bundle branch block. J Electrocardiol. 2000;33 Suppl:115-21.
11. Rosenbaum M, Elizari M, Lazzari E. Los hemibloqueos. Buenos Aires: Edite Paidos; 1967.
12. Suma K. Sunao Tawara: a father of modern cardiology. Pacing Clin Electrophysiol. 2001;24(1):88-96.
13. Demoulin JC, Kulbertus HE. Histopathological examination of concept of left hemiblock. Br Heart J. 1972;34(8):807-14.
14. Kulbertus HE. Concept of left hemiblocks revisited. A histopathological and experimental study. Adv Cardiol. 1975;14(2):126-35.
15. Gambetta M, Childers RW. Rate-dependent right precordial Q waves: "Septal focal block". Am J Cardiol. 1973;32:196-201.
16. Kulbertus HE, de-Leval-Rutten F, Casters P. Vectorcardiographic study of aberrant conduction anterior displacement of QRS: another form of intraventricular block. Br Heart J. 1976;38(6):549-57.
17. Tranchesi J, Moffa PJ, Pastore CA, de Carvalho Filho ET, Tobias NM, Scalabrini Neto A, et al. Block of the antero-medial division of the left bundle branch of His in coronary diseases. Vectorcardiographic characterization. Arq Bras Cardiol. 1979;32(6):355-60.
18. Moffa PJ, Del Nero E, Tobias NM, Serrro Azul LG, Pileggi F, Decourt LV. The left anterior septal block in Chagas disease. Jap Heart J. 1982;23:163-5.
19. Surawicz B, Childers R, Deal BJ, Gettes LS, Bailey JJ, Golgels H, et al.; AHA/ACCF/HRS recommendations for the standardization and interpretation of the electrocardiogram: part III: intraventricular conduction disturbances. J Am Coll Cardiol. 2009;53(11):976-81.
20. Fisch C. Electrocardiography and vectorcardiography. In: Braunwald E. Heart disease, textbook of cardiovascular medicine. 2nd ed. Philadelphia: WB Saunders Company; 1984. p. 193-253.
21. Mirvis DM, Goldberger AL. Electrocardiogram. In: Bonow RO, Mann DL, Zipes DP, Libby P. Braunwalds heart disease: a textbook of cardiovascular medicine. 9th ed. Philadelphia: Elsevier Saunders; 2012. p. 126-67.
22. Wagner GS. Marriott's Practical electrocardiography. 11th ed. Philadelphia: Lippincott Williams and Wilkins; 2008. p.119-24.
23. Sgarbossa EB, Wagner G. Electrocardiography. In: Topol EJ, Calif RM, Prystowsky EN, Thomas JD, Thompson P. Textbook of cardiovascular medicine. 3rd ed. Philadelphia: Lippincott Williams and Wilkins; 2007. p. 1012-37.
24. Wu D, Denes P, Dhingra R, Rosen KM. Bundle branch block. Demonstration of the incomplete nature of some "complete" bundle branch and fascicular blocks by the extrastimulus technique. Am J Cardiol. 1974;33(5):583-9.
25. De Luna AB. Ventricular blocks. In: de Luna AB (ed). Clinical electrocardiography: A textbook. 4th ed. Oxford, UK: Wiley-Blackwell; 2012. p. 158-202.
26. Strauss DG, Selvester RH. The QRS complex – a biomarker that "images" the heart: QRS scores to quantify myocardial scar in the presence of normal and abnormal ventricular conduction. J Electrocardiol. 2009;42(1):85-96.
27. Sanches PC, Moffa PJ. Distúrbios da condução intraventricular. In: Tranchesi – Eletrocardiograma normal e patológico. 7ª ed. São Paulo: Roca; 2001. p. 381-412.
28. Sodi-Pallares D, Besteni A, Medrano GA. Electrocardiografia y vectorcardiografia deductivas. Bases electrofisiologicas. Hipertrofias y bloqueos. La prensa Medica Mexicana, 1964.
29. Carneiro EF. O eletrocardiograma: 10 anos depois. Rio de Janeiro: Enéas Ferreira Carneiro; 1987. p. 165-98.
30. Oliveira Neto NR. Distúrbios da condução intraventricular. In: Eletrocardiografia clínica: uma abordagem baseada em evidências. 1ª ed. Rio de Janeiro; Revinter: 2010. p. 89-116.

31. Grant RP, Dodge HT. Mechanisms of QRS complex prolongation in man; left ventricular conduction disturbances. Am J Med. 1956;20(6):834-52.

32. Pastore CA, Pinho JA, Pinho C, Samesima N, Pereira-Filho HG, Kruse JCL, et al. III Diretrizes da SBC sobre Análise e Emissão de Laudos Eletrocardiográficos. Arq Bras Cardiol 2016;106 (4Supl.1):1-23

33. Padeletti L, Valleggi A, Vergaro G, Lucá F, Rao CM, Perrotta L, et al. Concordant versus discordant left bundle branch block in heart failure patients: novel clinical value of a old eletrocardiographic diagnosis. J Card Fail. 2010;16(4):320-6.

34. Strauss D, Selvester RH, Wagner GS. Defining left bundle branch block in the era of cardiac resynchronization therapy. Am J Cardiol. 2011;107:927-34.

35. Zareba W, Klein H, Cygankiewicz I, Hall WJ, McNitts S, Brown M, et al. Effectiveness of Cardiac Resynchronization Therapy by QRS Morphology in the Multicenter Automatic Defibrillator Implantation Trial-Cardiac Resynchronization Therapy (MADIT-CRT). Circulation. 2011;123(10):1061-72.

36. Stavrakis S, Lazzara R, Thadani U. The benefit of cardiac resynchronization therapy and QRS duration: a meta-analysis. J Cardiovasc Electrophysiol. 2012;23(2):163-8.

37. Neto NRO, Fonseca GC, Torres GG, Pinheiro MA, Miranda GB. Correlation between electrocardiographic features and mechanical dyssynchrony in heart failure patients with left bundle branch block. Ann Noninvasive Electrocardiol. 2011;16(1):41-8.

38. Tian Y, Zhang P, Li X, Gao Y, Zhu T, Wang L, et al. True complete left bundle branch block morphology strongly predicts good response to cardiac resynchronization therapy. Europace. 2013;15(10):1499-506.

39. Edmands RE. An epidemiological assessment of bundle-branch block. Circulation. 1966;34(6):1081-7.

40. Eriksson P, Hansson PO, Eriksson H, Dellborg M. Bundle-branch block in a general male population: the study of men born 1913. Circulation. 1998;98(22):2494.

41. Baldasseroni S, Opasich C, Gorini M, Lucci D, Marchionni N, Marini M, et al. Left bundle--branch block is associated with increased 1-year sudden and total mortality rate in 5517 outpatients with congestive heart failure: a report from the Italian network on congestive heart failure. Am Heart J. 2002;143(3):398-405.

42. Goldberger AL. Clinical electrocardiography: a simplified approach. 7th ed. Philadelphia: Mosby; 2006. p. 59-71.

43. Houthuizen P, Van Garsse LA, Poels TT, de Jaegere P, van der Boon RM, Swinkels BM, et al. Left bundle-branch block induced by transcatheter aortic valve implantation increases risk of death. Circulation. 2012;126(6):720-8.

44. Talreja DR, Nishimura RA, Edwards WD. Alcohol septal ablation versus surgical septal myectomy: comparison of effects on atrioventricular conduction tissue. J Am Coll Cardiol. 2004;44(12):2329-32.

45. Hindman MC, Wagner GS, JaRo M, Scheinman MM, DeSanctis RW, Hutter AH Jr, et al. The clinical significance of bundle branch block complicating acute myocardial infarction. 1. Clinical characteristics, hospital mortality, and one-year follow-up. Circulation. 1978;58:679-88.

46. Neeland IJ, Kontos MC, Lemos JA. Evolving considerations in the management of patients with left bundle branch block and suspected myocardial infarction. J Am Coll Cardiol. 2012;60(2):96-105.

47. Petersen GV, Tikoff G. Left bundle branch block and left ventricular hypertrophy: electrocardiographic-pathologic correlations. Chest. 1971;59(2):174-7.

48. Havelda CJ, Sohi GS, Flowers NC, Horan LG. The pathologic correlates of the electrocardiogram: complete left bundle branch block. Circulation. 1982;65(3):445-51.

49. Fragola PV, Autore C, Ruscitti G, Picelli A, Cannata D. Electrocardiographic diagnosis of left ventricular hypertrophy in the presence of left bundle branch block: a wasted effort. Int J Cardiol. 1990;28(2):215-21.

50. Haskell RJ, Ginzton LE, Laks MM. Electrocardiographic diagnosis of left ventricular hypertrophy in the presence of left bundle branch block. J Electrocardiol. 1987;20(3):227-32.

51. Oreto G, Saporito F, Messina F, Lanteri S, Luzza F. Electrocardiographic diagnosis of left ventricular hypertrophy in the presence of intraventricular conduction disturbances. G Ital Cardiol (Rome). 2007;8(3):161-7.

52. Das MK, Cheriparambil K, Bedi A, Kassotis J, Reddy CV, Makan M, et al. Prolonged QRS duration (QRS >/=170 ms) and left axis deviation in the presence of left bundle branch block: A marker of poor left ventricular systolic function? Am Heart J. 2001;142(5):756-9.

53. Neto NRO, Torres GG, Fonseca GPC, Lopes RL, Pinheiro MA, Torres KP. Correlação entre eletrocardiograma e função sistólica na presença de bloqueio de ramo esquerdo. RELAMPA. 2012;25(2):91-8.

54. Van Bommel RJ, Marsan NA, Delgado V, van Rijnsolver EP, Schalij MJ, Bax JJ, et al. Value of the surface electrocardiogram in detecting right ventricular dilatation in the presence of left bundle branch block. Am J Cardiol. 2011;107(5):736-40.

55. Patel PJ, Verdino RJ. Usefulness of QRS axis change to predict mortality in patients with left bundle branch block. Am J Cardiol. 2013;112(3):390-4.

56. Childers R, Lupovich S, Sochanski M, Konarzeuska H. Left bundle branch block and right axis deviation: a report of 36 cases. J Electrocardiol. 2000;33 Suppl:93-102.

57. Vivas D, Pérez-Vizcayno MJ, Hernández-Antolín R, Fernández-Ortiz A, Bañuelos C, Escaned J, et al. Prognostic implications of bundle branch block in patients undergoing primary coronary angioplasty in the stent era. Am J Cardiol. 2010;105(9):1276-83.

58. El-Sherif N. Tachycardia-dependent versus bradycardia-dependent intermitente bundle branch block. Br Heart J. 1972;34(2):I67-6.

59. Grady TA, Chiu AC, Snader CE, Marwick TH, Thomas JD, Pashkow FJ, Lauer MS. Prognostic significance of exercise-induced left bundle-branch block. JAMA. 1998;279(2):153-6.

60. Stein R, Ho M, Oliveira CM, Ribeiro JP, Lata K, Abella J, Olson H, Myers J, Froelicher V. Exercise-induced left bundle branch block: prevalence and prognosis. Arq Bras Cardiol. 2011;97(1):26-32.

61. Vasey C, O'Donnell J, Morris S, McHenry P. Exercise-induced left bundle branch block and its relation to coronary artery disease. Am J Cardiol. 1985;56(13):892-5.

62. O'Keefe JH Jr, Bateman TM, Barnhart CS. Adenosine thallium-201 is superior to exercise thallium-201 for detecting coronary artery disease in patients with left bundle branch block. J Am Coll Cardiol. 1993;21(6):1332.

63. Skalidis EI, Kochiadakis GE, Koukouraki SI, Parthenakis FI, Karkavitsas NS, Vardas PE. Phasic coronary flow pattern and flow reserve in patients with left bundle branch block and normal coronary arteries. J Am Coll Cardiol. 1999;33(5):1338.

64. Lebtahi NE, Stauffer JC, Delaloye AB. Left bundle branch block and coronary artery disease: accuracy of dipyridamole thallium-201 single-photon emission computed tomography in patients with exercise anteroseptal perfusion defects. J Nucl Cardiol. 1997;4(4):266-73.

65. Fagundes MLA, Maia IG, Sá R, Cruz FF, Davis A, Ribeiro JC. Bloqueio de ramo esquerdo associado a bloqueio trans-septal da condução com fratura do complexo QRS: um novo sinal eletrocardiográfico indicativo de grave comprometimento da função ventricular na cardiomiopatia dilatada. Rev SOCERJ. 2000;13(Supl A):57.

66. Fagundes MLA, Cruz Filho FES, Sá RLM, Fagundes RL, Fagundes RL, Arantes L, et al. Bloqueio de ramo esquerdo com bipartição ("fratura") dos complexos QRS nas derivações

inferiores: um sinal de marcante retardo na condução transeptal em pacientes com cardiomiopatia dilatada e grave disfunção ventricular. Artigo de revisão. Revista da SOCERJ. Jul/ago/set, 2004.

67. Fahy GJ, Pinski SL, Miller DP, McCabe N, Pye C, Walsh, MJ Robinson K. Natural history of isolated bundle-branch block. Am J Cardiol. 1996;77(14):1185-90.

68. Azadani PN, Soleimanirahbar A, Marcus GM, Haight TJ, Hollenberg M, Olgin JE. Asymptomatic left bundle branch block predicts new-onset congestive heart failure and death from cardiovascular diseases. Cardiol Res. 2012;3(6):258-63.

69. Oppenheimer BS, Rothschild MA. Electrocardiographic changes associated with myocardial involvement, with special reference to prognosis. J Am Med Ass. 1917;69:429.

70. Bauer GE, Julian DJ, Valentine PA. Bundle-branch block in acute myocardial infarction. Br Heart J. 1965;27(5):724-30.

71. Stephenson K, Skali H, McMurray JJ, Velazquez EJ, Aylward PG, Kober L, et al. Long-term outcomes of left bundle branch block in high-risk survivors of acute myocardial infarction: the VALIANT experience. Heart Rhythm. 2007;4(3):308-13.

72. Padeletti L, Giaccardi M, Turreni F, Musilli N, Colella A, Pierangoli P, et al. Influence of QRS prolongation on the natural history of CHF. Eur Heart J Suppl. 2004;6(Suppl D):D79-D82.

73. Barsheshet A, Goldenberg I, Garty M, Gottlieb S, Sandach A, Laish-Farkash A, et al. Relation of bundle branch block to long-term (four-year) mortality in hospitalized patients with systolic heart failure. Am J Cardiol. 2011;107(4):540-4.

74. Cinca J, Mendez A, Puig T, Ferrero A, Roig E, Vazquez R, Gonzalez-Juanatey JR, et al.; for investigators of the Spanish Heart Failure Network (REDINSCOR). Differential clinical characteristics and prognosis of intraventricular conduction defects in patients with chronic heart failure. Eur J Heart Fail. 2013;15(8):877-84.

75. Bourassa MG, Boiteau GM, Allenstein BJ. Hemodynamic studies during intermittent left bundle branch block. Am J Cardiol. 1962;10:792-9.

76. Cleland JGG, Daubert J-C, Erdmann E, Freemantle N, Gras D, Kappenberger L, et al.; for the Cardiac Resynchronization-Heart Failure (CARE-HF) Study Investigators. The effect of cardiac resynchronization on morbidity and mortality in heart failure. N Engl J Med. 2005;352(15):1539-49.

77. Moss AJ, Hall WJ, Cannom DS, Klein H, Brown MW, Daubert JP, et al.; MADIT-CRT Trial Investigators. Cardiac-resynchronization therapy for the prevention of heart-failure events. N Engl J Med. 2009;361(14):1329-38.

78. Verbeek XA, Vernooy K, Peschar M, Cornelussen RN, Prinzen FW. Intra-ventricular resynchronization for optimal left ventricular function during pacing in experimental left bundle branch block. J Am Coll Cardiol. 2003;42(3):558-67.

79. Horowitz LN, Simson MB, Spear JF, Josephson ME, Moore EN, Alexander JA, et al. The mechanism of apparent right bundle branch block after transatrial repair of tetralogy of Fallot. Circulation. 1979;59(6):1241-52.

80. Raunio H, Rissanen V, Jokinen C, Penttilä O. Significance of a terminal R wave in lead V1 of the electrocardiogram. Am Heart J. 1978;95(6):702-6.

81. Baranchuk A, Enriquez A, García-Niebla J, Bayés-Genis A, Villuendes R, Bayés de Luna A. Differential diagnosis of rSr' pattern in leads V1-V2. Comprehensive review and proposed algorithm. Ann Noninvasive Electrocardiol. 2015;20(1):7-17.

82. Alings M, Wilde A. "Brugada" syndrome: clinical data and suggested pathophysiological mechanism. Circulation. 1999;99(5):666-73.

83. Bussink BE, Holst AG, Jespersen L, Deckers JW, Jensen GB, Prescott E. Right bundle branch block: prevalence, risk factors, and outcome in the general population: results from the Copenhagen City Heart Study. Eur Heart J. 2013;34(2):138-46.

Por muito tempo o infarto foi classificado como infarto com Q e não Q, correspondendo, respectivamente, a infarto transmural (que envolve toda a parede do ventrículo) ou subendocárdico (que envolve somente a camada interna). Porém, esse modelo de classificação baseado na presença ou não de onda Q não é acurado para predizer se o infarto é transmural ou não. A presença de onda Q está relacionada com o tamanho do infarto e não com o fato de o infarto ser transmural ou subendocárdico[5,6]. Estudos da década de 1970, com base na correlação com achados de necropsia, já mostravam que infartos com onda Q poderiam ser limitados ao subendocárdio[7].

Atualmente, o IAM é classificado com base na presença ou não de supradesnivelamento (supra) do segmento ST: *IAM com supra de ST* e *IAM sem supra de ST*. Essa classificação tem sido universalmente aceita, embora seja objeto de críticas também[8].

Na fase inicial do IAM, as alterações do ST-T podem ser sutis e difíceis de diferenciar de outros padrões, como anormalidades causadas por cardiopatia crônica ou outras condições, como pericardite, repolarização precoce. A análise detalhada, em conjunto com os dados clínicos, é essencial para o diagnóstico diferencial nos casos duvidosos.

Como consequência à lesão isquêmica, o segmento ST pode apresentar depressão (ou infra) ou elevação (ou supra).

O infra de ST está relacionado à *lesão subendocárdica*. O vetor corrente de lesão apontará para a área lesada a partir do epicárdio (área normal). O ECG registrará a depressão do segmento ST nas derivações com o eletrodo positivo externo. O supra de ST resulta da *lesão transmural* ou *subepicárdica*. Esta se traduz no ECG pela elevação do segmento ST, uma vez que há surgimento de vetores a partir do miocárdio normal próximo para a área lesada, com um vetor ST resultante que aponta para o eletrodo positivo externo (Fig. 6.1).

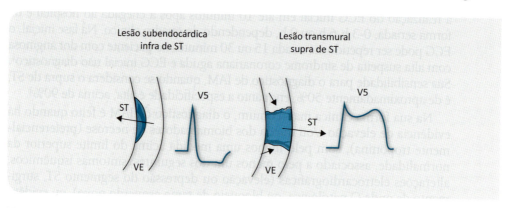

Figura 6.1 A lesão subendocárdica é responsável pela depressão do segmento ST, enquanto a corrente de lesão transmural produz a elevação do segmento ST.

IAM com supra de ST

As alterações no ECG que caracterizam o IAM com supra de ST são obviamente o aparecimento de supradesnivelamento de ST e o surgimento de ondas Q.

O supradesnível do ST no paciente com sintomas isquêmicos é chamado *corrente de lesão subepicárdica* e surge como consequência da oclusão por trombo de uma artéria coronariana epicárdica.

Eletrogênese das alterações eletrocardiográficas no IAM

Supradesnível de ST e alterações da onda T[9,10]

A isquemia aguda causa a perda do potássio intracelular e o seu acúmulo no extracelular, alterando o potencial de repouso transmembrana e o potencial de ação na área isquêmica. O supradesnível persistente do segmento ST (> 20 minutos), que caracteriza a corrente de lesão subepicárdica, representa a isquemia transmural, e seu mecanismo eletrofisiológico tem sido explicado pelo surgimento de gradientes elétricos entre as células isquêmicas e as células normais, durante o potencial de repouso (corrente diastólica) e o potencial de ação (corrente sistólica). A corrente diastólica, em princípio, gera infradesnível do segmento TQ, que, após a correção do sinal nos eletrocardiógrafos, é "transformado" e visualizado ao ECG como supradesnível do segmento ST nas derivações cujo eletrodo explorador está voltado para a região do infarto. Outro evento que contribui para a formação do supra de ST e alteração da onda T é a diminuição em duração e amplitude do potencial de ação na fase de platô (fase 2) e fase 3, o que cria um gradiente entre a região normal e a lesada (corrente sistólica), com o vetor orientado para a área lesada (positiva). Assim, tanto alterações ocorridas na fase de repouso (corrente diastólica) quanto durante o potencial de ação (corrente sistólica) parecem agir em conjunto para a gênese do supradesnível do ST característico do IAM. O supradesnivelamento ocorre nas derivações que têm o polo positivo posicionado sobre a área isquêmica (Fig. 6.2).

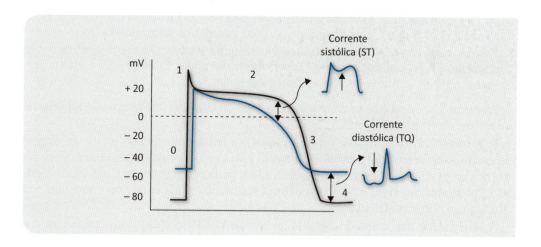

Figura 6.2 O surgimento de gradientes elétricos entre as células isquêmicas e as células normais, durante a fase 2 (platô), é responsável pela elevação do segmento ST (*corrente sistólica*). As células lesadas apresentam um potencial de ação com menor amplitude e duração, o que origina um gradiente elétrico na fase 2, o qual é responsável pela elevação do segmento ST. A *corrente diastólica* ocorre na fase 4, causada pela redução da amplitude do potencial transmembrana da célula lesada (potencial menos negativo). Isso faz surgir um gradiente elétrico entre a região lesada e a normal, que é responsável pela depressão do segmento TQ, que é convertido para supradesnível do ST. O TQ é a linha de base. Provavelmente os dois eventos contribuem para a elevação do segmento ST observado no IAM.

Ondas Q[9,10]

As ondas Q patológicas vistas no IAM surgem em decorrência de maior comprometimento, quando há maior perda do potássio intracelular, com diminuição significativa da amplitude e duração do potencial de ação, o que torna o tecido isquêmico inexcitável ("necrose elétrica"). O tecido transforma-se em um condutor, não contribui para a ativação, o que gera um vetor que se afasta da área de necrose. Isso se expressa ao ECG por alterações no complexo QRS (surgimento de ondas Q e/ou diminuição das ondas R). Com o restabelecimento da perfusão, a célula miocárdica pode recuperar a viabilidade e com o tempo normalizar seu potencial de ação.

O vetor de necrose se afasta da área comprometida. Por exemplo, no infarto anterosseptal, as outras áreas do ventrículo esquerdo (posterolaterais) são ativadas sem oposição, o que cria forças orientadas posteriormente, o que se traduz ao ECG por ondas Q em V1 a V3.

Evolução das alterações eletrocardiográficas no IAM com supra de ST

As alterações eletrocardiográficas estão relacionadas à fase evolutiva do IAM[5,11-13]:

1. *Fase hiperaguda do infarto* – o eletrocardiograma registra supradesnivelamento apresentando concavidade para cima do ST e ondas T positivas e pontiagudas. Inicialmente, antes do surgimento do supradesnivelamento do segmento ST ou concomitante a este, podemos observar ondas T amplas e positivas compatíveis com isquemia subendocárdica.
2. *Infarto em evolução (fase aguda)* – ocorre inversão da onda T, o segmento ST se torna convexo para cima (abóbada) e surgem as ondas Q patológicas. Nessa fase, as alterações do ST-T são dinâmicas, sofrendo modificações em horas ou de um dia para o outro. Essas alterações ocorrem em geral nas primeiras duas semanas do início do quadro.
3. *Fase de cicatrização* – após a primeira ou segunda semana, ocorre normalização do segmento ST, persistindo as ondas Q e a inversão das ondas T. Meses após o infarto persistem somente as ondas Q e/ou a redução das ondas R.

As ondas Q podem não se desenvolver como consequência da terapia de reperfusão ou podem surgir precocemente[14].

A persistência do supradesnível do ST após o infarto, por semanas ou meses, sugere importante alteração segmentar do ventrículo esquerdo, algumas vezes com aneurisma ventricular, geralmente observado nas derivações precordiais anteriores, associado a ondas Q proeminentes (Fig. 6.3). O aneurisma ventricular pode cursar com insuficiência cardíaca e arritmia ventricular[15].

A intensidade das alterações agudas do segmento ST no evento isquêmico tem importância prognóstica. A isquemia foi classificada em três graus[16,17]:

1. Isquemia grau I – aumento da onda T (T amplas), sem supradesnível do segmento ST.
2. Isquemia grau II – supradesnível do segmento ST, sem distorção da parte final do QRS.
3. Isquemia grau III – supradesnível do segmento ST, com distorção do complexo QRS em duas ou mais derivações relacionadas. A distorção do QRS é definida como o desaparecimento da onda S em V1-V3, ou quando o segmento ST se apresenta com acentuada elevação do ponto J, com relação ponto J/onda R $\geq 0,5$ nas derivações com complexo QR.

Capítulo 6 ECG nas Síndromes Coronarianas 143

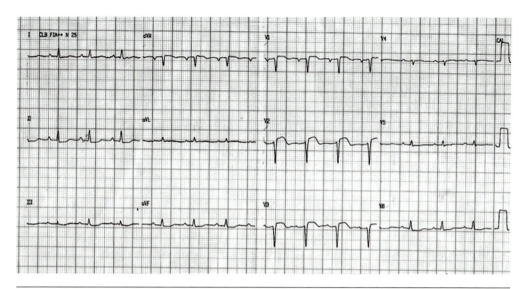

Figura 6.3 ECG de paciente com IAM anterosseptal há mais de um mês, com persistência do supra de ST em V1 a V3, relacionado à presença de discinesia (aneurisma) anterosseptal.

Notar que o número de alterações aumenta com o grau de isquemia: grau I – onda T; grau II – onda T e segmento ST; e grau III – onda T, segmento ST e complexo QRS.

A isquemia grau III está relacionada à isquemia mais grave, associada a maior dano miocárdico e com pior prognóstico[16-18].

Os critérios eletrocardiográficos empregados para diagnosticar IAM com supra de ST são citados no quadro 6.1, conforme *Terceira Definição Universal de Infarto Agudo do Miocárdio* (2012)[3], e que foram inicialmente publicadas em 2009 nas *Recomendações* da *AHA/ACCF/HRS para Padronização e Interpretação do Eletrocardiograma*[19]. A medida do supradesnível do ponto J assume diferentes valores, dependendo da idade, do sexo e da derivação do ECG (maior em V2 e V3).

Quadro 6.1 Critérios para caracterização de isquemia miocárdica aguda*.

Na presença de sintomas isquêmicos, as seguintes alterações de ST, na ausência de HVE ou BRE, são consideradas manifestações eletrocardiográficas de isquemia miocárdica aguda:
1. Elevação nova do segmento ST no ponto J, em duas derivações relacionadas (IAM com supra de ST):
   a) Supradesnível do ST com elevação do ponto J ≥ 2 mm em V2 e V3 e ≥ 1 mm nas demais derivações em homens com idade de 40 anos ou mais.
   b) Supradesnível do ST com elevação do ponto J ≥ 2,5 mm em V2 e V3 e ≥ 1 mm nas demais derivações, em homens com idade inferior a 40 anos.
   c) Supradesnível do ST com elevação do ponto J ≥ 1,5 mm em V2 e V3 e ≥ 1 mm nas demais derivações nas mulheres.
2. Depressão do ST horizontal ou descendente ≥ 0,5 mm em duas derivações relacionadas e/ou inversão de onda T ≥ 1 mm em complexo com onda R ampla ou relação R/S > 1 (IAM sem supra de ST).

* Conforme a Terceira Definição Universal de Infarto Agudo do Miocárdio.

O supradesnivelamento do ST deve ser persistente e não transitório. O supradesnivelamento transitório pode ser observado na angina vasoespástica.

O número de derivações que apresenta supradesnível do ST ao eletrocardiograma inicial no IAM tem correlação com o prognóstico, a curto (30 dias) e longo prazo[20].

O surgimento de ondas Q é característico do infarto em evolução e pode persistir por meses ou anos. Portanto, o registro de ondas Q no ECG é compatível com infarto agudo ou relacionado a infarto do miocárdio antigo[19] (Quadro 6.2).

Quadro 6.2 Alterações associadas com infarto do miocárdio prévio*[3].

- Qualquer onda Q em V2-V3 ≥ 0,02 s ou complexo QS em V2 e V3.
- Onda Q ≥ 0,03 s de duração e profundidade ≥ 1 mm, ou complexo QS, nas derivações II, aVL, aVF ou V4-V6 em duas das derivações dos seguintes grupos (relacionadas): DI, aVL; V1-V6; DII, DIII e aVF. Este mesmo critério é aplicado nas derivações posteriores (V7-V9).
- Onda R ampla em V1-V2, com duração ≥ 0,04 s e relação R/S ≥ 1, associada à onda T positiva, na ausência de outras causas de R amplo em precordiais direitas, como distúrbio de condução e hipertrofia ventricular direita.

A presença de alterações recíprocas em derivações que representam a parede contralateral reforça o diagnóstico de IAM com supra de ST[3]. Exemplo: depressão em DII, DIII e aVF na presença de infarto de localização anterior; depressão de ST em DI e aVL no infarto com supra de ST inferior.

Classificação topográfica do infarto

A localização eletrocardiográfica do infarto se faz com base nas derivações onde são encontrados o supradesnível do ST e as ondas Q patológicas (Figs. 6.4 a 6.7).Nos últimos anos, a classificação topográfica do infarto tem sido objeto de controvérsias. Bayes de Luna et al.[20,21], com o uso de ressonância magnética cardíaca, que é considerada o padrão-ouro para localizar e quantificar a área infartada *in vivo*, mostraram que a onda R ampla em V1 corresponde ao infarto que acomete a parede lateral e não a parede posterior. Esses autores recomendaram o abandono da denominação infarto posterior e propuseram uma nova classificação (Fig. 6.8).

Outros, como as recomendações da AHA/ACCF/HRS, têm adotado a manutenção do termo posterior (e inferoposterior)[19]. Esta continua a ser a classificação mais empregada em nosso meio (Quadro 6.3).

O previamente chamado infarto lateral, caracterizado por supra de ST e ondas Q em DI, aVL, V5 e V6, passou a ser denominado *anterior médio*[21] na nova classificação.

O infarto de localização anterior apresenta, em geral, maior extensão e pior prognóstico do que o inferior, com tendência a evoluir com menor fração de ejeção e maior risco de complicações, como insuficiência cardíaca, arritmia ventricular e maior mortalidade cardíaca[22,23].

O infarto posterior (ou lateral, na nova nomenclatura) geralmente ocorre associado ao infarto inferior. Além do aumento da onda R em V1-V2, pode ser observado padrão típico (supra de ST e onda Q) nas derivações posteriores V7 a V9.

Quadro 6.3 Classificação topográfica do IAM*[5,19].

- Anterior
  Elevação do ST e ondas Q em V3 e V4
- Anterosseptal
  Elevação do ST e ondas Q de V1 a V4
- IAM anterior extenso
  Elevação do ST e ondas de Q de V1 a V6 e em DI e aVL
- Anterolateral
  Elevação do ST e ondas de Q de V4 a V6 e em DI e aVL
- Lateral
  Elevação de ST e ondas Q em DI, AVL, V5, V6
- Posterior (ou posterolateral)
  Depressão do ST e ondas R amplas em V1-V2
- Inferior
  Elevação do ST e Q em DII, DIII, aVF
- Inferoposterior
  Elevação em DII, DIII e aVF; depressão em V1 e V2. Ondas Q em DII, DIII e aVF e ondas R amplas em V1 e V2
- Ventrículo direito
  Elevação do ST e Q nas precordiais direitas (V3R, V4R)

*Conforme a classificação clássica.

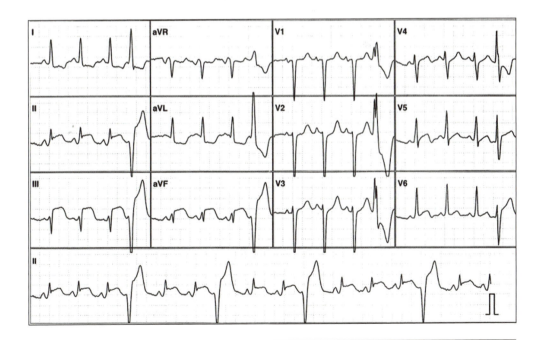

Figura 6.4 IAM inferior: corrente de lesão nas derivações inferiores. Presença de extrassístoles ventriculares.

146 ECG – Ciência e Aplicação Clínica

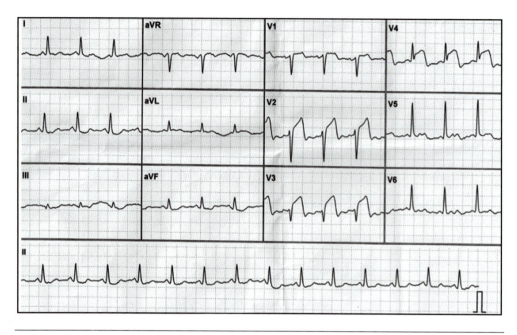

Figura 6.5 ECG de homem atendido com dor torácica opressiva há 6 horas. IAM anterosseptal: alterações presentes de V1 a V4.

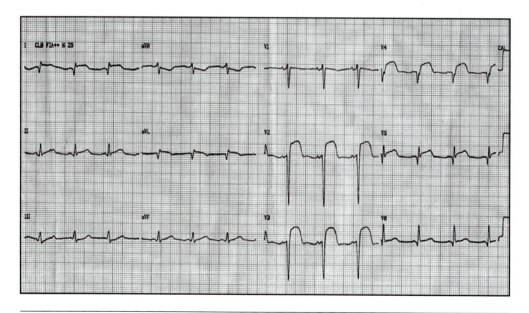

Figura 6.6 ECG de homem de 47 anos com dor torácica em aperto e sudorese. IAM anterior extenso em evolução: supradesnível do segmento ST de V1 a V6, DI e AVL. Onda Q em algumas derivações. Alteração recíproca na parede inferior. Infra de ST em DIII + aVF > 2,5 mm: lesão proximal ao primeiro diagonal (DI). Supra de (aVR + V1 – V6) = 0 + 2 – 0,5 = 1,5 mm (> 0): lesão proximal a S1. O cateterismo mostrou lesão proximal da descendente anterior. Ver figura 6.9.

Capítulo 6

ECG nas Síndromes Coronarianas 147

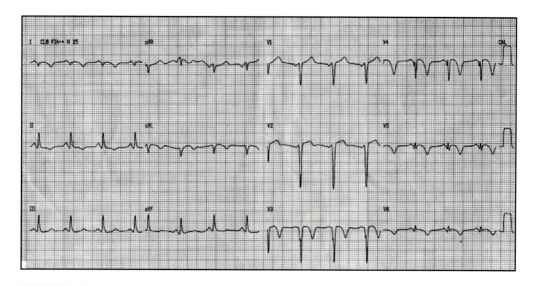

Figura 6.7 ECG de homem internado com IAM anterior extenso (fase de cicatrização): área inativa (Q) e alteração de ST anterior extensa. Há desvio do eixo para a direita em virtude do envolvimento da parede lateral: DI e aVL (complexo QS).

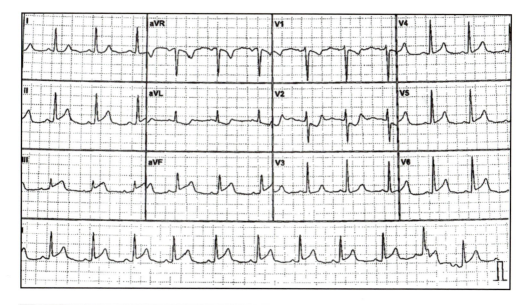

Figura 6.8 IAM inferolateral, fase hiperaguda. Supra de ST nas derivações inferiores e depressão de ST em V1-V2 (IAM inferoposterior). Na evolução, houve o surgimento de Q nas derivações inferiores e R amplo em V1-V2, o que caracteriza o infarto como inferoposterior.

Determinação da artéria culpada com base no ECG[24-31]

A artéria culpada refere-se ao vaso coronariano cuja lesão é responsável pelo evento agudo, a saber:

a) Artéria coronária direita (CD) que percorre o sulco atrioventricular direito e se ramifica no dorso do coração em descendente posterior e ventricular posterior.

b) Tronco de coronária esquerda (TCE), que se bifurca em descendente anterior (DA) e circunflexa (Cx). A DA percorre o sulco interventricular anterior, e a Cx, o sulco atrioventricular esquerdo. Os ramos da DA são os septais, as artérias intramiocárdicas e os ramos diagonais. A Cx dá origem aos ramos marginais.

A localização topográfica do infarto citada anteriormente se correlaciona com a artéria culpada. A análise mais detalhada das alterações eletrocardiográficas pode definir geralmente com boa acurácia a localização da lesão culpada, considerando também o sítio da lesão, se proximal ou não. O sítio da lesão reflete-se na localização e extensão da área infartada, o que, por sua vez, vai alterar a magnitude e projeção do vetor ST e o padrão das alterações no ECG. Destacamos os seguintes tópicos[24-26]:

- Infarto anterior – lesão culpada na artéria descendente anterior (DA). A lesão na DA é geralmente proximal (com maior risco) no infarto anterior extenso ou quando surge bloqueio de ramo novo. O supra de ST em V1 (> 2 mm) sugere comprometimento do septo e oclusão proximal ao primeiro ramo septal.

- Infarto inferior – lesão culpada na coronária direita (CD) em 80% dos casos, ou na artéria circunflexa (Cx) em 20%. São alterações que sugerem lesão na Cx: elevação do ST maior em DII do que em DIII, depressão nas derivações V1-V2, R/S > 1 em V1 e depressão de ST em aVR e V4R.

- Infarto de VD (geralmente associado a infarto inferior) – lesão proximal da coronária direita, acima do ramo ventricular direito.

Na lesão da coronária direita, o supradesnivelamento é maior em DIII do que em DII porque o vetor do ST está dirigido para a direita, com maior projeção em DIII (derivação mais à direita em relação a DII), já no infarto causado por comprometimento da artéria circunflexa, o vetor de lesão está dirigido para a esquerda e, portanto, com maior projeção em DII[24].

No infarto inferior, a depressão de ST em aVR (≥ 1 mm) sugere lesão culpada na Cx ou em coronária direita com grande ramo posterolateral[27].

Algoritmos têm sido desenvolvidos para determinar a localização da artéria culpada no infarto. O mais importante no manuseio do infarto é o diagnóstico correto e a instituição do tratamento, com a realização da terapia de reperfusão precoce, conforme indicado. Determinar a artéria culpada com base nas alterações eletrocardiográficas pode apontar para situações de maior risco, como lesão proximal da descendente anterior.

O algoritmo descrito por Fiol et al.[28] tem sido empregado para localizar a lesão culpada no infarto inferior. Este algoritmo leva em consideração a análise de três parâmetros: segmento ST em DI, avaliação da magnitude do supra em DII e DIII (qual é o maior) e avaliação da relação entre o somatório do infra de ST de V1, V2 e V3 e o supra de DII, DIII e aVF (Fig. 6.9).

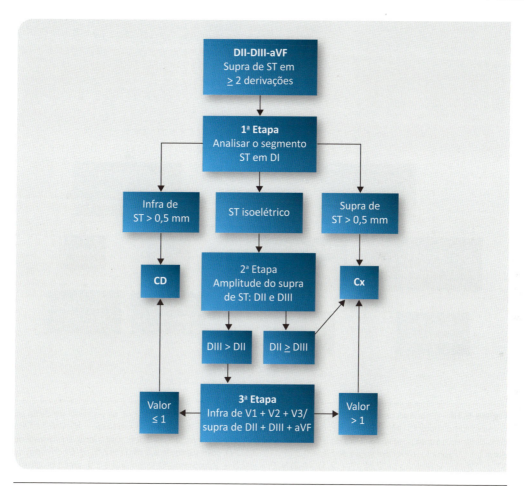

Figura 6.9 Algoritmo utilizado para predizer a artéria culpada no IAM inferior, se coronária direita (CD) ou circunflexa (Cx). A primeira etapa avalia o segmento ST em DI: se há depressão de ST (> 0,5 mm), considerar a artéria coronária direita (CD) culpada. Caso exista supra do ST em DI, considerar a lesão culpada no ramo circunflexo (Cx). E caso o ST seja isoelétrico (sem infra ou supradesnível) em DI, ir para a próxima fase. Nesta fase avaliamos a magnitude do supra de ST em DII e DIII: se o supra em DII for maior ou igual do que o supra em DIII, considerar Cx. Caso o supra seja maior em DIII do que em DII, ir para a última etapa. Nesta etapa, devemos dividir a soma dos infras de ST de V1, V2 e V3 (V1 + V2 + V3) pelos supras de DII, DIII e aVF (DII + DIII + aVF): se maior que 1, considerar Cx; se menor ou igual a 1, considerar CD[28].

Outro algoritmo foi também descrito para localizar a artéria culpada no IAM anterior (Fig. 6.10)[29].

Lembramos que este e outros algoritmos similares para predizer lesão culpada não são 100% acurados. A lesão culpada é determinada por meio do cateterismo cardíaco.

Na realidade, o desempenho desses algoritmos é insatisfatório em alguns estudos, enquanto outros têm relatado que a artéria culpada pode ser determinada de forma confiável com base no ECG[30-33].

Em alguns casos, o ECG pode mostrar elevação do segmento ST e/ou onda Q nas paredes anterior e inferior (IAM anterior-inferior) causado por oclusão de uma DA que envolve a região apical e supre as regiões anterior e inferior do ventrículo esquerdo.

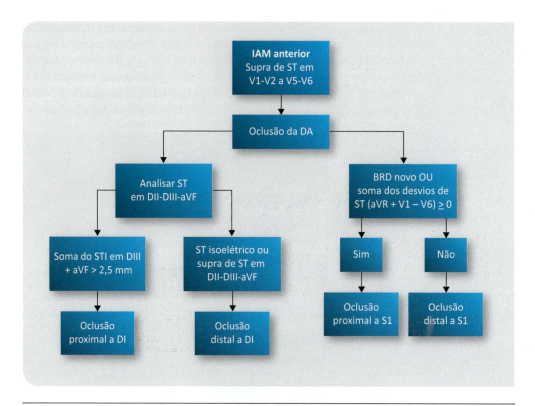

Figura 6.10 Algoritmo para a localização da oclusão na artéria descendente anterior, se proximal ou distal ao primeiro ramo septal (S1) e ao primeiro ramo diagonal (DI). A soma dos desvios de ST em (aVR + V1 – V6) é feita considerando o supra positivo e o infra de ST, negativo; este parâmetro é usado para definir se a lesão é proximal ou distal a S1. Exemplo: aVR com supra de ST = 0,5 mm (+ 0,5), V1 com supra de 2,5 mm (+ 2,5) e V6 com infra de ST de –2 mm; somatório (+ 0,5) + (+ 2,5) – (–2) = 0,5 + 2,5 + 2 = 5 mm. O somatório é ≥ 0, então a oclusão é proximal ao primeiro septal (proximal da DA). Se (aVR + V1 – V6) < 0, a oclusão é distal ao primeiro septal (S1). Para a localização em relação ao primeiro diagonal (DI), analisar o ST em DII-DIII-aVF. Se a soma do infra de ST (STI) > 2,5 mm: oclusão proximal a DI; se ST não há infra na parede inferior: lesão distal a DI[29].

Por outro lado, o supra de ST limitado a aVR e V1 (maior em aVR), associado à depressão em 6 ou mais das demais derivações, de maior magnitude em V4-V6, é um marcador de lesão crítica no tronco da artéria coronária esquerda ou nos três vasos (multivascular grave); isso ocorre porque o vetor do desvio do ST aponta para aVR (Fig. 6.11)[34,35]. Esse padrão deve ser valorizado na presença de sintomas isquêmicos e quadro de insuficiência coronariana aguda como marcador de doença coronariana grave e maior risco. Entretanto, esse padrão pode ser observado na HVE com *strain*, como pode ser visto na estenose aórtica e na cardiomiopatia hipertrófica. Portanto, correlacionar tais alterações com o quadro clínico apresentado[36].

O estresse parietal acentuado e a isquemia subendocárdica global podem ser o fator responsável por esse padrão na estenose aórtica (Fig. 6.12).

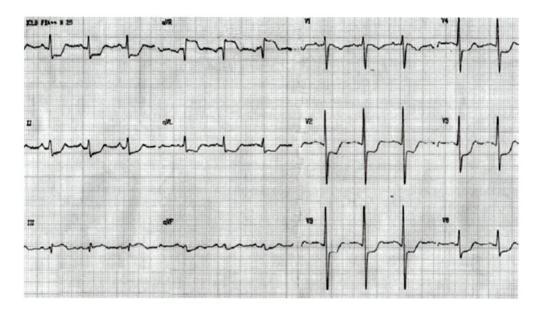

Figura 6.11 ECG de homem atendido na emergência com dor típica. Supradesnível de ST em aVR associado à depressão de ST em 9 derivações (DI, aVL, DII, aVF, V2 a V6). Apresentou óbito durante intervenção coronariana. Presença de lesão grave de tronco de coronária esquerda.

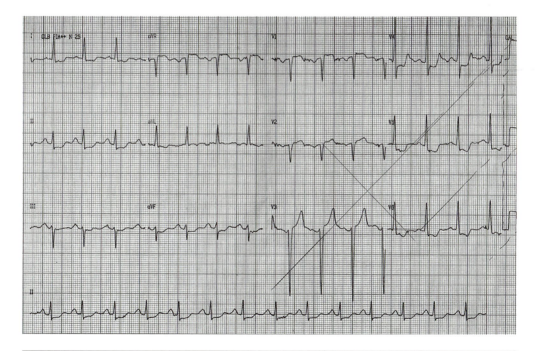

Figura 6.12 ECG de paciente com estenose aórtica crítica atendido com dispneia. Não havia quadro de IAM e o cateterismo desse paciente revelou artérias coronárias normais. Observa-se ritmo sinusal, padrão de HVE, depressão de ST em várias derivações e supra em aVR e V1.

Infarto do ventrículo direito

O infarto do ventrículo direito é observado em cerca de 30 a 50% dos pacientes com IAM inferior. É muito raro o infarto isolado do ventrículo direito, sem infarto inferior[35-37]. Algumas manifestações clínicas estão associadas ao infarto do ventrículo direito: hipotensão arterial, turgência venosa jugular e ausência de sinais de congestão pulmonar. O tratamento inicial consiste na administração por via parenteral de líquidos (volume). O uso de nitratos deve ser evitado porque diminui o retorno venoso e pode piorar a hipotensão[38].

O eletrocardiograma exibe as alterações típicas de IAM nas derivações precordiais direitas. O supradesnivelamento do ST ≥ 1 mm em V4R tem elevado valor preditivo para infarto do VD e constitui preditor independente de complicações, como choque cardiogênico, fibrilação ventricular e BAV de alto grau e maior mortalidade hospitalar. A presença de supradesnível do segmento ST em aVR foi bom preditor de infarto do VD em pacientes com infarto inferior, com sensibilidade de 88%, especificidade de 78% e acurácia de 83%[38,39].

O infarto ventricular direito pode cursar com bradicardia sinusal e bloqueio AV nodal[40].

Um estudo avaliou a prevalência de envolvimento ventricular direito por meio da ressonância magnética cardíaca, correlacionou com a apresentação clínica, diagnóstico eletrocardiográfico e ecocardiográfico, em 97 pacientes com IAM. O diagnóstico de infarto do VD foi feito pela evidência de edema miocárdico e realce tardio no ventrículo direito. O infarto do VD foi diagnosticado mais frequentemente pela ressonância do que pelos outros métodos, estava presente em 46% dos pacientes com IAM inferior e em 30% dos casos de infarto de localização anterior e se correlacionou com pior função ventricular[41].

As alterações nas precordiais direitas podem ser transitórias e precoces[42,43].

Assim, considerando que o infarto de VD associado ao infarto inferior é um marcador independente de maior mortalidade e complicações (principalmente na fase hospitalar), é mandatória a realização das derivações precordiais direitas (V3R e V4R) em todo caso de infarto inferior, à admissão e/ou nos primeiros dias.

Infarto posterior

O infarto posterior comumente ocorre associado ao infarto inferior. O ECG mostra depressão do segmento ST em V1-V3, geralmente acompanhado de onda T positiva, e R dominante em V1-V2 (R/S ≥ 1) (Fig. 6.13). A elevação do segmento ST em V7 a V9 confirma o diagnóstico de infarto posterior; às vezes as alterações diagnósticas de IAM são restritas às derivações posteriores[44,45]. A onda Q é normalmente observada. A depressão de ST em V1-V3 associada a T positiva é equivalente à elevação do ST, e a onda R ampla em V1 equivale à onda Q nas derivações posteriores[44].

O infarto posterior isolado é incomum, ocorre em 3 a 7% dos IAM com supra de ST; é geralmente causado por lesão grave ou oclusão da artéria circunflexa[44,45].

Infarto atrial

O infarto atrial é raramente diagnosticado em vida, embora bem relatado em estudos de autópsias[16].

O infarto atrial é mais comumente associado ao infarto inferior ou posterior e pode cursar com complicações como taquiarritmias supraventriculares (exemplo: fibrilação atrial), choque, fenômenos tromboembólicos e ruptura atrial[46].

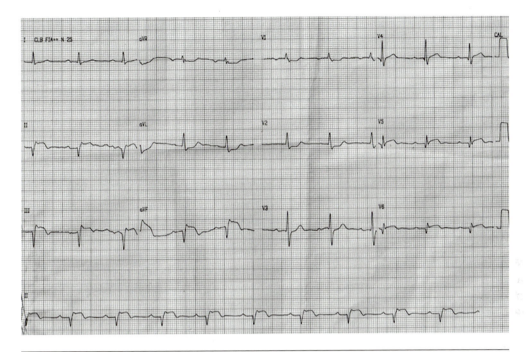

Figura 6.13 IAM inferolaterodorsal recente. Onda Q e corrente de lesão (supra de ST) em DII, DIII, aVF e V5/V6. R amplo e depressão do ST em V1/V2 são alterações relacionadas ao infarto posterior.

O infarto atrial altera a onda P e o segmento PR. Os desvios do segmento PR são os achados mais característicos do infarto atrial, mas também ocorrem na pericardite aguda[46,47].

Os critérios eletrocardiográficos para o diagnóstico do infarto atrial foram propostos por Liu et al.[48] em 1961 (critérios de Liu):

1. Elevação do segmento PR (> 0,5 mm) em V5 e V6, com depressão recíproca do PR em V1 e V2.
2. Elevação do segmento PR (> 0,5 mm) em DI, com depressão recíproca do PR em DII e DIII.
3. Depressão do segmento PR em derivação precordial (> 1,5 mm).
4. Depressão do segmento PR (> 1,2 mm) em DII, DIII e aVF.
5. Morfologia anormal da onda P: forma de M, W, irregular ou entalhada (critério menor).

Para a medida dos desvios do segmento PR deve-se usar como referência o segmento TP. Estes critérios para diagnóstico de infarto atrial têm acurácia limitada. No infarto agudo, a elevação do PR em aVR e sua depressão nas derivações inferolaterais geralmente indica pericardite aguda associada ao infarto[5].

Em um estudo foi observado que o desvio do segmento PR em qualquer derivação no IAM com supra de ST foi um preditor independente de maior mortalidade em 1 ano[49].

Critérios de reperfusão

A reperfusão pode ser efetivada por meio da administração de trombolítico por via intravenosa ou pela realização de angioplastia, na sala de hemodinâmica. A terapia de reperfusão deve ser realizada nas primeiras 12 horas do início dos sintomas isquêmicos. O cateterismo cardíaco visando à angioplastia é indicado em caso de choque cardiogênico ou insuficiência cardíaca aguda grave, independente do tempo de início dos sintomas. É razoável indicar cateterismo e angioplastia entre 12 e 24 horas do início dos sintomas quando há evidências clínicas e/ou eletrocardiográfica de isquemia em curso (por exemplo, angina)[9].

O diagnóstico rápido do IAM com elevação do segmento ST e equivalentes é crucial, já que os benefícios proporcionados pelo restabelecimento da reperfusão são maiores quanto mais precocemente é realizada. A ativação do laboratório de hemodinâmica é baseada nas alterações agudas relacionadas à isquemia. A rapidez é mandatória quando a alteração é o supradesnível de ST (ou equivalente), uma vez que está relacionada, na maioria das vezes, à oclusão da artéria culpada pelo infarto, e "tempo representa músculo"[3,9]. O surgimento da onda Q não é critério para decidir pela trombólise, uma vez que pode surgir mais tardiamente, ou mesmo não se desenvolver, como consequência da reperfusão.

As alterações associadas à reperfusão, depois da aplicação de trombolítico, são alívio ou desaparecimento da dor, arritmias de reperfusão, pico precoce da CK-MB, resolução do ST e surgimento precoce de Q[50].

O principal critério é a resolução ou queda precoce do supradesnivelamento do segmento ST, que é um parâmetro valioso para avaliar a efetividade da terapia de reperfusão (angioplastia primária ou trombolítico), sendo assim classificada[51]:

- Resolução completa – queda do ST $\geq$ 70%. Indica recuperação da perfusão miocárdica e está associada a melhor prognóstico.
- Resolução parcial – queda do ST $\geq$ 30% e < 70%.
- Ausência de resolução – queda de ST < 30%. Maior probabilidade de evolução desfavorável.

A análise da resolução do ST tem sido realizada pela medida do supradesnível no ponto J, pelo seu valor máximo ou pelo somatório do supra nas derivações com corrente de lesão subepicárdica.

A determinação da resolução de ST pode então ser assim obtida:

$$\text{Resolução do ST (\%): } [(ST_{pré} - ST_{pós})/ST_{pré}] \times 100$$

$$(ST_{pré} - ST \text{ pré-terapia; } ST_{pós} - ST \text{ pós-terapia})$$

Exemplo: ECG com supra de ST em DII, DIII e aVF (IAM inferior), com somatório do supra de ST no ponto J de 15 mm antes da administração do trombolítico ($ST_{pré}$) e que sofre redução no ECG realizado 1 a 3 horas após o trombolítico para 4 mm ($ST_{pós}$), caracteriza diminuição de ST = $[(15 - 4)/15] \times 100 = [(11/15)] \times 100 = 73\%$, ou seja, resolução completa.

Após reperfusão, pode ser observado o surgimento precoce de inversão terminal da onda T, além da resolução do ST[52].

A manutenção do supradesnível do ST (ausência de resolução) após angioplastia primária está relacionada a maior risco de disfunção ventricular e morte, o que é atribuído ao fenômeno chamado *no-reflow*: anormalidade do fluxo na microcirculação e na perfusão tecidual, mesmo com a artéria culpada com bom fluxo[53].

A ausência de resolução precoce do segmento ST está associada com maior mortalidade tardia (seis anos de seguimento) após angioplastia primária[54]. Em um estudo derivado do HORIZONS-AMI, a resolução do ST foi avaliada 60 minutos após angioplastia primária. Ausência de resolução (ST com diminuição inferior a 30%) foi observada em um quinto dos pacientes e preditor de maior taxa de eventos no seguimento de 3 anos[55].

Outros estudos usam como critério ponto de corte para definir a resolução ou não do ST, o valor de 50%: < 50% ou ≥ 50%. Porém, a utilização de três categorias (< 30%, 30% a 70% e > 70%) tem sido usada na maioria dos estudos[56].

Um estudo recente investigou a relação entre o supradesnível residual 90 minutos após angioplastia primária e dividiu os pacientes em três categorias: com ST < 1 mm, ST entre 1 e 2 mm e ST ≥ 2 mm. Foi observado que aqueles com ST ≥ 2 mm apresentam evolução clínica pior, bem como maior dano miocárdico avaliado pela ressonância magnética cardíaca, e maior grau de obstrução microvascular[57].

Distúrbios súbitos do ritmo podem ser registrados após a reperfusão, mais comuns após trombolítico do que angioplastia. As arritmias, tais como extrassistolia ventricular tipo salva, taquicardia ventricular não sustentada e ritmo idioventricular acelerado (mais característico, mas pouco sensível) e bradiarritmias transitórias por vagotomia (bradicardia sinusal, bloqueio AV), geralmente têm comportamento benigno[58].

Bloqueios de ramo e fasciculares no infarto (ver Capítulo 5)

O bloqueio de ramo associado ao infarto pode ser preexistente, ou seja, o bloqueio já existe antes do evento isquêmico (bloqueio de ramo antigo), ou ser novo, isto é, o bloqueio de ramo surge após o início do IAM. O bloqueio de ramo novo, por sua vez, pode ser transitório ou persistente.

O bloqueio de ramo é um conhecido marcador de mau prognóstico no infarto. Um estudo analisou a implicação prognóstica do bloqueio de ramo em pacientes com IAM submetidos à angioplastia primária e observou que o BRD/BRE novo e persistente (presente no ECG à alta hospitalar) é um independente preditor de morte e reinfarto[59].

Por outro lado, a presença de bloqueio de ramo, sobretudo de BRE, dificulta o reconhecimento das alterações características do IAM (supra de ST e ondas Q).

Na verdade, o BRD não oferece maior dificuldade para a identificação das alterações típicas do IAM com supra de ST, já que afeta mais o final do QRS. O supradesnivelamento do segmento ST é observado nas respectivas derivações. O QRS é largo, exibindo o R terminal alargado em V1, típico de BRD, e também o S em V5 e V6. No infarto septal ou anterosseptal, a necrose do septo resulta na amputação do r (inicial) em V1-V2, fazendo aparecer o padrão qR ou QR[60] (Figs. 6.14 e 6.15). *O BRD novo associado ao IAM está relacionado à grande necrose anterosseptal por lesão proximal da descendente anterior*, por comprometimento do ramo perfurante septal[61].

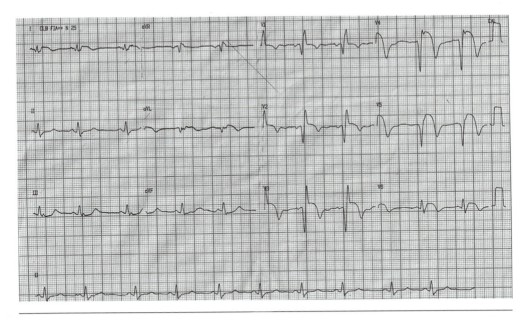

Figura 6.14 Paciente com sintomas isquêmicos há 8 horas. IAM anterior extenso e bloqueio de ramo direito (BRD). Há corrente de lesão em V1 a V6 e DI-aVL. O padrão observado em V1 é qR (R alargado). O cateterismo evidenciou oclusão total proximal da descendente anterior esquerda.

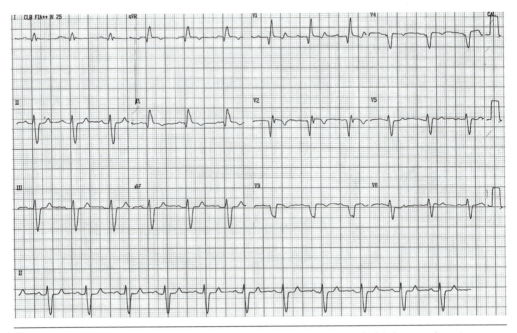

Figura 6.15 ECG de homem de 77 anos, com história de infarto do miocárdio há 6 anos e dispneia aos moderados esforços (classe funcional II). O traçado mostra bloqueio de ramo direito associado a bloqueio fascicular anterior esquerdo e área inativa anterior extensa (Q de V1 a V4 e onda r de pequena amplitude em V5-V6, Q patológico em aVL e Q limítrofe em DI). A necrose do septo causa "amputação" da onda r inicial em V1-V2. O ecocardiograma revelou alteração segmentar importante (acinesia septal e anterior) e disfunção sistólica global do ventrículo esquerdo, achados que são compatíveis com as alterações eletrocardiográficas citadas.

A ocorrência de BRD e bloqueio fascicular na fase aguda do miocárdio (bloqueio bifascicular novo) é associada à maior mortalidade e, pelo risco de evoluir com BAV avançado, é recomendado o implante de marca-passo temporário transvenoso ou transcutâneo nessa situação[9].

Estudos prévios ao emprego da terapia de reperfusão relataram taxa de mortalidade hospitalar muito alta do BDPI na fase aguda do infarto. Por exemplo, Rizzon et al. Relataram, em 1975, mortalidade de 87%, a maioria por choque cardiogênico, sendo comum a evidência de infarto envolvendo as paredes anterior e inferior[62].

O bloqueio fascicular anterior traz dificuldade para o reconhecimento da necrose inferior associada, como visto no capítulo 5. Na fase aguda do infarto, as alterações típicas de ST (supradesnível) são habitualmente observadas.

BRE associado a infarto do miocárdio

O BRE associado ao infarto apresenta baixa prevalência, de cerca de 1 a 2% dos casos de IAM[63]. A prevalência de pacientes atendidos em unidades de emergência com BRE novo ou resumidamente novo é maior, dos quais somente um percentual menor realmente tem IAM[64].

Os bloqueios de ramo persistentes resultam geralmente de necrose dos ramos[65]. Entretanto, o bloqueio de ramo pode ser transitório e, nesse caso, provavelmente não decorre de necrose do sistema de condução, mas alterações inflamatórias que sofrem reversão após melhora da isquemia[66].

Trata-se de um desafio estabelecer o diagnóstico de infarto (IAM) na presença de BRE, já que ambos causam modificações no QRS e na repolarização ventricular.

Alterações seriadas do QRS e ST têm valor para o diagnóstico de insuficiência coronariana aguda no BRE, como, por exemplo, o surgimento de ondas T profundas e simétricas em traçados seriados.

A ocorrência de área eletricamente inativa, relacionada a infarto prévio, é sugerida por onda Q anormal ($\geq$ 0,04 s) nas derivações DI, V5 e V6 e nas derivações inferiores (DII, DIII, aVF) e pelo sinal de Cabrera[5,67,68]. O sinal de Cabrera é um entalhe bem evidente (0,05 s) no ramo ascendente da onda S em V3 e V4. Essas alterações são pouco sensíveis para diagnosticar infarto associado a BRE e podem ser observadas na fase aguda do infarto (IAM) ou ser um sinal de necrose antiga (infarto prévio).

As ondas Q patológicas, quando observadas nas derivações DI, aVL, V5 e V6 (pelo menos em duas derivações), no traçado com BRE sugerem infarto anterosseptal prévio (antigo) e cardiopatia isquêmica. Pode ser registrado também aumento da amplitude da onda R nas precordiais direitas. Essa alteração não é esperada no BRE não complicado. Portanto, falamos que no BRE a necrose do septo pode ser expressa pelo aumento do R de V1-V2, associada ou não a ondas Q nas derivações esquerdas. A explicação é que, em virtude da necrose do septo esquerdo (do VE), ocorre aumento da magnitude dos vetores iniciais da esquerda para a direita, com o predomínio do vetor de parede livre do ventrículo direito, o que faz surgir onda Q nas derivações esquerdas e aumenta a amplitude de R em V1. É o chamado bloqueio de ramo complicado (associado ao infarto) (Fig. 6.16). As ondas Q patológicas podem ser observadas também nas derivações inferiores (DII, DIII e aVF) na vigência de BRE e infarto prévio[68,69].

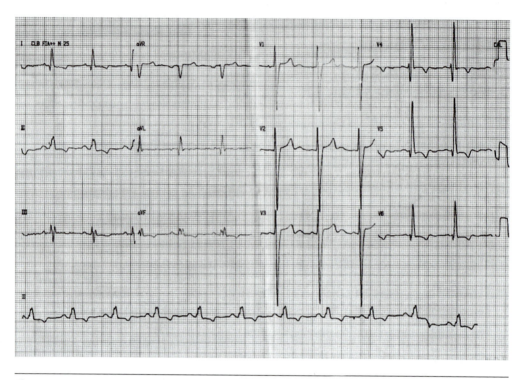

Figura 6.16 Bloqueio de ramo atípico com sinais de necrose associada: onda R aumentada em V1-V2, Q em DI e V6. No BRE, a necrose septal se traduz, em V1, por aumento do R em V1-V2. Paciente com cardiomiopatia isquêmica, infarto prévio e disfunção sistólica do ventrículo esquerdo. O QRS tem duração de 0,13 s.

Diagnóstico de IAM associado a BRE: critérios de Sgarbossa

É comum haver supradesnível de ST em V1 a V3 no BRE, que não deve ser interpretado como infarto agudo do miocárdio. Isso ocorre porque a despolarização ventricular ocorre de forma anormal no BRE e, como consequência, a repolarização ventricular ocorre também de forma anormal. O segmento ST e a onda T apresentam desníveis geralmente opostos à polaridade do complexo QRS no BRE, isto é, há supradesnível do segmento ST associado à onda T positiva e assimétrica nas derivações precordiais direitas (com complexo rS ou QS) e infradesnível do ST e T negativa ou bifásica (*plus-minus*) em V6. Mas em alguns casos a onda T é concordante com o QRS.

Entretanto, no BRE não é normal haver supradesnível concordante do ST. O supra de ST concordante é definido pela presença de elevação do segmento ST nas derivações com onda R predominante.

Em 1996, foi publicado no NEJM um estudo por Sgarbossa et al.[70] com base nos dados de grande estudo multicêntrico, o GUSTO-1, que avaliou a associação entre as alterações de repolarização no BRE e infarto agudo. O diagnóstico de IAM foi baseado na elevação dos níveis da creatinoquinase (CK-MB).

Foi desenvolvido o seguinte escore, que é conhecido como critérios de Sgarbossa[70]:

1. Supradesnível do ST ≥ 1 mm em concordância com o QRS (escore 5).
2. Infradesnível do ST ≥ 1 em V1, V2 ou V3 (escore 3).
3. Supradesnível do ST ≥ 5 mm em discordância com o QRS (escore 2).

O critério *supradesnível concordante* (critério 1, Fig. 6.17) foi o mais específico, enquanto o critério *supradesnível discordante* (critério 3) apresentou valor limitado por apresentar baixa especificidade.

Um escore ≥ 3 é necessário para o diagnóstico de IAM, assim, é necessária a ocorrência do critério 1 e/ou 2.

No global, estes critérios apresentam sensibilidade baixa e alta especificidade. Conforme uma metanálise, incluindo 10 estudos, um escore de Sgarbossa ≥ 3 apresenta sensibilidade de 20% e especificidade de 98% (RP + de 7,9 e RP − de 0,8)[71]. Desse modo, o diagnóstico de infarto agudo não pode ser excluído quando os critérios não estão presentes.

O último critério (supra de ST ≥ 5 mm discordante com o QRS), isoladamente, sugere IAM, mas pode ser registrado no BRE em pacientes estáveis, na ausência de IAM, principalmente em V1 a V3, quando há ondas S de amplitude aumentada nessas derivações[72].

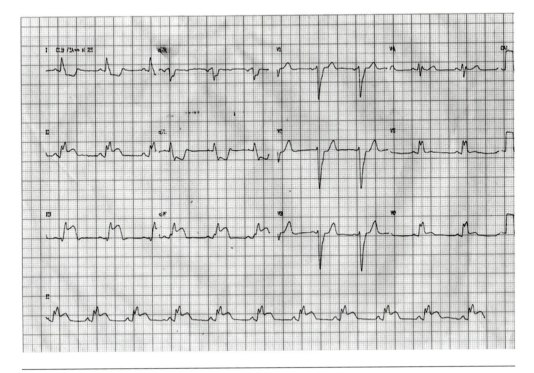

Figura 6.17 ECG de paciente com BRE e infarto agudo do miocárdio. Presença de supradesnivelamento concordante do ST nas derivações inferiores.

precoce do ventrículo direito é seguida pela ativação retardada do ventrículo esquerdo. Em ambos, há alargamento do complexo QRS e alteração secundária da repolarização ventricular: alterações de ST-T opostas à polaridade do QRS.

No ritmo de marca-passo com estimulação ventricular (QRS precedido por espícula), é comum certo supradesnivelamento do segmento ST nas derivações com complexo QRS predominantemente negativo (como nos complexos V1 a V3-V4, com onda S > R) e pequeno infradesnível do ST nas derivações com onda R.

Em caso de marca-passo operando em modo AAI ou quando o ritmo é espontâneo, com marca-passo inibido, as alterações típicas relacionadas ao IAM podem, em geral, ser observadas. Cabe aqui a lembrança da inversão de onda T relacionada ao fenômeno de memória cardíaca, quando ocorre alternância entre ritmo de marca-passo e ritmo próprio (ver Capítulo 7).

Assim, dada a similaridade entre o BRE e a ativação convencional do ventrículo esquerdo, os critérios de Sgarbossa foram avaliados para diagnosticar IAM em ritmo de marca-passo com estimulação ventricular. Baseados em dados de 32 pacientes do GUSTO-1, Sgarbossa et al.[74] observaram que o critério de maior valor, com maior especificidade, foi a elevação do segmento ST ≥ 5 mm em derivações com um QRS predominantemente negativo (critério 3 de Sgarbossa). Os critérios 2 e 3 foram menos específicos, mas foram também estatisticamente associados a IAM em paciente com marca-passo.

Os critérios citados não foram avaliados em estudos posteriores.

Abordagem diagnóstica do paciente com BRE e suspeita de IAM

Embora seja comum o paciente com BRE atendido em unidades de emergência com sintomas como dispneia e dor torácica receber o diagnóstico inicial de infarto, sabe-se que IAM associado a BRE é infrequente. Estudo mostrou que o risco de IAM em pacientes atendidos na unidade de emergência com BRE novo ou presumidamente novo é baixo e o BRE não foi preditor de IAM[75].

O BRE é comumente registrado no paciente com cardiopatia crônica, idoso, com doenças associadas, portador de cardiomiopatia, cardiopatia hipertensiva e doença coronariana crônica.

O BRE é uma das causas principais de ativação inadequada de serviço de hemodinâmica ou uso de trombolítico, o que implica riscos ao paciente e má utilização dos recursos[76].

Em virtude disso e porque comumente não é possível determinar se o BRE é novo ou antigo (bloqueio preexistente), a recomendação da "Diretriz de 2004 da ACC/AHA[77]", de encaminhar para emergente terapia de reperfusão pacientes com suspeita de isquemia e "BRE novo ou presumidamente novo" foi retirada na nova Diretriz da *American College of Cardiology/American Heart Association* (2013)[9].

Foi observado que o supradesnível concordante do ST no BRE (critério de Sgarbossa concordante) está relacionado a infarto com artéria culpada ocluída em 71,4% dos casos, comparado com presença de artéria relacionada ao infarto ocluída em 44,1% dos casos, quando este critério está ausente[78]. Em outro estudo foi visto que, na ausência de supra de ST concordante, o BRE não está associado com oclusão coronariana aguda[79].

Por outro, os pacientes que apresentam BRE e IAM são de alto risco e devem receber o benefício da terapia de reperfusão, que diminui a mortalidade. Cai et al.[80] propuseram usar os critérios de Sgarbossa, em conjunto com outros parâmetros como triagem para identificar tais pacientes. Apesar da baixa sensibilidade, os critérios de Sgarbossa, com exceção do terceiro critério, são muito específicos para IAM e um escore ≥ 3 bom preditor de artéria coronária ocluída.

Assim, conforme proposto[80], os pacientes com instabilidade hemodinâmica ou insuficiência cardíaca (IC) aguda são encaminhados para cateterismo de emergência, se apresentarem suspeita de IAM (sintomas isquêmicos). Mas é importante lembrar que a associação IC descompensada e BRE, sem IAM, é muito mais comum na emergência do que IAM com BRE; assim deve-se avaliar bem o quadro clínico (como a presença ou não de dor anginosa) antes de indicar o cateterismo. Os pacientes, mesmo se clinicamente estáveis, que apresentam um escore de Sgarbossa ≥ 3 devem ser encaminhados para cateterismo de emergência. Para aqueles com escore de Sgarbossa negativo (≤ 2), mas com o critério de Smith presente, ativação do serviço de hemodinâmica foi também recomendada. Se ambos os critérios estão ausentes, o diagnóstico de IAM não é feito e os pacientes devem ser avaliados no seguimento com biomarcadores de necrose, ECG seriado e ecocardiografia[80].

Ativação do laboratório de hemodinâmica no IAM

A ativação do laboratório de hemodinâmica de forma emergencial para realizar angioplastia primária e perfusão miocárdica em tempo hábil para salvar músculo é uma etapa importante do tratamento do IAM. Atualmente, o ECG é uma ferramenta de suma importância neste processo, uma vez que o critério principal é a presença de IAM com supradesnivelamento do segmento ST ou ST-equivalentes: bloqueio de ramo esquerdo, infarto posterior, padrão supra de ST em aVR associado à depressão de ST inferolateral (sugestivo de oclusão de tronco de coronária esquerda) e o chamado complexo ST/T de Winter (associado com oclusão proximal da descendente anterior). Tem-se procurado refinar os critérios diagnósticos para evitar a ativação desnecessária do serviço de hemodinâmica, por exemplo, como foi feito no caso de BRE e suspeita de IAM. A ativação inapropriada da hemodinâmica tem várias implicações, como aumento dos custos e riscos para o paciente[52]. Como alterações eletrocardiográficas relacionadas à ativação desnecessária do laboratório de hemodinâmica podemos relacionar: supradesnível de segmento ST de outras causas, como hipertrofia ventricular esquerda e repolarização precoce, e bloqueio de ramo esquerdo[63,64].

A ativação do labaratório de hemodinâmica é baseada nas alterações agudas relacionadas à isquemia, conforme já abordamos anteriormente no item *Critérios de reperfusão*. Não é necessário o aparecimento de onda Q para se encaminhar o paciente para o cateterismo. Com base nas recomendações e na opinião de especialistas, relacionamos no quadro 6.4 os critérios eletrocardiográficos usados para ativação do serviço de hemodinâmica, para realizar angioplastia primária[76,77].

164 ECG – Ciência e Aplicação Clínica

Quadro 6.4 Critérios eletrocardiográficos para ativação de serviço de hemodinâmica: suprades-nível de ST e equivalentes[77,81].

IAM com supra de ST[a]

- IAM anterior
  Elevação do ST (ponto J) ≥ 2 mm no homem e ≥ 1,5 mm na mulher em V1 a V4
- IAM inferior
  Elevação de ST ≥ 1 mm em duas derivações relacionadas (II, III ou aVF)
- IAM lateral
  Elevação de ST ≥ 1 mm em duas derivações relacionadas (I, aVL, V5 ou V6)

Equivalente de IAM com supra de ST

- Bloqueio de ramo esquerdo (novo ou presumidamente novo)[b]
  Com presença de escore de Sgarbossa ≥ 3 ou critério de Smith presente
- IAM posterior isolado[c]
  Depressão de ST ≥ 1 mm em V1-V3 e elevação de ST em V7-V9
- Oclusão de tronco de coronária esquerda (TCE)[d]
  Depressão de ST ≥ 1 mm em seis ou mais derivações (inferolateral) associada a supra de ST em aVR
- Complexo ST-T de Winter
  Depressão ascendente ≥ 1 mm do ST no ponto J associado a ondas T apiculadas, tendendo à simetria, de V1 a V6

[a]De acordo com a classificação clássica de infarto agudo do miocárdio (IAM). A presença de alteração recíproca aumenta a especificidade para o diagnóstico de IAM.

[b]Caso contrário, e o paciente com BRE encontre-se estável, aguardar os biomarcadores, fazer ECG seriado, ecocardiograma e encaminhar para cateterismo eletivo, se indicado.

[c]O surgimento de R amplo em V1-V2 pode ser retardado.

[d]Ver item *Determinação da artéria culpada com base no ECG*.

Complexo ST-T de Winter

Descrito em 2008 por Winter e et al.[82], trata-se de um padrão caracterizado por depressão ascendente do segmento ST, de 1 a 3 mm no ponto J, associado a ondas T amplas e simétricas nas derivações precordiais V1 a V6 (Fig. 6.20).

Este padrão foi observado em 2% dos casos de oclusão da descendente anterior. Interessante diferenciar o *padrão de Winter* das chamadas ondas T hiperagudas, observadas na fase inicial do infarto, em minutos após a oclusão coronariana, e que evoluem para IAM com supradesnivelamento de ST[82,83].

Este é um aspecto distinto, onde as ondas T persistem positivas, sem elevação do segmento ST.

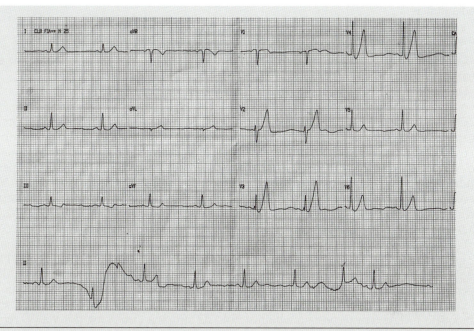

Figura 6.20 Complexo ST/T de Winter. ECG de paciente com sintomas isquêmicos há poucas horas. Depressão ascendente do segmento ST, de 2 mm no ponto J em V2 e V3, associado a ondas T amplas e simétricas nas derivações precordiais V2 a V6. Paciente com oclusão proximal da DA.

Arritmias no IAM

Taquiarritmias

A extrassistolia ventricular é comum no IAM (ver Fig. 6.2) e não tem relação evidente com o aparecimento de arritmias malignas. O mesmo raciocínio se aplica a episódios de taquicardia ventricular não sustentada.

A taquicardia ventricular (TV) sustentada que surge na fase precoce pós-IAM está relacionada a aumento da mortalidade hospitalar, mas não a longo prazo. Na fase muito precoce, a arritmia ventricular é causada por efeitos da isquemia aguda no potencial de repouso e de ação (alterações elétricas), liberação de catecolaminas, entre outros. A TV que ocorre além de dois dias após o IAM (tardia) deve-se a circuito de reentrada em área de cicatriz, geralmente em infartos grandes, com disfunção ventricular. Nesse caso, há presença de um substrato para a arritmia (circuito de reentrada estável na borda da cicatriz) e risco aumentado de recidiva e morte súbita e com maior mortalidade a longo prazo. Em caso de FV ressuscitada ou TV com instabilidade hemodinâmica (tardia: > 48 h), quando não ocorre em vigência de causa reversível (exemplo: isquemia reversível ou reinfarto e distúrbio eletrolítico), o implante de cardiodesfibrilador (CDI) é recomendado. Neste caso, o implante antes da alta hospitalar tem sido proposto por consenso (pelo alto risco), entretanto não foi observado benefício do implante de CDI precoce (antes de 40 dias) após IAM em estudos de prevenção primária, como por exemplo: DINAMIT e IRIS[9,77,81,84].

As arritmias supraventriculares também são observadas na fase aguda do infarto, incluindo as taquiarritmias (exemplo, taquicardia paroxística supraventricular e fibrilação atrial)[84].

Bradiarritmias

As bradiarritmias associadas ao IAM são causadas por alteração autonômica, como a bradicardia sinusal decorrente do aumento do tônus vagal, ou por isquemia.

O bloqueio atrioventricular completo é mais comum no IAM de parede inferior e quando há envolvimento do ventrículo direito associado (IAM inferior e VD).

De modo geral, os pacientes com IAM e BAV completo apresentam pior prognóstico do que aqueles sem BAV[85].

O bloqueio atrioventricular (BAV) pode instalar-se no infarto inferior (mais frequente) ou anterosseptal, com significado clínico diferente de acordo com a localização do infarto.

O BAV completo é mais comum no IAM inferior, apresenta como possíveis mecanismos o reflexo de Bezold-Jarisch, a isquemia do nó AV e o acúmulo de metabólitos nas células, resultantes da isquemia (potássio, adenosina)[85].

A lesão culpada no IAM inferior complicado com BAV geralmente é uma artéria coronária direita dominante, principalmente por oclusão proximal, com área infartada grande e muitas vezes com infarto do ventrículo direito associado. Está associado com maior mortalidade[81,85].

O BAV total que se instala no IAM inferior tem localização comumente alta, apresenta escape nodal, com QRS estreito e frequência cardíaca entre 40 e 60 bpm[26] (Fig. 6.21). Frequentemente reverte em horas ou poucos dias, especialmente quando estratégias de reperfusão são usadas. Apresenta habitualmente boa evolução, a não ser quando há hipotensão ou insuficiência cardíaca. A frequência do escape geralmente se eleva, ou às vezes o bloqueio reverte, em resposta à administração de atropina (1 a 2 mg por via IV), em virtude de sua localização nodal. O implante do marca-passo provisório no paciente com infarto inferior e BAV total é indicado quando a frequência do escape é baixa (< 40 ou 50), há instabilidade hemodinâmica ou arritmia ventricular, mas pode-se adotar uma conduta expectante, sem realizar o implante no paciente estável, já que a reversão do bloqueio AV é esperada. O implante de marca-passo definitivo raramente está indicado[81,85].

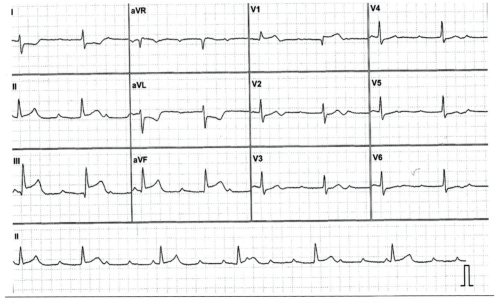

Figura 6.21 IAM inferior e BAV total. Observar o supra de ST em DII, DIII e aVF. Dissociação com frequência atrial maior do que a frequência ventricular, que apresenta escape com QRS estreito. Houve reversão do bloqueio no seguimento e boa evolução clínica.

Por outro lado, o BAV completo associado ao infarto anterosseptal é tipicamente infranodal (geralmente causado por bloqueios nos ramos), apresenta escapes instáveis, com QRS largo. Ocorre nos infartos extensos e tem mau prognóstico, com mortalidade muito alta. O implante de marca-passo provisório é indicado (Fig. 6.22). Muitas vezes é precedido por bloqueios de ramos, bifascicular ou BAV de 2º grau MII, resultante do comprometimento dos ramos septais da descendente anterior (lesão proximal da DA). Relatos de série de casos sugerem que o BAV completo que complica o IAM anterior pode sofrer reversão após angioplastia primária[86].

Uma análise que combinou 4 estudos similares de IAM com supra de ST na era trombolítica (> 70 mil pacientes) encontrou bloqueio atrioventricular avançado em 7% dos casos, sendo preditores do aparecimento do BAV: infarto inferior, idade avançada, classe Killip pior, sexo feminino, entre outros. O BAV foi associado à maior mortalidade em 30 dias (*odds ratios* – OR = 2,2) e 1 ano (OR = 2,4)[87].

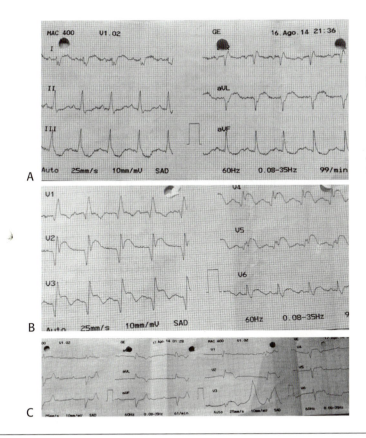

Figura 6.22 ECG de mulher de 53 anos, tabagista, com história de dor opressiva e sudorese. A) O ECG inicial mostra área inativa e corrente de lesão anterior extensa, BRD (qR em V1 com R alargado e S alargado no final do QRS em DI, V6) e provável BDPI (desvio do eixo para a direita, R proeminente nas derivações inferiores, rS em DI). B) Algumas horas após, apresentou BAV total e instabilidade hemodinâmica. O cateterismo, realizado tardiamente (20 horas do início dos sintomas), mostrou lesão grave na DA com trombo após o primeiro diagonal e oclusão da CD proximal (oclusão antiga). Paciente submetida a implante de marca-passo provisório e angioplastia + *stent* em DA e balão intraórtico, porém persistiu em choque cardiogênico e foi a óbito 3 dias após.

ECG e prognóstico no IAM com supra de ST

A avaliação do risco (mortalidade) no IAM pode ser avaliada com os escores de risco, como o *TIMI para IAM com supra de ST*[88]. Mas, conforme abordado ao longo deste capítulo, várias alterações eletrocardiografias no IAM com supra de ST estão relacionadas a pior prognóstico[17,18,23,37,53,54,57,59,85,89], tais como:

1. Desníveis (elevação ou depressão) de ST em várias derivações.
2. Isquemia grau III.
3. Medida do supradesnível do segmento ST 90 minutos após angioplastia primária ≥ 2 mm, na derivação com maior supra de ST. Esta medida se correlaciona com maior dano miocárdico e maior grau de obstrução da microcirculação.
4. Ausência de resolução do ST após terapia de reperfusão: queda de ST < 30%.
5. Infarto de localização anterior.
6. Taquicardia sinusal.
7. No infarto inferior, a associação de infarto do ventrículo direito.
8. Bloqueio de ramo direito ou esquerdo.
9. Bloqueio AV completo.
10. Taquicardia ventricular sustentada, principalmente quando tardia (> 48 horas após o IAM).

ECG no IAM sem supra de ST e na angina instável

As síndromes coronarianas sem supradesnivelamento de ST incluem o IAM e a angina instável. As duas condições têm como características os sintomas isquêmicos associados a alterações eletrocardiográficas. A evidência de elevação e/ou queda dos biomarcadores (preferencialmente troponina), com pelo menos um valor acima do limite superior da normalidade, associado a sintomas isquêmicos ou alterações típicas no ECG caracteriza o infarto (ver início deste Capítulo); o IAM sem supra de ST está associado à maior incidência de suboclusão da artéria culpada e maior proteção por colateral, com maior fluxo para a área do infarto[90]. O eletrocardiograma na síndrome coronariana sem supra de ST mais comumente apresenta um dos seguintes padrões (Figs. 6.23 a 6.25)[90-92]:

- Depressão típica do segmento ST, sem característica de alteração recíproca.
- Inversão da onda T em duas ou mais derivações, isoladamente ou combinadas à depressão do ST.
- Ou somente alterações discretas e inespecíficas do ST-T, ou mesmo normal.

A depressão de ST na síndrome coronariana aguda caracteriza a *corrente de lesão subendocárdica*; é considerada significativa quando ≥ −0,5 mm em duas ou mais derivações relacionadas, com morfologia horizontal ou descendente.

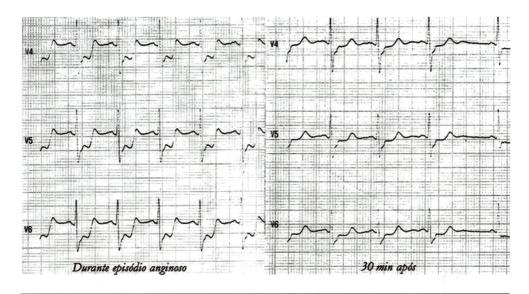

Figura 6.23 Depressão típica do segmento ST durante episódio anginoso que regrediu após alívio do sintoma.

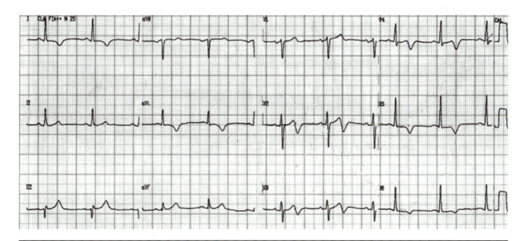

Figura 6.24 Paciente com angina, ondas T isquêmicas (*plus-minus* em V2-V3 e invertidas e simétricas em DI, aVL, V4-V6) e elevação dos marcadores de necrose. IAM sem supra de ST.

Algumas vezes, registra-se supradesnível transitório do segmento ST durante os episódios de angina. O supra de ST é típico da angina de Prinzmetal (ou variante) associada a vasoespasmo coronariano.

As alterações são, com frequência, transitórias e dinâmicas e podem apresentar normalização após alívio dos sintomas. As alterações dinâmicas do segmento ST (depressão) e da onda T (inversão), que se normalizam após o alívio dos sintomas, estão comumente associadas à isquemia aguda. A alteração de T tem maior significado quando se apresenta com ondas simétricas, invertidas e amplitude > 2 mm, associada a sintomas[90]. O ECG inicial pode não revelar tais alterações, sendo importante sua execução seriada. Em alguns casos, o ECG inicial revela as alterações de ST/T, as quais desaparecem precocemente.

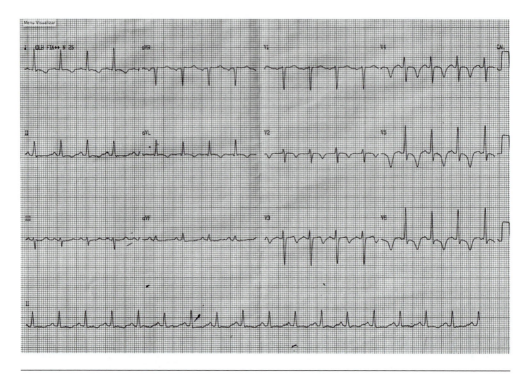

Figura 6.25 Paciente atendido com angina em repouso. Alteração da repolarização ventricular, com ondas T invertidas nas derivações precordiais V2-V4. Síndrome coronariana sem supra de ST.

O ECG inicial pode revelar apenas alterações inespecíficas ou mesmo apresentar-se normal. Esse é o caso da isquemia com lesão culpada em artéria circunflexa, que pode não exibir alteração no ECG padrão de 12 derivações e se apresentar sem elevação do segmento ST mesmo com a artéria ocluída[91]. As derivações posteriores (V7, V8) podem mostrar as alterações.

No entanto, é infrequente o ECG manter-se normal durante toda a evolução do infarto agudo. Os pacientes com ECG normal têm menor ocorrência de complicações[91].

Quando se considera o critério eletrocardiográfico para o diagnóstico de infarto tanto a elevação quanto a depressão do segmento ST no ECG realizado à admissão, em vez de somente a elevação de ST, a acurácia para diagnosticar o infarto agudo é melhorada, sendo observado aumento na sensibilidade de 50% para 84%, enquanto a especificidade é mantida em patamares elevados, acima de 90%, conforme estudo que empregou a ressonância magnética cardíaca para diagnosticar o infarto[2].

A estratificação do risco é importante ao abordar o paciente com angina instável/IAM sem supra de ST, pela aplicação de escores, como o *escore TIMI para angina instável/IAM sem supra de ST* ou escore GRACE (http://gracescore.org). Os pacientes com risco alto são geralmente encaminhados para o tratamento invasivo precoce. As seguintes alterações presentes no ECG inicial estão relacionadas a maior risco[93-96]:

- Depressão de ST ≥ 0,5 mm, com aumento do risco de acordo com a intensidade do infradesnível de ST.

- Bloqueio de ramo esquerdo.
- Supradesnível de ST em aVR (aVR-ST+).

A presença de depressão do ST é importante marcador de maior mortalidade no IAM, seja quando se apresenta combinada ao supra de ST (IAM com supra), seja isoladamente (IAM sem supra de ST). Na síndrome coronariana aguda sem supra de ST, conforme estudo derivado do GUSTO IIb, a mortalidade apresentou relação com a intensidade da depressão do ST, com maior risco quando ST ≥ –2 mm em duas derivações contíguas e quando ocorreu em mais de uma área (por exemplo: inferior e anterior), situação em que a mortalidade em um ano foi 10 vezes maior do que no grupo de pacientes que não apresentavam depressão do ST[90].

O BRE está associado a maior risco no IAM e é considerado um equivalente de IAM com supra de ST quando apresenta elevação de ST concordante.

O supra de ST em aVR é um parâmetro de fácil avaliação e deve ser valorizado na análise do ECG do paciente com síndrome coronariana aguda sem supra de ST, como marcador de risco: lesões coronarianas graves (tronco de coronária esquerda/3 vasos) e maior mortalidade. Alguns autores definem como significativo o supra de ST em aVR > 0,5 mm, enquanto outros (como Taglieri et al.) consideram significativa a elevação de ST em aVR ≥ 1 mm[95-97].

Síndrome de Wellens

A chamada síndrome de Wellens[98,99] é caracterizada pela inversão de ondas T em derivações precordiais, não associadas à elevação de ST e Q patológica (portanto, não relacionadas ao IAM com supra de ST) em pacientes com dor torácica isquêmica. Os marcadores de necrose, como troponina, são normais ou apresentam pequena elevação.

O aspecto de ondas T bifásicas (*plus-minus*) em precordiais V2-V3 é característico da síndrome de Wellens, bem como ondas T profundas e simétricas em V2 a V5/V6. Usualmente, a alteração da onda T surge durante o período sem angina.

Duas variantes clínicas, ou tipos, foram descritas. O tipo A, que é menos frequente (25% dos casos), é caracterizado por onda T bifásica (*plus-minus*) nas derivações V2 e V3. O tipo B (75% dos casos) é caracterizado por onda T profunda e simétrica nas derivações precordiais, comumente V2 e V3, mas a alteração de T pode ser observada em V1 a V4 e, às vezes, envolvendo até V5 ou V6; em V2-V3 pode ter ou não onda T bifásica (*plus-minus*) (Figs. 6.26 e 6.27)[99-100]. Os pacientes com esse quadro têm risco elevado de novos eventos em dias ou semanas (infarto anterior e morte).

A síndrome de Wellens está relacionada à lesão crítica e proximal da descendente anterior esquerda[77].

Com base na história natural descrita[96,97], onde foi frequente a evolução subsequente para infarto anterior extenso, é recomendada a realização precoce de cateterismo cardíaco nos pacientes com síndrome de Wellens, para guiar a terapia. É comum a realização de angioplastia e implante de *stent* nesses casos[100,101].

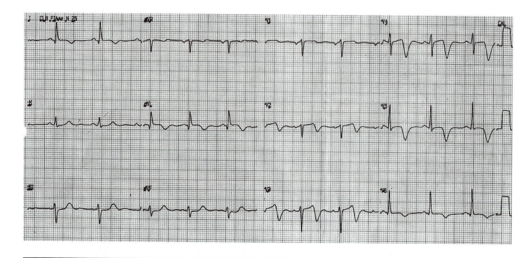

Figura 6.26 Síndrome de Wellens. O ECG mostra ondas T invertidas nas derivações V2 a V6, DI e aVL, com aspecto bifásico em V2-V3 e componente inicial positivo (T *plus-minus*). Em V3 a V5 as ondas T são profundas. Paciente atendido com angina em repouso.

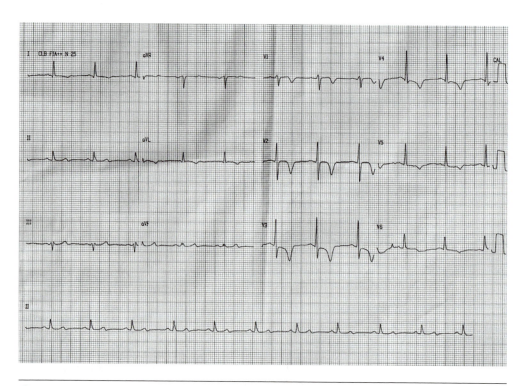

Figura 6.27 ECG de paciente de 67 anos, hipertenso e dislipidêmico, com relato de desconforto torácico em aperto há 24 horas. Onda T profunda e simétrica nas derivações precordiais. Síndrome de Wellens tipo B.

ECG NA INSUFICIÊNCIA CORONARIANA CRÔNICA

O paciente com insuficiência coronariana crônica apresenta perfis clínicos variados: desde casos assintomáticos, com história de infarto do miocárdio prévio ou revascularização miocárdica (angioplastia percutânea, cirurgia), ou apresentar quadro de angina estável ou de insuficiência cardíaca.

O ECG pode ser normal no paciente com angina estável, o que ocorre em cerca de metade dos pacientes. É comum o registro de ECG normal ou com alterações discretas e inespecíficas no paciente com doença coronariana grave, com lesões multiarteriais ou mesmo lesão de tronco de coronária esquerda. A presença de ECG normal ou com alterações discretas é indicador de um músculo preservado, com função contrátil normal em repouso (Fig. 6.28).

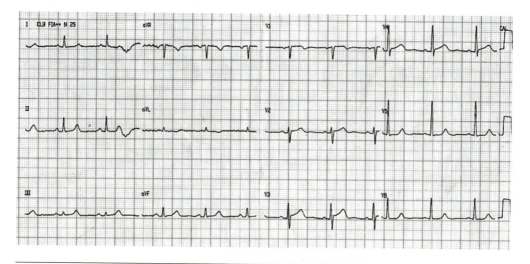

Figura 6.28 ECG praticamente normal (somente há retificação de ST em V5, V6 e derivações inferiores) em paciente com angina e coronariopatia grave.

As alterações, como ondas T invertidas e simétricas (T isquêmica), associadas ou não à retificação do segmento ST são características. O infradesnível do segmento ST pode estar presente, especialmente quando há aumento da frequência cardíaca.

A depressão do segmento ST durante o esforço caracteriza a isquemia subendocárdica provocada pelo maior consumo miocárdico. É causada por lesões crônicas nos vasos coronarianos que não causam alterações significativas ou específicas no ECG de repouso. Durante o esforço, o maior consumo miocárdico de oxigênio resulta em isquemia predominantemente na região subendocárdica, que se expressa por depressão transitória do segmento ST.

A depressão do ST é o principal critério eletrocardiográfico para diagnosticar isquemia miocárdica durante o teste de esforço. Em ergometria, é considerada anormal a depressão do segmento ST que apresenta morfologia horizontal ou descendente, amplitude maior ou igual a 0,10 mV (1 mm), em três batimentos consecutivos, com linha de base estável, medido 80 ms após o ponto J (Fig. 6.29)[102].

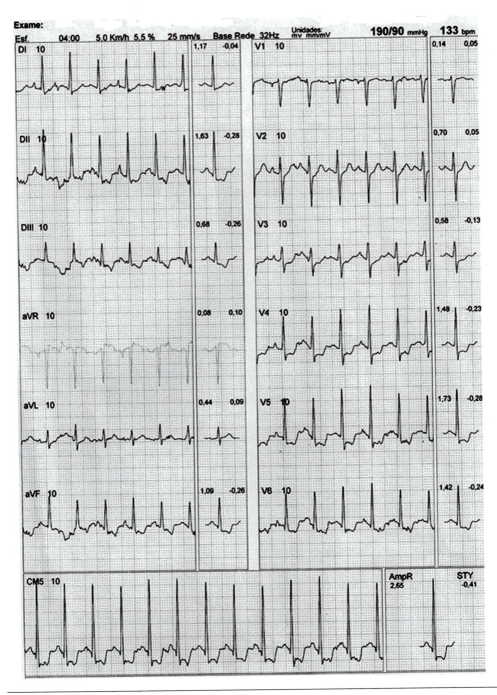

Figura 6.29 ECG realizado durante o teste ergométrico (fase de esforço – 4 minutos) mostrando depressão significativa do segmento ST, com morfologia horizontal, 4 minutos em CM5. O paciente não apresentou manifestações clínicas, como angina. Resposta isquêmica caracterizada por depressão significativa do ST em múltiplas derivações e supradesnível de ST em aVR.

Capítulo 6 — ECG nas Síndromes Coronarianas

As ondas Q anormais e/ou diminuição na amplitude nas ondas R são características de áreas de necrose (Fig. 6.30). A presença de ondas Q no traçado é um marcador conhecido de infarto prévio, porém estas apresentam baixa sensibilidade porque frequentemente desaparecem com o tempo após o infarto agudo.

No paciente com insuficiência coronariana, a presença de ondas Q aponta para a possibilidade de disfunção ventricular, principalmente quando envolve várias topografias (regiões). Entretanto, não afasta a possibilidade de viabilidade miocárdica[103].

Em pacientes encaminhados para cinecoronariografia, estudo mostrou que a prevalência de doença coronariana de 2 ou 3 vasos (multiarterial) foi maior nos pacientes que apresentam ângulo QRS-T (planar) > 90°[104].

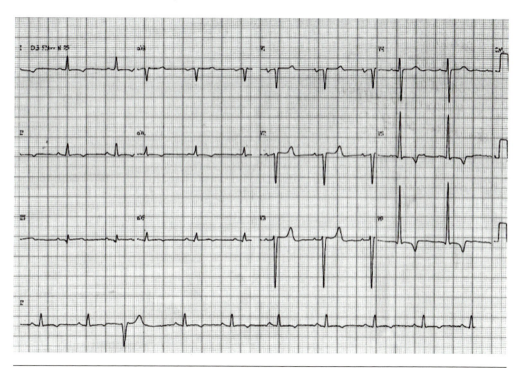

Figura 6.30 ECG de homem com cardiopatia isquêmica estável e história de infarto antigo. Apresenta alteração segmentar e dilatação do ventrículo esquerdo e coronariopatia multiarterial. Critérios de HVE, área inativa anterosseptal (QS em V1-V2) e alteração significativa da repolarização ventricular.

A presença de QRS fragmentado, descrito por complexos tipo RSR' ou com entalhes nas ondas S, tem sido relacionada à cicatriz miocárdica em pacientes com coronariopatia, constituindo preditor de mortalidade e de eventos cardíacos em alguns estudos[105,106].

O escore de Selvester é um sistema de critérios (total de 50) que inclui alterações como ondas Q e amplitude de R nas derivações do ECG, para estimar o tamanho da área de necrose (cicatriz) na cardiopatia isquêmica e não isquêmica. Cada ponto vale 3% de área de necrose (cicatriz). Esse escore apresenta boa correlação com a extensão da necrose ou fibrose (cicatriz) miocárdica mensurada pela ressonância magnética cardíaca, com realce tardio. Escore elevado é um marcador prognóstico no pós-infarto[107]. Estudo concluiu que um escore de QRS mais elevado (maior que 3), aferido à alta, foi independente e relevante marcador prognóstico após IAM com supra de ST submetido à angioplastia primária[108].

Sabe-se que a fibrose (cicatriz) transmural é frequente também nos pacientes com cardiomiopatia não isquêmica. Áreas de cicatriz transmural têm sido relatadas em cerca de 38% dos pacientes com cardiomiopatia não isquêmica, em estudos de ressonância magnética cardíaca, pela técnica de realce tardio com gadolínio. A presença de fibrose em pacientes com cardiomiopatia dilatada está associada a pior prognóstico[109]. Em pacientes com cardiopatia chagásica crônica, o escore de Selvester correlacionou-se ao grau de fibrose medido na ressonância cardíaca com realce tardio: um escore ≥ 2 foi preditor de grande área de cicatriz e um escore ≥ 7 apresentou alta especificidade para predizer disfunção ventricular importante ou história de taquicardia ventricular[110].

O escore de Selvester, apesar de ser alvo de vários estudos nos últimos anos, é pouco usado na prática clínica pela relativa complexidade para execução.

REFERÊNCIAS

1. Anderson JL, Adams CD, Antman EM, Bridges CR, Califf RM, Casey DE Jr, et al. ACC/AHA 2007 guidelines for the management of patients with unstable angina/non-ST-Elevation myocardial infarction: a report of the American College of Cardiology/American Heart Association Task Force on Practice Guidelines. J Am Coll Cardiol. 2007;50(7):e1-e157.

2. Martin TN, Groenning BA, Murray HM, Steedman T, Foster JE, Elliot AT, et al. ST-segment deviation analysis of the admission 12-lead electrocardiogram as an aid to early diagnosis of acute myocardial infarction with a cardiac magnetic resonance imaging gold standard. J Am Col Cardiol. 2007;50(11):1021-8.

3. Thygesen K, Alpert JS, Jafe AS, on behalf of the Joint ESC/ACC/AHA/WHF Task Force for the Redefinition of Myocardial Infarction. Third universal definition of myocardial infarction. Circulation. 2012;126:2020-35.

4. Glickman SW, Shofer FS, Wu MC, Scholer MJ, Ndubuizu A, Peterson ED, et al. Development and validation of a prioritization rule for obtaining an immediate 12-lead electrocardiogram in the emergency department to identify ST-elevation myocardial infarction. Am Heart J. 2012;163(3):372-82.

5. Mirvis DM, Goldberger AL. Electrocardiogram. In: Bonow RO, Mann DL, Zipes DP, Libby P. Braunwalds heart disease: a textbook of cardiovascular medicine. 9th ed. Philadelphia: Elsevier Saunders; 2012. p. 126-67.

6. Moon JC, De Arenaza DP, Elkington AG, Taneja AK, John AS, Wang D, et al. The pathologic basis of Q-wave and non-Q-wave myocardial infarction: a cardiovascular magnetic resonance study. J Am Coll Cardiol. 2004;44(3):554-60.

7. Savage RM, Wagner GS, Ideker RE, Podolsky SA, Hckel DB. Correlation of postmortem anatomic findings with electrocardiographic changes in patients with myocardial infarction: retrospective study of patients with typical anterior and posterior infarcts. Circulation. 1977;55(2):279-85.

8. Phibbs B, Nelson W. Differential classification of acute myocardial infarction into ST- and non-ST segment elevation is not valid or rational. Ann Noninvasive Electrocardiol. 2010;15(3):191-9.

9. O'Gara PT, Kushner FG, Ascheim DD, Casey DE Jr, Chung MK, de Lemos JA, et al. 2013 ACCF/AHA guideline for the management of ST-elevation myocardial infarction: a report of

the American College of Cardiology Foundation/American Heart Association Task Force on Practice Guidelines. J Am Coll Cardiol. 2013;61(4):e78-e140.

10. Sanson WE, Scher AM. Mechanism of S-T segment alteration during acute myocardial injury. Circ Res. 1960;8:780-7.

11. Ross J Jr. Electorcardiographic ST-segment analysis in the characterization of myocardial ischemia and infarction. Circulation. 1976;53(3 Suppl):I73-81.

12. Carneiro EF. O eletrocardiograma: 10 anos depois. Rio de Janeiro: Enéas Ferreira Carneiro; 1987. p. 245-77.

13. Oliveira Neto NR. Infarto agudo do miocárdio. In: Eletrocardiografia Clínica: uma abordagem baseada em evidências. Rio de Janeiro: Revinter; 2010. p. 117-38.

14. Timmis GC. Electrocardiographic effects of reperfusion. Cardiol Clin. 1987;5(3):427-45.

15. Napodano M, Tarantini G, Ramondo A, Cacciavillani L, Corbetti F, Marra MP, et al. Myocardial abnormalities underlying persistent ST-segment elevation after anterior myocardial infarction. J Cardiovasc Med. 2009;10(1):44-50.

16. Sclarovsky S, Mager A, Kusniec J, Rechavia E, Sagie A, Bassevich R, et al. Electrocardiographic classification of acute myocardial ischemia. Isr J Med Sci. 1990;26(9):525-31.

17. Sejersten M, Birnbaum Y, Ripa RS, Maynard C, Wagner GS, Clemmensen P; DANAMI-2 Investigators. Influences of electrocardiographic ischaemia grades and symptom duration on outcomes in patients with acute myocardial infarction treated with thrombolysis versus primary percutaneous coronary intervention: results from the DANAMI-2 trial. Heart. 2006;92(11):1577-82.

18. Rommel KP, Badarnih H, Desch S, Gutberlet M, Schuler G, Thiele H, et al. QRS complex distortion (Grade 3 ischaemia) as a predictor of myocardial damage assessed by cardiac magnetic resonance imaging and clinical prognosis in patients with ST-elevation myocardial infarction. Eur Heart J Cardiovasc Imaging. 2015 Jun 9.

19. Wagner GS, Macfarlane P, Wellens H, Josephson M, Gorgels A, Mirvis DM, et al. AHA/ACCF/HRS recommendations for the standardization and interpretation of the electrocardiogram. Part VI: acute ischemia/infarction: a scientific statement from the AHA electrocardiography and arrhythmias. J Am Coll Cardiol. 2009;53(11):1003-11.

20. Bayés de Luna A, Cino JM, Pujadas S, Cygankiewicz I, Carreras F, Garcia-Moll X, et al. Concordance of electrocardiographic patterns and healed myocardial infarction location detected by cardiovascular magnetic resonance. Am J Cardiol. 2006;97(4):443-51.

21. Bayés de Luna A, Cino J, Goldwasser D, Kotzeva A, Elosua R, Carreras F, et al. New electrocardiographic diagnostic criteria for the pathologic R waves in leads V1 and V2 of anatomically lateral myocardial infarction. J Electrocardiol. 2008;41(5):413-8.

22. Stone PH, Raabe DS, Jaffe AS, Gustafson N, Muller JE, Turi ZG, et al. Prognostic significance of location and type of myocardial infarction: independent adverse outcome associated with anterior location. J Am Coll Cardiol. 1988;11(3):453-63.

23. Stone PH, Raabe DS, Jaffe AS, Gustafson N, Muller JE, Turi ZG, et al. Prognostic significance of location and type of myocardial infarction: independent adverse outcome associated with anterior location. J Am Coll Cardiol. 1988;11(3):453-63.

24. Abo Y, Yokoi H, Furuta T, Kondo T, Inami O, Kakizawa S, et al. Electrocardiographic diagnosis of the coronary artery culprit site in ischemic heart disease. Circ J. 2003;67(9):775-80.

25. Wang SS, Paynter L, Kelly RV, Koch GG, Skains MS, Gettes LS. Electrocardiographic determination of culprit lesion site in patients with acute coronary events. J Electrocardiol. 2009;42(1):46-51.

26. Zimetbaum P, Krishnan S, Gold A, Carrozza JP 2nd, Josephson ME. Usefulness of ST segment elevation in lead III exceeding that of lead II for identifying the location of the totally occluded coronary artery in inferior wall myocardial infarction. Am J Cardiol. 1998;81(7):918-9.

27. Zhong-qun Z, Nicus KC. Factors influencing and significance of ST-segment deviation in lead aVR in acute inferior wall ST-elevation myocardial infarction. J Electrocardiol. 2010;43(4):288-93.

28. Fiol M, Cygankiewicz I, Carrillo A, Bayés-Genis A, Santouo O, Gómez A, et al. Value of electrocardiographic algorithm based on "ups and downs" of ST in assessment of a culprit artery in evolving inferior wall acute myocardial infarction. Am J Cardiol. 2004;94(16):709-14.

29. Fiol M, Carrillo A, Cygankiewicz I, Velasco J, Riera M, Bayés-Genis A, et al. A new electrocardiographic algorithm to locate the occlusion in left anterior descending coronary artery. Clin Cardiol. 2009;32(11):E1-6.

30. Hira RS, Wilson JM, Birnbaum Y. Introducing a new algorithm in inferior ST-segment elevation myocardial infarction to predict the culprit artery and distinguish proximal versus distal lesions. Coron Artery Dis. 2011;22(3):165-70.

31. Arbane M, Goy JJ. Prediction of the site of total occlusion in the left anterior descending coronary artery using admission electrocardiogram in anterior wall acute myocardial infarction. Am J Cardiol. 2000;85(4):487-91, A10.

32. Taglieri N, Saia F, Alessi L, Cinti L, Reggiani, ML, Lorenzini M, et al. Diagnostic performance of standard electrocardiogram for prediction of infarct related artery and site of coronary occlusion in unselected STEMI patients undergoing primary percutaneous coronary intervention. Eur Heart J Acute Cardiovasc Care. 2014;3(4):326-39.

33. Vales L, Kanei Y, Schweitzer P. Electrocardiographic predictors of culprit artery in acute inferior ST elevation myocardial infarction. J Electrocardiol. 2011;44(1):31-5.

34. Yamaji H, Iwasaki K, Kusachi S, Murakami T, Hirami R, Aamamoto H, et al. Prediction of acute left main coronary artery obstruction by 12-lead electrocardiography. ST segment elevation in lead aVR with less ST segment elevation in lead V(1). J Am Coll Cardiol. 2001;38(5):1348-54.

35. Misumida N, Kobayashi A, Fox JT, Hanson S, Schweitzer P, Kanei Y, et al. Predictive value of ST-segment elevation in lead aVR for left main and/or three-vessel disease in non-ST-segment elevation myocardial infarction. Ann Noninvasive Electrocardiol. 2015 Apr 17.

36. Kim E, Birnbaum Y. Acute coronary syndromes presenting with transient diffuse ST segment depression and ST segment elevation in lead aVR not caused by "acute left main coronary artery occlusion": description of two cases. Ann Noninvasive Electrocardiol. 2013;18(2):204-9.

37. Kakouros N, Cokkinos DV. Right ventricular myocardial infarction: pathophysiology, diagnosis, and management. Postgrad Med J. 2010;86(1022):719-28.

38. Zehender M, Kasper W, Kauder E, Schönthaler M, Geibel A, Olschewski M, et al. Right ventricular infarction as an independent predictor of prognosis after acute inferior myocardial infarction. N Engl J Med. 1993;328(14):981-8.

39. Erhardt LR, Sjögren A, Wahlberg I. Single right-sided precordial lead in the diagnosis of right ventricular involvement in inferior myocardial infarction. Am Heart J. 1976;91(5):571-6.

40. Braat SH, de Zwaan C, Brugada P, Coenegracht JM, Wellens HJ. Right ventricular involvement with acute inferior wall myocardial infarction identifies high risk of developing atrioventricular nodal conduction disturbances. Am Heart J. 1984;107(6):1183-7.

41. Galea N, Francone M, Carbone I, Cannata D, Vullo F, Galea R, et al. Utility of cardiac magnetic resonance (CMR) in the evaluation of right ventricular (RV) involvement in patients with myocardial infarction (MI). Radiol Med. 2014;119(5):309-17.

42. Braat SH, Brugada P, Zwaan C, Coenegracht JM, Wellens HJ. Value of electrocardiogram in diagnosing right ventricular envolvement in patients with an acute inferior wall myocardial infarction. Br Heart J. 1983;49(4):368-72.

43. Klein HO, Tordjman T, Ninio R, Sareli P, Oren V, Lang R, et al. The early recognition of right ventricular infarction: diagnostic accuracy of the electrocardiographic V4R lead. Circulation. 1983;67(3):558-65.

44. Oraii S, Maleki M, Tavakolian AA, Eftekharzadeh M, Kamangar F, Mirhaji P. Prevalence and outcome of ST-segment elevation in posterior electrocardiographic leads during acute myocardial infarction. J Electrocardiol. 1999;32(3):275-8.

45. Melendez LJ, Jones DT, Salcedo JR. Usefulness of three additional electrocardiographic chest leads (V7, V8 and V9) in the diagnosis of acute myocardial infarction. Can Med Assoc J. 1978;119(7):745-8.

46. Shakir DK, Arafa SOE. Right atrial infarction, atrial arrhythmia and inferior myocardial infarction form a missed triad: A case report and review of the literature. Can J Cardiol. 2007; 23(12):995-997.

47. Mendes RGG, Evora PRB. O infarto atrial é uma entidade clínica distinta nem sempre reconhecida. Arq Bras Cardiol. 1999;72(3):333-7.

48. Liu CK, Greenspan G, Piccirillo RT. Atrial infarction of the heart. Circulation. 1961;23:331-8.

49. Lu ML, Nwakile C, Bhalla V, De Venecia T, Shah M, Figueredo VM. Prognostic significance of abnormal P wave morphology and PR-segment displacement after ST-elevation myocardial infarction. Int J Cardiol. 2015;197:216-21

50. Anderson RD, White HD, Ohman EM, Wagner GS, Krucoff MW, Armstrong PM, et al. Predicting outcome after thrombolysis in acute myocardial infarction according to ST-segment resolution at 90 minutes: a substudy of the GUSTO-III trial. Global Use of Strategies To Open occluded coronary arteries. Am Heart J. 2002;144(1):81-8.

51. Schröder R, Dissmann R, Brüggemann T, Wegscheider K, Linderer T, Tebbe U, et al. Extent of early ST segment elevation resolution: a simple but strong predictor of outcome in patients with acute myocardial infarction. J Am Coll Cardiol. 1994;24(2):384-91.

52. Wehrens XH, Doevendans PA, Ophuis TJ, Wellens HJ. A comparison of electrocardiographic changes during reperfusion of the myocardial infarction by thrombolysis or PTCA. Am Heart J. 2000;139(3):430-6.

53. Matetzky S, Novikov M, Gruberg L, Freimark D, Freinenberg M, Elian D, et al. The significance of persistent ST elevation versus early resolution of ST segment elevation after primary PTCA. J Am Coll Cardiol. 1999;34(7):1932-8.

54. Tomaszuk-Kazberuk A, Kozuch M, Bachorzewska-Gajewska H, Malysko J, Dobrzycki S, Musial WJ. Does lack of ST-segment resolution still have prognostic value 6 years after an acute myocardial infarction treated with coronary intervention? Can J Cardiol. 2011;27(5):573-80.

55. Farkouh ME, Reiffel J, Dressler O, Nikolsky E, Parise H, Cristea E, et al. Relationship between ST-segment recovery and clinical outcomes after primary percutaneous coronary intervention: the HORIZONS-AMI ECG substudy report. Circ Cardiovasc Interv. 2013;6(3):216-23.

56. Wong CK, de la Barra SL, Herbison P. Does ST resolution achieved via different reperfusion strategies (fibrinolysis vs percutaneous coronary intervention) have different prognostic meaning in ST-elevation myocardial infarction? A systematic review. Am Heart J. 2010;160(5):842-8.e1-2.

57. Rommel KP, Baum A, Mende M, Desch S, Gutberlet M, Schuler G, et al. Prognostic significance and relationship of worst lead residual ST segment elevation with myocardial damage assessed by cardiovascular MRI in myocardial infarction. Heart. 2014;100(16):1257-63.

58. Buckingham TA, Devine JE, Redd RM, Kennedy HL. Reperfusion arrhythmias during coronary reperfusion therapy in man. Clinical and angiographic correlations. Chest. 1986;90(3):346-51.

59. Vivas D, Pérez-Vizcayno MJ, Hernández-Antolín R, Fernández-Ortiz A, Bañuelos C, et al. Prognostic implications of bundle branch block in patients undergoing primary coronary angioplasty in the stent era. Am J Cardiol. 2010;105(9):1276-83.

60. Moffa PJ, Sanches PCR. Diagnóstico eletro e vetorcardiográfico de infarto do miocárdio na presença de bloqueio de ramo. In: Tranchesi-Eletrocardiograma Normal e Patológico. 7ª ed. São Paulo: Roca; 2001.

61. Strauss DG, Loring Z, Selvester RH, Gerstenblith G, Tomaselli G, Weiss RG, et al. Right, but not left, bundle branch block is associated with large anteroseptal scar. J Am Coll Cardiol. 2013;62(11):959-67.

62. Rizzon P, Rossi L, Baissus C, Demoulin JC, Di Biase M. Left posterior hemiblock in acute myocardial infarction. Br Heart J. 1975;37(7):711-20.

63. Neeland IJ, Kontos MC, Lemos JA. Evolving considerations in the management of patients with left bundle branch block and suspected myocardial infarction. J Am Coll Cardiol. 2012;60(2):96-105.

64. Jain S, Ting H, Bell M, Bjerke CM, Lennon RJ, Gersh BJ, et al. Utility of left bundle branch block as a diagnostic criterion for acute myocardial infarction. Am J Cardiol. 2011;107(8):1111-6.

65. Okabe M, Fukuda K, Nakashima Y, Hiroki T, Arakawa K, Kikuchi M. A quantitative histopathological study of right bundle branch block complicating acute anteroseptal myocardial infarction. Br Heart J. 1991;65(6):317-21.

66. Beck AE, Lie KI, Anderson RH. Bundle branch block in the setting of acute anteroseptal myocardial infarction. Clinicopathological correlation. Br Heart J. 1978;40(7):773-82.

67. Horan LG, Flowers NC, Tolleson WJ, Thomas JR. The significance of diagnostic Q waves in the presence of bundle branch block. Chest 1970;58(3):214-20.

68. Cabrera E, Friedland C. La onda de activación ventricularen el bloqueo de rama izquierda con infarto: un nuevo signo electrocardiografico. Arch Inst Cardiol Mex. 1953;23:441-60.

69. Moffa PJ. O eletrocardiograma nas perturbações da irrigação do miocárdio: infarto do miocárdio, de necrose, lesão e isquemia. In: Tranchesi – Eletrocardiograma Normal e Patológico. 7ª ed. São Paulo: Roca; 2001.

70. Sgarbossa EB, Pinski SL, Barbagelata A, Underwood DA, Gates KB, Topol EJ, et al. Electrocardiographic diagnosis of evolving acute myocardial infarction in the presence of left bundle-branch block. N Engl J Med. 1996;334(8):481-7.

71. Tabas JA, Rodriguez RM, Seligman H, Goldschlager NF. Electrocardiographic criteria for detecting acute myocardial infarction in patients with left bundle branch block: a meta-analysis. Ann Emerg Med. 2008;52(4):329-36.

72. Madias JE, Sinha A, Ashtiani R, Agarwal H, Win M, Narayan VK. A critique of the new ST-segment criteria for the diagnosis of acute myocardial infarction in patients with left bundle-branch block. Clin Cardiol. 2001;24(10):652-5.

73. Smith SW, Dodd KW, Henry TD, Dvorak DM, Pearce LA. Diagnosis of ST-elevation myocardial infarction in the presence of left bundle branch block with the ST-elevation to S-wave ratio in a modified Sgarbossa rule. Ann Emerg Med. 2012;60(6):766-76.

74. Sgarbossa EB, Pinski SL, Gates KB, Wagner GS. Early electrocardiographic diagnosis of acute myocardial infarction in the presence of ventricular paced rhythm. GUSTO-I investigators. Am J Cardiol. 1996;77(5):423-4.

75. Chang AM, Shofer FS, Tabas JA, Magid DJ, McCusker CM, Hollander JE. Lack of association between left bundle-branch block and acute myocardial infarction in symptomatic ED patients. Am J Emerg Med. 2009;27(8):916-21.
76. Rokos IC, French WJ, Mattu A, Nichol G, Fakouh ME, Reiffel J, et al. Apropriate cardiac cath lab activation: optimizing electrocardiogram interpretation and clinical decision making for acute ST-elevation myocardial infarction. Am Heart J. 2010;160(6):995-1003.e1-8.
77. Task Force on the management of ST-segment elevation acute myocardial infarction of the European Society of Cardiology (ESC), Steg PG, James SK, Atar D, Badano LP, Blömstrom-Lundqvist C, Borger MA. ESC Guidelines for the management of acute myocardial infarction in patients presenting with ST-segment elevation. Eur Heart J. 2012;33(20):2569-619.
78. Lopes RD, Siha H, Fu Y, Patel MR, Armstrong PW, Granger CB. Diagnosing acute myocardial infarction in patients with left bundle branch block. Am J Cardiol. 2011;108(6):782-8.
79. McMahon R, Siow W, Bhindi R, Soo Hoo SY, Figtree G, Hansen PS, et al. Left bundle branch block without concordant ST changes is rarely associated with acute coronary occlusion. Int J Cardiol. 2013;20;167(4):1339-42.
80. Cai Q, Mehta N, Sgarbossa EB, Pinski SL, Wagner GS, Califf RM, et al. The left bundle-branch block puzzle in the 2013 ST-elevation myocardial infarction guideline: from falsely declaring emergency to denying reperfusion in a high-risk population. Are the Sgarbossa criteria ready for prime time? Am Heart J. 2013;166(3):409-13.
81. Antman EM, Morrow DA. ST-elevation myocardial infarction: management. In: Bonow RO, Mann DL, Zipes DP, Libby P. Braunwalds heart disease: a textbook of cardiovascular medicine. 9th ed. Philadelphia: Saunders Elsevier: 2012. p. 1111-77.
82. de Winter RJ, Verouden NJ, Wellens HJ, Wilde AA, for the Interventional Cardiology Group of the Academic Medical Center. A new ECG sign of proximal LAD occlusion. N Engl J Med. 2008;359(19):2071-3.
83. Verouden NJ, Koch KT, Peters RJ, Henriques JP, Baan J, van der Schaaf RJ, et al. Persistent precordial "hyperacute" T-waves signify proximal left anterior descending artery occlusion. Heart. 2009;95(20):1701-6.
84. Podrid PJ, Ganz LI, Arnsdorf MF. Clinical features and treatment of ventricular arrhythmias during acute myocardial infarction. Uptodate. 2015, disponível em: www.uptodate.com. Acessado em 10 julho de 2015.
85. Jim MH, Chan AOO, Tse HT, Barold SS, Lau CP. Clinical and angiographic findings of complete atrioventricular block in acute inferior myocardial infarction. Ann Acad Med Singapore. 2010;39(3):185-90.
86. Ho KW, Koh TH, Wong P, Wong SL, Lim YT, Lim ST, et al. Complete atrioventricular block complicating acute anterior myocardial infarction can be reversed with acute coronary angioplasty. Ann Acad Med Singapore. 2010;39(3):254-7.
87. Meine TJ, Al-Khatib SM, Alexander JH, Granger CB, White HD, Kilaru R, et al. Incidence, predictors, and outcomes of high-degree atrioventricular block complicating acute myocardial infarction treated with thrombolytic therapy. Am Heart J. 2005;149(4):670-4.
88. Morrow DA, Antman EM, Charlesworth A, Cairns R, Murphy SA, de Lemos JA, et al. TIMI risk score for ST-elevation myocardial infarction: a convenient, bedside, clinical score for risk assessment at presentation: An intravenous nPA for treatment of infarcting myocardium early II trial substudy. Circulation. 2000;102(17):2031-7.
89. Petrina M, Goodman SG, Eagle KA. The 12-lead electrocardiogram as a predictive tool of mortality after acute myocardial infarction: Current status in an era of revascularization and reperfusion. Am Heart J. 2006;152(1):11-8.

90. Nicolau JC, Timerman A, Piegas LS, Marin-Neto JA, Rassi A Jr. Guidelines for Unstable Angina and Non-ST-Segment Elevation Myocardial Infarction of the Brazilian Society of Cardiology (II Edition, 2007). Arq Bras Cardiol. 2007;89(4):e89-e131.

91. Stribling WK, Kontos MC, Abbate A, Cooke R, Vetrovec GW, Daí D, et al. Left circumflex occlusion in acute myocardial infarction (from the National Cardiovascular Data Registry). Am J Cardiol. 2011;108(7):959-63.

92. Caceres L, Cooke D, Zalenski R, Rydman R, Lakier JB. Myocardial infarction with an initially normal electrocardiogram--angiographic findings. Clin Cardiol. 1995;18(10):563-8.

93. Cannon CP, McCabe CH, Stone PH, Rogers WJ, Schactman M, Thompson BW, et al. The electrocardiogram predicts one-year outcome of patients with unstable angina and non-Q wave myocardial infarction: results of the TIMI III Registry ECG Ancillary Study. Thrombolysis in Myocardial Ischemia. J Am Coll Cardiol. 1997;30(1):133-40.

94. Atar S, Fu Y, Wagner GS, Rosanio S, Barbagelata A, Birnbaum Y. Usefulness of ST depression with T-wave inversion in leads V4 to V6 for predicting one-year mortality in non-ST-elevation acute coronary syndrome (from the Electrocardiographic Analysis of the Global Use of Strategies to Open Occluded Coronary Arteries IIB Trial). Am J Cardiol. 2007;99(7):934-8.

95. Szyma ski FM, Grabowski M, Filipiak KJ, Karpinski G, Opolski G. Admission ST-segment elevation in lead aVR as the factor improving complex risk stratification in acute coronary syndromes. Am J Emerg Med. 2008;26(4):408-12.

96. Kosuge M, Ebina T, Hibi K, Endo M, Komura N, Hashiba K, et al. ST-segment elevation resolution in lead aVR: a strong predictor of adverse outcomes in patients with non-ST-segment elevation acute coronary syndrome. Circ J. 2008;72(7):1047-53.

97. Taglieri N, Marzocchi A, Saia F, Morrozzini C, Palmerini T, Ortolani P, et al. Short-and long-term prognostic significance of ST-segment elevation in lead aVR in patients with non-ST-segment elevation acute coronary syndrome. Am J Cardiol. 2011;108(1):21-8.

98. de Zwaan C, Bär FW, Wellens HJ. Characteristic electrocardiographic pattern indicating a critical high stenosis in left anterior descending coronary artery in patients admitted because of impending myocardial infarction. Am Heart J. 1982;103(4 Pt 2):730-6.

99. de Zwaan C, Bär FW, Janssen JH, Cheriex EC, Dassen WR, Brugada P, et al. Angiographic and clinical characteristics of patients with unstable angina showing an ECG pattern indicating critical narrowing of the proximal LAD coronary artery. Am Heart J. 1989;117(3):657-65.

100. Tandy TK, Bottomy DP, Lewis JG. Wellens' syndrome. Ann Emerg Med. 1999;33(3):347-5.

101. Tatli E, Aktoz M. Wellens' syndrome: the electrocardiographic finding that is seen as unimportant. Cardiol J. 2009;16(1):73-5.

102. Chaitman BR. Exercise stress test. In: Bonow RO, Mann DL, Zipes DP, Libby P. Braunwalds heart disease: a textbook of cardiovascular medicine. 9th ed. Philadelphia: Saunders Elsevier; 2012. p. 168-99.

103. Ananthasubramaniam K, Chow BJ, Ruddy TD, deKemp R, Da Silva J, et al. Does electrocardiographic Q wave burden predict the extent of scarring or hibernating myocardium as quantified by positron emission tomography? Can J Cardiol. 2005;21(1):51-6.

104. Palaniswamy C, Singh T, Aronow WS. A planar QRS-T angle > 90 degrees is associated with multivessel coronary artery disease in patients undergoing coronary angiography. Med Sci Monit. 2009;15(12):MS31-4.

105. Das MK, Saha C, El Masry H, Peng J, Dandamudi G, Mahenthiran J, et al. Fragmented QRS on a 12-lead ECG: a predictor of mortality and cardiac events in patients with coronary artery disease. Heart Rhythm. 2007;4(11):1385-92.

106. Pietrasik G, Goldenberg I, Zdzienicka J, Moss AJ, Zareba W. Prognostic significance of fragmented QRS complex for predicting the risk of recurrent cardiac events in patients with Q-wave myocardial infarction. Am J Cardiol. 2007;100(4):583-6.

107. Bounous EP Jr, Califf RM, Harrell FE Jr, Hinohara T, Mark DB, Ideker RE, et al. Prognostic value of the simplified Selvester QRS score in patients with coronary artery disease. J Am Coll Cardiol. 1988;11(1):35-41.

108. Tjandrawidjaja MC, Fu Y, Westerhout CM, Wagner GS, Granger CB, Armstrong PW, et al. Usefulness of the QRS score as a strong prognostic marker in patients discharged after undergoing primary percutaneous coronary intervention for ST-segment elevation myocardial infarction. Am J Cardiol. 2010;106(5):630-4.

109. Kuruvilla S, Adenaw N, Katwal AB, Lipinski MJ, Kramer CM, Salerno M. Late gadolinium enhancement on cardiac magnetic resonance predicts adverse cardiovascular outcomes in nonischemic cardiomyopathy: a systematic review and meta-analysis. Circ Cardiovasc Imaging. 2014;7(2):250-8.

110. Strauss DG, Cardoso S, Lima JAC, Rochitte CE, Wu KC. ECG scar quantification correlates with cardiac magnetic resonance scar size and prognostic factors in Chagas' disease. Heart. 2011;97(5):357-61.

capítulo 7

Diagnóstico Diferencial em Eletrocardiografia

Neste capítulo estudaremos alguns padrões eletrocardiográficos, com destaque para os elementos que permitem estabelecer o diagnóstico diferencial. Serão abordadas as causas de: supradesnível do segmento ST, ondas Q patológicas, ondas T profundas, onda R ampla em V1, baixa voltagem do QRS e pobre progressão da onda R nas derivações precordiais.

CAUSAS DE SUPRADESNÍVEL DO SEGMENTO ST

Outras condições cardíacas, além da isquemia miocárdica, podem ser causas de supra de ST e simular o infarto agudo do miocárdio (IAM). O que vale dizer que nem todo traçado que apresenta supra de ST é de paciente com infarto. A análise atenta das alterações eletrocardiográficas, juntamente com os dados clínicos, ajuda a estabelecer o diagnóstico diferencial.

O IAM com supra de ST é o principal diagnóstico neste contexto e constitui o parâmetro para o diagnóstico das outras condições que cursam com supra de ST.

As condições que apresentam supradesnível do segmento ST podem simular IAM e são conhecidas como "padrão de pseudoinfarto".

Outras causas de supra de ST: repolarização precoce, pericardite aguda, angina de Prinzmetal, alteração secundária da repolarização ventricular (bloqueio de ramo, ritmo de marca-passo ventricular, hipertrofia ventricular, pré-excitação ventricular), aneurisma do ventrículo esquerdo, cardiomiopatia de Takotsubo, síndrome de Brugada e hipercalemia (incomum) (Quadro 7.1)[1-4].

Infarto agudo do miocárdio

O IAM com supra de ST foi descrito no capítulo 6.

O supradesnivelamento do ST que ocorre no IAM apresenta características típicas, tais como *alterações recíprocas*, isto é, depressão do ST em derivações cujos polos positivos estão posicionados em direção oposta, surgimento de Q patológico e modificações das alterações nas primeiras horas e dias (*alterações dinâmicas*).

Mas no IAM na fase inicial as ondas Q não são geralmente observadas e podem não se desenvolver como consequência da terapia.

Um estudo mostrou que o diagnóstico eletrocardiográfico pré-hospitalar de IAM, com base na presença de supra de ST (supra de ST ≥ 1 mm em duas derivações relacionadas), pode ser falho e pouco confiável, com até 51% dos pacientes sem apresentar infarto. Quando o supradesnível foi combinado à presença ou não de alteração recíproca, houve melhora significativa no valor preditivo do ECG (> 90%). As alterações mais frequentemente associadas com diagnóstico "falso" de IAM neste estudo foram HVE e BRE[5].

Estas e outras condições que são causas de supradesnível do segmento ST serão estudadas a seguir.

Aneurisma do ventrículo esquerdo

Quando se desenvolve discinesia e aneurisma ventricular após o infarto, pode ocorrer a persistência do supra de ST, por semanas ou meses após o evento agudo. Geralmente o supra relacionado a aneurisma é observado nas derivações precordiais V1 a V4 associado a ondas Q de grandes amplitudes (ver Capítulo 6).

Repolarização precoce e elevação do segmento ST como variante da normalidade

Mais comum em homens jovens, caracteriza-se pela alteração do segmento ST, o qual apresenta elevação rápida do segmento ST com pequena concavidade superior, geralmente associado a ondas T amplas (positivas) e assimétricas. O final do complexo QRS exibe um entalhe típico (onda J) ou "empastamento" (ver Capítulo 10).

A elevação do segmento ST nas derivações precordiais, principalmente em V2 e V3, com segmento ST côncavo, é comum em homens jovens, sendo considerada variante da normalidade[4].

A repolarização precoce e a elevação do segmento ST considerada uma variante do normal são condições responsáveis pelo diagnóstico equivocado de IAM. Ao contrário do IAM, nas condições citadas, o padrão eletrocardiográfico é em geral mantido, ou seja, não há alteração dinâmica característica da fase aguda, nem surgimento de ondas Q (Fig. 7.1).

Como foi dito, o supradesnivelamento do ST que ocorre no IAM apresenta características típicas: *alterações recíproca e dinâmica*.

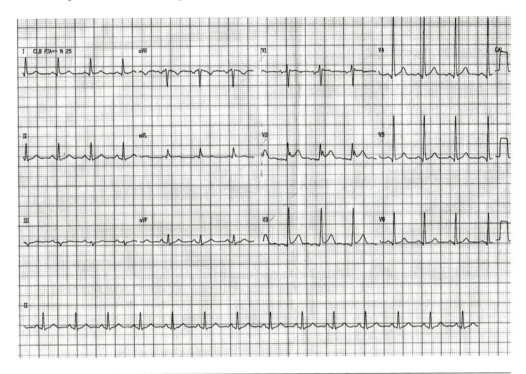

Figura 7.1 Homem jovem atendido com dor precordial típica e ECG inicial com taquicardia paroxística supraventricular. Em ritmo sinusal, apresentava sempre o mesmo padrão deste traçado: elevação rápida do ST em V1-V3, com entalhe no final do QRS em V2 (onda J). Foi feito o diagnóstico equivocado de infarto agudo do miocárdio e administrado trombolítico. O cateterismo mostrou artérias coronárias sem lesões e ventrículo esquerdo normal.

Pericardite e miocardite agudas

Na pericardite aguda o ECG pode mostrar supradesnivelamento difuso do ST, exceto em aVR; esse fato é explicado porque o vetor do ST está orientado para a metade positiva da maioria das derivações. Pode ser observada alteração da repolarização atrial, com depressão do segmento PR na maioria das derivações e elevação em aVR[4] (Fig. 7.2). Na pericardite aguda geralmente não surgem ondas Q e a inversão de T ocorre habitualmente após a normalização do supra de ST. O diagnóstico diferencial com repolarização precoce pode ser difícil em alguns casos. O critério de maior valor é a medida da relação supra de ST/amplitude da onda T em V6. A razão ST/T ≥ 0,25 é indicativa de pericardite[6] (Fig. 7.3). Na repolarização precoce, a onda T apresenta geralmente maior amplitude, o que contribui para o menor valor da relação ST/T.

mulação ventricular e, algumas vezes, associada à HVE e à pré-excitação ventricular (WPW – Wolff-Parkinson-White). A alteração da repolarização é dita secundária porque está relacionada ao alargamento do complexo QRS (Fig. 7.4). O supradesnivelamento do ST ocorre tipicamente nos complexos QRS predominantemente negativos (como as precordiais V1 a V3), ou seja, a alteração do ST é oposta à polaridade do complexo QRS (ver Capítulos 5 e 6). Na pré-excitação ventricular, a condução pela via acessória ocasiona o aparecimento de onda delta, alargamento do QRS e alteração secundária da repolarização ventricular (Fig. 7.6).

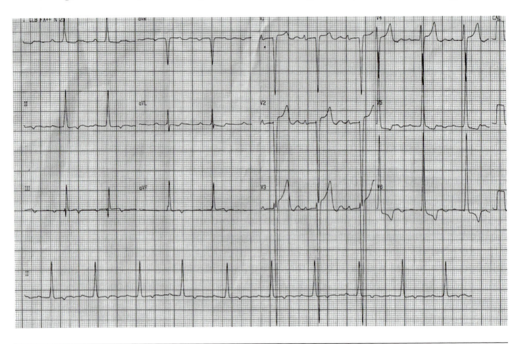

Figura 7.4 ECG mostra HVE: voltagem aumentada do QRS e *strain*. Há supradesnível do segmento ST em V1 a V3 e pobre progressão de R. Paciente com insuficiência aórtica importante e dilatação das câmaras esquerdas.

Outras causas de supradesnível do segmento ST (raras)

Hipercalemia, cardioversão elétrica, tromboembolismo pulmonar, padrão de Brugada (nas derivações precordiais direitas) e lesões cerebrais[1-4].

O supra de ST observado após cardioversão por choque de corrente direta é transitório, dura de alguns segundos a poucos minutos e pode ser de grande amplitude. Seu mecanismo é incerto[4].

Algumas vezes, observa-se supradesnível do segmento ST relacionado à hipercalemia grave, o que pode resultar no diagnóstico equivocado de IAM[16].

CAUSAS DE ONDAS Q PATOLÓGICAS

Ondas Q ao ECG têm como causa principal a substituição do tecido miocárdico normal por fibrose e cicatriz, seja de causa isquêmica ou não. Diversas condições podem ser causas de ondas Q ao ECG (Quadro 7.1)[1,17].

Infarto do miocárdio

As ondas Q surgem na fase aguda do infarto e podem persistir no ECG. Assim, o encontro de ondas Q pode ser um marcador de infarto prévio e de cardiopatia isquêmica.

Cardiopatia chagásica crônica

As áreas de fibrose, em permeio a áreas de miocardite (infiltrado), são comuns e podem expressar-se no ECG como ondas Q anormais e perdas de potenciais de R (ver Capítulo 8).

Cardiomiopatia dilatada

Áreas de fibrose (cicatriz transmural) têm sido relatadas em cerca de 38% dos pacientes com cardiomiopatia não isquêmica, em estudos de ressonância magnética cardíaca, pela técnica de realce tardio com gadolínio. A presença de fibrose em pacientes com cardiomiopatia dilatada está associada à maior mortalidade global e por morte súbita cardíaca, e maior risco de hospitalização por insuficiência cardíaca[18]. Nesses pacientes, a fibrose pode ser responsável pelo registro de ondas Q anormais, pobre progressão de R nas precordiais e baixa voltagem do QRS (ver Capítulo 8) (Fig. 7.5).

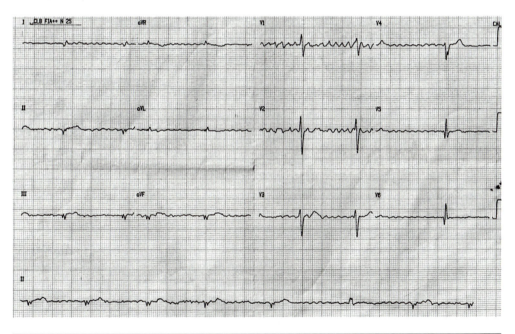

Figura 7.5 Fibrilação atrial com baixa resposta ventricular, baixa voltagem no plano frontal. Área inativa inferoposterolateral. Sorologia negativa para Chagas. Realizou ressonância magnética cardíaca que evidenciou fibrose miocárdica extensa. Cateterismo com artérias coronárias normais. Ondas Q patológicas associadas à fibrose em paciente com cardiomiopatia dilatada idiopática.

Alteração na sequência de ativação

No BDASE e no BRE pode haver ondas Q em V1-V2 e pobre progressão de R. Na HVE e no bloqueio fascicular anterior esquerdo, pode estar presente pobre progressão de R nas derivações precordiais. Na HVD pode-se observar QR em V1. Na pré-excitação ventricular (WPW), as ondas Q patológicas podem ser observadas, em virtude da mudança na sequência de ativação ventricular. As ondas Q podem existir nas derivações inferiores, laterais ou nas precordiais V1 a V3[1,19].

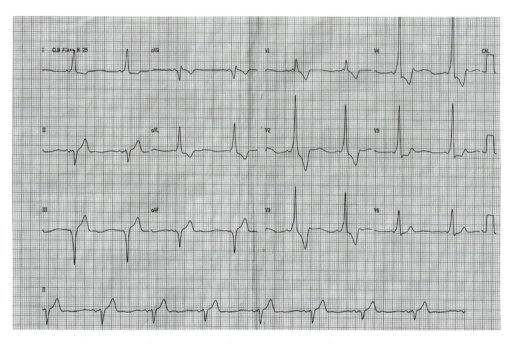

Figura 7.6 O ECG mostra pré-excitação ventricular (padrão de WPW). Pré-excitação máxima. Há onda Q nas derivações inferiores e onda R ampla em V1. Alteração secundária da repolarização ventricular, com inversão de T (V1 a V4, aVL). Usualmente, em WPW com onda Q nas derivações inferiores, a onda T é positiva nestas derivações. A não ser que exista alteração primária da repolarização ventricular associada: por exemplo, causada por isquemia miocárdica. Neste exemplo, via acessória posterosseptal esquerda.

Doença pulmonar obstrutiva crônica

Na doença pulmonar obstrutiva crônica (DPOC), são mais comuns a pobre progressão de R e a baixa voltagem, mas ondas Q podem estar presentes e resultam do deslocamento do coração para baixo, hiperinsuflação pulmonar e dilatação do ventrículo direito (ver Capítulo 8).

Tromboembolismo pulmonar agudo (TEP)

Ondas Q podem ser observadas em DIII e V1. No TEP, a presença de inversão de T em V1 a V4 pode simular SCA (ver Capítulo 8).

Causas raras de ondas Q

Entre as causas incomuns de ondas Q observadas no ECG citamos[1,3,17]:

- Cardiomiopatias infiltrativas – como amiloidose e sarcoidose, onde há substituição do tecido muscular por substância inerte amiloide (amiloidose) e granuloma não caseoso e fibrose (sarcoidose). Nessas cardiomiopatias, os distúrbios de condução são comuns.

- Tumor cardíaco – é causa de ondas Q anormais, que resultam da infiltração miocárdica (Fig. 7.7).
- Cardiomiopatia hipertrófica – o ECG pode, algumas vezes, exibir ondas Q profundas e estreitas.
- Pneumotórax – perda da onda R nas derivações precordiais direitas.
- Distrofia muscular (Ducchenne, Becker) – ondas Q profundas e estreitas, similar ao observado na cardiomiopatia hipertrófica.
- Trauma cardíaco (contusão miocárdica) – alterações observadas – taquicardia sinusal, alteração inespecífica da repolarização ventricular, elevação dos segmentos ST, arritmias, ondas Q.
- Síndrome de Noonan – síndrome genética incomum, que se assemelha à síndrome de Turner, na qual os pacientes cursam com várias anormalidades (faciais e musculoesqueléticas), hormonais e cardíacas (estenose pulmonar e/ou cardiomiopatia hipertrófica).
- Variante do normal – ondas Q em V1, V2 e nas derivações inferiores (DIII, aVF).

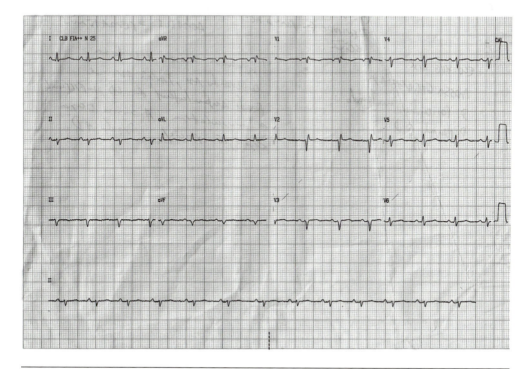

Figura 7.7 ECG de paciente com tumor cardíaco em átrio direito que infiltrou o ventrículo direito. Paciente com quadro de edema, ascite e dispneia. O ECG mostra ritmo sinusal, baixa voltagem e ondas Q nas derivações inferiores e de V1 a V3.

CAUSAS DE ONDAS T PROFUNDAS

A onda T normal é negativa em aVR e pode ser negativa nas derivações DIII, aVL e aVF.

Ondas T achatadas ou invertidas, de pequena amplitude, é uma alteração inespecífica, relacionada a diversas condições como ansiedade, hipertensão, isquemia miocárdica, efeitos de drogas, distúrbios metabólicos, pericardite etc.

A AHA/ACCF/HRS classifica a onda T negativa como: T invertida (1 a 5 mm de amplitude: 01 a 0,5 mV), T profunda (negativa, 5 a 10 mm) e T gigante e negativa (> 10 mm ou 1 mV)[20].

O mais comum é a ocorrência de ondas T invertidas, com amplitude entre 0,1 mV e 0,5 mV. Entretanto, as ondas T podem ser profundas e, ocasionalmente, gigantes e negativas[20-24]. Exemplos: cardiopatia isquêmica, cardiomiopatia hipertrófica (principalmente na forma apical), onda T cerebral (acidente vascular encefálico-AVE e outros quadros encefálicos), memória cardíaca, HVD, BAV completo (Quadro 7.1).

Cardiopatia isquêmica

As ondas T isquêmicas podem ser observadas na síndrome coronariana aguda. Um exemplo típico é a chamada síndrome de Wellens, caracterizada pela presença de inversão de ondas T em derivações precordiais (em "plus-minus" em V2-V3), não associadas à alteração de ST e Q patológica (isto é, não relacionadas ao IAM com supra de ST) em pacientes com angina. Nessa condição, as ondas T podem ser profundas (ver Capítulo 6).

Durante a evolução do IAM com supra de ST, pode haver o surgimento de ondas T profundas que persistem por vários dias. Essas ondas T profundas têm sido atribuídas à reperfusão. Um estudo encontrou que as ondas T profundas observadas na fase aguda do infarto (48 horas após o IAM) indicam maior efetividade da reperfusão e maior grau de miocárdio atordoado (anormalidade contrátil do ventrículo esquerdo na fase aguda que se recupera na fase crônica) (Fig. 7.8)[25].

Cardiomiopatia hipertrófica (principalmente a forma apical)

Na cardiomiopatia hipertrófica apical (também chamada doença de Yamaguchi) há acometimento principalmente da ponta do ventrículo esquerdo e caracteriza-se por apresentar padrão de HVE (voltagem) e ondas T gigantes negativas (> 10 mm) nas derivações precordiais.

A presença de depressão de ST associada à inversão de T e à história de dor torácica faz com que esses pacientes sejam algumas vezes internados com hipótese diagnóstica de insuficiência coronariana aguda.

A história de doença há meses fala a favor de uma condição crônica e a alteração de ST-T típica (ondas T gigantes) faz lembrar da possibilidade de cardiomiopatia hipertrófica forma apical. O cateterismo revela a ausência de coronariopatia obstrutiva e o ecocardiograma mostra a hipertrofia miocárdica acentuada predominante na região apical do VE.

A ventriculografia esquerda também é útil para o diagnóstico ao demonstrar hipertrofia miocárdica significativa, predominante à ponta do VE (aspecto em "naipe de espadas") (Fig. 7.9)[26].

Na cardiomiopatia hipertrófica septal, o mais comum é HVE com *strain*, mas também pode ser observado esse padrão de ondas T profundas similar ao descrito na cardiomiopatia apical (Fig. 7.10). A presença de critérios de SAE (aumento da fase negativa em V1) sugere cardiomiopatia hipertrófica forma obstrutiva e não a forma apical[27].

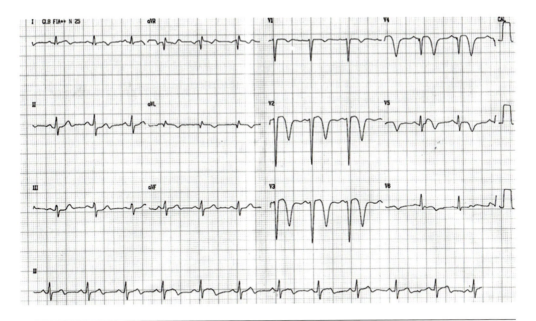

Figura 7.8 ECG com evidências de IAM anterior extenso prévio: onda Q e ondas T profundas (V2 a V4). Ecocardiograma mostrou acinesia de parede anterior.

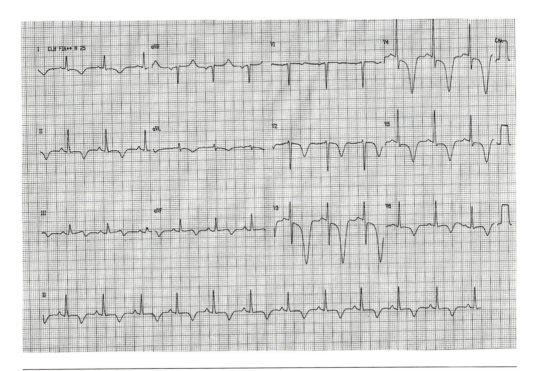

Figura 7.9 Ondas T gigantes negativas em ECG de paciente com cardiomiopatia apical (doença de Yamaguchi).

A redução na amplitude das deflexões do QRS, principalmente das ondas R e S, pode ocorrer em condições onde há perda do músculo cardíaco, como na cardiopatia isquêmica com infarto prévio. Na cardiopatia chagásica e nas miocardites, a presença de áreas de fibrose e inflamação é responsável pela baixa voltagem. Nas cardiomiopatias restritivas (amiloidose, sarcoidose), a baixa voltagem é causada por substituição do miocárdio por substância inerte. Outras formas de cardiomiopatia restritiva, como a endomiocardiofibrose, podem ter baixa voltagem, pela existência de fibrose miocárdica e acúmulos de líquidos (edema, ascite, derrame pericárdico e pleural) (Fig. 7.16).

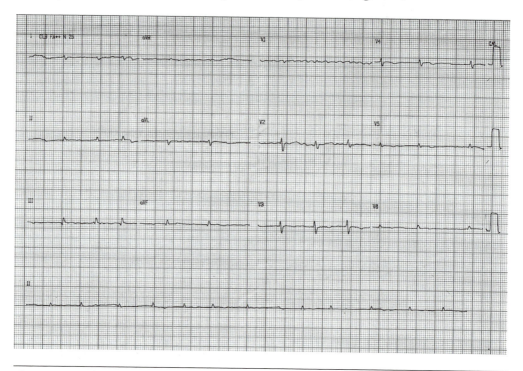

Figura 7.16 Ritmo de fibrilação atrial e baixa voltagem global em paciente com endomiocardiofibrose e insuficiência cardíaca avançada, com ascite.

A perda de onda R de forma difusa é observada em pacientes com infarto extenso prévio, geralmente com disfunção sistólica ventricular esquerda. Estudo de Askenasi[41], de 1978, observou correlação entre a amplitude do somatório da onda R nas derivações (aVL + aVF + V1 a V6) e a função ventricular em pacientes com doença arterial coronariana. Disfunção ventricular esteve presente em 73% dos casos quando o somatório de R foi < 4 mV (40 mm).

2. Transmissão deficiente dos potenciais cardíacos

Nesse caso há dificuldade na transmissão (efeito de amortecimento) do potencial gerado no coração até ser captado na periferia. Exemplos: derrame pericárdico, derrame pleural (interposição de líquido em volta do coração), quadros edematosos (sepse, insuficiência cardíaca, cirrose hepática), pneumotórax e enfisema (interposição de ar e hiperinsuflação pulmonar), hipotireoidismo e obesidade (pelo excesso de tecido adiposo).

No hipotireoidismo, a baixa voltagem total (P, QRS e T) é atribuída ao derrame pericárdico e à deficiência hormonal.

Baixa voltagem na insuficiência cardíaca

Na insuficiência cardíaca, a baixa voltagem pode ser causada pela geração deficiente dos potenciais cardíacos (áreas de necrose ou fibrose) associada à transmissão prejudicada para a periferia (edemas e derrames). A baixa voltagem na insuficiência cardíaca devido à disfunção sistólica está associada a maior gravidade e pior prognóstico (maior mortalidade em 1 ano)[42].

A baixa voltagem isolada no plano frontal pode ter as mesmas causas da baixa voltagem difusa, mas é característica da cardiomiopatia dilatada[43].

Baixa voltagem no derrame pericárdico

No derrame pericárdico, a baixa voltagem global (P, QRS, T) é característica. A *alternância do QRS* está associada a derrame volumoso e tamponamento cardíaco e é causada pela oscilação do coração dentro do saco pericárdico distendido por líquido, o que muda a posição do coração em relação ao eletrodo explorador (movimento pendular). Ocorre alternância no eixo elétrico e na amplitude do complexo QRS, ondas P e T (Figs. 7.17 e 7.18)[44].

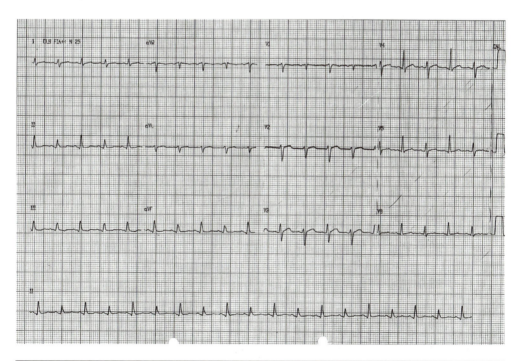

Figura 7.17 Taquicardia sinusal, baixa voltagem e *alternância elétrica*. Paciente com neoplasia de pulmão metastática, derrame pericárdico volumoso e quadro de tamponamento cardíaco.

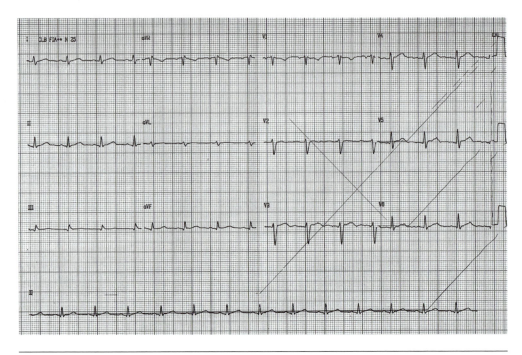

Figura 7.18 ECG do mesmo paciente obtido após paricardiocentese, com evidente desaparecimento da alternância elétrica.

POBRE PROGRESSÃO DE R NAS DERIVAÇÕES PRECORDIAIS

A progressão da onda R nas derivações precordiais é achado relativamente comum e apresenta como característica a ausência do aumento progressivo normal da amplitude da onda R em V1 a V5.

Há vários critérios usados para definir pobre progressão de R. Um critério usual, conhecido por critério de DePace[45], considera que a pobre progressão de R se encontra presente quando a amplitude da onda R em V3 é ≤ 3 mm (calibração padrão: 10 mm/1 mV) e quando a amplitude do R de V2 ≤ R de V3.

Esse padrão apresenta várias causas, o que o torna um achado inespecífico e onde, com certa frequência, não se consegue estabelecer a etiologia. Diagnosticar infarto do miocárdio prévio somente pela presença de pobre progressão de R (sem onda Q) não é confiável[46], especialmente na presença de outras condições que justifique a pobre progressão, como BDASE, HVE, cardiomiopatia, entre outras.

Entre as causas de pobre progressão da onda R nas derivações precordiais estão: infarto do miocárdio de parede anterior, bloqueio divisional anterossuperior esquerdo (BDASE), hipertrofia ventricular esquerda, bloqueio de ramo esquerdo, cardiomiopatia dilatada, enfisema pulmonar e DPOC, cardiomiopatias restritivas (pela fibrose e perda de tecido muscular cardíaco por outras razões), pneumotórax esquerdo, transposição corrigida dos grandes vasos, posição inadequada dos eletrodos no tórax e variante do normal[47-49].

Estudo[50] mostrou que a pobre progressão de R é muito prevalente em diabéticos e foi associada com disfunção diastólica ao ecocardiograma e pode ser um sinal precoce relacionado com o surgimento de cardiomiopatia diabética.

REFERÊNCIAS

1. Mirvis DM, Goldberger AL. Electrocardiogram. In: Bonow RO, Mann DL, Zipes DP, Libby P. Braunwalds heart disease: a textbook of cardiovascular medicine. 9th ed. Philadelphia: Saunders Elsevier; 2012. p. 126-67.

2. Gu YL, Svilaas T, van der Horst IC, Zijlstra F. Conditions mimicking acute ST-segment elevation myocardial infarction in patients referred for primary percutaneous coronary intervention. Neth Heart J. 2008;16(10):325-31.

3. Goldberger AL. Myocardial ischemia and infarct. Section II. In: Clinical electrocardiography: a simplified approach. 7th ed. St. Louis: Mosby/Elsevier; 2006. p. 109-23.

4. Wang K, Asinger RW, Marriott HJ. ST-segment elevation in conditions other than acute myocardial infarction. N Engl J Med. 2003;349(22):2128-35.

5. Otto LA, Aufderheide TP. Evaluation of ST segment elevation criteria for the prehospital electrocardiographic diagnosis of acute myocardial infarction. Ann Emerg Med. 1994;23(1):17-24.

6. Ginzton L, Laks MM. The differential diagnosis of acute pericarditis from the normal variant: new electrocardiographic criteria. Circulation. 1982;65(5):1004-9.

7. Sheldon, Crandall MA, Jaffe AS. Myocarditis with ST elevation and elevated cardiac enzymes misdiagnosed as an ST-elevation myocardial infarction. J Emerg Med. 2012;43(6):996-9.

8. Nucifora G, Miani D, Di Chiara A, Piccoli G, Artico J, Puppato M, et al. Infarct-like acute myocarditis: relation between electrocardiographic findings and myocardial damage as assessed by cardiac magnetic resonance imaging. Clin Cardiol. 2013;36(3):146-52.

9. Porela P, Kytö V, Nikus K, Eskola M, Airaksinen KE. PR depression is useful in the differential diagnosis of myopericarditis and ST elevation myocardial infarction. Ann Noninvasive Electrocardiol. 2012;17(2):141-5.

10. Prasad A, Lerman A, Rihal CS. Apical ballooning syndrome (Tako-Tsubo or stress cardiomyopathy): a mimic of acute myocardial infarction. Am Heart J. 2008;155(3):408-17.

11. Ogura R, Hiasa Y, Takahashi T, Yamaguchi K, Fujiwara K, Ohara Y, et al. Specific findings of the standard 12-lead ECG in patients with 'Takotsubo' cardiomyopathy: comparison with the findings of acute anterior myocardial infarction. Circ J. 2003;67(8):687-90.

12. Jim MH, Chan AO, Tsui PT, Lau ST, Siu CW, Chou WH, et al. A new ECG criterion to identify takotsubo cardiomyopathy from anterior myocardial infarction: role of inferior leads. Heart Vessels. 2009;24(2):124-30.

13. Kosuge M, Ebina T, Hibi K, Iwahashi N, Tsukahara K, Endo M, et al. Differences in negative T waves between takotsubo cardiomyopathy and reperfused anterior acute myocardial infarction. Circ J. 2012;76(2):462-8.

14. Parkkonen O, Allonen J, Vaara S, Viitasolon M, Nieminem MS, Sinisalo J. Differences in ST--elevation and T-wave amplitudes do not reliably differentiate takotsubo cardiomyopathy from acute anterior myocardial infarction. J Electrocardiol. 2014;47(5):692-9.

15. Vervaat FE, Christensen TE, Smeijers L, Holmvang L, Hasbak P, Szabó BM, et al. Is it possible to differentiate between Takotsubo cardiomyopathy and acute anterior ST-elevation myocardial infarction? J Electrocardiol. 2015;48(4):512-9.

16. Sims DB, Sperling LS. Images in cardiovascular medicine. ST-segment elevation resulting from hyperkalemia. Circulation. 2005;111(19):e295-6.

17. Goldberger AL. Normal and noninfarct Q waves. Cardiol Clin. 1987;5(3):357-66.
18. Kuruvilla S, Adenaw N, Katwal AB, Lipinski MJ, Kramer CM, Salerno M. Late gadolinium enhancement on cardiac magnetic resonance predicts adverse cardiovascular outcomes in nonischemic cardiomyopathy: a systematic review and meta-analysis. Circ Cardiovasc Imaging. 2014;7(2):250-8.
19. Goldberger AL. Pseudo-infarct patterns in the Wolff-Parkinson-White syndrome: importance of Q wave-T wave vector discordance. J Electrocardiol. 1980;13(2):115-8.
20. Rautaharju PM, Surawicz B, Gettes LS. AHA/ACCF/HRS Recommendations for the Standardization and Interpretation of the Electrocardiogram Part IV: The ST Segment, T and U Waves, and the QT Interval. Circulation. 2009;119:e241-50.
21. Hayden GE, Brady WJ, Perron AD, Somers MP, Mattu A. Electrocardiographic T-wave inversion: differential diagnosis in the chest pain patient. Am J Emerg Med. 2002;20(3):252-62.
22. Pillarisetti J, Gupta K. Giant Inverted T waves in the emergency department: case report and review of differential diagnoses. J Electrocardiol. 2000;43:40-2.
23. Y-Hassan S. The pathogenesis of reversible T-wave inversions or large upright peaked T-waves: Sympathetic T-waves. Int J Cardiol. 2015;191:237-43.
24. MacKenzie R. Giant negative T waves. J Insur Med. 2004;36(2):153-7.
25. Nakajima T, Kagoshima T, Fujimoto S, Hashimoto T, Dohe K. The deeper the negativity of the T waves recorded, the greater is the effectiveness of reperfusion of the myocardium. Cardiology. 1996;87(2):91-7.
26. Albanesi FM Fº. Cardiomiopatia hipertrófica apical. Arq Bras Cardiol. 1996;66(2):91-5.
27. Nezuo S, Nakao M, Samukawa M, Hasegawa K, Tadaoka S, Nakamura T, et al. [Clinical significance of electrocardiographic P-terminal force in V1 in patients with hypertrophic cardiomyopathy.] J Cardiol. 1988;18(4):1061-7.
28. Cruickshank JM, Neil-Dwyer G, Brice J. Electrocardiographic changes and their prognostic significance in subarachnoid haemorrhage. J Neurol Neurosurg Psychiatry. 1974;37:755-9.
29. Ferrari E, Imbert A, Chevalier T, Mihoubi A, Morand P, Baudouy M. The ECG in pulmonary embolism. Predictive value of negative T waves in precordial leads--80 case reports. Chest. 1997;111(3):537-43.
30. Kukla P, McIntyre WF, Fijorek K, Dlugopolski R, Mirek-Bryniarska KL, Bryniarski KL, et al. T-wave inversion in patients with acute pulmonary embolism: prognostic value. Heart Lung. 2015;44(1):68-71.
31. Chiale PA, Etcheverry D, Pastori JD, Fernandez PA, Garro HA, González MD, et al. The multiple electrocardiographic manifestations of ventricular repolarization memory. Curr Cardiol Rev. 2014;10(3):190-201.
32. Jacobson D, Schrire V. Giant T wave inversion associated with Stokes-Adams syncope. S Afr Med J. 1966;40(27):641-6.
33. Said SA, Bloo R, de Nooejer R, Slootweg A. Cardiac and non-cardiac causes of T-wave inversion in the precordial leads in adult subjects: A Dutch case series and review of the literature. Word J Cardiol. 2015;7(2):86-100.
34. Mattu A, Brady WJ, Perron AD, Robinson DA. Proeminent R wave in lead V1: electrocardiographic differential diagnosis. Am J Emerg Med. 2001;19(6):504-13.
35. Nagarakanti R, Glancy L. Tall R waves in leads V1 to V3. Proc (Bayl Univ Med Cent). 2010;23(4):432-3.
36. Faig-Leite FS, Faig-Leite H. Anatomia de um caso de dextrocardia com Situs Solitus. Arq. Bras. Cardiol. 2008;6:91.
37. Almeida GLG, Fernandes LCM. Dextrocardia em Situs Inversus – O Errado Pode Estar Correto. Rev Bras Cardiol. 2011;24(3):192-5.

38. Bohun CM, Potts JE, Casey BM, Sandor GG. A population-based study of cardiac malformations and outcomes associated with dextrocardia. Am J Cardiol. 2007;100(2):305-9.
39. Madias JE. Low QRS voltage and its causes. J Electrocardiol. 2008;41(6):498-500.
40. Low TT, Tan VSR, Teo SG, Poh KK. ECGs with small QRS voltages. Singapore Med J. 2012;53(5):299.
41. Askenazi J, Parisi AF, Cohn PF, Fredman WB, Braunwald E. Value of the QRS complex in assessing left ventricular ejection fraction. Am J Cardiol. 1978;41(3):494-9.
42. Kamath SA, Meo Neto J de P, Canham RM, Uddin F, Toto KH, Nelson LL, et al. Low voltage on the electrocardiogram is a marker of disease severity and a risk factor for adverse outcomes in patients with heart failure due to systolic dysfunction. Am Heart J. 2006;152(2):355-61.
43. Chinitz JS, Cooper JM, Verdino RJ. Electrocardiogram voltage discordance: interpretation of low QRS voltage only in the limb leads. J Electrocardiol. 2008;41(4):281-6.
44. Rinkenberger RL, Polumbo RA, Bolton MR, Dunn M. Mechanism of electrical alternans in patients with pericardial effusion. Cathet Cardiovasc Diagn. 1978;4(1):63-70.
45. DePace NL, Colby J, Hakki AH, Manno B, Horowitz LN, Iskandrian AS. Poor R wave progression in the precordial leads: clinical implications for the diagnosis of myocardial infarction. J Am Coll Cardiol. 1983;2(6):1073-9.
46. Gami AS, Holly TA, Rosenthal JE. Electrocardiographic poor R-wave progression: analysis of multiple criteria reveals little usefulness. Am Heart J. 2004;148(1):80-5.
47. MacKenzie R. Poor R-wave progression. J Insur Med. 2005;37(1):58-62.
48. Clark MB. Poor R wave progression revisited. J Insur Med. 2005;37(4):318-9.
49. Zema MJ. Poor R wave progression revisited. Am J Cardiol. 2010;105(3):422-3.
50. Bildirici U, Ural D, Acar E, Agacdiken A, Ural, E. Diagnostic value of poor R-wave progression in electrocardiograms for diabetic cardiomyopathy in type 2 diabetic patients. Clin Cardiol. 2010;33(9):559-64.

capítulo 8

ECG nos Distúrbios Eletrolíticos, Alterações Causadas por Drogas e Hipotermia

ECG NOS DISTÚRBIOS ELETROLÍTICOS[1-8]

Os distúrbios eletrolíticos são comuns na prática médica, principalmente nos pacientes internados, como no paciente em unidade de terapia intensiva. Muitas condições predispõem ao surgimento de anormalidades nos eletrólitos, tais como problemas gastrintestinais (vômitos, diarreia), insuficiência renal, uso de drogas, distúrbios acidobásicos e endócrinos. No pós-operatório de cirurgias de grande porte (exemplos: cirurgia cardíaca a céu aberto, cirurgia do aparelho digestivo), os distúrbios eletrolíticos são relativamente frequentes. A presença de cardiopatia torna o indivíduo suscetível a apresentar arritmias, algumas vezes graves, desencadeadas por distúrbios eletrolíticos. A gravidade destes distúrbios varia desde uma alteração de pouco significado clínico até eventos fatais.

O eletrocardiograma é um exame que assume grande importância na avaliação do paciente com alteração eletrolítica por fornecer informação sobre a repercussão do distúrbio sobre o coração e orientar a conduta terapêutica em muitos casos. Alguns padrões eletrocardiográficos são tão característicos de certos distúrbios, que a indicação de um distúrbio grave, como a hipercalemia, pode ser feita com base no ECG, permitindo orientar a conduta imediata, que pode salvar a vida, mesmo antes do resultado laboratorial. Mas, para o diagnóstico definitivo de uma alteração eletrolítica, bem como de condições associadas, são essenciais as dosagens laboratoriais.

Os eletrólitos cujos distúrbios cursam com alterações no ECG são: potássio (hipercalemia e hipocalemia), cálcio (hipercalcemia e hipocalcemia) e magnésio (hipermagnesemia e hipomagnesemia).

Hipercalemia

O potássio é o principal íon positivo dentro da célula e as alterações desse íon constituem a principal forma clínica de distúrbio eletrolítico.

Hipercalemia

Os níveis elevados de potássio (hipercalemia: potássio > 5,5 mEq/L) inativam os canais de sódio, reduzindo a velocidade de condução. Provocam alterações na onda P, no QRS e na repolarização ventricular.

Vários fatores de risco estão associados à hipercalemia: idade avançada, *diabetes mellitus*, disfunção renal, uso de drogas, como os inibidores da enzima conversora da angiotensina (IECA) e diuréticos poupadores de potássio ou anti-inflamatório não esteroide, e insuficiência cardíaca.

A insuficiência renal é a condição clínica mais importante associada à hipercalemia.

A hipercalemia é o distúrbio eletrolítico que mais frequentemente causa alterações no ECG.

No paciente com insuficiência cardíaca, a hipercalemia é relativamente comum em virtude da associação com disfunção renal e pelo uso de drogas que elevam os níveis de potássio (espironolactona e IECA ou bloqueador do receptor da aldosterona).

As alterações no ECG causadas pela hipercalemia são apresentadas no quadro 8.1.

Quadro 8.1 ECG na hipercalemia e na hipocalemia.

Hipercalemia*
Onda T em tenda: alteração mais precoce
Aumento do intervalo PR
Onda P achatada
Ritmo sinoventricular
Alargamento do QRS e distúrbios de condução intraventricular
Bloqueio atrioventricular (bloqueio AV de 2º ou 3º grau)
Ritmo senoide, fibrilação ventricular ou assistolia

Hipocalemia
Ondas T achatadas ou invertidas
Onda U de grande magnitude superposta à onda T
Prolongamento do intervalo QTU
Depressão do segmento ST
Prolongamento do intervalo PR e aumento da onda P
Distúrbios do ritmo: extrassístoles e taquiarritmias (*torsades de pointes*, TV, FV)

*As alterações eletrocardiográficas na hipercalemia foram citadas em ordem crescente de gravidade (níveis crescentes de potássio), mas constituem somente uma aproximação.

A *onda T em tenda* refere-se à onda T apiculada, estreita e simétrica, sendo considerada a alteração mais precoce na hipercalemia (Fig. 8.1).

Capítulo 8 ECG nos Distúrbios Eletrolíticos, Alterações Causadas por Drogas e Hipotermia

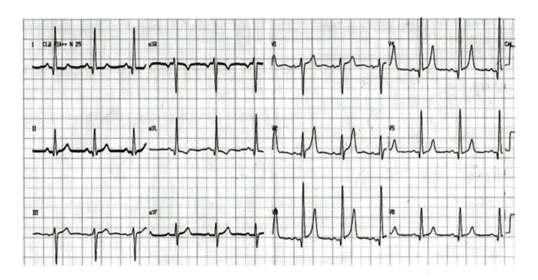

Figura 8.1 Hipercalemia. Presença de onda T apiculada (em tenda, de V4 a V6) nas derivações precordiais e supra de ST em algumas derivações, o que pode simular alterações isquêmicas. Paciente com doença renal crônica.

O *ritmo sinoventricular* é um ritmo onde as ondas P se tornam imperceptíveis (perda das ondas P) porque, devido à hipercalemia, os átrios não sofrem despolarização. O estímulo tem origem no nó sinusal e seguem normalmente pelos feixes internodais até o nó AV. Inicialmente, as ondas P tornam-se achatadas até ocorrer a ausência de P. O diagnóstico diferencial do ritmo sinoventricular é com outros ritmos bradicárdicos, com ausência de onda P, tais como: o ritmo de escape juncional, a fibrilação atrial com BAV completo e o ritmo idioventricular.

A hipercalemia pode ocasionar bradiarritmias. Às vezes, o paciente com cardiopatia, principalmente com insuficiência cardíaca e disfunção renal, em uso de IECA ou bloqueador da aldosterona (BRA) associado à espironolactona, é atendido em unidades de emergência com com bradiarritmia secundária à hipercalemia (exemplo: bloqueios AV avançados), com ritmos instáveis, com frequência baixa e QRS largo e risco de óbito (Fig. 8.2).

Conforme Mirvis e Goldberger, a tríade eletrocardiográfica: onda T em tenda (pela hipercalemia) + prolongamento do QTc (pela hipocalcemia) e HVE (pela hipertensão arterial) é fortemente sugestiva de doença renal crônica.

A hipercalemia grave, com distúrbios do ritmo cardíaco, constitui emergência médica que exige intervenção imediata pelo risco iminente de óbito. O gluconato de cálcio a 10% (1 a 2 ampolas por via intravenosa – IV) estabiliza e atenua os efeitos da hipercalemia na membrana da fibra miocárdica e apresenta início rápido de ação, sendo uma medida inicial. Outras medidas empregadas: glicose + insulina regular por via IV, bicarbonato de sódio a 8,4% por via IV (se houver acidose), agonista β_2-inalatório (fenoterol), resina de troca iônica (poliestirenossulfonato de cálcio) e hemodiálise em alguns casos (pacientes com insuficiência renal).

Na hipercalemia extrema, pode ser registrado o chamado *ritmo senoide*, que é o resultado da superposição do QRS alargado com a onda T, visível como uma ondulação alargada (Fig. 8.3).

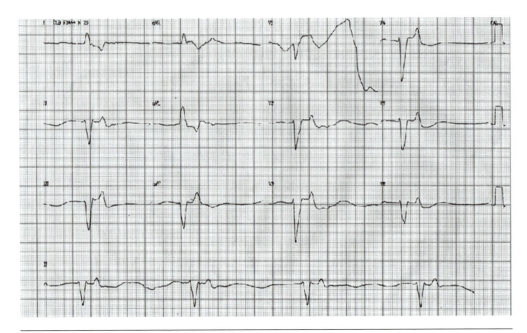

Figura 8.2 ECG de mulher de 73 anos com hipercalemia extrema (potássio sérico = 9,15mEq/l). Bradiarritmia com complexos QRS largos, FC em torno de 25 bpm. As ondas P não são visíveis no traçado. Apresentou óbito por TV-FV durante passagem de marca-passo provisório. Paciente com função renal comprometida (creatinina = 2,6), em uso de enalapril e espironolactona. Derivação V1 com interferência.

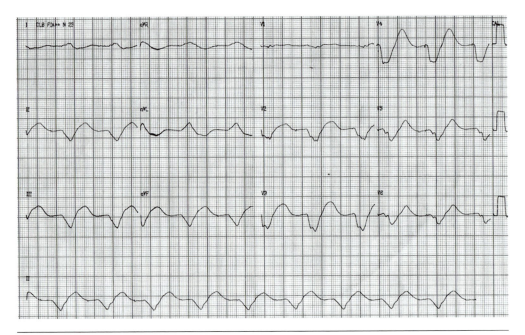

Figura 8.3 Paciente admitida com quadro de choque. Portadora de insuficiência cardíaca, em uso de medicações, incluindo espironolactona. Alargamento do complexo QRS, que se funde com a onda T, com esboço de ritmo senoide.

Ocasionalmente, a hipercalemia pode simular infarto agudo do miocárdio, pela presença de supradesnível de ST associado a ondas T amplas.

A hipercalemia grave com alterações mínimas no ECG é incomum, mas tem sido descrita.

Hipocalemia

A hipocalemia, definida por níveis séricos de potássio < 3,5 mEq/L, pode ter inúmeras causas, como distúrbios gastrintestinais (vômitos, diarreia), baixa ingestão e por efeitos de drogas (diuréticos, β_2-agonistas, anfotericina B).

A hiperpolarização da membrana observada na hipocalemia causa prolongamento do potencial de ação. As alterações no ECG foram citadas no quadro 8.1.

A onda U torna-se proeminente, podendo ser confundida com a onda T. Ocorre prolongamento do intervalo QTU.

Alterações do cálcio

A principal alteração no ECG é na repolarização ventricular, na fase 2 (platô) do potencial de ação. O aumento na concentração do cálcio intracelular encurta a fase 2, já a hipocalcemia prolonga a fase 2 da repolarização. A fase 2 do potencial de ação corresponde ao segmento ST no ECG de superfície. Portanto, a hipercalcemia encurta o segmento ST e a hipocalcemia o prolonga.

Muitas vezes, observa-se significativa hipercalcemia ou hipocalcemia, sem o registro de alterações no ECG.

Na hipercalcemia ocorre diminuição do intervalo QTc, à custa do encurtamento do segmento ST. Na hipocalcemia ocorre o contrário: prolongamento do intervalo QTc, às expensas do prolongamento do segmento ST. Em ambos os casos, a duração da onda T encontra-se normal.

Alterações do magnésio

A hipermagnesemia em geral causa alterações no ECG (encurtamento do QTc e prolongamento do PR e QRS) somente quando os níveis são muito elevados (> 5 mEq/L), geralmente devido à infusão de magnésio por via IV. Níveis extremos podem ser causa de bloqueio atrioventricular.

A hipomagnesemia está geralmente associada à hipocalemia. Pode desencadear *torsades de pointes* e intensificar as arritmias relacionadas à intoxicação digitálica.

ALTERAÇÕES CAUSADAS POR DROGAS[1-3,9-17]

Várias drogas podem alterar o ECG. As alterações podem ser leves e inespecíficas, mas algumas classes de drogas causam anormalidades eletrocardiográficas características e/ou expressivas, como digitálicos, antiarrítmicos e medicações psicotrópicas.

Os digitálicos causam alterações no ECG em níveis terapêuticos, sendo típica a depressão ascendente do ST associada à alteração de T, a qual é conhecida como "sinal da colher de pedreiro" (Figs. 8.4 e 8.5). Por outro lado, em níveis tóxicos (intoxicação digitálica), provocam vários transtornos do ritmo por efeito vagotônico (bradiarritmias) ou taquiarritmias por atividade deflagrada. Entre as últimas, as extrassístoles ventriculares

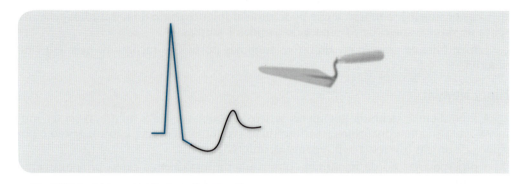

Figura 8.4 Alteração do ST-T típico de ação digitálica: "sinal da colher de pedreiro".

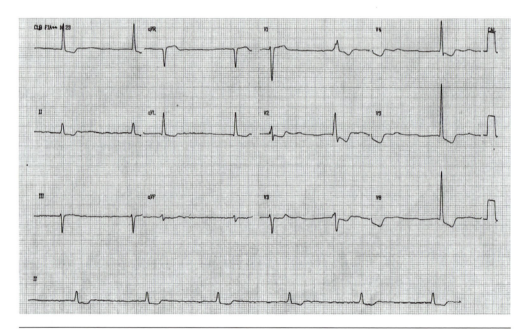

Figura 8.5 Fibrilação atrial com alto grau de bloqueio AV e alteração de ST-T relacionada à ação digitálica.

polimórficas (bigeminadas, acopladas), a taquicardia ventricular, a taquicardia atrial com bloqueio, a taquicardia juncional e a taquicardia bidirecional são registradas.

A taquicardia bidirecional é uma forma incomum de taquiarritmia, onde a polaridade do QRS muda de forma alternada, batimento a batimento. O mecanismo desta taquicardia é alvo de controvérsia, mas ela apresenta provavelmente origem ventricular. A taquicardia ventricular bidirecional é tipicamente observada na intoxicação digitálica e/ou em pacientes com cardiopatia grave (Fig. 8.6).

Os antiarrítmicos de várias classes podem causar bradicardia sinusal, prolongamento do intervalo PR e QRS, aumento do QTc e pró-arritmia. A pró-arritmia refere-se ao efeito indesejável da droga ao causar agravamento ou novas arritmias. Os agentes da classe I, como a quinidina, causam inativação dos canais de sódio e alargamento do QRS. A amiodarona pode induzir prolongamento do intervalo QT, mas apresenta baixa taxa de indução de pró-arritmia e de *torsades de pointes* (Fig. 8.7). O sotalol, outro antiarrítmico da classe III, pode causar aumento do intervalo QT e apresenta maior taxa de efeito pró-arrítmico (risco de *torsades de pointes*).

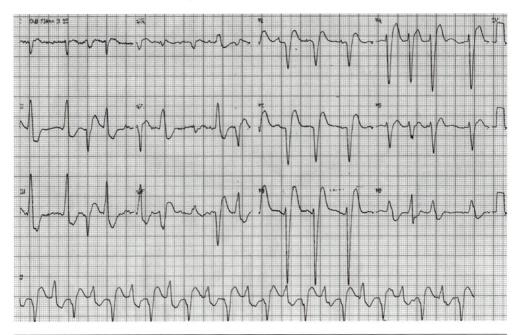

Figura 8.6 ECG de mulher com insuficiência cardíaca, internada após ser atendida na emergência com sintomas de intoxicação digitálica. Registro de episódio de *taquicardia bidirecional* (ver DII): QRS muda de forma alternada batimento a batimento.

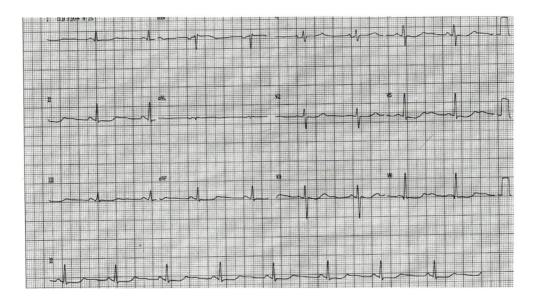

Figura 8.7 Prolongamento do QTc após o uso de amiodarona. FC=52 bpm, QTc=520 ms (por Hodges).

Os antidepressivos (como os tricíclicos) e os neurolépticos podem causar arritmias por inibir os canais iônicos (sódio, cálcio, potássio). Os antidepressivos tricíclicos apresentam efeitos anticolinérgicos, similares aos da quinidina.

As drogas antipsicóticas e os antidepressivos tricíclicos estão relacionados a aumento do QTc e da dispersão do QT, com risco de *torsades de pointes*. O risco é maior com os antipsicóticos. Alguns antipsicóticos conferem risco elevado, por exemplo: tioridazina (Melleril®), ziprasidona (Geodon®) e haloperidol, este último principalmente em doses altas, por via IV. Alguns antipsicóticos de nova geração (exemplo: resperidona e quetiapina) parecem conferir risco menor, com poucos relatos de casos. O risco é relativamente baixo também com inibidores da recaptação da serotonina (citalopram, flouxetina, paroxetina e sertralina).

O risco de prolongamento do QTc e arritmia grave em geral ocorre em pacientes com fatores que predispõem a essa condição: idade superior a 65 anos, sexo feminino, presença de doença cardíaca (hipertrofia miocárdica, disfunção ventricular), QT longo congênito, distúrbios eletrolíticos (hipocalemia e hipomagnesemia), bradicardia e níveis séricos elevados do fármaco.

Nesses pacientes de alto risco e naqueles com múltiplas drogas implicadas com prolongamento do QTc, a realização periódica do ECG e o controle dos níveis de potássio são recomendáveis. O ECG deve ser feito antes de início do tratamento e após atingir o estado de equilíbrio terapêutico.

A *overdose* por antidepressivos tricíclicos causa, tipicamente, alteração na porção terminal do complexo QRS (alteração do vetor final): onda S alargada em DI e onda R' proeminente em aVR (R > 3 mm).

O lítio pode causar alterações da repolarização ventricular e bradiarritmias. Alguns antipsicóticos (fenotiazinas) estão associados ao prolongamento do QT e à morte súbita. As alterações provocadas com essas drogas são mais significativas e de maior importância clínica nas intoxicações exógenas (overdose).

No quadro 8.2 estão relacionadas as alterações provocadas por esses e outros fármacos.

Inúmeros fármacos, além dos citados, podem, ocasionalmente, causar prolongamentos do QTc e taquiarritmias, principalmente *torsades de pointes*. Além dos grupos citados (antiarrítmicos, antidepressivos tricíclicos, lítio, antipsicóticos), outras medicações com risco de *torsades de pointes*: anti-histamínicos, antibióticos (eritromicina, claritromicina, pentamidina), agonistas opioides, quimioterápicos, entre outras. O risco de arritmias graves é maior em pacientes cardiopatas e na presença de distúrbios eletrolíticos, ou quando se associam medicações. Algumas medicações foram retiradas de comercialização pelo risco de morte súbita (exemplo: os antialérgicos terfenadina e astemizol).

ALTERAÇÕES ELETROCARDIOGRÁFICAS NA HIPOTERMIA[18-21]

A alteração principal e mais característica no ECG na hipotermia é o aparecimento da onda J ou onda de Osborn, que consiste de um entalhe no final do QRS (no ponto J), com elevação do ponto J de no mínimo 1 mm em dois ou mais complexos consecutivos. Apresenta a mesma polaridade do complexo QRS. A onda de Osborn está presente na maioria dos pacientes (86% dos casos) com temperatura corporal abaixo de 35ºC por hipotermia acidental. A amplitude da onda de Osborn aumenta à medida que diminui a

Capítulo 8 ECG nos Distúrbios Eletrolíticos, Alterações Causadas por Drogas e Hipotermia 219

temperatura corporal. Além da onda de Osborn, as seguintes alterações são descritas na hipotermia: prolongamento do intervalo QT, alteração da onda T, desníveis do segmento ST (depressão ou elevação), bradiarritmias (ritmos ectópicos, BAV) e taquiarritmias (fibrilação atrial, TV, FV) e assistolia.

Quadro 8.2 Alterações provocadas por drogas.

Digitálicos

a) Ação digitálica
Onda T achatada ou bifásica (*minus-plus*)
Sinal da "colher de pedreiro"

b) Toxicidade digitálica
Bradiarritmias: bradicardia sinusal, parada sinusal, BSA e bloqueio AV
Extrassistolia ventricular multifocal
Taquiarritmias: TV, taquicardia atrial com bloqueio, taquicardia juncional e taquicardia bidirecional

Antiarrítmicos

a) Quinidina
Prolongamento do QTc e QRS
Alterações do ST-T
Pró-arritmia: *torsades de pointes*

b) Propafenona
Bradicardia sinusal e bloqueios AV
Pró-arritmia: *flutter* atrial com alta resposta ventricular, TV

c) Amiodarona
Depressão sinusal
Aumento do QRS e QTc
Bloqueios AV
Agravamento de arritmia ventricular ou pró-arritmia (baixa incidência)

d) Sotalol
Bradicardia sinusal (efeito betabloqueador)
Pró-arritmia por aumento do QTc (*torsades de pointes*, TV)

Antidepressivos tricíclicos

Efeitos quinidina-*like*: aumento do PR, do QRS, do QTc
Bloqueios da condução intraventricular e AV
Taquicardia sinusal e arritmia ventricular

Sais de lítio

Achatamento e inversão de T
Bradiarritmias: sinusal, bloqueio sinoatrial e AV

Antipsicóticos

Prolongamento do QTc e *torsades de pointes*

*BSA = bloqueio sinoatrial; TV = taquicardia ventricular.

capítulo 9

ECG em Diversas Condições

Neste capítulo, descreveremos as alterações eletrocardiográficas em várias condições, incluindo algumas cardiopatias e doenças não cardíacas, onde o ECG apresenta alterações e padrões relativamente característicos.

A análise criteriosa do traçado eletrocardiográfico, em conjunto com os dados clínicos da história clínica e exame físico, fornece dados para elaborar uma hipótese diagnóstica, estabelecer o prognóstico e planejar exames adicionais e a conduta apropriada.

VALVOPATIAS

Valvopatia mitral[1,2]

A valvopatia mitral é um exemplo típico de cardiopatia na qual o ECG exibe sobrecarga atrial esquerda (SAE), seja a estenose, seja a insuficiência ou a dupla lesão mitral. Na estenose mitral, o ECG mostra critérios de SAE, como o aumento da duração de P em DII, o índice de Morris e a P bimodal, com os dois picos separados por mais de 0,04 s (um quadrado pequeno), conhecida por P *mitrale* (Fig. 9.1). Com a evolução da estenose mitral surgem, comumente, insuficiência tricúspide, hipertensão pulmonar e sinais de hipertrofia ventricular direita (HVD), que se manifestam com alterações no ECG como sobrecarga biatrial, e sinais de HVD: desvio do eixo para a direita e R/S maior que 1 na derivação V1. Podemos encontrar também o sinal de Peñaloza-Tranchesi. Um eixo elétrico acima de +90° indica geralmente hipertensão pulmonar importante.

Na insuficiência mitral, além dos sinais de sobrecarga atrial esquerda, pode ocorrer sobrecarga volumétrica do ventrículo esquerdo, com presença de critérios para hipertrofia ventricular esquerda (HVE), a qual pode ser do tipo diastólico (mais característico) ou o padrão tipo *strain*. Na insuficiência mitral isolada, a presença de critérios de HVD é pouco comum.

Na dupla lesão mitral, habitualmente há sobrecarga atrial esquerda (ou biatrial), bem como pode ser registrada hipertrofia biventricular. O ECG pode fornecer informações, junto com o exame clínico cuidadoso, sobre o tipo de comprometimento valvar.

As arritmias atriais, como extrassístoles atriais e fibrilação atrial (FA), são comuns na valvopatia mitral. Em menor frequência, o *flutter* atrial pode ser observado. Proporcionalmente, a FA é mais comum na insuficiência mitral pelo maior aumento atrial esquerdo que ocorre nesse tipo de disfunção valvar.

Em resumo, de modo geral, a sobrecarga atrial esquerda (ou ritmo de FA) pode ser considerada o denominador comum na valvopatia mitral, que pode estar associada a padrão de sobrecarga das câmaras direitas (estenose mitral), HVE tipo diastólico (insuficiência mitral) ou hipertrofia biventricular (dupla lesão mitral). Entretanto, em muitos casos, o padrão encontrado não é o sugerido por essa regra. Por exemplo, não é incomum a ausência de critérios de HVE no paciente com insuficiência ou dupla lesão mitral. Um exemplo típico de ECG de paciente com estenose mitral é mostrado na figura 9.1.

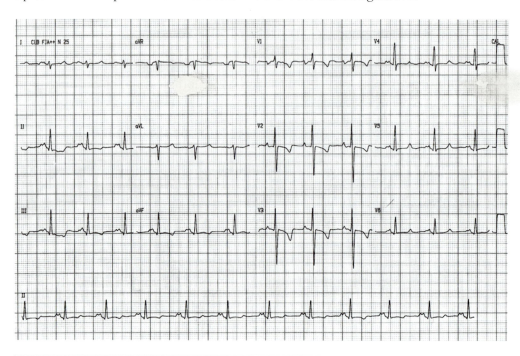

Figura 9.1 ECG de paciente (mulher de 27 anos) com estenose mitral grave. Critérios de sobrecarga atrial esquerda: onda P com aumento de duração em DII, com dois componentes (bimodal) e índice de Morris (componente terminal de P em V1 com duração maior de 0,04 s e amplitude maior que 1 mm). Presença de sinais de HVD: R/S > 1 em V1 e *strain* do ventrículo direito. O eixo do QRS no PF é aproximadamente +90 graus.

Valvopatia aórtica

A estenose aórtica cursa com sobrecarga pressórica do ventrículo esquerdo. O ECG mostra, na maioria dos casos, sinais de HVE, com critérios de voltagem e *strain* na estenose aórtica moderada ou grave, bem como anormalidade atrial esquerda (Fig. 9.2)[1,2].

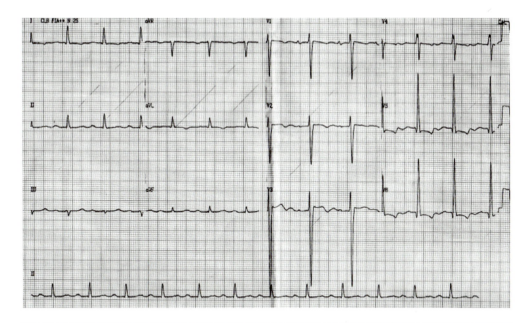

Figura 9.2 ECG de paciente com estenose aórtica grave, com disfunção sistólica do ventrículo esquerdo. Critérios de HVE (voltagem do QRS e padrão de *strain*).

Conforme um estudo[3], o padrão *strain* correlaciona-se com estenose aórtica mais grave, com maior índice de massa do ventrículo esquerdo e foi um marcador específico de fibrose da parede miocárdica pela ressonância magnética cardíaca e preditor de eventos adversos.

A sobrecarga pressórica de longa evolução, associada à calcificação valvar e do esqueleto fibroso do coração predispõem ao aparecimento de distúrbios de condução intraventricular (bloqueio de ramo esquerdo, bloqueio fascicular anterior esquerdo) e atrioventricular (BAV). A estenose aórtica é mais frequente nos idosos[1,2].

A estenose ou dupla lesão aórtica é a valvopatia que mais frequentemente cursa com bloqueio de ramo esquerdo (ver Capítulo. 5). O BRE na vigência de valvopatia aórtica habitualmente apresenta voltagem aumentada do QRS, com ondas S de grandes amplitudes de V1 a V3 ou V4.

A insuficiência valvar aórtica crônica causa sobrecarga de volume do ventrículo esquerdo, com grande dilatação de sua cavidade. O ECG exibe critérios de HVE do tipo diastólico ou com padrão *strain*. O alargamento do QRS relacionado à HVE ou devido ao distúrbio de condução pelo ramo esquerdo é comum[1,2].

CARDIOMIOPATIAS

Cardiomiopatia dilatada

Diversas anormalidades no ECG podem ser encontradas na cardiomiopatia dilatada idiopática. Como consequência do aumento das câmaras esquerdas e disfunção ventricular, o ECG mostra frequentemente SAE e HVE. O padrão *strain* é comum. Distúrbios do ritmo, como extrassístoles e taquiarritmias, tanto atriais como de origem ventricular, são ocorrências comuns, bem como os distúrbios da condução intraventricular (BDASE, BRE) e os bloqueios AV[1]. O BRE é proporcionalmente mais comum na cardiomiopatia dilatada do que na cardiopatia isquêmica ou chagásica[4].

Ondas Q anormais e pobre progressão da onda R nas derivações precordiais podem ser observadas.

Um padrão característico é a chamada *discordância de voltagem*, que consiste em baixa voltagem do QRS no plano frontal associada à amplitude aumentada nas derivações precordiais. Sugere dilatação e disfunção do ventrículo esquerdo, seja relacionada à cardiomiopatia dilatada não isquêmica, seja à de etiologia isquêmica[5].

Goldberger[6] descreveu a seguinte tríade eletrocardiográfica associada com insuficiência cardíaca crônica e disfunção sistólica do ventrículo esquerdo:

1. Amplitude aumentada do QRS no plano horizontal: [SV1 ou SV2 + RV5 ou RV6] $\geq 3{,}5$ mV.
2. Baixa voltagem do QRS no plano frontal: QRS com amplitude $\leq 0{,}8$ mV.
3. Pobre progressão de R no plano horizontal: RV4/SV4 < 1.

A amplitude do QRS, para avaliar o critério 2, foi medida do pico ao nadir de cada complexo QRS em uma mesma derivação. Nota-se que o critério para definir baixa voltagem do QRS no plano frontal é diferente do critério usual: amplitude do QRS < 0,5 mV.

Estudos subsequentes mostraram que a tríade de Goldberger (todos os três critérios) é pouco sensível, mas muito específica para a disfunção e dilatação ventricular esquerda (Figs. 9.3 e 9.4). Mais comum é o encontro de um ou dois critérios citados em um traçado de paciente com insuficiência cardíaca (Fig. 9.5)[7,8].

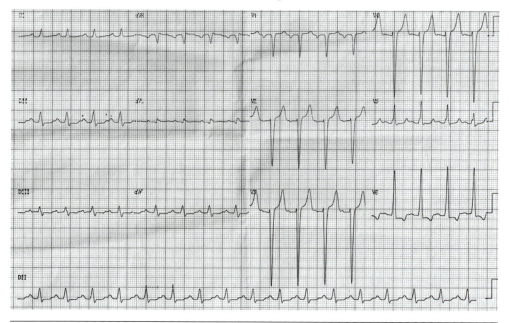

Figura 9.3 ECG de homem, 61 anos, internado com insuficiência cardíaca descompensada, perfil B. Taquicardia sinusal, SAE, HVE, BRE incompleto (duração do QRS de 0,11 s, ausência de onda q em DI, V5 e V6). Presença dos três critérios de Goldberger. Observar a evidente discordância de voltagem. Etiologia não isquêmica. O RX de tórax em PA é mostrado a seguir.

Capítulo 9　　ECG em Diversas Condições　227

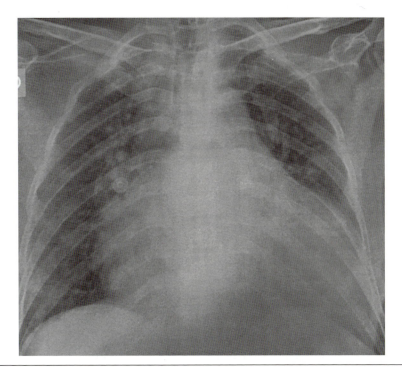

Figura 9.4　Radiografia do tórax em PA, com cardiomegalia acentuada e sinais de congestão pulmonar.

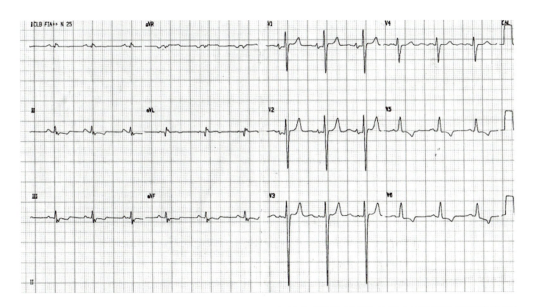

Figura 9.5　Discordância de voltagem: baixa voltagem no plano frontal associado à voltagem aumentada no plano horizontal (S de V2 e V3). Há aumento da duração da onda P em DII e alteração da repolarização ventricular. Pobre progressão de R no plano horizontal. Há dois critérios de Goldberger neste traçado: critérios 2 e 3. Homem portador de cardiomiopatia dilatada idiopática, insuficiência cardíaca classe funcional III e disfunção sistólica grave (fração de ejeção de 19%).

O ECG pode ajudar a estabelecer o diagnóstico diferencial entre cardiomiopatia dilatada e insuficiência cardíaca de etiologia isquêmica. Ondas Q patológicas são encontradas nas duas formas, mas são mais comuns em etiologia isquêmica. Relação $RV6/R_{máx}$ ≥ 3 (medida da onda R de V6 dividida pela maior onda R em DI, DII ou DIII) foi um índice marcador de cardiomiopatia dilatada de etiologia não isquêmica[9].

Cardiomiopatia hipertrófica[4,10,11]

Trata-se de uma doença do músculo cardíaco que se caracteriza por exibir hipertrofia miocárdica, comumente assimétrica, geralmente com predomínio no septo interventricular (SIV), com ou sem obstrução dinâmica de via de saída do ventrículo esquerdo, determinada geneticamente e que apresenta risco aumentado de morte súbita, constituindo a principal causa de morte súbita em jovens durante o esforço físico.

O eletrocardiograma é alterado em aproximadamente 90% dos pacientes com cardiomiopatia hipertrófica. As alterações geralmente presentes são: critérios de HVE (alta voltagem em derivações esquerdas e *strain*) e ondas Q anormais, tipicamente de grande amplitude e estreitas. Distúrbios de condução intraventricular e arritmias são menos frequentes ao eletrocardiograma de repouso. Ondas R amplas em V1-V2, em virtude do aumento do vetor septal, podem, ocasionalmente, ser observadas (Fig. 9.6).

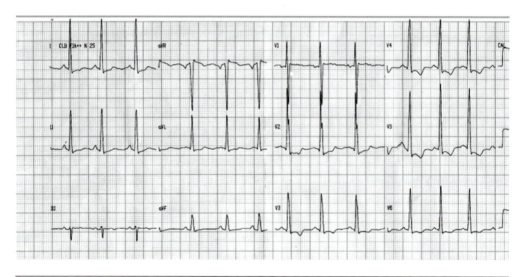

Figura 9.6 ECG de mulher de 35 anos com história de dispneia aos médios esforços e dor torácica. O ECG mostra critérios de HVE: voltagem e padrão tipo *strain*. Presença de onda R grande em V1-V2, sem configurar R > S em V1, mas com evidente aumento da amplitude da onda R. Diagnóstico de cardiomiopatia hipertrófica estabelecido pelo ecocardiograma.

Na forma apical, que é menos frequente, o ECG exibe ondas T gigantes e profundas, o que pode simular isquemia miocárdica, associadas a ondas R de alta voltagem (ver Capítulo 7).

Na cardiomiopatia hipertrófica, são importantes o relato de arritmia ventricular e o risco de morte súbita.

Cardiopatia chagásica crônica[12,13]

Na cardiopatia chagásica crônica, as alterações mais comuns são os distúrbios de condução intraventricular (bloqueio de ramo direito, bloqueio fascicular anterior esquerdo e associação de BRD + BDASE), bradiarritmias (disfunção sinusal e bloqueio AV), arritmia ventricular, áreas eletricamente inativas, alteração da repolarização ventricular e baixa voltagem. É frequente a associação entre distúrbios de condução intraventricular e/ou atrioventricular e arritmia ventricular complexa. Ondas Q anormais são também comuns.

Quase um terço dos pacientes assintomáticos, com sorologia positiva para doença de Chagas, apresenta alterações no ECG, sobretudo BRD, isolado ou associado a BDASE. A combinação BRD + BDASE é típica, mas outras formas de bloqueio bifascicular (BRD + BDPI, bloqueio bifascicular mascarado) ou trifascicular fazem parte do quadro eletrocardiográfico. Na cardiomiopatia chagásica, quando se instala a insuficiência cardíaca, as alterações eletrocardiográficas são geralmente múltiplas (Figs. 9.7 e 9.8). A fibrilação atrial é pouco frequente, observada geralmente quando há insuficiência cardíaca.

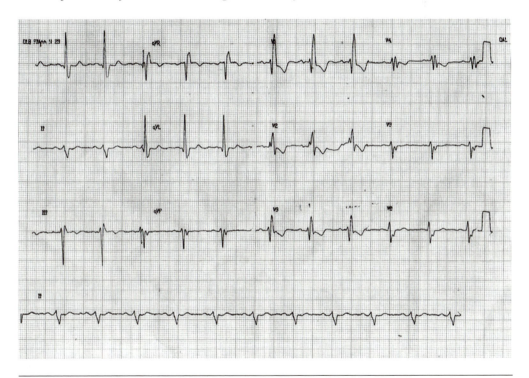

Figura 9.7 BRD associado a BDASE. Paciente com cardiomiopatia chagásica.

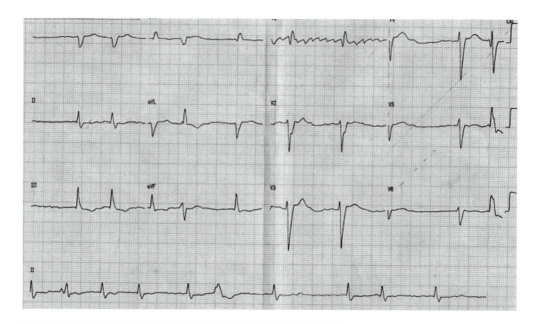

Figura 9.8 ECG de paciente com cardiomiopatia chagásica. Bloqueio de ramo direito associado a bloqueio fascicular posterior esquerdo. O ritmo de base é de fibrilação atrial.

Cardiomiopatias restritivas

Neste grupo estão incluídas, entre outras doenças[4]:

1. Endomiocardiofibrose – cardiomiopatia restritiva de causa desconhecida, mais comum em regiões tropicais.
2. Amiloidose – infiltração ou substituição do miocárdio por substância amiloide.
3. Sarcoidose – doença sistêmica que cursa com infiltração de granulomas.
4. Hemocromatose – acúmulo anormal de ferro no miocárdio.

O ECG nas cardiomiopatias restritivas geralmente mostra alterações inespecíficas. Na amiloidose e sarcoidose são relativamente frequentes os distúrbios de condução intraventriculares e atrioventriculares, arritmias, ondas Q patológicas e pobre progressão de R em precordiais, alterações da repolarização ventricular e baixa voltagem[4].

A endomiocardiofibrose é uma forma rara de cardiomiopatia restritiva, de causa desconhecida, que se caracteriza pelo comprometimento (fibrose) do endocárdio ventricular e miocárdio, com envolvimento da via de entrada, valvas AV com insuficiência mitral e tricúspide e obliteração da região apical do ventrículo. Pode acometer o ventrículo direito, o ventrículo esquerdo ou ambos os ventrículos e ocasionar insuficiência cardíaca por alteração da função diastólica (padrão restritivo) e função sistólica geralmente preservada. O ECG pode exibir baixa voltagem e sinais de SAD e HVD (desvio do eixo para a direita, qR em V1, sinal de Peñaloza-Tranchesi) e BRD incompleto, quando há envolvimento do ventrículo direito. Quando predomina o acometimento do ventrículo esquerdo, o ECG pode mostrar bloqueio fascicular anterior esquerdo, áreas inativas e HVE (voltagem aumentada de R)[4,14,15].

Os distúrbios de condução intraventricular e do ritmo cardíaco são relativamente comuns. A fibrilação atrial é frequente, sendo observada em cerca de 30% dos casos[4,14,15].

Conforme Tobias[15], o ECG auxilia a identificar a câmara ventricular comprometida na endomiocardiofibrose, com base nas alterações citadas em cada tipo de câmara ventricular envolvida.

Na doença em estágio avançado, pode ocorrer baixa voltagem global, provavelmente causada pelos fatores citados associados à congestão e ao acúmulo de líquidos (ascite, derrame pleural, pericárdico, edema periférico) (Fig. 9.9).

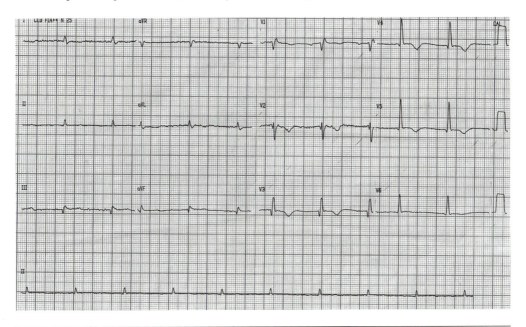

Figura 9.9 ECG com baixa voltagem no plano frontal, ondas Q anormais, distúrbio de condução pelo ramo direito e alteração da repolarização ventricular, com inversão de T em parede anterior. O ritmo é sinusal ou ectópico atrial: a onda P é claramente perceptível em V1 (P negativa). Paciente com endomiocardiofibrose avançada, com ascite e importante comprometimento do ventrículo direito (obliteração fibrosa da região apical), insuficiência tricúspide importante e disfunção sistólica biventricular.

CONDIÇÕES PULMONARES

Tromboembolismo pulmonar

No tromboembolismo pulmonar (TEP) agudo podem ser registrados taquicardia sinusal (alteração mais frequente), alterações da repolarização ventricular, bloqueio de ramo direito incompleto ou completo, padrão S1Q3T3, qR em V1 e taquiarritmias atriais[16-19]. Essas alterações estão geralmente relacionadas à sobrecarga ventricular direita pela obstrução por êmbolos das artérias pulmonares. O ECG pode ser normal[16,18,19]. O padrão S1Q3T3 pode ser visto, porém é pouco sensível, isto é, encontra-se ausente na maioria dos casos de TEP confirmado[16,17]. Esse sinal foi descrito em 1935 por McGinn e White[20] em 7 pacientes e deve-se à sobrecarga ventricular direita. Em um estudo, o padrão S1Q3T3 foi encontrado em somente 8,5% dos pacientes com TEP agudo atendido na unidade de emergência e em 3,3% dos pacientes sem TEP (LR+ 3,7; CI 95%, 2,5 a 5,4)[21]. A inversão de T em precordiais de V1 a V4 constitui um sinal de gravidade[22] (Fig. 9.10), é mais frequente do que o padrão S1Q3T3, mas pode ocorrer em outras situações, como persistência do padrão juvenil (variante do normal), na insuficiência coronariana e na HVD de modo geral. A coexistência de inversão de T em V1-V3 e nas derivações inferiores sugere TEP e não síndrome coronariana aguda sem supra de ST[22]. Em um estudo[23], em pacientes que apresentam inversão de onda T nas derivações precordiais V1 a V4 no ECG à admissão, onda T negativa em ambas as derivações DIII e V1 esteve presente em somente 1% dos pacientes com síndrome coronariana aguda e em 88% naqueles com TEP agudo. A ocorrência desse padrão de inversão de T de V1 a V4 (T negativa anterior) é mais comum no TEP maciço e parece estar associada à maior mortalidade[24,25]. O padrão qR é considerado característico quando associado a quadro clínico sugestivo, porém tem baixa prevalência entre pacientes com suspeita de TEP. Em geral, sinais eletrocardiográficos de sobrecarga ventricular direita ao ECG (BRD, inversão de T em V1 a V4 e/ou S1Q3T3) estão associados à pior evolução clínica[25].

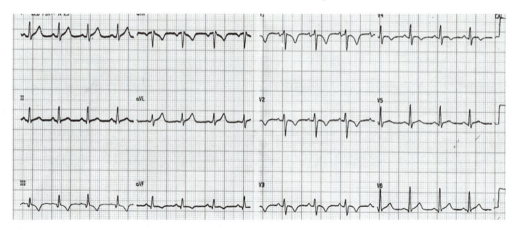

Figura 9.10 ECG de paciente com tromboembolismo pulmonar agudo, confirmado por angiotomografia. Padrão S1Q3T3 e inversão de T de V1 a V4. Inversão de T em DIII e V1-V3 sugere TEP e não síndrome coronariana.

Conforme uma revisão sistemática publicada[26], incluindo 3.007 pacientes com TEP agudo, os seguintes achados foram associados com risco aumentado de choque e morte: taquicardia (frequência cardíaca > 100 bpm), S1Q3T3, BRD completo, ondas T invertidas em V1 a V4, elevação do segmento ST em aVR e fibrilação atrial.

A elevação do ST em aVR é apontado como um sinal perditor de disfunção do ventrículo direito no TEP e relacionado à pior evolução[26,27]. Outras alterações associadas à isquemia, que simulam síndrome coronariana aguda, têm sido observadas, como depressão de ST em D1 e V4-V6 ou supradesnível do ST em V1-V3/V4[28].

As alterações eletrocardiográficas no TEP agudo auxiliam no diagnóstico, se presentes, mas apresentam baixa sensibilidade. Assim, a ausência das alterações citadas, como o padrão S1Q3T3, praticamente não diminui a suspeita clínica de TEP. Ademais, este padrão pode ser registrado na ausência de TEP, conforme foi citado.

Doença pulmonar obstrutiva crônica e enfisema

As alterações eletrocardiográficas na doença pulmonar obstrutiva crônica (DPOC) e enfisema pulmonar resultam da hiperinsuflação pulmonar, deslocamento do diafragma e do coração para baixo (verticalização) e pela vasoconstricção pulmonar e sobrecarga das câmaras direitas (*cor pulmonale*). A associação de alterações produz um traçado relativamente característico, mas que pode ser confundido facilmente com outros diagnósticos. Pode ser observado eixo de P ≥ 70° ou mais, complexos QRS reduzidos em várias derivações, baixa voltagem, bloqueio de ramo direito, pobre progressão das ondas R nas precordiais ou ondas Q em precordiais direitas (Fig. 9.11). Padrão de sobrecarga atrial direita, com onda P apiculada, com aumento de amplitude e eixo de P desviado para a direita pode ser registrado (P *pulmonale*)[29,30].

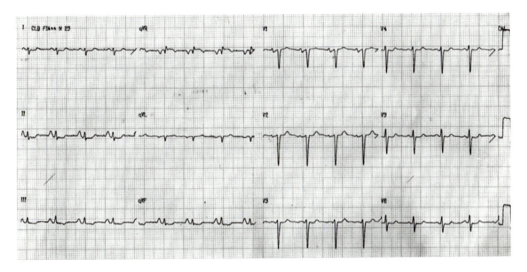

Figura 9.11 ECG de paciente com DPOC e *cor pulmonale*. Desvio do eixo do QRS para a direita no PF, P *pulmonale*, com P negativa em aVL e P de DIII > P de DI, baixa voltagem no plano frontal, pobre progressão de R nas precordiais e R < S em V6. As ondas em DI apresentam baixa voltagem ("sinal do DI isoelétrico").

O termo *cor pulmonale* é empregado para descrever o comprometimento do ventrículo direito que se desenvolve como consequência de uma desordem pulmonar. A causa mais comum é DPOC, mas pode ser causada por outras condições, tais como colagenose, tromboembolismo pulmonar, pneumoconiose, doença pulmonar intersticial. Nesse caso, o ECG pode exibir aumento da onda R em V1 (R/S >1), bem como as outras alterações descritas: desvio do eixo para a direita, baixa voltagem, P *pulmonale*, onda S > R em V6[29,30].

Em pacientes com enfisema/DPOC, é comum o desvio do eixo para a direita da onda P. Alguns estudos mostram que a análise do eixo de P pode ser um teste de *screen* para DPOC. A presença de onda P claramente negativa em aVL durante o ritmo sinusal (equivalente a um eixo de P no PF de + 70° ou maior) é um marcador de DPOC. Outro critério utilizado também com a mesma finalidade, isto é, para diagnosticar enfisema pulmonar, é a presença da amplitude de P em DIII > do que a amplitude de P em DI[31,32]. Entretanto, o desvio do eixo de P para a direita e essas alterações da onda P são também encontradas no *cor pulmonale* de outras etiologias.

Comunicação interventricular

As alterações anatômicas mais importantes na comunicação interventricular (CIV) com repercussão hemodinâmica são o aumento do átrio e do ventrículo esquerdos ou biventricular, quando existe hipertensão pulmonar significativa. As alterações mais frequentes ao ECG são critérios de voltagem para HVE ou hipertrofia biventricular. O sinal de Katz-Watchell, marca de sobrecarga biventricular, consiste de complexos bifásicos de alta voltagem (tipo RS) nas derivações precordiais médias, observado na CIV com hipertensão pulmonar.

Síndrome de Eisenmenger

É definida como a presença de manifestações clínicas (cianose, dispneia) que resultam da hipertensão arterial (vascular) pulmonar, associada a defeito cardíaco congênito onde existe comunicação entre a circulação sistêmica e a pulmonar: CIA, CIV, defeito do canal AV, persistência do canal arterial e cardiopatias congênitas complexas. A síndrome surge quando, devido ao aumento gradativo da pressão arterial pulmonar, ocorre inversão do fluxo (*shunt*), que se torna da direita para esquerda ou bidirecional.

O ECG na síndrome de Eisenmenger exibe, como alterações mais características, hipertrofia das câmaras direitas: onda P apiculada ou com aumento de amplitude, desvio do eixo para a direita (ou desvio extremo), predomínio de R em V1 (qR ou R puro) e *strain* do ventrículo direito (Fig. 9.14).

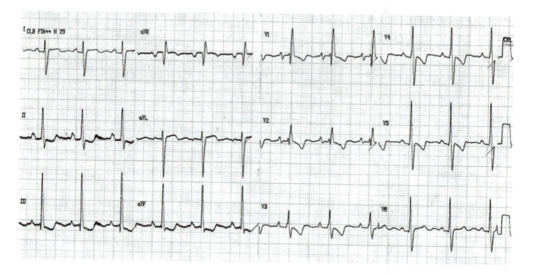

Figura 9.14 O ECG mostra sinais de hipertrofia ventricular direita (HVD) associada a BRD. Critérios para HVD: onda P apiculada, desvio do eixo para a direita, *strain* do ventrículo direito. Paciente com comunicação interatrial, cianose e *shunt* direita-esquerda (síndrome de Eisenmenger).

Tetralogia de Fallot

Cardiopatia congênita cianótica descrita como a combinação das seguintes alterações:

1. Defeito do septo interventricular.
2. Obstrução da via de saída do ventrículo direito.
3. Cavalgamento da artéria aorta.
4. Hipertrofia ventricular direita.

Cursa com hipoxemia, aumento do hematócrito e cianose.

O ECG mostra o padrão característico de hipertrofia ventricular direita (Fig. 9.15). O bloqueio de ramo direito é achado muito comum nos pacientes submetidos à correção cirúrgica.

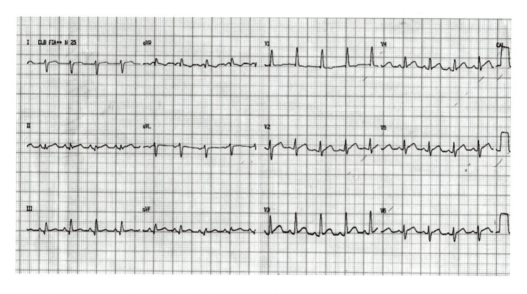

Figura 9.15 ECG de paciente com tetralogia de Fallot. Critérios evidentes de HVD (R puro em V1, desvio do eixo para a direita, S > R em V6).

ACIDENTE VASCULAR ENCEFÁLICO E OUTROS QUADROS NEUROLÓGICOS[35-39]

No acidente vascular encefálico (AVE) isquêmico, as alterações ao ECG são comuns e geralmente inespecíficas, como as alterações difusas de ST-T. O ritmo de fibrilação atrial é relativamente comum, uma vez que existe associação entre esta arritmia e a formação de trombos intracavitários e embolia cerebral. O ECG basal, com frequência, apresenta hipertrofia ventricular esquerda, alteração da repolarização ventricular e padrão de sobrecarga atrial esquerda. O aumento do componente final de P em V1 é mais comum no AVE isquêmico.

A alteração eletrocardiográfica mais marcante e característica nos quadros de lesão cerebral são a alteração da onda T e o prolongamento do intervalo QT. O padrão típico consiste na associação de bradicardia sinusal, ondas T amplas e invertidas (chamada "T cerebral") e intervalo QT prolongado. A T cerebral ou neurológica é mais comum em pacientes com AVE hemorrágico, principalmente na hemorragia subaracnóidea, mas pode ser observada no AVE isquêmico e em outros quadros de hipertensão intracraniana (tumor do sistema nervoso central, traumatismo cranioencefálico), e pode simular insuficiência coronariana aguda (Fig. 9.16). Essas alterações têm como mecanismo provável a desregulação autonômica, com excessiva liberação de norepinefrina nos terminais simpáticos. É comum a elevação de troponina na fase aguda. As alterações ao ECG são observadas na maioria dos pacientes com hemorragia subaracnóidea. Ocasionalmente, as ondas T são positivas, com base larga, associadas a prolongamento do QT, exibindo padrões bizarros de repolarização ventricular (Fig. 9.17).

Outras alterações ao ECG no AVE centrais são: desvios do segmento ST, onda U proeminente e arritmias cardíacas (bradiarritmias sinusais, extrassistolias supraventricular e ventricular).

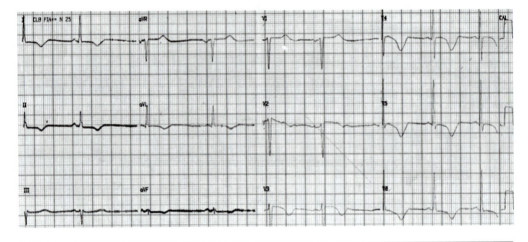

Figura 9.16 ECG de paciente com AVE hemorrágico. Bradicardia sinusal e alteração significativa da repolarização ventricular: ondas T amplas, com base larga, invertidas (T cerebral) e prolongamento do intervalo QT.

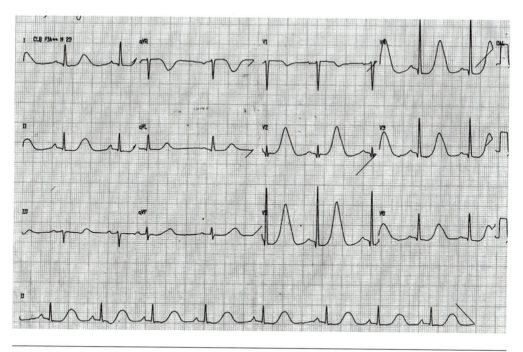

Figura 9.17 ECG de paciente internada em coma e AVE hemorrágico. Ondas T positivas, amplas e QTC prolongado.

DISTROFIAS MUSCULARES

São doenças hereditárias que têm como característica o comprometimento muscular esquelético. As distrofias musculares podem apresentar também envolvimento cardíaco e alterações eletrocardiográficas, como se verifica na distrofia de Duchenne e na distrofia miotônica.

Distrofia de Duchenne

É a forma mais comum de doença neuromuscular, geralmente com comprometimento muscular significativo, com início na infância.

A maioria dos pacientes morre na 2ª ou 3ª décadas de vida de infecção/insuficiência respiratória e comprometimento cardíaco.

A maioria desenvolve cardiomiopatia, com característico acometimento da região posterolateral do ventrículo esquerdo, o que explica o padrão eletrocardiográfico típico: onda R proeminente em V1 e ondas Q profundas e estreitas nas derivações esquerdas[40].

No estudo de Santos et al.[41], em 131 pacientes com doença de Duchenne, o ECG estava anormal em 78,6% dos casos, sendo mais frequentes as seguintes alterações: distúrbio de condução pelo ramo direito, alteração de ST/T, ondas Q anormais inferolaterais, prolongamento do QTc e onda R anormal em V1.

Distrofia miotônica

É uma forma rara de distrofia muscular em que as manifestações clínicas (comprometimento musculoesquelético) têm início na idade adulta. Trata-se de herança autossômica dominante que pode acometer outros órgãos e sistemas, como olhos (catarata), coração, sistema endócrino (diabetes), sistema nervoso central e periférico etc.

Existem duas formas de apresentação da doença: distrofia miotônica tipo 1 (conhecida como doença de Steinert) e distrofia miotônica tipo 2 (forma mais branda da doença).

A doença de Steinert é a forma mais frequente de distrofia muscular no adulto.

A forma mais comum de envolvimento do coração é a alteração degenerativa (fibrose e infiltração gordurosa) do sistema de condução, principalmente a lesão do sistema His-Purkinje, com bloqueios de ramos/fasciculares e transtornos do ritmo cardíaco (*flutter* atrial, fibrilação atrial, taquicardia ventricular).

Nishyoka et al.[42] observaram distúrbios de condução e arritmias em 50% dos pacientes, com aumento para 80% no seguimento de seis anos. O *flutter* atrial foi a arritmia sustentada mais comum nesse estudo.

A taquicardia ventricular monomórfica ou episódios de TV polimórfica são registrados na doença de Steinert. Uma forma típica é a TV ramo a ramo, mas outras formas são relatadas, como a TV fascicular (ver Capítulo 14)[43].

O risco de morte súbita por taquiarritmia ventricular é aumentado na doença de Steinert (Fig. 9.18). A presença de alterações significativas ao ECG (ritmo não sinusal, duração do QRS ≥ 120 ms ou bloqueio AV) e o diagnóstico de taquiarritmia predizem maior risco de morte súbita[44].

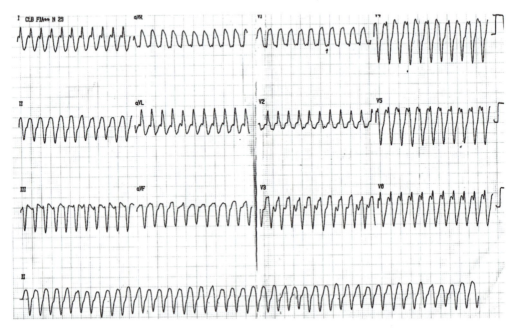

Figura 9.18 ECG de portador de doença de Steinert e síncope. Taquicardia ventricular (TV) rápida, com instabilidade hemodinâmica. A morfologia dessa taquicardia é sugestiva de TV fascicular: padrão de ramo direito associado a bloqueio fascicular anterior esquerdo, em virtude do sítio no fascículo posterior esquerdo. Esse paciente apresentava episódios frequentes de *flutter* atrial e TV de outra morfologia.

ALTERAÇÕES DA FUNÇÃO TIREOIDIANA

No *hipotireoidismo*, as seguintes alterações são frequentemente observadas, especialmente no mixedema: bradicardia sinusal, baixa voltagem e alteração da onda T (achatamento, inversão) (Fig. 9.19). A bradicardia sinusal e a baixa voltagem geralmente revertem após a terapia de reposição com hormônio tireoidiano. A bradicardia é causada pela diminuição da atividade simpática e redução da atividade metabólica pelos níveis baixos de hormônio tireoidiano. A baixa voltagem total (P, QRS e T) é atribuída ao derrame pericárdico e à deficiência severa de tiroxina (T_4)[45].

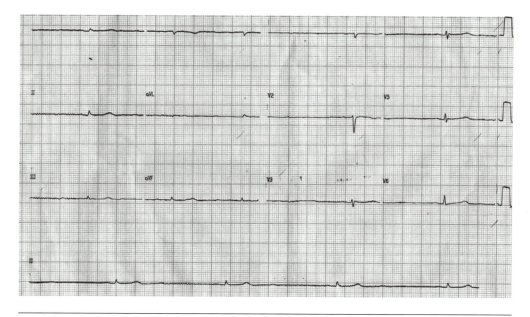

Figura 9.19   Hipotireoidismo. Bradicardia sinusal importante e baixa voltagem difusa.

No *hipertireoidismo*, ao contrário, os níveis elevados de tiroxina causam taquicardia sinusal persistente, voltagem aumentada de P, QRS e T e arritmias, tais como com extrassistolia e taquiarritmias atriais[46], mais comumente a fibrilação atrial com alta resposta ventricular.

REFERÊNCIAS

1. Napcham B, Grinberg M, Sanches PCR. O eletrocardiograma nas principais valvulopatias. In: Tranchesi – Eletrocardiograma normal e patológico. 7ª ed. São Paulo: Roca; 2001. p. 679-90.
2. Tarasoutchi F, Sampaio RO, Grinberg M. Aplicações clínicas do eletrocardiograma nas afecções valvares. Revista SOCESP. 1999;9(3):301-11.
3. Shah AS, Chin CW, Vassiliou V, Cowell SJ, Doris M, Kwok TC, et al. Article I. Left ventricular hypertrophy with strain and aortic stenosis. Circulation. 2014;130(18):1607-16.
4. Hare JM. The dilated, restrictive and infiltrative cardiomyopathies. In: Bonow RO, Mann DL, Zipes DP, Libby P. Braunwalds heart disease: a textbook of cardiovascular medicine. 9th ed. Philadelphia: Saunders Elsevier, 2012. p. 771-884.

5. Chinitz JS, Cooper JM, Verdino RJ. Electrocardiogram voltage discordance: interpretation of low QRS voltage only in the limb leads. J Electrocardiol. 2008;41(4):281-6.

6. Goldberger AL. A specific ECG triad associated with congestiveheart failure. Pacing Clin Electrophysiol. 1982;5(4):593-9.

7. Lopez C, Ilie CC, Glancy DL, Quintal RE. Goldberger's electrocardiographic triad in patients with echocardiographic severe left ventricular dysfunction. Am J Cardiol. 2012;109(7):914-8.

8. Cincin A, Ozben B, Ersogan A. Diagnostic utility of specific electrocardiographical parameters in predicting left ventricular function. Exp Clin Cardiol. 2012;17(4):210-4.

9. Momiyama Y, Mitamura H, Kimura M. ECG differentiation of idiopathic dilated cardiomyopathy from coronary artery disease with left ventricular dysfunction. J Electrocardiol. 1995;28(3):231-6.

10. Arteaga E, Mady C. Cardiomiopatia hipertrófica. Características clínicas, métodos diagnósticos e história natural. Arq Bras Cardiol. 1996;66 (2):115-7.

11. Albanesi F, Manes F. Cardiomiopatia hipertrófica apical. Arq Bras Cardiol. 1996;66:91-5.

12. Garson SAC, Lorga AM, Nicolau JC. Eletrocardiograma na cardiopatia chagásica. Rev Soc Cardiol Estado de São Paulo. 1994;4(2):133-43.

13. Yacoub S, Mocumbi AO, Yacoub MH. Neglected tropical cardiomyopathies: I. Chagas disease: myocardial disease. Heart 2008;94(2):244-8.

14. Guimarães AC, Esteves JP, Filho AS, Macedo V. Clinical aspects of endomyocardiofibrosis in Bahia, Brazil. Am Heart J. 1971;81(1):7-19.

15. Tobias NM, Moffa PJ, Pastore CA, Barretto AC, Mady C, Arteaga E, et al. [The electrocardiogram in endomyocardial fibrosis]. Arq Bras Cardiol. 1992;59(4):249-53.

16. Sreeram N Cheriex E, Smeets JL, Gorgels AP, Wellens HJ. Value of the 12-lead electrocardiogram at hospital admission in the diagnosis of pulmonary embolism. Am J Cardiol. 1994;73(4):298-303.

17. Ferrari E, Imbert A, Chevalier T, Mihoubi A, Morand P, Baudouy M. The ECG in pulmonary embolism: predictive value of negative T waves in precordial leads; 80 case reports. Chest. 1997;111(3):537-43.

18. Chan TC, Vilke GM, Pollack M, Brady WJ. Electrocardiographic manifestations: pulmonary embolism. J Emerg Med. 2001;21(3):263-70.

19. Todd K, Simpson CS, Redfearm DP, Abdollah H, Baranchuk A. ECG for the diagnosis of pulmonary embolism when conventional imaging cannot be utilized: a case report and review of the literature. Indian Pacing Electrophysiol J. 2009;9(5):268-75.

20. McGinn S, White PD. Acute cor pulmonale resulting from pulmonary embolism. JAMA. 1935;104:1473.

21. Marchick MR, Courtney DM, Kabrhel C, Nordenholz KE, Plewa MC, Richman PB, et al. 12-lead ECG findings of pulmonary hypertension occur more frequently in emergency department patients with pulmonary embolism than in patients without pulmonary embolism. Ann Emerg Med. 2010;55(4):331-5.

22. Jankowski K, Kostrubiec M, Ozdowska P, Milanowsha-Puncewicz B, Pacho S, et al. Electrocardiographic differentiation between acute pulmonary embolism and non-ST elevation acute coronary syndromes at the bedside. Ann Noninvasive Electrocardiol. 2010;15(2):145-50.

23. Kosuge M, Kimura K, Ishikawa T, Ebina T, Hibi K, Kusama I, et al. Electrocardiographic differentiation between acute pulmonary embolism and acute coronary syndromes on the basis of negative T waves. Am J Cardiol. 2007;99(6):817-21.

24. Kukla P, McIntyre WF, Fijorek K, DlugopolskiR, Mirek-Bryniarska KL, Jastrzebski M, et al. T-wave inversion in patients with acute pulmonary embolism: prognostic value. Heart Lung. 2015;44(1):68-71.

25. Vanni S, Polidori G, Vergara R, Pepe G, Nazerian P, Moroni F, et al. Prognostic value of ECG among patients with acute pulmonary embolism and normal blood pressure. Am J Med. 2009;122(3):257-64.

26. Shopp JD, Stewart LK, Emmett TW, Kline JA. Findings from 12-lead electrocardiography that predict circulatory shock from pulmonary embolism: systematic review and meta-analysis. Acad Emerg Med. 2015 Sep 22.

27. Janata K, Höchtl T, Wenzel C, Jarai R, Fellner B, Geppert A, et al. The role of ST-segment elevation in lead aVR in the risk assessment of patients with acute pulmonary embolism. Clin Res Cardiol. 2012;101(5):329-37.

28. Zhan ZQ, Wang CQ, Nikus KC, He CR, Wang J, Mao S, Dong XJ. Electrocardiogram patterns during hemodynamic instability in patients with acute pulmonary embolism. Ann Noninvasive Electrocardiol. 2014;19(6):543-51.

29. Goldberger AL. Clinical electrocardiography: a simplified approach. 7th ed. Philadelphia: Mosby Elsevier; 2006. p. 144-6.

30. Rodman DM, Lowenstein SR, Rodman T. The electrocardiogram in chronic obstructive pulmonary disease. J Emerg Med. 1990;8(5):607-15.

31. Baljepally R, Spodick DH. Electrocardiographic screening for emphysema: the frontal plane P axis. Clin Cardiol. 1999;22(3):226-8.

32. Bajaj R, Chhabra L, Basheer Z, Spodick DH. Optimal electrocardiographic limb lead set for rapid emphysema screening. Int J Chron Obstruct Pulmon Dis. 2013;8:41-4.

33. Webb GD, Smallhorn JF, Therrien J, Redington NA. Congenital heart disease. In: Libby P, et al. Braunwald's heart disease: a textbook of cardiovascular medicine. 8th ed. Philadelphia: Saunders: 2007. p. 1561-24.

34. Webb G, Gatzoulis MA. Atrial septal defects in the adult: recent progress and overview. Circulation. 2006;114(15):1645-53.

35. Póvoa R, Cavichio L, Almeida AL, Viotti D, Ferreira C, Galvão L, et al. Electrocardiographic abnormalities in neurological diseases. Arq Bras Cardiol. 2003;8(4):351-8.

36. van Bree MD, Roos YB, van der Bilt IA. Prevalence and characterization of ECG abnormalities after intracerebral hemorrhage. Neurocrit Care. 2010;12(1):50-5.

37. Naidech AM, Kreiter KT, Janjua N, Ostapkovich ND, Parra A, Commichau C, et al. Cardiac troponin elevation, cardiovascular morbidity, and outcome after subaracnoid hemorrhage. Circulation. 2005;112(18):2851-6.

38. Cruickshank JM, Neil-Dwyer G, Brice J. Electrocardiographic changes and their prognostic significance in subarachnoid haemorrhage. J Neurol Neurosurg Psychiatry. 1974;37:755-9.

39. Togha M, Sharifpour A, Ashraf H, Moghadam M, Sahkaian MA. Electrocardiographic abnormalities in acute cerebrovascular events in patients with/without cardiovascular disease. Ann Indian Acad Neurol. 2013;16(1):66-71.

40. Groh WJ, Zipes DP. Neurological disorders and cardiovascular disease. In: Libby P, Bonow RO, Mann DL, Zipes DP. Braunwalds heart disease: a textbook of cardiovascular medicine. 8th ed. Philadelphia: Saunders; 2008. p. 2135-53.

41. Santos MAB, Costa FA, Travessa AF, Bombig MTN, Fonseca FH, Filh BL et al. Distrofia muscular de Duchenne: análise eletrocardiográfica de 131 pacientes. Arq Bras Cardiol. 2010;94(5):620-4.

42. Nishyoka SAD, Martinelli Filho M, Marie S, Zatz M, Costa R. Distrofia miotônica e cardiopatia: comportamento dos eventos arrítmicos e dos distúrbios da condução. Arq Bras Cardiol. 2005;84(4):330-6.

43. Pelargonio G, Russo AD, Sanna T, De Martino G, Belloci F. Myotonic dystrophy and the heart. Heart. 2002;88(6):665-70.

44. Groh WJ, Groh MR, Saha C, Kincaid JC, Simmons Z, Ciafaloni E, et al. Electrocardiographic abnormalities and sudden death in myotonic dystrophy type 1. N Engl J Med. 2008;358(25):2688-97.

45. Tajiri J, Morita M, Higashi K. The cause of low voltage QRS complex in primary hypothyroidism. Pericardial effusion or thyroid hormone deficiency? Jpn Heart J. 1985;26(4):539-47.

46. Hoffman L, Lowrey RD. The electrocardiogram in thyrotoxicosis. Am J Cardiol. 1960;6:893.

capítulo 10

Pré-Excitação Ventricular, Displasia/Cardiomiopatia Arritmogênica do Ventrículo Direito e Canalopatias

O ECG desempenha papel fundamental no diagnóstico e manuseio das condições estudadas neste capítulo. Uma das características comuns a estas condições apresentadas é a correlação com taquiarritmias cardíacas e morte súbita.

A morte súbita em jovem, ocorrendo às vezes como manifestação inicial, é uma situação dramática, que somente pode ser prevenida com o diagnóstico, estratificação do risco e o tratamento adequado das condições relacionadas.

PRÉ-EXCITAÇÃO VENTRICULAR

O intervalo PR curto associado à onda delta caracteriza a forma mais comum de pré-excitação ventricular, a qual foi descrita como entidade clínica em 1930 por Louis Wolff, Sir John Parkinson e Paul Dudley White. Eles relataram uma série de 11 adultos jovens, aparentemente saudáveis, com um padrão de bloqueio de ramo, um intervalo PR curto e taquiarritmias[1].

O ECG é a base para o diagnóstico de Wolff-Parkinson-White (WPW), ao exibir o *intervalo PR curto, a onda delta e o alargamento do QRS (> 0,11 s ou > 0,12 s)*. A onda delta consiste de um retardo na parte inicial do complexo QRS. A largura do QRS varia, pode ser estreito ou bem largo, dependendo do grau de pré-excitação: balanço entre a onda de ativação conduzida pela via acessória e pelo sistema de condução normal[2-4].

O substrato para WPW é a existência de bandas musculares (feixe de Kent) que atravessam o anel atrioventricular, permitindo a ligação e a condução elétrica entre os átrios e os ventrículos (Fig. 10.1).

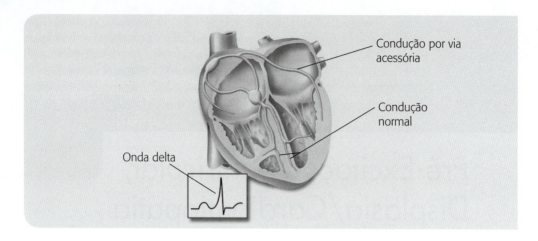

Figura 10.1 Pré-excitação ventricular (WPW). A condução pelo sistema de condução e pela via acessória é responsável pelo intervalo PR curto e pela onda delta.

A condução anterógrada através da via acessória expressa-se ao ECG por meio das alterações citadas: é o WPW manifesto. No entanto, a via acessória pode permitir a condução somente no sentido retrógrado, o que pode ser documentado no estudo eletrofisiológico, em casos de taquiarritmia por reentrada atrioventricular (taquicardia ortodrômica). Como não há condução anterógrada neste caso, não existe alteração eletrocardiográfica em ritmo sinusal. É o chamado WPW oculto.

Em WPW manifesto, o impulso que tem origem no nó sinusal ativa os átrios e é conduzido aos ventrículos pelo sistema de condução normal e também por meio da via acessória, também chamada via anômala. A condução anterógrada pela via acessória atinge o ventrículo pela musculatura. Essa condução mais lenta fibra a fibra é responsável pela onda delta e pelo alargamento do QRS visto em WPW.

A despolarização anormal causa o alargamento do QRS e alteração secundária da repolarização ventricular: desvios do segmento ST e inversão da onda T.

O termo síndrome de Wolff-Parkinson-White deve ser empregado quando há sintomas (palpitações) e/ou taquicardias envolvendo a via acessória associado ao padrão eletrocardiográfico de pré-excitação. Na ausência de sintomas e presença de pré-excitação tipo WPW, podemos usar a denominação padrão de WPW.

A síndrome de WPW é diagnosticada em qualquer idade, mas frequentemente é relatada na infância e adolescência. A ocorrência é maior entre parentes de primeiro grau e há descrição de uma forma familiar[5].

A maioria dos casos não apresenta evidência de doença estrutural cardíaca. Porém, há associação entre WPW e algumas cardiopatias, tais como: anomalia de Ebstein, cardiomiopatia hipertrófica, transposição corrigida dos grandes vasos, prolapso valvar mitral e cardiomiopatia dilatada[4,6,7]. Na anomalia de Ebstein, é relativamente comum a ocorrência de uma ou múltiplas vias acessórias, localizadas geralmente nas câmaras direitas. Nesses pacientes, a ausência de BRD é forte preditor da existência de via acessória[8].

A fibrilação atrial apresenta incidência aumentada em pacientes com síndrome de WPW, maior do que o previsto, uma vez que a pré-excitação é mais comum em pessoas sem doença cardíaca estrutural, nas quais há baixa prevalência de fibrilação atrial[9].

| Capítulo 10 | Pré-Excitação Ventricular, Displasia/Cardiomiopatia... | 247 |

As vias acessórias podem ter várias localizações, geralmente são inseridas próximo ao anel atrioventricular; podem estar à esquerda (conexão átrio esquerdo-ventrículo esquerdo) ou à direita (conexão átrio direito-ventrículo direito). Às vezes, a via acessória é localizada no septo, fora do anel AV.

O grau de pré-excitação pode ser mínimo, com intervalo PR > 120 ms e QRS < 120 ms, principalmente quando a via acessória é lateral esquerda porque o tempo para o estímulo atingir o átrio esquerdo e a via acessória é maior do que o tempo para atingir o nó AV. A presença de onda Q na derivação V6 indica geralmente ausência de pré-excitação mínima[10]. A perda do q em V6 durante a pré-excitação ocorre porque a ativação ventricular inicia no sítio onde se insere a via acessória na musculatura ventricular e não no septo. Nos casos de pré-excitação mínima, com alterações sutis no ECG (intervalo PR dentro da normalidade, onda delta pouco evidente ou duvidosa e QRS estreito), o aumento do tônus vagal, com manobras como a de Valsalva, pode aumentar o grau de pré-excitação e tornar claro o padrão de WPW, por alentecer a condução AV e permitir a condução em maior grau pela via acessória.

O prognóstico da síndrome de WPW globalmente é muito bom e o risco de morte súbita é baixo. O risco está relacionado ao surgimento de taquiarritmia ventricular maligna, deflagrada pela condução rápida de fibrilação atrial ou *flutter* atrial através da via acessória, com risco mais elevado quando essa apresenta um período refratário curto durante os episódios de taquiarritmias atriais. O período refratário curto permite que maior número de estímulos atriais (atividade atrial) consiga passar para o ventrículo, com maior risco de degenerar para fibrilação ventricular (FV) pela alta resposta ventricular. Portanto, a ocorrência de morte súbita associada à síndrome de WPW é atribuída à condução para o ventrículo (anterógrada) de uma taquiarritmia atrial (mais comumente a fibrilação atrial) através de uma via acessória que apresenta período refratário curto. A frequência ventricular elevada degenera para fibrilação ventricular[9,11].

A ablação por radiofrequência é o tratamento geralmente indicado para o paciente com WPW e taquiarritmias sintomáticas. A taxa de sucesso da ablação é alta, em torno de 93 a 95%, e a taxa de complicações é baixa em centros bem treinados[12]. Nos pacientes assintomáticos e padrão de WPW, a melhor estratégia é alvo de controvérsia, geralmente se realiza estratificação do risco do paciente e a ablação é reservada para casos selecionados[13].

Pappone et al.[14] relataram que o risco de morte súbita em pacientes com WPW depende das propriedades eletrofisiológicas da via acessória e não da presença ou não dos sintomas. Período refratário curto (< 240 ms) e indução de fibrilação atrial deflagrada por taquicardia por reentrada atrioventricular (TRAV) durante o estudo eletrofisiológico invasivo foram os parâmetros associadas com o surgimento de FV.

Algoritmos eletrocardiográficos para localização da via acessória

A pré-excitação tipo WPW foi inicialmente classificada em tipos A e B, conforme a polaridade do complexo QRS nas derivações precordiais direitas. No WPW tipo A, a onda delta e o complexo QRS são predominantemente positivos em V1, enquanto no WPW tipo B a delta e o QRS são predominantemente negativos em V1, com morfologia que lembra o BRE. Essa divisão se correlaciona com a localização da via acessória nas câmaras cardíacas, a saber: tipo A – a via acessória conecta o átrio esquerdo e o ventrículo esquerdo, e tipo B – a via acessória conecta o átrio direito e o ventrículo direito[15].

Classificações e algoritmos mais elaborados foram desenvolvidos, com base nas características ao ECG, visando à localização mais precisa do sítio da via acessória.

As características eletrocardiográficas da pré-excitação, tais como a polaridade da onda delta, o eixo elétrico do QRS, a transição de R em precordiais, apresentam correlação com o sítio da via acessória[6,15,16].

Vários algoritmos para predizer a localização da via acessória foram publicados (Figs. 10.2 e 10.3)[17-20].

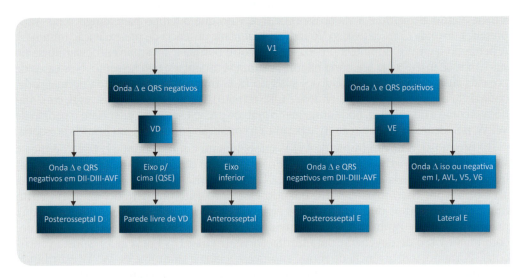

Figura 10.2 Algoritmo lógico para a determinação da via acessória. A polaridade da onda delta (Δ) e a do QRS determinam a localização no ventrículo direito (VD) ou no ventrículo esquerdo (VE). Se a onda delta (Δ) e QRS são negativos em V1, a via acessória está localizada no VD, e se positivos, no VE. Outros aspectos como a polaridade da onda delta e do QRS nas derivações inferiores e laterais e o eixo elétrico no plano frontal são usados para determinar a localização da via acessória[6].

A localização mais comum é a lateral esquerda (cerca de 50% dos casos), seguida pela posteroseptal. A via acessória lateral esquerda apresenta pré-excitação com onda delta negativa em DI e aVL, eixo elétrico normal, QRS e onda delta positivos em V1 (onda R). A via acessória posteroseptal exibe QRS negativo em V1 com onda R em V2 (transição precoce), eixo para cima e onda delta negativa nas derivações III e aVF (Figs. 10.4 e 10.5)[6,15-17].

Estudo brasileiro comparou vários algoritmos e concluiu que a acurácia de modo geral é baixa, sendo que o de Milstein et al. apresentou o melhor desempenho entre os avaliados (67,8%)[20].

A acurácia dos algoritmos em estudo de validação tem sido menor do que nos estudos relatados pelos autores quando descrevem os algoritmos. Alguns consideram que esses algoritmos apresentam utilidade clínica limitada. A localização da via acessória é realizada por meio do estudo eletrofisiológico invasivo (EEF), ao identificar o local onde a aplicação da terapia (ablação) faz desaparecer a pré-excitação[20-22].

Alguns fatores são apontados como limitadores para a localização correta da via acessória com base no ECG, tais como pequeno grau de pré-excitação e condução anterógrada preferencialmente pelo sistema de condução normal, presença de múltiplas vias acessórias, existência de cardiopatia estrutural associada, diferenças na nomenclatura empregada, posição inadequada dos eletrodos precordiais, entre outros[20-22].

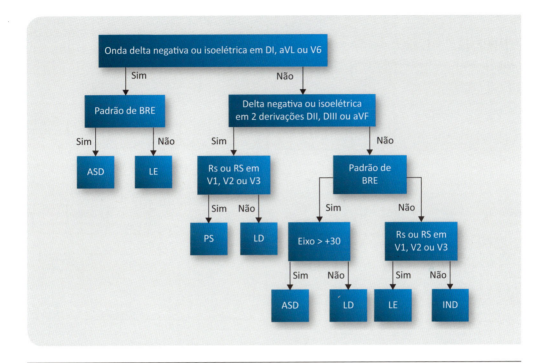

Figura 10.3 Algoritmo publicado por Milstein et al.[19]. ASD = anterosseptal direito; LE = lateral esquerdo (parede livre do ventrículo esquerdo); PS = posterosseptal; LD = lateral direito (parede livre do ventrículo direito); IND = indeterminado. Considerar BRE se QRS com duração ≥ 0,09 s e complexo rS em V1 e V2.

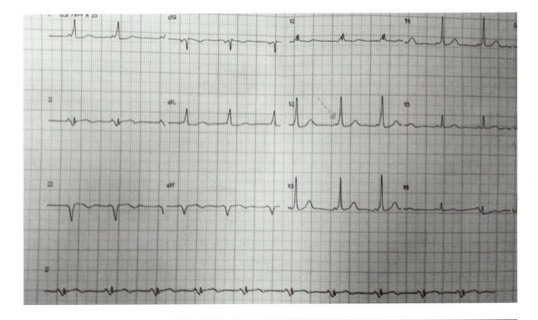

Figura 10.4 Padrão de WPW tipo A: onda delta e QRS predominantemente positivos em V1. Via acessória à esquerda.

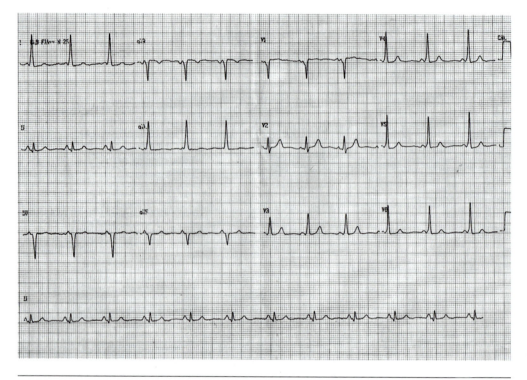

Figura 10.5 O ECG mostra pré-excitação ventricular: intervalo PR curto e onda delta. Registro de transição precoce (QRS negativo em V1 com onda R em V2), eixo para cima e onda delta negativa nas derivações DIII e aVF sugerem via acessória posterosseptal direita.

Outras formas de pré-excitação

O intervalo PR curto (< 0,12 s) associado a QRS normal pode ser uma variante do normal, observada geralmente em jovens como achado (causado por condução AV acelerada) ou corresponder a uma forma de pré-excitação chamada síndrome de Lown--Ganong-Levine (LGL), descrita em 1952[23]. A presença de PR curto (< 0,12 s) é estimada em 2-4% da população, enquanto a de LGL é de cerca de 0,5%. LGL consiste na presença de PR curto e QRS normal (estreito, sem onda delta), associado a episódios paroxísticos de taquiarritmias: taquicardia por reentrada nodal, fibrilação atrial e taquicardia ventricular. Vários mecanismos têm sido propostos para explicar essa síndrome, como a presença de feixes que conectam a porção inicial do nó AV ao feixe de His, fazendo com que o estímulo não sofra o retardo normal no nó AV[24]. Entretanto, atualmente é aceito que este padrão de intervalo PR curto, QRS normal e predisposição a taquicardias pode ser causado por múltiplos mecanismos, sem uma alteração específica. Por exemplo, um paciente com dupla via nodal e condução AV acelerada poderia apresentar taquicardia por dupla via nodal e ser diagnosticado como LGL. Dessa forma, o conceito da síndrome de LGL como entidade separada não é comprovado[6,25].

A *pré-excitação tipo Mahaim* caracteriza-se pela ocorrência de taquicardias com morfologia de BRE (QRS ≤ 0,15 s) e transição tardia do QRS (V4 ou após). Taquicardia incomum de QRS largo, típica do jovem e ECG normal ou com pré-excitação mínima

| Capítulo 10 | Pré-Excitação Ventricular, Displasia/Cardiomiopatia... | 251 |

(exemplo: ausência de q em V5-V6). Mahaim são fibras atriofasciculares (mais comum), que fazem a conexão do átrio às porções distais do ramo direito. A ablação é um tratamento eficaz da pré-excitação tipo Mahaim[26,27].

CARDIOMIOPATIA ARRITMOGÊNICA DO VENTRÍCULO DIREITO

A cardiomiopatia arritmogênica do ventrículo direito (CAVD) é uma doença primária do músculo cardíaco, determinada geneticamente, causada por alterações nos desmossomos, que são proteínas de ligação entre as células. Acomete predominantemente o ventrículo direito (VD), mas tem sido demonstrado envolvimento microscópico biventricular na maioria dos casos, sendo descrito o comprometimento subepicárdico do ventrículo esquerdo[28].

O miocárdio normal sofre atrofia e substituição por tecido fibrogorduroso. Essa substituição do tecido normal por tecido fibrogorduroso gera instabilidade elétrica e arritmias malignas: a morte súbita por taquiarritmia ventricular é manifestação comum nessa entidade.

A CAVD constitui uma causa de morte súbita cardíaca em jovens. É mais frequente no sexo masculino, na faixa etária de 10 a 50 anos (média de 30 anos)[29,30].

A suspeita clínica de CAVD é baseada na história de síncope, palpitações e episódios de taquicardia ventricular[31].

Os pacientes que apresentam morte súbita geralmente têm história de síncope, mas a morte súbita pode ser a manifestação inicial. Alguns pacientes desenvolvem sintomas e sinais de insuficiência cardíaca por falência ventricular direita. A história de morte súbita prematura na família (< 35 anos), ou casos de doença na família, é um dado importante para o diagnóstico.

O diagnóstico da CAVD é muitas vezes difícil. Uma força-tarefa desenvolveu um conjunto de critérios maiores e menores para o diagnóstico, com base em dados da história clínica, dados do ECG, presença de taquicardia ventricular com morfologia de bloqueio de ramo esquerdo (BRE), dados de exame de imagem e achados à biópsia endomiocárdica[32]. A origem da taquicardia no ventrículo direito, que é mais intensamente afetado, explica sua morfologia típica de BRE apresentada pela taquicardia ventricular.

A ressonância magnética cardíaca com realce com gadolínio é atualmente o principal exame de imagem na CAVD por apresentar boa correlação com os achados da biópsia. A biópsia endomiocárdica é reservada para alguns casos quando há dúvidas no diagnóstico. O ecocardiograma pode revelar dilatação ou alteração contrátil do ventrículo direito, mas pode ser normal[31,32].

A arritmia ventricular da via de saída do ventrículo direito e a relacionada à CAVD podem ter aspectos morfológicos semelhantes, entretanto, na CAVD, o ECG em ritmo sinusal geralmente apresenta alterações. As seguintes alterações no ECG em ritmo sinusal na CAVD são critérios usados para o diagnóstico[32]:

1. Onda épsilon

   Pequeno entalhe, reprodutível, de baixa amplitude entre o final do QRS e o início da onda T (no segmento ST) nas derivações precordiais direitas (V1 a V3). É registrada em cerca de 20 a 30% dos casos. A onda épsilon é um critério maior da força-tarefa[32,33].

2. **Inversão de onda T em precordiais direitas (V1 a V3) (Fig. 10.6)**
   Ondas T invertidas nas derivações precordiais direitas V1, V2 e V3, ou além, em pessoas com mais 14 anos de idade na ausência de BRD completo (com QRS ≥ 120 ms) são consideradas critério maior. A presença de inversão de T em V1, V2 (sem BRD), ou em V4, V5 e V5 ou de V1 a V4 associada a BRD são critérios menores[32].
   Um estudo mostrou que a inversão da onda T de V1 a V3 (no ECG em ritmo sinusal) tem sensibilidade de 47% e especificidade de 96% para diagnosticar CAVD em pacientes que apresentam taquicardia ventricular com morfologia de BRE[34].
3. Outras alterações eletrocardiográficas citadas na CAVD são[32]:
   a) Bloqueio de ramo direito (BRD) completo ou incompleto.
      São distúrbios de condução frequentes na CAVD, porém apresentam baixa especificidade, já que são observados no indivíduo normal e em muitas outras condições.
   b) Ativação terminal do QRS ≥ 55 ms: medida do nadir da onda S até o final do QRS em V1, V2 ou V3 (incluindo R, se houver), em ausência de BRD completo.
   c) Taquicardia ventricular (TVNS ou TV sustentada) com morfologia de BRE e eixo superior.

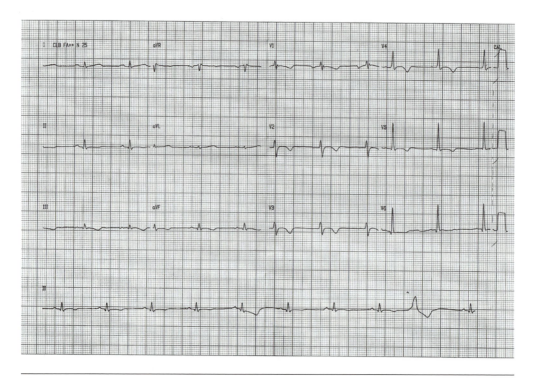

Figura 10.6 ECG de paciente com diagnóstico confirmado de cardiomiopatia arritmogênica do ventrículo direito, com episódio documentado de TV sustentada. Inversão de onda T. Presença de onda épsilon em V1 (entalhe no final do QRS).

A taquicardia ventricular (TVNS ou TV sustentada) com morfologia de BRE e eixo superior é considerada critério maior[32].

Os pacientes com CAVD podem apresentar extrassístoles ventriculares frequentes ao Holter.

Destacamos que a forma mais comum de taquicardia ventricular com morfologia de BRE é a taquicardia (idiopática) de via de saída de VD. Essa arritmia apresenta geralmente bom prognóstico e tem como característica o padrão de BRE com eixo para baixo, isto é, QRS positivo nas derivações inferiores. A TV na CAVD apresenta também morfologia de BRE, conforme já foi citado, e eixo elétrico variável (para baixo, desviado para a esquerda). A taquicardia ventricular com morfologia de BRE e eixo desviado para a esquerda (eixo superior) é característica[32].

A presença de potenciais tardios ao ECG de alta resolução é comum.

Quanto ao tratamento, os pacientes com diagnóstico de CAVD e risco moderado ou alto devem receber implante de cardiodesfibrilador (CDI) para a prevenção da morte súbita. Nos pacientes com morte súbita abortada, síncope e TV sustentada, o implante de CDI é indicado. O CDI é recomendado nos pacientes com um ou mais dos seguintes fatores de risco: síncope, TVNS, história de morte súbita familiar (parente de primeiro grau) e indução de arritmia ventricular maligna no EEF. A presença de doença extensa, incluindo o ventrículo esquerdo, é considerada um parâmetro para recomendar a prevenção primária (com CDI). Em geral, nos pacientes de baixo risco, são indicados seguimento e terapia medicamentosa (betabloqueador, antiarrítmicos)[31].

CANALOPATIAS CARDÍACAS

As canalopatias são condições causadas por disfunções nos canais iônicos e podem afetar os sistemas nervoso, cardiovascular, respiratório, urinário ou endócrino.

As disfunções iônicas responsáveis pelas canalopatias podem ser causadas por mutações genéticas ou fatores adquiridos. Entre os fatores adquiridos estão drogas, doenças e distúrbios eletrolíticos.

Sabemos que o fluxo de íons através dos canais iônicos é fundamental para a atividade elétrica e funcionamento da célula cardíaca.

As síndromes de Brugada, do QT longo e do QT curto e a taquicardia ventricular catecolaminérgica são exemplos de canalopatias cardíacas.

O eletrocardiograma desempenha papel de destaque no diagnóstico dessas condições que são associadas com risco elevado de morte súbita. Em geral, os portadores apresentam coração estruturalmente normal. Desse modo, exames como radiografia de tórax e ecocardiograma são comumente normais nessas doenças.

Síndrome de Brugada

A síndrome de Brugada é uma entidade de ocorrência rara, descrita pelos irmãos Pedro e Joseph Brugada em 1992[35]. Os pacientes acometidos são geralmente homens jovens, com coração estruturalmente normal e que apresentam alterações eletrocardiográficas típicas: padrão de bloqueio de ramo direito, supradesnivelamento do ponto J e do segmento ST nas derivações V1-V3. O padrão observado na verdade é um pseudo-bloqueio de ramo direito, não sendo geralmente observado o retardo final de condução (onda S) em DI, aVL, V5 e V6, característico do BRD[36].

A síndrome de Brugada é determinada geneticamente, com transmissão autossômica dominante, ligada principalmente à mutação no gene SCN5A, o que causa disfunção no canal de sódio. Clinicamente, tem como manifestação principal a síncope e/ou morte súbita, relacionada à taquiarritmia ventricular maligna, que consiste geralmente em episódios de taquicardia ventricular polimórfica, autolimitados ou que degeneram para fibrilação ventricular. Os episódios mais comumente ocorrem em repouso e à noite durante o sono. É mais frequente em alguns países da Ásia, como Tailândia e Japão, onde constitui a principal causa natural de óbito em jovens. O diagnóstico e as manifestações clínicas ocorrem por volta dos 40-45 anos de idade[37-41].

O implante de cardiodesfibrilador (CDI) é efetivo na prevenção da morte súbita, indicado para os pacientes de alto risco – aqueles com o padrão tipo 1 mais dois dos seguintes fatores de risco: síncope, história familiar de morte súbita e EEF positivo[42]. Entretanto, o valor preditivo do EEF é questionável. A parada cardíaca ressuscitada é indicação de implante de CDI como prevenção secundária.

O padrão eletrocardiográfico característico da síndrome de Brugada pode sofrer modificações, conforme pode ser registrado entre ECG sucessivos ou traçados de Holter, e tornar-se evidente após a administração de certas medicações, como antiarrítmicos do grupo I (bloqueadores dos canais de sódio).

O mecanismo eletrofisiológico provável das alterações observadas na síndrome de Brugada (supra de ST e inversão de T) é a dispersão da repolarização através da parede ventricular. Há alteração no potencial de ação no epicárdio, de forma mais acentuada no ventrículo direito, com tais alterações ausentes no endocárdio, o que faz surgir um gradiente elétrico que se traduz pelas alterações de ST-T observadas nas derivações precordiais direitas[43].

Além do padrão citado, outros tipos de alterações da repolarização são citados. Tais padrões, observados nas derivações V1 a V3, são classificados em três tipos, conforme consensos de especialistas[37,38]:

Tipo 1: elevação do ponto J e do segmento ST associado a onda T invertida. O segmento ST é convexo e apresenta elevação ≥ 2 mm em seu pico, com aspecto de corcova.

Tipo 2: supradesnível do ponto J e inicial do segmento ≥ 2 mm, seguido por depressão central (aspecto de "sela"). A porção terminal do ST tem amplitude ≥ 1 mm, e é seguida por onda T positiva ou bifásica.

Tipo 3: supradesnível do ponto J e inicial do segmento ≥ 2 mm, seguido por depressão central (aspecto de "sela"). A porção terminal do ST tem amplitude < 1 mm, sendo seguida por onda T positiva.

Mais recentemente, por causa da limitação para estabelecer diferenças entre os tipos 2 e 3, um novo consenso[39] considera estes dois tipos um *padrão único (o tipo 2)*, que engloba os tipos 2 e 3 citados acima.

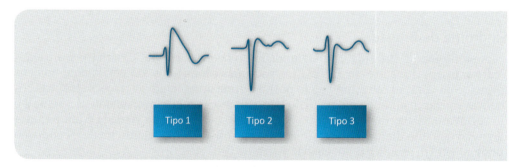

Figura 10.7 Padrões tipos 1, 2 e 3 da síndrome de Brugada. Por causa da limitação para estabelecer diferenças entre os tipos 2 e 3, estes podem ser agora considerados padrão único, o tipo 2 (ST com aspecto de sela).

Entre os padrões citados, apenas o tipo 1, chamado sinal de Brugada, isoladamente permite estabelecer o diagnóstico (Fig. 10.8). Na presença do tipo 2, o diagnóstico é incerto e outros fatores devem ser considerados, como a história de síncope/morte súbita (pessoal e familiar) e realização de teste provocativo com drogas (ajmalina, flecainida, procainamida) para o esclarecimento diagnóstico.

A colocação alta do eletrodo de V1 e V2 (no segundo ou terceiro espaço intercostal) pode revelar o padrão tipo 1, mesmo quando as alterações estão ausentes no ECG realizado com V1 e V2 em posição habitual[38].

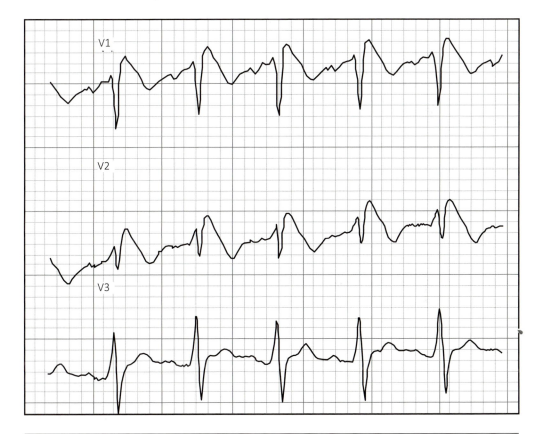

Figura 10.8 Padrão de Brugada tipo 1 (V1 e V2).

Síndrome do QT longo congênito (SQTL)

Trata-se da síndrome caracterizada pelo prolongamento do intervalo QT e ocorrência de *torsades de pointes,* que causa síncope e morte súbita, geralmente em crianças e adolescentes.

Além do aumento do QTc, há dispersão da refratariedade ventricular e pode ser observada alternância da onda T entre os batimentos em alguns casos. É uma doença genética causada por mutações em vários genes, sendo descritos vários tipos. Essas mutações afetam as correntes iônicas: de potássio, na maioria dos casos, e de sódio, em alguns. Clinicamente, há duas síndromes genéticas principais associadas com QT longo[45,46]:

1. **Síndrome de Romano-Ward** – corresponde à maioria dos casos de QT congênito, apresenta transmissão autossômica dominante e manifestações somente relacionadas à arritmogênese.
2. **Síndrome de Jervell e Lange-Nielsen** – de transmissão autossômica recessiva e associada à surdez congênita.

Quanto ao genótipo, várias variantes foram descritas, mas as principais são LQT1, LQT2 e LQT3, os quais respondem por mais de 90% dos casos.

Em relação aos deflagradores dos eventos fatais, os pacientes LQT1 têm risco mais elevado durante esforços físicos e emoções, enquanto nos LQT2 o risco é maior ao despertar, com ruídos (toque de telefone, despertador) e estresse emocional, já os pacientes LQT3 apresentam maior risco de eventos arrítmicos em repouso ou durante o sono[47].

O aumento da atividade simpática é desencadeador comum de eventos em muitos pacientes.

As alterações da repolarização ventricular apresentam correlação com os genótipos. No TQT1, as ondas T são largas e amplas, com aparência normal, e podem ter início tardio; no LQT2 as ondas T são de baixa amplitude ou bífidas, e no LQT3, as ondas T podem ser apiculadas ou bífidas, com início tardio[48].

Para o diagnóstico da síndrome do QT longo congênito, o escore de Schwartz tem sido empregado. Esse escore reúne dados do ECG, história de síncope e história familiar[49]. Um escore de Schwartz ≥ 4 apresenta especificidade > 99% para o diagnóstico da SQTL. Como desvantagem, sensibilidade baixa tem sido relatada[50]. Posteriormente, uma versão modificada foi apresentada, incluindo o QTc no 4º minuto de recuperação do teste de esforço e com modificação no ponto de corte (Quadro 10.1)[51].

Teste genético para SQTL está disponível comercialmente. Um teste anormal, com mutação conhecida, confirma o diagnóstico de SQTL, e está presente em cerca de 75% dos casos. Assim, teste negativo (mutação desconhecida) não exclui o diagnóstico de SQTL[52].

As seguintes recomendações a respeito do tratamento da SQTL podem ser feitas[53-55]:

- Evitar o uso de drogas conhecidas por causar prolongamento do QT (a seguir).
- Evitar esforços físicos intensos e atividades competitivas.
- O uso de betabloqueador (propranolol, nadolol, metoprolol) deve ser prescrito, salvo contraindicação. Esses agentes são as drogas de escolha, por demonstrar reduzir eventos, como síncope, em estudos observacionais.
- Para pacientes que persistem sintomáticos após o uso de betabloqueador, com alto risco de morte súbita (morte súbita recuperada, síncope recorrente, forte história familiar de morte súbita), o implante de cardiodesfibrilador (CDI) é recomendado. A função marca-passo do CDI é acionada, uma vez que a bradicardia piora a dispersão do QT e pode funcionar como *trigger* para eventos arrítmicos.

Em crianças, pode-se optar pelo implante de marca-passo atrioventricular associado a doses plenas de betabloqueador e adiar a indicação do CDI.

- A simpatectomia esquerda é um tratamento que deve ser considerado nos casos refratários, como adjunto ao CDI, visando à redução da necessidade de terapia aplicada pelo dispositivo.

Quadro 10.1 Escore para o diagnóstico da SQTL (escore de Schwartz).

Achados ECG[a]

- QTc (fórmula de Bazett):
  ≥ 480 ms – 3 pontos
  460-479 ms – 2 pontos
  > 450-459 ms (em homens) – 1 ponto
- QTc ≥ 480 ms no 4º minuto de recuperação no teste de esforço – 1 ponto
- *Torsades de pointes*[b] na ausência de droga que prolonga o QT – 2 pontos
- Alternância da onda T – 1 ponto
- Entalhe na onda T em 3 derivações – 1 ponto
- FC baixa em repouso (em crianças)[c] – 0,5 ponto

História de síncope[b]

- Com estresse – 2 pontos
- Sem estresse – 1 ponto

História familiar[d]

- Membros da família com SQTL – 1 ponto
- Morte súbita em familiar com < 30 anos sem causa definida – 0,5 ponto

Interpretação do escore:

Escore	Probabilidade de SQTL
≤ 1	Baixa
1,5-3	Intermediária
≥ 3,5	Alta

[a]Na ausência de medicações ou fatores que afetam o ECG.

[b]*Torsades de pointes* e síncope são mutuamente exclusivos.

[c]Frequência cardíaca de repouso menor do que o segundo percentil previsto para a idade.

[d]Um mesmo membro familiar não pode ser contado em ambas as categorias.

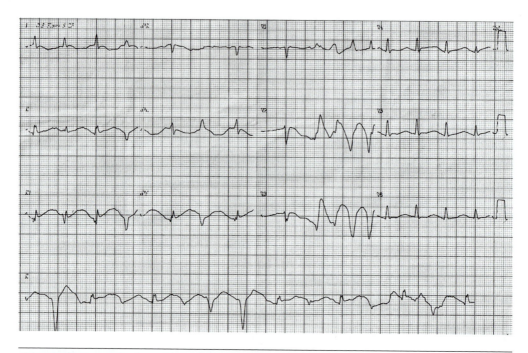

Figura 10.9 Exemplo de síndrome de QT longo congênito. Paciente com histórico de síncope. Prolongamento importante do QT, padrão anormal da repolarização, batimentos ectópicos ventriculares e episódio de TVNS polimórfica (4 batimentos).

Síndrome do QT longo adquirido

A síndrome do QT longo adquirido apresenta incidência muito maior do que a forma congênita.

Alguns fatores predispõem ao prolongamento do QTc: idade avançada, sexo feminino, isquemia miocárdica, insuficiência cardíaca, hipertrofia ventricular esquerda, hipertireoidismo, bradicardia, distúrbios eletrolíticos, entre outros[56].

Os seguintes fatores são citados como causas da síndrome do QT longo adquirido[55,57]:

1. Uso de drogas.
2. Distúrbios eletrolíticos – hipocalemia, hipocalcemia, hipomagnesemia.
3. Distúrbios metabólicos – hipotireoidismo, anorexia nervosa.
4. Bradiarritmias – disfunção sinusal, BAV de 2º ou 3º grau.
5. Isquemia miocárdica e pós-infarto – QT prolongado mais ondas T profundas.
6. Lesões do sistema nervoso central – AVE, aumento da pressão intracraniana.
7. Outras: intoxicação por organofosforados, doenças autoimunes (anticorpos anti-Ro/SSA), hipotermia, dietas com proteínas líquidas.

O uso de drogas é a principal causa de prolongamento do intervalo QT e *torsades de pointes*. Os seguintes grupos de drogas estão entre os principais implicados com o QT longo adquirido: antiarrítmicos, certos antipsicóticos, anti-histamínicos, antibióticos (eritromicina, claritromicina, pentamidina), estimulantes da motilidade gástrica (cisaprida)[56,57].

Além dos grupos citados (antiarrítmicos, antidepressivos tricíclicos, lítio, antipsicóticos), outras medicações com risco de *torsades de pointes*: agonistas opioides, quimioterápicos, entre outras[58].

O risco de arritmias graves é maior em pacientes cardiopatas e na presença de distúrbios eletrolíticos ou quando há associação de medicações[56,59].

Algumas medicações foram retiradas de comercialização pelo risco de morte súbita. Por exemplo, os antialérgicos terfenadina e astemizol.

Têm sido reconhecidos fatores genéticos e identificados genes relacionados com o prolongamento do QT causado por drogas. Em alguns casos, formas frustas de QT congênito, com QTc dentro da normalidade, podem desenvolver QT longo e *torsades de pointes* sob efeitos de drogas[60].

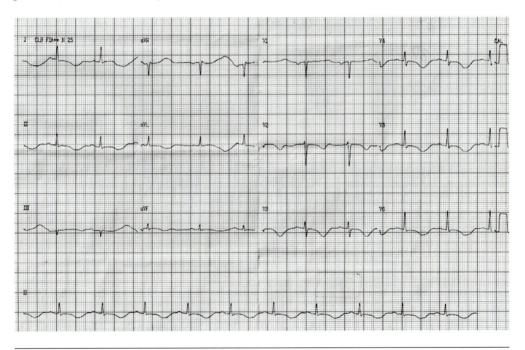

Figura 10.10 Exemplo de QT longo adquirido em idosa induzido por droga, que evoluiu com episódios de síncopes por *torsades de pointes*. Apresentou normalização do QTc após suspensão da medicação e uso de betabloqueador.

Síndrome do QT curto (SQTC)

É uma doença elétrica primária do coração descrita em 1999, relacionada a mutações em vários genes, total de seis atualmente. Os pacientes apresentam tendência a fibrilação atrial, síncope e morte súbita por taquiarritmias ventriculares. O encurtamento do período refratário associado ao aumento da dispersão da repolarização é o substrato para os episódios arrítmicos[61,62].

O diagnóstico de QT curto deve ser suspeitado quando QTc < 0,37, mas há uma faixa de superposição de QT que inclui indivíduos normais e com síndrome de QT curto, o que torna difícil o diagnóstico. QTc ≤ 360 ms foi encontrado em 2% das pessoas consideradas normais. Por outro lado, algumas condições estão associadas a QT curto, tais como vagotonia, ação de drogas (digitálicos, catecolaminérgicos), acidose, hipocalcemia e hipocalemia[63,64].

Escore de pontos foi proposto para o diagnóstico da síndrome do QT curto, o qual combina dados eletrocardiográficos (QTc, medida do ponto J ao pico da onda T), história pessoal e familiar e genótipo (Quadro 10.2)[65].

Quadro 10.2 Escore para diagnóstico da SQTC[65].

QTc[a]

- < 370 ms – 1 ponto
- < 350 ms – 2 pontos
- < 330 ms – 3 pontos

Medida do ponto J para o pico da onda T < 120 ms[a] – 1 ponto

História clínica[b] (eventos sem etiologia identificada)

- História de parada cardíaca – 2 pontos
- TV polimórfica ou FV documentada – 2 pontos
- Síncope inexplicada – 1 ponto
- Fibrilação atrial – 1 ponto

História familiar[c]

- Parente de 1º ou 2º com alta probabilidade de SQTC – 2 pontos
- Parente de 1º ou 2º com morte súbita, sem evidência de causa cardíaca à necropsia – 1 ponto

Genótipo[d]

- Genótipo positivo – 1 ponto
- Mutação de significado incerto em gene culpado – 1 ponto

Interpretação do escore:

Escore	Probabilidade de SQTC
≤ 2	Baixa
3	Intermediária
≥ 4	Alta

[a]Deve ser medido na derivação precordial que apresenta a maior onda T. Pelo menos um ponto em ECG é exigido para seguir para os outros itens.

[b]Os eventos precisam ocorrer sem causa identificável, como doença estrutural cardíaca.

[c]Os pontos podem somente ser dados uma vez neste tópico.

[d]O genótipo é determinado por teste genético; várias mutações para SQTC já foram identificadas: as presentes no gene KCNH2 são as mais comuns.

Existem poucos dados sobre o melhor tratamento para essa doença. Os pacientes com QT curto isolado, sem outros fatores associados, considerados com baixa probabi-

| Capítulo 10 | Pré-Excitação Ventricular, Displasia/Cardiomiopatia... | 261 |

lidade (QTc ≥ 330 ms) ou intermediária probabilidade (QTc < 330 ms), não necessitam de tratamento específico. Para os pacientes com diagnóstico de SQTC, o risco de morte súbita é alto, bem como o de recorrência após parada cardíaca; assim o implante de cardiodesfibrilador é recomendado. O benefício da quinidina tem sido descrito em relatos de casos[62,64,66].

Repolarização precoce

A repolarização precoce (RP) é uma alteração presente em cerca de 6% dos indivíduos com coração estruturalmente normal, mas sua prevalência varia entre os estudos, o que reflete as variações observadas na população estudada e nos critérios diagnósticos empregados para diagnosticar repolarização precoce. É mais comum em homens jovens, negros e magros, principalmente nos predipostos à vagotonia.

A repolarização precoce tem como característica a elevação rápida do segmento ST, com pequena concavidade superior, geralmente associado a ondas T amplas, assimétricas. O final do complexo QRS exibe um entalhe típico (onda J) ou "empastamento". O entalhe, chamado onda J, apresenta aspecto semelhante às ondas J observadas na hipotermia[67-69].

O padrão eletrocardiográfico de RP é comumente dependente da frequência cardíaca, ocorrendo normalização após o exercício ou estimulação com frequência elevada e com o avançar da idade. A diminuição da frequência cardíaca tende a exacerbar as alterações.

Embora considerada tradicionalmente uma alteração benigna, estudos recentes têm relatado que a RP, em alguns casos, está associada com morte súbita por fibrilação ventricular (FV) primária. Por exemplo, Rosso et al.[70] observaram que a frequência de RP com onda J foi maior em pacientes com relato de FV (total de 45) do que em 124 controles saudáveis pareados por idade (31% *vs.* 9%, para J > 0,1 mV, p = 0,002, OR = 3,2), e a frequência de RP foi intermediária em atletas jovens. Essa diferença entre o grupo com história de FV e o grupo controle foi observada para a RP presente nas derivações inferiores (DII, DIII e aVF) ou laterais (DI e aVL), porém a elevação do ponto J ocorreu em igual frequência, nos dois grupos, nas derivações V4 a V6. Com base nesses achados e na fórmula de Bayes, os autores fazem as seguintes estimativas: considerando risco de parada cardíaca por FV idiopática de 3,4 por 100.000 na população de 35 a 45 anos, esse risco aumenta para 11 por 100.000 na presença de repolarização precoce. Ou seja, com base nessa extrapolação, a FV primária continua sendo evento muito raro mesmo no grupo que apresenta padrão de RP[70].

A elevação do ponto J de no mínimo 1 mm nas derivações inferolaterais foi associada a maior risco, bem como a morfologia horizontal ou descendente do segmento ST (inferior e/ou lateral) e ondas J amplas (> 2 mm). Ocorrência familiar tem sido descrita, com relatos de história de eventos arrítmicos, como morte súbita cardíaca[68,69,71-74].

As seguintes definições foram feitas[68,69,71-74]:

- Síndrome da repolarização precoce (ou síndrome da onda J) – elevação do ponto J ≥ 0,1 mV em duas derivações relacionadas, inferior ou lateral, com um entalhe ou empastamento do QRS, em pacientes com relato de morte súbita recuperada,

FV documentada ou taquicardia ventricular polimórfica, ou com um padrão familiar (mutação genética).

- Padrão de repolarização precoce (ou padrão de onda J) – presença da alteração eletrocardiográfica: elevação do ponto J ≥ 0,1 mV em duas derivações relacionadas, inferior ou lateral, com um entalhe (onda J) ou empastamento no final do QRS.

Portanto, a repolarização precoce parece ser um padrão heterogêneo, com algumas formas conhecidas por apresentar maior risco de eventos arrítmicos. A identificação dessas formas associadas a maior risco constitui um desafio.

A definição de RP tem variado entre os estudos. Um consenso[75] foi publicado recentemente, visando uniformizar os critérios para a caracterização desse padrão. A RP está presente quando todos os seguintes critérios são encontrados (Fig. 10.11):

1. Presença de entalhe (onda J) ou retardo (empastamento) no ramo descendente da onda R. O entalhe deve localizar-se acima da linha de base, bem como o início do empastamento no final da onda R.
2. O pico do entalhe no final do QRS (onda J), ou o início do retardo no final do QRS, deve ser ≥ 0,1 mV em duas ou mais derivações relacionadas, exceto V1 a V3.
3. A duração do QRS deve ser < 120 ms.

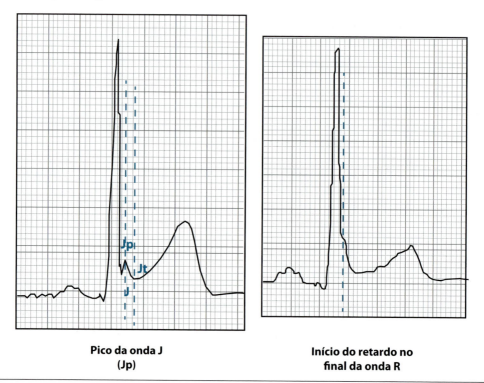

Pico da onda J (Jp)   **Início do retardo no final da onda R**

Figura 10.11 Pontos de referências para avaliar e mensurar a repolarização precoce: amplitude do pico da onda J (Jp) e ponto do início do retardo no final da onda R. No exemplo, Jp = 2,5 mm e início do retardo = 3,5 mm. O término da onda J (Jt) é onde deve ser medida a amplitude do segmento ST (= 1,5 mm), mas a referência para a repolarização precoce é o pico da onda J (Jp) ou o início do retardo no final do QRS, que deve ser ≥ 0,1 mV em duas ou mais derivações relacionadas, exceto V1 a V3.

As derivações V1 a V3 foram excluídas nesse consenso para evitar confusão com o padrão de Brugada.

A existência de um potencial de ação proeminente no epicárdio, causada por corrente transitória de potássio para o extracelular (I_{to}), mas que é ausente no endocárdio, cria um gradiente elétrico na fase de repolarização precoce, o que se traduz pela onda J observada no ECG[75]. A diferença na distribuição dessa corrente I_{to} pode ser um fator para a gênese das arritmias ventriculares malignas[75,76].

Conforme a morfologia do segmento ST e onda T, os seguintes padrões são descritos: *RP com um segmento ST ascendente* e *RP com um segmento ST horizontal ou descendente*[75].

Portanto, conforme esse consenso, a elevação isolada do segmento ST, na ausência de entalhe ou retardo (empastamento) no ramo descendente da onda R, não deve ser descrita como repolarização precoce[75]. Esses padrões podem ser considerados como variante da normalidade.

Na maioria dos casos, a repolarização precoce é uma condição benigna, principalmente a forma limitada às derivações precordiais V4 a V6[70,71].

De modo geral, um paciente com RP apresenta muito bom prognóstico, desde que esse é um padrão frequente, enquanto a morte súbita por fibrilação ventricular é muito rara[77,78]. O supradesnível de ST observado na RP ou como padrão variante da normalidade é causa de confusão com infarto agudo do miocárdio nas unidades de emergência.

Curso benigno da repolarização precoce foi demonstrado em um estudo de seguimento de 23 anos, com ausência de aumento na mortalidade após análise multivariada e com frequente regressão do padrão no decorrer do tempo[77].

Não se recomenda nenhuma investigação diagnóstica adicional quando o padrão de repolarização precoce é observado na ausência de história pessoal de síncope ou morte súbita recuperada e na ausência de história familiar de morte cardíaca prematura[75].

Taquicardia ventricular polimórfica catecolaminérgica

Forma de taquicardia ventricular polimórfica, não associada a QT longo, que acomete pessoas sem doença cardíaca estrutural. A taquicardia polimórfica catecolaminérgica é geneticamente determinada e cursa com episódios de TV polimórfica de difícil tratamento e associada a síncope e morte súbita, geralmente com sintomas presentes desde a infância. Episódios de síncope frequentemente constituem a manifestação inicial. Mutações genéticas associadas a essa forma rara de taquicardia ventricular têm sido descritas[79-81].

Os episódios de taquicardia ventricular polimórfica tipicamente são desencadeados por estresse emocional ou esforço físico, ou após a infusão de isoproterenol[79-81].

O ECG em ritmo sinusal é, habitualmente, normal[81].

Trata-se de uma taquicardia de QRS largo, comumente com frequência muito elevada. Um padrão bem característico é a taquicardia bidirecional: taquiarritmia, onde a polaridade do QRS muda de forma alternada batimento a batimento[80,81].

O teste de esforço é o método de escolha para diagnosticar a taquicardia ventricular catecolaminérgica. Com o estresse físico, as arritmias surgem no decorrer do exame, quando a frequência cardíaca atinge 110 a 130 bpm, na forma de batimentos ventriculares polimórficos, TV polimórfica e TV bidirecional. Estas arritmias desaparecem na recuperação e repouso[79,80].

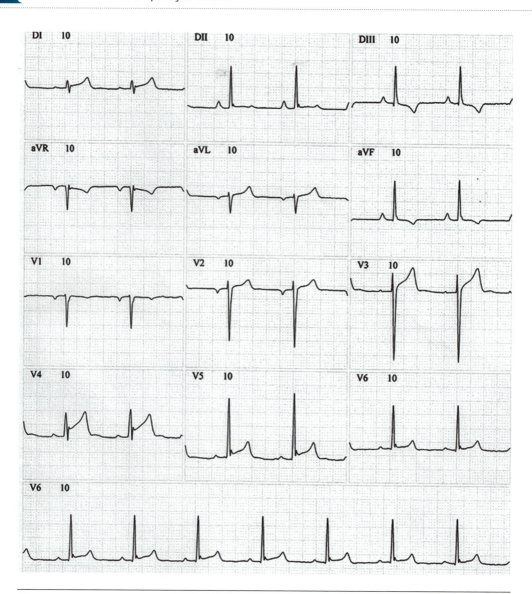

Figura 10.12 Padrão de repolarização precoce em V4 a V6. Observar a onda J. Homem assintomático de 27 anos de idade.

Taquicardia ventricular polimórfica apresenta outras etiologias, pode ser registrada no contexto de uma cardiopatia estrutural, como insuficiência coronariana aguda e crônica e cardiomiopatia. A taquicardia bidirecional ocorre também em outras situações, como na intoxicação digitálica (ver Capítulo 8).

Os betabloqueadores são considerados a principal abordagem farmacológica, por reduzirem os eventos arrítmicos em estudos observacionais. Os pacientes que sofreram parada cardíaca por TV ou FV devem ser submetidos a implante de CDI. O implante de cardiodesfibrilador (CDI) é também recomendado para os pacientes que apresentam taquicardia ventricular sustentada e síncope, apesar do uso de betabloqueador. O uso do betabloqueador associado ao CDI é recomendado para a redução dos eventos arrítmicos e a necessidade de aplicação de terapia pelo CDI. A simpatectomia esquerda é um tratamento alternativo promissor, indicado em alguns casos[80,82,83].

REFERÊNCIAS

1. Gaita F, Giustetto C, Riccardi R, Brusca A. Wolff-Parkinson-White syndrome. Identification and management. Drugs. 1992;43(2):185-200.
2. Al-Khatib SM, Pritchett EL. Clinical features of Wolff-Parkinson-White syndrome. Am Heart J. 1999;138(3 Pt 1):403-13.
3. Keating L, Morris FP, Brady WJ. Electrocardiographic features of Wolff-Parkinson-White syndrome. Emerg Med J. 2003;20(5):491-3.
4. Lu CW, Wu MH, Chen HC, Kao FY, Huang SK. Epidemiological profile of Wolff-Parkinson-White syndrome in a general population younger than 50 years of age in an era of radiofrequency catheter ablation. Int J Cardiol. 2014;174(3):530-4.
5. Vidaillet HJ Jr, Pressley JC, Henke E. Familial occurrence of accessory atrioventricular pathways (preexcitation syndrome). N Engl J Med. 1987;317(2):65-9.
6. Olgin JE, Zipes DP. Specific arrythmias: diagnosis and treatment. In: Bonow RO, Mann DL, Zipes DP, Libby P. Braunwalds heart disease: a textbook of cardiovascular medicine. 9th ed. Philadelphia: Saunders; 2012. p. 771-884.
7. Udink ten Cate F.E., Kruessell M.A., Wagner K. Dilated cardiomyopathy in children with ventricular preexcitation: the location of the accessory pathway is predictive of this association. J Electrocardiol. 2010;43:146-54.
8. Iturral de P, Nava S, Sálica G, Medeiros A, Márquez MF, Colin L. Electrocardiographic characteristics of patients with Ebstein's anomaly before and after ablation of an accessory atrioventricular pathway. J Cardiovasc Electrophysiol. 2006;17(12):1332-6.
9. Deneke T, Mugge A. Atrial fibrillation and Wolff-Parkinson-White syndrome mechanisms revisited? J Cardiovasc Electrophysiol. 2012;23(3):287-9.
10. Bogun F, Kalusche D, Li YG, Auth-Eisernitz S, Grönefeld G, Hohnloser SH. Septal Q waves in surfice electrocardiographic lead V6 exclude minimal ventricular preexcitation. Am J Cardiol. 1999;84 (1):101-4, A9.
11. Dreifus LS, Haiat R, Watanabe Y, Arriaga J, Reitman N. Ventricular fibrillation. A possible mechanism of sudden death in patients and Wolff-Parkinson-White syndrome. Circulation. 1971;43(4):520 -7.
12. Scheinman MM, Huang S. The 1998 NASPE prospective catheter ablation registry. Pacing Clin Electrophysiol. 2000;23(6):1020.
13. PACES/HRS expert consensus statement on the management of the asymptomatic young patient with a Wolff-Parkinson-White (WPW, ventricular preexcitation) electrocardiographic pattern: developed in partnership between the Pediatric and Congenital Electrophysiology Society (PACES) and the Heart Rhythm Society (HRS). Endorsed by the governing bodies of PACES, HRS, the American College of Cardiology Foundation (ACCF), the American Heart Association (AHA), the American Academy of Pediatrics (AAP), and the Canadian Heart Rhythm Society (CHRS). Heart Rhythm. 2012;9(6):1006-24.
14. Pappone C, Vicedomini G, Manguso F, Saviano M, Baldi M, Pappone A, et al. Wolff-Parkinson-White syndrome in the era of catheter ablation: insights from a registry study of 2169 patients. Circulation. 2014;130(10):811-9.

15. Rosenbaum FF, Hecht HH, Wilson FN, Jonhston FD. The potential variations of the thorax and the esophagus in anomalous atrioventricular excitation (Wolff-Parkinson-White syndrome). Am Heart J. 1945;29:281.

16. Lindsay BD, Crossen KJ, Cain ME. Concordance of distinguishing electrocardiographic features during sinus rhythm with the location of accessory pathways in the Wolff-Parkinson--White syndrome. Am J Cardiol. 1987;59(12):1093-102.

17. Fox DJ, Klein GJ, Skanes AC, Gula LJ, Yee R, Krahn AD. How to identify the location of an accessory pathway by the 12-lead ECG. Heart Rhythm. 2008;5(12):1763-6

18. D'Avila A, Brugada J, Skeberis V, Andries E, Sosa E, Brugada P. A fast and reliable algorithm to localize accessory pathways based on the polarity of the QRS complex on the surface ECG during sinus rhythm. Pacing Clin Electrophysiol. 1995;18(9 pt 1):1615-27.

19. Milstein S, Sharma AD, Guiraudon GM, Klein GJ. An algorithm for the electrocardiographic localization of accessory pathways in the Wolff-Parkinson-White syndrome. Pacing Clin Electrophysiol. 1987;10(3 Pt 1):555-63.

20. Moraes LGB, Maciel WA, Carvalho Filho HA, Oliveira NA Jr, Siqueira LR, Fontoura CM, et al. A acurácia dos algoritmos eletrocardiográficos na localização das vias anômalas na síndrome de Wolff-Parkinson-White. Rev SOCERJ. 2006;19(2):156-64.

21. Wren C, Vogel M, Lord S, Abrams D, Bourke J, Rees P, et al. Accuracy of algorithms to predict accessory pathway location in children with Wolff-Parkinson-White syndrome. Heart. 2012;98(3):202-6.

22. Katsouras CS, Greakas GF, Goudevenos JA, Michalis LK, Kolettis T, Economides C, et al. Localization of accessory pathway by the electrocardiogram: which is the degree of accordance of three algorhitms in use? Pacing Clin Electrophysiol. 2004;27(2):189-93.

23. Lown B, Ganong WF, Levine SA. The syndrome of short P-R interval, normal QRS complex and paroxysmal rapid heart action. Circulation.1952;5(5):693-706.

24. Wiener I. Syndromes of Lown-Ganong-Levine and enhanced atrioventricular nodal conduction. Am J Cardiol. 1983;52(5):637-9.

25. Bauernfeind RA, Swiryn S, Strasberg B, Palileo E, Wyndham C, Duffy CE, Rosen KM. Analysis of anterograde and retrograde fast pathway properties in patients with dual atrioventricular nodal pathways: observations regarding the pathophysiology of the Lown-Ganong-Levine syndrome. Am J Cardiol. 1982;49(2):283-90.

26. Tchou P, Lehmann MH, Jazayeri M, Akhtar M. Atriofascicular connection or a nodoventricular Mahaim fiber? Electrophysiologic elucidation of the pathway and associated reentrant circuit. Circulation 1988;77(4):837-48.

27. Silva MA, Berardi G, Kraemer A, Nadalin E, Moura Jorge JC. Ablação por cateter de fibras atriofasciculares de Mahaim guiada pelo potencial de ativação. Arq Bras Cardiol. 2003;80(1): 61-5.

28. Corrado D, Basso C, Thiene G, McKenna WJ, Fontaliran F, Nava A, et al. Spectrum of clinicopathologic manifestations of arrhythmogenic right ventricular cardiomyopathy/dysplasia: a multicenter study. J Am Coll Cardiol. 1997;30(6):1512-20.

29. Hulot JS, Jouven X, Empana JP, Frank R, Fontaine G. Natural history and risk stratification of arrhythmogenic right ventricular dysplasia/cardiomyopathy. Circulation. 2004;110(14):1879-84.

30. Feitosa Filho FH, Lino DOC, Néri AKM, Queiroz REB, Sales M. Cardiomiopatia arritmogênica do ventrículo direito. Rev Bras Clin Med. 2011;9(1):67-73.

31. Thiene G, Corrado D, Basso C. Arrhythmogenic right ventricular cardiomyopathy/dysplasia. Orphanet J Rare Dis. 2007;2:45.

32. Marcus FI, McKenna WJ, Sherrill D, Basco C, Bauce B, Bluemke DA, et al. Diagnosis of arrhythmogenic right ventricular cardiomyopathy/dysplasia proposed modification of the task force criteria. Circulation. 2010;121(30):1533-41.

33. Nasir K, Bomma C, Tandri H, Roguim A, Dalal D, Prakasa K, et al. Electrocardiographic features of arrhythmogenic right ventricular dysplasia/cardiomyopathy according to disease severity: a need to broaden diagnostic criteria. Circulation. 2004;110(12):1527-34.

34. Morin DP, Mauer AC, Gear K, Zareba W, Markowitz SM, Marcus FI, et al. Usefulness of precordial T-wave inversion to distinguish arrhythmogenic right ventricular cardiomyopathy from idiopathic ventricular tachycardia arising from the right ventricular outflow tract. Am J Cardiol. 2010;105(12):1821-4.

35. Brugada P, Brugada J. Right bundle branch block, persistent ST segment elevation and sudden cardiac death: a distinct clinical and electrocardiographic syndrome. A multicenter report. J Am Coll Cardiol. 1992;20(6):1391-6.

36. Alings M, Wilde A. "Brugada" syndrome: clinical data and suggested pathophysiological mechanism. Circulation. 1999;9(5):666-73.

37. Wilde AA, Antzelevitch C, Borggrefe M, Brugada J, Brugada R, Brugada P, et al; Study Group on the Molecular Basis of Arrhythmias of the European Society of Cardiology. Proposed diagnostic criteria for the Brugada syndrome: consensus report. Circulation. 2002;106(19):2514-9.

38. Antzelevitch C, Brugada P, Borggrefe M, Brugada J, Brugada R, Corrado D, et al. Brugada syndrome: report of the second consensus conference: endorsed by the Heart Rhythm Society and the European Heart Rhythm Association. Circulation. 2005;111(5):659-70.

39. Antzelevitch C, Brugada P, Brugada J, Brugada R. Brugada syndrome: from cell to bedside. Curr Probl Cardiol. 2005;30(1):9-54.

40. Priori SG, Napolitano C, Gasparini M, Pappone C, Della Bella P, Giordano U, et al. Natural history of Brugada syndrome: Insight for risk stratification and management. Circulation. 2002;105(11):1342-7.

41. Probst V,Veltmann C, Eckardt L, Meregalli PG, Gaita F, Tan HL, et al. Long-term prognosis of patients diagnosed with Brugada syndrome. Results from the FINGER Brugada Syndrome Registry. Circulation. 2010;121(5):635-43.

42. Delise P, Allocca G, Marras E, Sitta N, Sciarra L. [Brugada syndrome: diagnosis and risk stratification]. G Ital Cardiol (Rome). 2010;11(10 Suppl 1):107S-13.

43. Yan GX, Antzelevitch C. Cellular basis for the Brugada syndrome and other mechanisms of arrhythmogenesis associated with ST-segment elevation. Circulation. 1999;100(15):1660-6.

44. Bayés de Luna A, Brugada J, Baranchuk A, Borggreffe M, Breithardt G, Goldwasser D, et al. Current electrocardiographic criteria for diagnosis of Brugada pattern: a consensus report. J Electrocardiol. 2012;45(5):433-42.

45. Chiang CE, Roden DM. The long QT syndromes: genetic basis and clinical implications. J Am Coll Cardiol. 2000;36(1):1-12.

46. Roden DM. Long QT Syndrome. N Engl J Med. 2008;358(2):169-76.

47. Schwartz PJ, Priori SG, Spazzolini C, Moss AJ, Vincent GM, Napolitano C, et al. Genotype-phenotype correlation in the long-QT syndrome: gene-specific triggers for life-threatening arrhythmias. Circulation. 2001;103(1):89-95.

48. Zhang, L, Timothy, KW, Vincent, GM, Lehmann MH, Fox J, Giuki LC, et al. Spectrum of ST-T-wave patterns and repolarization parameters in congenital long-QT syndrome: ECG findings identify genotypes. Circulation. 2000;102(23):2849-55.

49. Schwartz PJ, Moss AJ, Vincent GM, Crampton RS. Diagnostic criteria for the long QT syndrome. An update. Circulation. 1993;88(2):782-4.

50. Hofman N, Wilde AAM, Kääb S, van Langen IM, Tanck MW, Mannons MM, et al. Diagnostic criteria for congenital long QT syndrome in the era of molecular genetics: do we need a scoring system? Eur Heart J. 2007;28(5):575-80.

51. Schwartz PJ, Crotti L. QTc behavior during exercise and genetic testing for the long-QT syndrome. Circulation. 2011;124(20):2181-4.

52. Ackerman MJ, Priori SG, Willems S, Berul C, Brugada R, Calkins H, et al. HRS/EHRA expert consensus statement on the state of genetic testing for the channelopathies and cardiomyopathies this document was developed as a partnership between the Heart Rhythm Society (HRS) and the European Heart Rhythm Association (EHRA). Heart Rhythm. 2011;8(8):1308-39.

53. Moss AJ, Zareba W, Hall WJ. Effectiveness and limitations of beta-blocker therapy in congenital long-QT syndrome. Circulation. 2000;101(6):616.

54. European Society of Cardiology (ESC); European Heart Rhythm Association (EHRA), Brignole M, Auricchio A, Baron-Esquivias G, Bordachas P, Boriani G, Breithardt OA, et al. 2013 ESC Guidelines on cardiac pacing and cardiac resynchronization therapy. Europace. 2013;15(8):1070-118.

55. Schwartz PJ, Priori SG, Cerrone M, Spazzolini C, Odero A, Napolitano C, et al. Left cardiac sympathetic denervation in the management of high-risk patients affected by the long-QT syndrome. Circulation. 2004;109(15):1826-33.

56. van Noord C, Eijgelsheim M, Stricker BH. Drug- and non-drug-associated QT interval prolongation. Br J Clin Pharmacol. 2010;70(1):16-23.

57. Li E, Esterly J, Pohl S, Scott SD, McBride BE. Drug-induced QT interval prolongation: Considerations for clinicians. Pharmacotherapy. 2010;30(30):684-701.

58. Woosley RL. Drugs that prolong the QT interval and/or induce torsades de pointes. http://www.azcert.org/.

59. Hohnloser SH, Singh BN. Proarrhythmia with class III antiarrhythmic drugs: definition, electrophysiologic mechanisms, incidence, predisposing factors, and clinical implications. J Cardiovasc Electrophysiol. 1995;6(10 Pt 2):920.

60. Lehtonen A, Fodstad H, Laitinen-Forsblom P, Toivonen L, Kontula K, Swan H. Further evidence of inherited long QT syndrome gene mutations in antiarrhythmic drug-associated torsades de pointes. Heart Rhythm. 2007;4(5):603-7.

61. Bjerregaard P, Gussak I. Short QT syndrome. Ann Noninvasive Electrocardiol. 2005;10(4):436-40.

62. Giustetto C, Di Monte F, Wolpert C, Borggreffe M, Schimpf R, Sbragia P, et al. Short QT syndrome: clinical findings and diagnostic-therapeutic implications. Eur Heart J. 2006;27(20):2440-7.

63. Mason JW, Ramseth DJ, Chanter DO, Moon TE, Goodman DB, Mendzelevski B. Electrocardiographic reference ranges derived from 79,743 ambulatory subjects. J Electrocardiol. 2007;40(3):228-34.

64. Antzelevitch C, Cordeiro JM, Link MS, Downey BC. Short QT syndrome. Uptodate. 2015, disponível em: www.uptodate.com. Acessado em: 01 julho de 2015.

65. Gollob MH, Redpath CJ, Roberts JD. The short QT syndrome proposed diagnostic criteria. J Am Coll Cardiol. 2011;15;57(7):802-12.

66. Mazzanti A, Kanthan A, Monteforte N, Memmi M, Bloise R, Novelli V, et al. Novel insight into the natural history of short QT syndrome. J Am Coll Cardiol. 2014;63(13):1300-8.

67. Noseworthy PA, Tikkanen JT, Porthan K. The early repolarization pattern in the general population: clinical correlates and heritability. J Am Coll Cardiol. 2011;57(22):2284-9.

68. Haïssaguerre M, Derval N, Sacher F, Jesel L, Deisenhofer I, de Roy L, et al. Sudden cardiac arrest associated with early repolarization. N Engl J Med. 2008;358(19):2016-23.

69. Miyazaki S, Shah AJ, Haïssaguerre M. Early repolarization syndrome – a new electrical disorder associated with sudden cardiac death. Circ J. 2010;74(10):2039-44.

70. Rosso R, Kogan E, Belhassen B, Rozovski U, Scheinman MM, Halkin A, et al. J-point elevation in survivors of primary ventricular fibrillation and matched control subjects: incidence and clinical significance. J Am Coll Cardiol. 2008;52(15):1231-8.

71. Antzelevitch C, Yan GX. J wave syndromes. Heart Rhythm. 2010;7(4):549.

72. Patel RB, Ng J, Reddy V, Chokhi M, Parikh K, Subacius H, et al. Early repolarization associated with ventricular arrhythmias in patients with chronic coronary artery disease. Circ Arrhythm Electrophysiol. 2010;3(5):489-95.

73. Tikkanen JT, Anttonen O, Junttila MJ, Aro AL, Kerola T, Rissanem HA, et al. Long-term outcome associated with early repolarization on electrocardiography. N Engl J Med. 2009;361(26):2529-37.

74. Tikkanen JT, Junttila MJ, Anttonen O, Aro AL, Luttinen S, Kerola T, et al. Early repolarization: electrocardiographic phenotypes associated with favorable long-term outcome. Circulation. 2011;123(23):2666-73.

75. Macfarlane M, Antzelevitch C, Haïssaguerre M, Huikuri HV, Potse M, Rosso R, et al. The early repolarization pattern: a consensus paper. J Am Coll Cardiol. 2015;66(4):470-7.

76. Yan GX, Antzelevitch C. Cellular basis for the electrocardiographic J wave. Circulation. 1996;93(2):372-9.

77. Ilkhanoff L, Soliman EZ, Prineas RJ, Walsh JA 3rd, Ning H, Liu K, et al. Clinical characteristics and outcomes associated With the natural history of early repolarization in a young, biracial cohort followed to middle age: The Coronary Artery Risk Development in Young Adults (CARDIA) study. Circ Arrhythm Electrophysiol. 2014;7(3):392-9.

78. Tikkanen JT. The phenomenon of early repolarization: a false alarm? Circ Arrhythm Electrophysiol. 2014;7(3):368-9.

79. Ylänen K, Poutanen T, Hiippala A, Swan H, Korppi M. Catecholaminergic polymorphic ventricular tachycardia. Eur J Pediatr. 2010;169(5):535-42.

80. Napolitano C, Priori S. Diagnosis and treatment of catecholaminergic polymorphic ventricular tachycardia. Heart Rhythm. 2007;4(5):675-8.

81. Hayashi M, Denjoy I, Extramiana F, Maltret A, Buisson NR, Lupoglazoff JM, et al. Incidence and risk factors of arrhythmic events in catecholaminergic polymorphic ventricular tachycardia. Circulation. 2009;119(18):2426-34.

82. Priori SG, Wilde AA, Horie M, Cho Y, Behr ER, Berul C, et al. Executive summary: HRS/EHRA/APHRS expert consensus statement on the diagnosis and management of patients with inherited primary arrhythmia syndromes. Europace. 2013;15(10):1389-406.

83. Narayanan K, Chugh SS. Sympathectomy for patients with catecholaminergic polymorphic ventricular tachycardia: should we have the nerve? Circulation. 2015;131(25):2169-71.

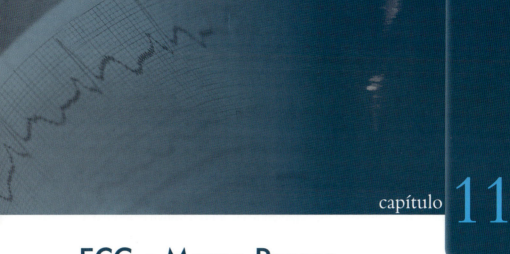

capítulo 11

ECG e Marca-Passos

O ECG é um método importante para avaliar o sistema de estimulação, permitindo muitas vezes o diagnóstico de disfunções.

Neste capítulo discutiremos o eletrocardiograma na estimulação cardíaca artificial, com destaque para o funcionamento normal do marca-passo, algumas disfunções do sistema detectadas pelo ECG e a utilidade do método na avaliação do paciente com ressincronizador. No final do capítulo, apresentamos o significado de alguns termos usados na área.

O emprego mais frequente do marca-passo definitivo é no tratamento das bradiarritmias. Os primeiros marca-passos visavam ao controle dos temidos ataques de Stoke-Adams, provocados pelos bloqueios atrioventriculares (AV). O primeiro marca-passo foi implantado por Senning e Elmqvist na Suécia em 1958, por via epicárdica. No mesmo ano, Furman implantou, nos Estados Unidos, o primeiro eletrodo endocárdico provisório, abrindo o caminho para o implante completo dos sistemas por via endocárdica nos anos seguintes. Os primeiros sistemas eram unidades com um único eletrodo, para proporcionar a estimulação ventricular[1].

Michel Mirowski e Morton Mower desenvolveram os cardiodesfibriladores para a prevenção da morte súbita cardíaca, com base em trabalhos experimentais realizados em cães por vários anos na década de 1970, o que tornou possível o implante do primeiro cardiodesfibrilador (CDI) em humanos, em 1980. Os primeiros cardiodesfibriladores eram implantados por via epicárdica através de esternotomia e o gerador era posicionado na região abdominal[2].

O implante do CDI atualmente é realizado por via endocárdica. O gerador de CDI apresenta maior volume quando comparado com o marca-passo, e o eletrodo ventricular possui molas para a liberação da terapia de choque.

Mais recentemente, o marca-passo biventricular ou ressincronizador foi apresentado como terapia para o manuseio da insuficiência cardíaca (IC) sistólica e distúrbio de condução intraventricular. Desde o relato pioneiro de Cazeau et al. em 1996[3], vários estudos randomizados mostraram que essa terapia causa melhora sintomática, na função cardíaca e redução da mortalidade em pacientes com IC sintomática, disfunção ventricular e dissincronia elétrica.

PRINCÍPIOS DA ESTIMULAÇÃO CARDÍACA ARTIFICIAL[4-8]

O sistema de estimulação é composto pelo gerador de pulso e pelo cabo-eletrodo. O gerador contém a bateria (fonte da energia) e os circuitos integrados (chipe), onde têm origem o pulso (estímulo) e a capacidade de reconhecer a atividade elétrica própria do coração (ondas P e R). O(s) cabo-eletrodo(s) conduz(em) o estímulo do gerador ao coração e também a atividade elétrica própria do coração até o gerador.

O circuito elétrico é sempre estabelecido entre os polos negativo e positivo. Conforme programado, a estimulação pode ser unipolar ou bipolar. Na estimulação unipolar, o polo negativo é formado na ponta do eletrodo (que faz contato com o coração), enquanto o polo positivo consiste da carcaça do gerador de pulso. Já na estimulação bipolar, a ponta do eletrodo é o polo negativo, enquanto o polo positivo é o anel, próximo à ponta do eletrodo. Os eletrodos unipolares somente permitem a estimulação na configuração unipolar, enquanto os eletrodos bipolares permitem tanto a estimulação unipolar quanto bipolar.

A capacidade de causar a despolarização atrial ou ventricular chama-se *captura* atrial e ventricular, respectivamente. No ECG, a captura atrial pode ser reconhecida pela visualização da onda P após a espícula atrial, já a captura ventricular, pela existência do QRS logo após a espícula ventricular (Fig. 11.1).

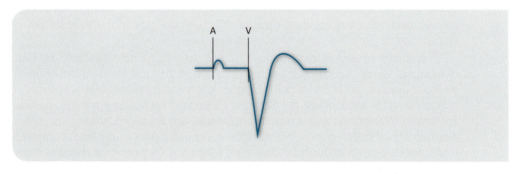

Figura 11.1 Representação da estimulação atrial e ventricular. Após a espícula atrial (A) ocorre a onda P. Decorrido certo intervalo de tempo, há a espícula ventricular (V) que captura o ventrículo (complexo QRS), seguido pela repolarização ventricular (ST-T).

A capacidade de reconhecer a atividade espontânea do coração se chama *sensibilidade*. Essa função não existia nos primeiros marca-passos, e é muito importante para evitar a liberação desnecessária do estímulo (maior gasto de energia) e a competição com o ritmo cardíaco próprio.

Toda vez que emite um pulso ou sente um evento próprio, o marca-passo inicia a contagem de tempo. Durante certo período, após emitir um estímulo (espícula) ou sentir um batimento próprio, o marca-passo não emite nova espícula na mesma câmara, nem reinicia a contagem de tempo após um evento próprio dentro desse período (período refratário).

Há vários tipos de marca-passos. O marca-passo provisório é empregado por um período limitado, geralmente por alguns dias. O marca-passo *provisório* pode ser transvenoso, quando o cabo-eletrodo é inserido através de uma veia; *transcutâneo*, quando a estimulação é realizada por meio de placas grandes aplicadas no tórax; ou *epimiocárdico*,

Capítulo 11   ECG e Marca-Passos **273**

quando os eletrodos (fios) são implantados durante a cirurgia cardíaca na superfície epicárdica dos ventrículos. O gerador de pulso na estimulação provisória é localizado fora do corpo. O marca-passo provisório é empregado nas situações de emergência ou quando a reversão da bradiarritmia é esperada, como no bloqueio AV avançado causado por drogas (por exemplo, digitálicos, betabloqueadores) ou no infarto agudo do miocárdio.

O marca-passo definitivo é implantado para longa permanência. Habitualmente, o gerador é implantado na região infraclavicular, no espaço subcutâneo. O cabo-eletrodo é implantado por via intravenosa, estimula o átrio ou o ventrículo por meio do contato com o endocárdio. Em algumas situações, o marca-passo definitivo é realizado por via epicárdica.

Há várias modalidades de marca-passos definitivos, como os sistemas mais simples usados no tratamento das bradiarritmias (marca-passos unicameral e bicameral), os dispositivos utilizados para o manuseio da insuficiência cardíaca, que propiciam a ressincronização ventricular por meio da estimulação dos dois ventrículos (chamados ressincronizadores), e os CDI, que são usados para o tratamento das taquiarritmias ventriculares. O ressincronizador pode estar combinado ao cardiodesfibrilador no mesmo dispositivo (CDI biventricular).

Habitualmente, o gerador do marca-passo definitivo é implantado na região infraclavicular, no espaço subcutâneo. O cabo-eletrodo é implantado por via intravenosa, estimula o átrio ou o ventrículo por meio do contato direto com o endocárdio. Em algumas situações, o marca-passo definitivo é realizado por via epicárdica.

Os marca-passos usados para o tratamento das bradiarritmias comumente possuem um eletrodo (unicameral) ou dois eletrodos (bicamerais), sendo um eletrodo no átrio direito ou no ventrículo direito, ou um eletrodo em cada uma dessas câmaras.

O marca-passo unicameral é o sistema mais simples; pode ser atrial (um único eletrodo no átrio) ou ventricular (um único eletrodo no ventrículo). Por via endocárdica, na estimulação convencional, o eletrodo atrial é posicionado no átrio direito (aurícula ou parede), e o ventricular, no ventrículo direito (ponta, septo ou outra região). A maioria dos implantes hoje é de sistemas bicamerais.

Modo de estimulação

Refere-se ao modo de operação do marca-passo: câmara(s) estimulada(s), sentida(s) e o modo de resposta. O modo de estimulação do marca-passo é programado e pode ser modificado. Por exemplo, um marca-passo bicameral pode ser programada em VVI, DDI, DDD, entre outros.

O modo de estimulação é identificado pelo código de letras, de uso universal. As três primeiras letras referem-se, respectivamente, à câmara estimulada (A – átrio, V – ventrículo e D – as duas), a câmara sentida (A – átrio, V – ventrículo e D – as duas) e ao modo de resposta (I – inibido, T – deflagrado e D – as duas funções). O sistema completo, adotado no mundo todo, inclui mais duas letras (total de cinco), referentes a outras funções: ativação de biossensor (R) e estimulação multissítio. A quinta letra referente à estimulação multissítio é pouco usada na prática. Geralmente o sistema é descrito como marca-passso biventricular e o modo de operação. Exemplo: marca-passo biventricular, modo DDD.

Principais modos de estimulação utilizados:

Modo VVI, VVIR

Existe estimulação somente ventricular (espícula seguida por QRS) e a onda P sinusal não apresenta relação com o batimento estimulado. Um batimento espontâneo fora do período refratário ventricular inibirá a estimulação artificial e reinicia o ciclo (Figs. 11.2 e 11.3). É o modo indicado em pacientes com bradiarritmia e fibrilação atrial permanente. No modo VVI, a frequência de estimulação é fixa, já no VVIR há ativação do biossensor e a frequência de estimulação aumenta conforme a atividade física. O marca-passo provisório transvenoso comumente opera em modo VVI.

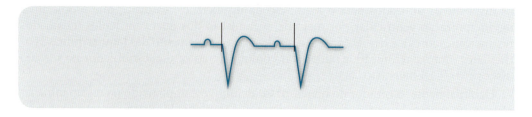

Figura 11.2 Representação da estimulação no modo VVI: existe estimulação somente ventricular (espícula seguida por QRS) e a onda P sinusal não apresenta relação com o batimento estimulado, ou seja, há dissociação atrioventricular. O modo VVI é usado geralmente quando o ritmo de base é de fibrilação/*flutter* atrial. Se surge um batimento espontâneo fora do período refratário ventricular, este batimento irá inibir a estimulação artificial e reiniciar o ciclo.

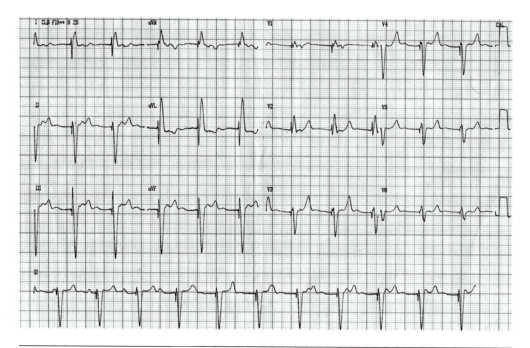

Figura 11.3 Modo VVI: presença de estimulação ventricular e dissociação atrioventricular, isto é, ausência de relação entre a onda P e o QRS estimulado.

Modo DDD, DDDR

O marca-passo estimula e sente o átrio e o ventrículo, exigindo um eletrodo no átrio e outro no ventrículo (bicameral). O evento atrial (onda P) inibe a aplicação do estímulo no átrio, entretanto deflagra a estimulação no ventrículo após certo intervalo de tempo, conhecido por intervalo atrioventricular (IAV) sentido. Se não surge onda P espontânea (exemplo, bradicardia sinusal), ocorrem estimulação atrial e, após certo intervalo de tempo (IAV estimulado), estimulação do ventrículo, caso não surja QRS espontâneo. Quando a atividade ventricular (QRS) é sentida, reinicia o sistema e ocorre inibição da estimulação atrial e ventricular (Figs. 11.4 e 11.5). O marca-passo mantém o sincronismo atrioventricular, isto é, após um evento atrial sentido ou estimulado há estimulação ventricular no tempo adequado para o enchimento ventricular. Hoje é o modo mais empregado. O modo é DDDR quando o biossensor está ativado.

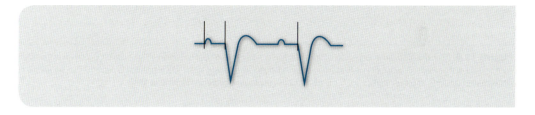

Figura 11.4 Modo DDD: no primeiro complexo há estimulação e capturas atrial e ventricular, em seguida há uma onda P que deflagra (*trigger*) a resposta ventricular, isto é, ocorre a emissão de uma espícula no ventrículo após o intervalo atrioventricular (IAV). O sincronismo atrioventricular é mantido.

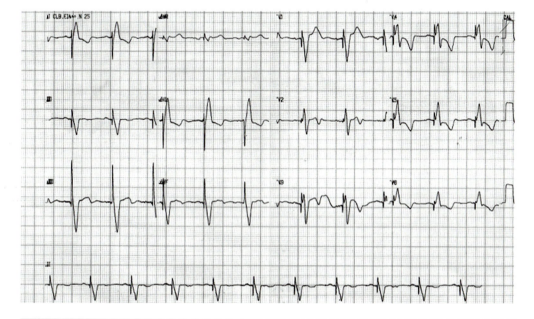

Figura 11.5 Modo DDD: o evento atrial (onda P) inibe a aplicação do estímulo no átrio e deflagra a estimulação no ventrículo após o intervalo atrioventricular (IAV).

Modo AAI, AAIR

Nesse modo, o sistema estimula e sente a atividade do átrio, é inibido por batimento próprio atrial com frequência acima da frequência de estimulação (Figs. 11.6 a 11.7). Quando se ativa o biossensor, esse modo se torna AAIR. É indicado na doença do nó com condução AV normal porque, caso se desenvolva bloqueio AV, é incapaz de estimular o ventrículo. O marca-passo atrial é considerado o mais fisiológico porque a condução AV ocorre pelo sistema de condução e a ativação ventricular é espontânea.

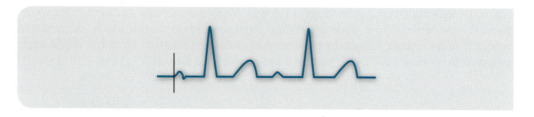

Figura 11.6 Modo AAI: uma espícula atrial é seguida por captura atrial (onda P). A condução atrioventricular se faz pelo sistema de condução normal, o que resulta no batimento com QRS nativo. O batimento seguinte é sinusal, e a onda P inibe a estimulação atrial. Não há espícula antes do complexo QRS.

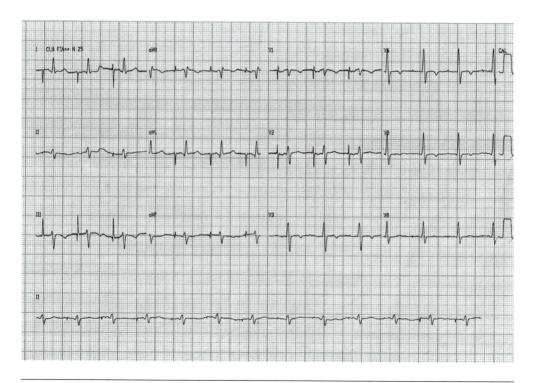

Figura 11.7 Marca-passo operando em modo AAI: espícula atrial seguida por captura atrial (onda P). A condução atrioventricular faz-se pelo sistema de condução normal, o que resulta em QRS espontâneo.

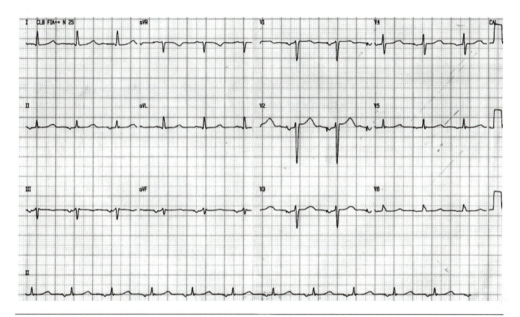

Figura 11.8 Marca-passo atrial (modo AAI): uma espícula atrial é seguida por captura atrial (onda P). A condução atrioventricular faz-se pelo sistema de condução normal, o que resulta no batimento com QRS nativo. Não há espícula antes do QRS. Neste exemplo, a espícula é de pequena magnitude (melhor visível em V2 e V3) porque a estimulação é bipolar.

De forma resumida, o modo DDD é o preferido na maioria das situações. O modo VVI (R) é o marca-passo indicado na fibrilação atrial permanente, ou taquiarritmias atriais quando estimular o átrio não é possível. Na doença do nó sinusal, o modo AAI (R) pode ser indicado, quando a condução AV está preservada. Entretanto, mesmo na doença do nó sinusal com condução AV preservada, usualmente é indicado o marca-passo bicameral em modo DDD, que é capaz de estimular o ventrículo. Ademais, há algoritmos atualmente que suprimem a estimulação ventricular desnecessária. A estimulação ventricular direita causa dissincronia e pode ser deletéria (ver adiante).

Capacidade de programação por telemetria

Os marca-passos atualmente são sistemas computadorizados, com inúmeras funções, as quais são ativadas de acordo com as necessidades de cada paciente.

Por meio de programadores específicos, as funções do marca-passo podem ser avaliadas e modificadas por telemetria. A telemetria emprega ondas de rádio para permitir a comunicação entre um programador externo e o gerador de pulso. Podemos, durante a avaliação, realizar via programador a medida de vários parâmetros eletrônicos, como o estado da bateria, os limiares, a impedância dos eletrodos, resgatar gráficos de medidas automáticas e eletrogramas de taquiarritmias. Várias funções são programáveis, como o modo de estimulação, a frequência básica, a energia da estimulação, a configuração da estimulação e a sensibilidade (unipolar e bipolar), a ativação de sensores, entre outras.

DISFUNÇÕES DO SISTEMA DE ESTIMULAÇÃO[4-7,9]

O sistema de estimulação é passível de apresentar vários tipos de anormalidades no seu funcionamento. O ECG permite o diagnóstico das disfunções em muitos casos, mas é importante a avaliação eletrônica do sistema via programador para um diagnóstico preciso e a possibilidade de reprogramar o marca-passo e fazer a correção de problemas.

As disfunções mais frequentemente observadas na prática clínica são:

- Perda de captura – a perda de captura ou comando é reconhecida no ECG pela observação de espícula que não é seguida por onda P (estimulação atrial) ou QRS (estimulação ventricular). É uma situação que precisa ser reconhecida, pelo risco de assistolia quando se trata de perda de captura ventricular, principalmente no paciente dependente de marca-passo. Pode ser corrigida pela reprogramação do marca-passo em alguns casos pelo aumento da energia de estimulação, ou intervenção cirúrgica em outros casos quando é necessário o reposicionamento ou troca do cabo-eletrodo (Fig. 11.9).

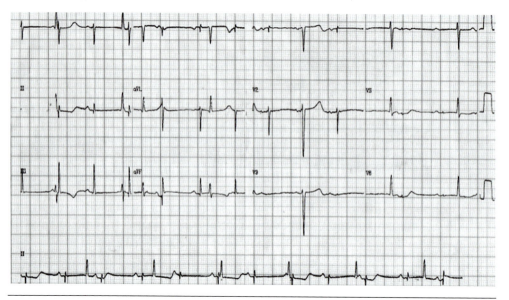

Figura 11.9 Perda de captura ventricular. Após as ondas P (sinusais), há espículas não seguidas de complexo QRS, o que caracteriza a perda de captura ventricular. Os complexos ventriculares observados são batimentos de escape. A conduta a ser tomada é reprogramar o gerador, ou reposicionar o eletrodo, dependendo da avaliação (parâmetros do eletrodo).

- Sensibilidade diminuída (*undersensing*) – é a falha de sentir adequadamente o ritmo próprio. O *undersensing* atrial pode causar perda do sincronismo atrioventricular: as ondas P sinusais não são sentidas e não deflagram estimulação ventricular no tempo certo (sincrônica). O *undersensing* ventricular provoca a emissão desnecessária (ou precoce) de um estímulo (espícula); o marca-passo não detecta o batimento ventricular intrínseco (QRS), não reinicia o contador e emite a espícula precoce, fora do tempo ideal.
- Sensibilidade excessiva (*oversensing*) – é a detecção exagerada de sinal elétrico, seja ele eventos intrínsecos (exemplo, onda T) ou extrínsecos (exemplo, miopotenciais e interferência eletromagnética). O marca-passo reconhece esses sinais como eventos próprios e os interpreta como onda P ou R. No canal ventricular,

Capítulo 11

ECG e Marca-Passos 279

tais sinais provocam o reinício do marca-passo e suspensão da estimulação. Se houver concomitância de ausência de estimulação intrínseca (paciente dependente do marca-passo), a sensibilidade excessiva pode ocasionar, em alguns casos, períodos de assistolia e sintomas como tonturas e síncopes.

- Arritmias mediadas ou conduzidas pelo marca-passo (estudadas adiante).

Arritmias na estimulação artificial

As arritmias no paciente portador de marca-passo podem estar relacionadas à programação inadequada ou ser um evento sem associação com o dispositivo, onde os canais atrial e ventricular permanecem inibidos pelo ritmo taquicárdico. Podemos classificar as taquiarritmias na estimulação cardíaca artificial da forma a seguir.

- **Arritmia mediada pelo marca-passo** – o mecanismo consiste na presença de onda P retrógrada (após o QRS), desencadeada inicialmente por um complexo ventricular, como exemplo extrassístole ventricular ou QRS estimulado. A onda P retrógrada, caindo fora do período refratário atrial pós-ventricular, provoca *trigger* ventricular, que resulta em outra P retrógrada e o ciclo perpetua. Portanto, ocorre tipicamente no modo DDD. O marca-passo passa a estimular em sua frequência máxima. A aplicação do ímã interrompe a arritmia mediada por desabilitar a sensibilidade.

- **Arritmia conduzida pelo marca-passo** – ao apresentar taquiarritmia atrial (como fibrilação ou *flutter* atrial), esta é sentida no canal atrial e deflagra a estimulação ventricular na frequência máxima (modo DDD). Os marca-passos têm uma função que protege contra as arritmias conduzidas, chamada por mudança automática de modo (*automatic mode switch*), no qual, após a detecção de frequência atrial elevada (superior a certo limite), o marca-passo muda para um modo não sincronizado e passa a não seguir o átrio. A programação do *modo switch* evita as arritmias conduzidas. Ver definição no final deste capítulo.

- **Arritmias induzidas** – são raramente observadas e estão relacionadas a disfunções tipo *undersensing* ou *oversensing*. Por exemplo, se existe *undersensing* ventricular, um estímulo (espícula) aplicado no período vulnerável da repolarização sobre a onda T pode, eventualmente, induzir taquiarritmia ventricular no paciente com disfunção ventricular ou isquemia.

- **Arritmias independentes do marca-passo** – essas surgem sem relação direta com a presença do sistema de estimulação, que apenas "assiste" a arritmia. Exemplo: fibrilação atrial com alta resposta e taquicardia ventricular que causam inibição da estimulação.

Síndrome do marca-passo

Síndrome que consiste na presença de sintomas (dispneia, tonturas, síncope, hipotensão) no paciente com marca-passo, causada pela perda do sincronismo AV resultante da condução ventriculoatrial, confirmada quando se observa a presença de onda P retrógrada após o QRS. Ocorre contração atrial contra as valvas atrioventriculares fechadas, o que causa aumento da pressão atrial e hipotensão arterial. É característica do modo VVI (R).

Situações que simulam disfunções

Alguns padrões característicos do funcionamento normal do marca-passo são aparentes no ECG e podem ser interpretados como disfunção do sistema:

- A espícula pode ser de difícil visualização na estimulação bipolar, algumas vezes praticamente imperceptível no ECG. A amplitude das espículas varia entre as derivações e pode estar ausente ou de mínima amplitude em algumas derivações.

- Não haverá espícula se o paciente apresenta ritmo próprio que inibe a estimulação, por ativar a sensibilidade normal. A aplicação do ímã sobre a loja do gerador geralmente causa a reversão do marca-passo para o modo assíncrono, ou seja, desabilita a sensibilidade e modifica a frequência de estimulação para a frequência magnética, que é tipicamente maior do que a frequência básica.

- A função chamada *histerese*, quando ativada (programada), faz com que o marca-passo permita uma frequência cardíaca espontânea abaixo da frequência básica, com a finalidade de preservar o ritmo próprio (mais fisiológico). Se a frequência cair abaixo da frequência de histerese, o marca-passo estimula na sua frequência básica.

- Pode ser programada uma freqüência de estimulação menor para o período noturno (por exemplo: frequência basal diurna 60 bpm e entre 22 e 6 horas 50 bpm). Assim, no período noturno, o marca-passo pode permanecer inibido quando a frequência cardíaca se encontra ≥ 50 bpm.

- A espícula pode ser vista dentro do complexo QRS porque um período de retardo é necessário para inibir a estimulação do pulso; assim podemos alternar batimentos de fusão e pseudofusão.

- Na fibrilação atrial, quando há ritmo próprio com frequência próxima daquela de estimulação, pode ocorrer alternância entre batimentos próprios, pseudofusão, fusão e batimentos estimulados, com diferentes morfologias de QRS.

INDICAÇÕES DE MARCA-PASSO[10-12]

Indicações de marca-passo provisório

O implante do marca-passo provisório ou temporário está geralmente indicado nas bradiarritmias sintomáticas e/ou com risco de evoluir para ritmos instáveis ou assistolia.

De modo geral, o implante de marca-passo temporário é indicado quando os benefícios superam os riscos. O implante deve ser reservado quando há importante comprometimento hemodinâmico causado pela bradiarritmia e quando o marca-passo definitivo não é indicado (por exemplo: em certos casos de BAV total causado por drogas), ou enquanto se aguarda o implante do marca-passo definitivo.

As complicações do marca-passo transvenoso são relativamente comuns e, algumas vezes, sérias. Estão relacionadas à punção venosa central em si, como punção arterial, pneumotórax e trombose venosa, bem como relacionadas ao implante do eletrodo temporário, tais como perfuração cardíaca, que pode causar hemopericárdio e tamponamento cardíaco, infecção local e sepse, perda de comando, *undersensing*, arritmias, estimulação frênica, entre outras.

Podemos abordar as indicações do marca-passo transvenoso em duas situações: no infarto agudo do miocárdio (IAM) ou bradiarritmias não relacionadas ao IAM.

As bradiarritmias que ocorrem no IAM devem ser avaliadas de acordo com a topografia do infarto. Assim o bloqueio atrioventricular (BAV) que ocorre no IAM inferior tipicamente é de localização nodal, já que a irrigação do nó AV é feita pela a artéria coronária direita, na maioria dos casos. Esse tipo de bloqueio geralmente apresenta reversão em horas ou poucos dias.

As bradiarritmias sinusais, como a bradicardia sinusal, são mais comuns no infarto inferior. Devem-se ao tônus vagal aumentado e/ou isquemia do nó sinusal, cuja irrigação é feita comumente por ramos da coronária direita.

Por outro lado, o BAV no IAM de localização anterior apresenta geralmente localização distal, sendo causado por comprometimento dos ramos, apresenta escapes com QRS largo e instável e pior prognóstico. O BAV avançado no infarto anterior é um sinal ominoso, a despeito do implante de marca-passo provisório, que está indicado neste caso.

Portanto, as principais indicações do marca-passo provisório no IAM são:

- Bradiarritmias sintomáticas e/ou com instabilidade hemodinâmica – bradicardia sinusal, ritmos juncionais, BAV sintomático, como o BAV de 2º Mobitz tipo I (Wenckebach).
- BAV de 2º grau Mobitz II ou BAV total, mesmo se assintomáticos.
- Bloqueios bifasciculares novos, como BRD associado a bloqueio divisional anteros-superior esquerdo (BDASE) ou bloqueio divisional posteroinferior esquerdo (BDPI).
- Bloqueio de ramo alternante.

Nos bloqueios AV avançados associados ao IAM inferior, pode-se adotar uma conduta expectante no paciente estável, já que é esperada a reversão do bloqueio. Mas quando o BAV apresenta frequência muito baixa (< 40 ou 50 bpm), ou há instabilidade hemodinâmica, ou arritmia ventricular, o implante do marca-passo transvenoso é indicado, quando não há resposta à atropina por via IV.

Em algumas situações, como no bloqueio bifascicular novo, pode-se optar por utilizar o marca-passo transcutâneo, em modo de demanda (*standy by*). O bloqueio bifascicular novo no IAM anterior pode evoluir para BAV avançado com escape instável e possibilidade de assistolia.

A bradicardia sinusal assintomática, o BAV de 1º e 2º graus Mobitz tipo I assintomático e o bloqueio bifascicular preexistente, na presença de IAM, não são indicações para implante de marca-passo provisório.

O implante de marca-passo provisório pode ser indicado também nas bradiarritmias não relacionadas ao IAM, as quais são de diversas etiologias, seja de causas reversíveis, tais como por efeitos de drogas (digitálicos, betabloqueadores, amiodarona), miocardites, no pós-operatório de cirurgia cardíaca, seja de causas consideradas irreversíveis, como aquelas associadas a esclerose do sistema de condução e cardiopatia chagásica. No caso de bradiarritmias de causas não reversíveis, o marca-passo provisório pode ser indicado enquanto se aguarda o implante do marca-passo definitivo.

Bradiarritmias no pós-operatório de cirurgia cardíaca a céu aberto não são incomuns, por isso, comumente, é realizado o implante rotineiro de eletrodos epimiocárdicos durante a cirurgia, que podem eventualmente ser usados no pós-operatório para tratamento das bradiarritmias.

As principais indicações do marca-passo provisório transvenoso em pacientes com bradiarritmias não relacionadas ao IAM são:

- BAV total sintomático, independente da etiologia.
- BAV de 2º grau Mobitz II.

- BAV de 2º grau Mobitz I sintomático.
- Fibrilação atrial (ou *flutter* atrial com BAV de alto grau).
- Bloqueio de ramo alternante.
- BAV de 2º grau ou BAV total no pós-operatório de cirurgia cardíaca.
- Bradiarritmias sinusais com sintomas de baixo débito, não responsivas à atropina.

Em muitos desses casos citados, pode-se proceder ao implante do marca-passo definitivo, sem a realização de marca-passo transvenoso, principalmente se houver percepção de que os riscos desse são maiores do que os benefícios.

Indicações de marca-passo definitivo

As bradiarritmias (ver Capítulo 10) são as principais causas de indicação de implante de marca-passo definitivo. De forma resumida, as principais indicações de marca-passo definitivo nas bradiarritmias estão relacionadas no quadro 11.1.

Quadro 11.1 Principais indicações do marca-passo definitivo.

- Doença do nó sinusal – disfunção do nó sinusal (bradicardia sinusal, bloqueio sinoatrial, pausas), irreversível, espontânea ou induzida por fármacos de uso essencial, associada a sintomas (tonturas, pré--síncope, síncope) devido à bradicardia
- Síncope recorrente associada à hipersensibilidade do seio carotídeo
- O bloqueio atrioventricular (BAV) de 2º grau sintomático, com sintomas relacionados à frequência cardíaca baixa
- O BAV de 2º grau, com QRS largo ou com localização infra-His, mesmo quando assintomático
- BAV de 3º grau adquirido, quando sintomático ou apresentar escape com QRS largo ou com frequência < 40 bpm e com resposta inadequada ao esforço
- BAV de 3º grau congênito, quando apresenta sintomas (dispneia, síncope), dilatação cardíaca, QT longo e arritmias ventriculares, ou com escape com QRS largo ou com frequência cardíaca inadequada
- Bloqueio de ramo alternante

Quanto ao modo de estimulação indicado, o modo DDD é o preferido na maioria das situações, quando se deseja sentir ou estimular o átrio, manter o sincronismo AV e propiciar a estimulação ventricular, se necessária. O modo VVI (R) é indicado na fibrilação atrial permanente. Na doença do nó sinusal, o modo AAI (R) pode ser uma opção quando a condução AV está preservada.

ESTIMULAÇÃO BIVENTRICULAR (TERAPIA DE RESSINCRONIZAÇÃO)

A ressincronização cardíaca é efetivada por meio do marca-passo biventricular. Nesse dispositivo, um eletrodo é implantado no ventrículo esquerdo, geralmente por acesso endocárdico através do seio coronário, além dos eletrodos convencionais no átrio direito e ventrículo direito. O alvo é posicionar o eletrodo na parede posterolateral do ventrículo esquerdo, que é a região geralmente ativada de forma tardia no BRE. A estimulação biventricular causa a correção (ou redução) da dissincronia (como a observada quando há BRE e disfunção sistólica). Essa forma de tratamento proporciona melhora clínica, maior tolerância ao esforço, melhora da função ventricular, redução das internações e aumento da sobrevida dos pacientes selecionados[13-16].

Conforme a Diretriz Europeia sobre Terapia com Dispositivo para Insuficiência Cardíaca, o marca-passo biventricular é indicado nas seguintes situações[17]:

- Pacientes com bloqueio de ramo esquerdo (BRE) e QRS > 150 ms, IC crônica, fração de ejeção do ventrículo esquerdo (FE) ≤ 35%, ritmo sinusal, em classe funcional (CF) II, III ou IV ambulatorial, apesar da terapia medicamentosa otimizada (classe I, nível A).

- Pacientes com BRE e QRS entre 120 e 150 ms, IC crônica, fração de ejeção do ventrículo esquerdo (FE) ≤ 35%, ritmo sinusal, em CF II, III ou IV ambulatorial, apesar da terapia medicamentosa otimizada (classe I, nível B).

- Pacientes com QRS > 150 ms, sem BRE (ou seja, com outros distúrbios de condução intraventricular), IC crônica, fração de ejeção do ventrículo esquerdo (FE) ≤ 35%, ritmo sinusal, em CF II, III ou IV ambulatorial, apesar da terapia medicamentosa otimizada (classe IIA, nível B).

- Pacientes com QRS entre 120 e 150 ms, sem BRE (outros distúrbios de condução intraventricular), IC crônica, fração de ejeção do ventrículo esquerdo (FE) ≤ 35%, ritmo sinusal, em CF II, III ou IV ambulatorial, apesar da terapia medicamentosa otimizada (classe IIB, nível B).

- O marca-passo biventricular é também indicado em pacientes com fibrilação atrial permanente, IC (FE) ≤ 35%, CF III ou IV ambulatorial e QRS ≥ 120 ms (classe IIA, nível B).

A indicação para pacientes com classe II foi implementada com base em estudos de pacientes com esse perfil clínico, como o MADIT-CHF. Este estudo mostrou que o ressincronizador combinado com CDI reduz o risco de eventos (eventos relacionados à IC) em pacientes com IC CF I e II e disfunção sistólica grave (FE ≤ 30%), primariamente no grupo com QRS de 150 ms ou mais[16].

Padrão eletrocardiográfico na estimulação convencional e biventricular

No marca-passo convencional, a estimulação ventricular tem início no ventrículo direito, habitualmente na região apical ou próximo a essa. A ativação ventricular progride da direita para a esquerda, de forma anormal, por via muscular (fora do sistema de condução), produzindo um QRS alargado com padrão de bloqueio de ramo esquerdo, o que gera dissincronia. Quando há dilatação e disfunção ventricular, o QRS é geralmente muito largo na estimulação apical do ventrículo direito. O QRS é negativo nas derivações inferiores, com o eixo elétrico desviado para cima porque a estimulação ocorre próxima à ponta (Fig. 11.10).

Além da estimulação biventricular ou isolada do ventrículo esquerdo (VE), o padrão de BRD pode ser observado na estimulação convencional do ventrículo direito, em certas situações[18-20]. Na estimulação convencional do VD, geralmente é observado o padrão de BRE, conforme foi visto. Porém, o padrão de BRD, com R amplo em V1, pode ser registrado em 10 a 20% dos casos em estimulação apical do VD[18,19]. A posição alta do eletrodo explorador de V1, no 2º ou 3º espaço intercostal esquerdo, pode também ser responsável pelo padrão de BRD sob estimulação convencional do ventrículo direito[19]. Outra possibilidade que deve ser lembrada quando o QRS estimulado mostra padrão de BRD é a estimulação epicárdica ou endocárdica do VE, que resulta do implante inadvertido do eletrodo ventricular no seio coronário, ou causado por perfuração do septo interventricular ou parede livre e acesso ao VE, ou pela passagem através de comunicações entre as câmaras direitas e esquerdas (exemplos: CIA e CIV).

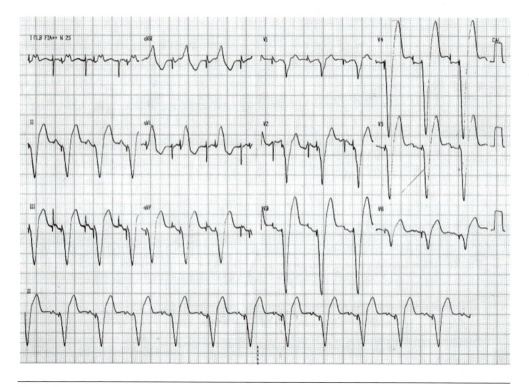

Figura 11.10 Estimulação apical do ventrículo direito, modo DDD, estimulando átrio e ventrículo. QRS largo, padrão de BRE com eixo para cima.

Portanto, na presença de QRS estimulado com padrão de BRD, o diagnóstico diferencial inclui essas condições citadas[19,20]. O eixo médio do QRS no quadrante superior esquerdo (QRS positivo em DI e negativo em aVF) é mais comum na estimulação apical do VD, enquanto o eixo médio do QRS no quadrante superior direito (QRS negativo em DI e aVF) sugere estimulação monocameral do VE ou estimulação biventricular. A estimulação monocameral do VE (por exemplo: através do seio coronário, perfuração) é sugerida pelo QRS capturado com morfologia de BRD (R em V1) e polaridade predominantemente negativa em DI. Comumente, a estimulação isolada do VE produz complexos QRS muito largos, com aspecto bizarro (Figs. 11.11).

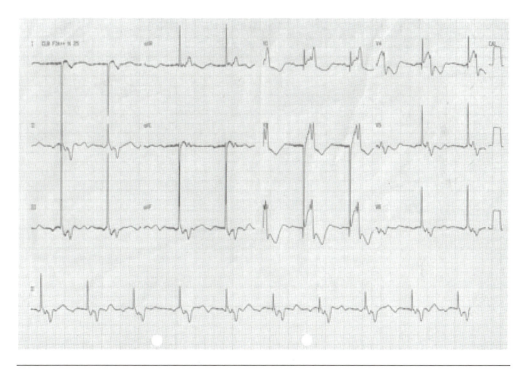

Figura 11.11 ECG de paciente submetido a implante de marca-passo definitivo unicameral (ventricular). A intenção era posicionar o eletrodo no ventrículo direito, entretanto o padrão de BRD e QRS predominantemente negativo, quase isodifásico, em DI é sugestivo de estimulação do ventrículo esquerdo. A radiografia do tórax em PA e perfil evidenciou a ponta do eletrodo em posição posterior, no ventrículo esquerdo.

Na estimulação biventricular (Fig. 11.12), vários padrões são possíveis no ECG, mas geralmente o complexo QRS é mais estreito quando comparado à estimulação convencional. O eixo elétrico pode encontrar-se desviado para a direita. A estimulação a partir da parede lateral do ventrículo esquerdo é responsável pelo complexo QRS negativo em DI (vetor orientado para a direita). O padrão qR ou QS em DI é característico. Em V1, o QRS pode ser positivo (Fig. 11.13)[19]. QRS com morfologia R/S ≥1 em V1 (R amplo em V1) e/ou R/S ≤ 1 em DI (S proeminente em DI), que é sugestivo de captura da região posterolateral do VE, foi encontrado em 72% dos 68 pacientes após o implante de marca-passo biventricular (análise retrospectiva), e essa morfologia foi associada à melhor resposta: maior aumento na fração de ejeção do VE[20].

Em paciente com marca-passo biventricular, são aspectos sugestivos de perda de captura do ventrículo esquerdo: QRS muito largo com padrão de BRE e ausência de Q em DI[22].

A ausência de onda Q em DI (QS, Qr ou qR) é compatível com a perda de captura do VE, fusão com ritmo próprio, estimulação anódica do VD (pelo anel positivo do eletrodo ventricular direito), ou ativação precoce do ventrículo direito[23].

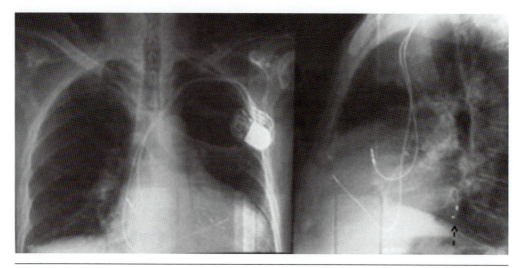

Figura 11.12 Radiografias em PA e perfil do sistema de estimulação biventricular. O sistema possui três eletrodos: atrial (em anzol), ventricular direito (VD) na parede livre do VD (em posição anterior no perfil) e o do ventrículo esquerdo, implantado via seio coronário, posicionado na parede posterior (indicado pela seta).

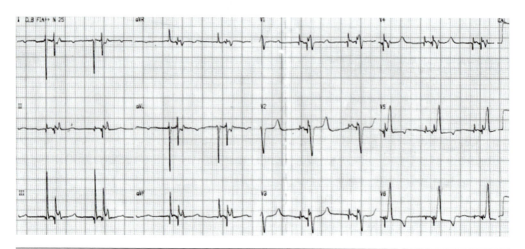

Figura 11.13 Estimulação biventricular. Onda Q em DI, R em V1 e QRS com menor duração em relação à estimulação convencional.

CARDIODESFIBRILADOR IMPLANTÁVEL (CDI)

O CDI são dispositivos implantados com a finalidade de prevenir a morte súbita, por meio do tratamento das taquiarritmias ventriculares. Esses aparelhos monitoram continuamente o ritmo cardíaco e aplicam a terapia quando a taquiarritmia ventricular é detectada, conforme programado. O eletrodo ventricular possui "molas" capazes de liberar choques de alta energia para cardioversão ou desfibrilação interna. A terapia aplicada para as taquiarritmias ventriculares consiste na aplicação de pulsos de marca-

-passo com frequência elevada (supressão por *overdrive*) ou de choques de alta energia nas taquiarritmias com faixa de frequência mais elevada.

O CDI tem também função de marca-passo para estimular o átrio e/ou ventrículo para o tratamento das bradicardias. Mas, frequentemente, os sistemas implantados são programados no modo VVI quando o paciente não apresenta bradiarritmia, mesmo os bicamerais, com frequência baixa de estimulação. Desse modo, ao ECG de paciente com CDI é comum o ritmo sinusal e condução espontânea, com a estimulação artificial inibida. Quando há estimulação atrial ou ventricular, as espículas são de difícil visualização, já que no CDI a estimulação é bipolar (Fig. 11.14).

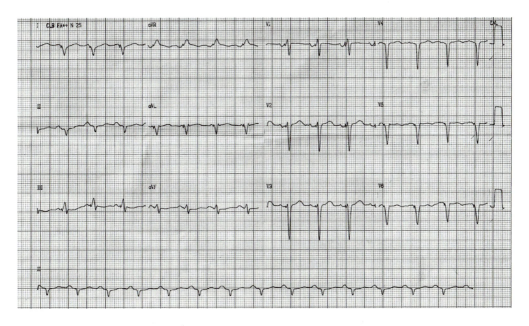

Figura 11.14 ECG de paciente com cardiodesfibrilador biventricular (ressincronizador). O sistema sente o átrio e estimula o ventrículo. A estimulação é bipolar, por isso a espícula ventricular é diminuta, mas é perceptível em algumas derivações (DI, aVL, DIII, V1, V5, V6). A morfologia QS em DI e o QRS relativamente estreito são compatíveis com a estimulação biventricular.

O CDI grava os eventos arrítmicos relevantes como taquicardia ventricular rápida e os eletrogramas podem ser recuperados por telemetria (programador), visualizados e impressos durante a avaliação eletrônica (Fig. 11.15). Os pacientes com CDI realizam rotineiramente esse tipo de avaliação e também devem ser encaminhados para o especialista quando recebem terapia de choque.

Vários estudos mostraram a efetividade do CDI na prevenção da morte súbita, seja na prevenção secundária, isto é, nos pacientes que já apresentaram eventos (recuperados de parada cardíaca por TV/FV, TV associada à síncope), seja na prevenção primária, isto é, prevenção da morte súbita nos pacientes de alto risco (exemplo: pacientes com infarto prévio e disfunção ventricular importante, cardiomiopatia hipertrófica)[24-26].

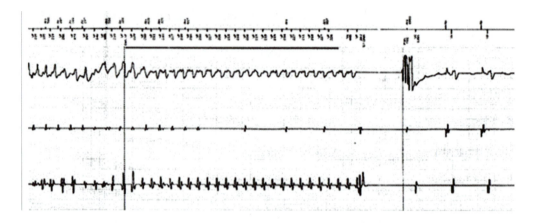

Figura 11.15 *Print* de CDI com registro dos eletrogramas intracavitários (EGM) de episódio de taquiarritmia ventricular na faixa de fibrilação ventricular (FV) revertida com choque de alta energia. Após a reversão, o ritmo é comandado pelo marca-passo (após o artefato no traçado).

Definição de alguns termos básicos em estimulação cardíaca artificial

- **Gerador de pulso** – dispositivo composto por circuito integrado e bateria, envolvidos por uma carcaça metálica. As funções do gerador são operadas por um *software* dedicado. O gerador produz o pulso de energia, que, conduzido pelo cabo-eletrodo, despolariza o músculo cardíaco.
- **Cabo-eletrodo** – fios metálicos revestidos por material isolante elétrico, que são conectados ao gerador e responsáveis pela condução do estímulo e pela captação da atividade originada nas câmaras cardíacas (átrio ou ventrículo).
- **Telemetria** – comunicação entre um programador externo e o marca-passo através de ondas de rádio, o que permite a avaliação de vários parâmetros dos marca-passos com a programação atual, estado da bateria, impedâncias dos eletrodos, medidas dos limiares, resgatar arritmias detectadas e armazenadas, bem como otimizar o sistema de estimulação a fim de obter bom funcionamento e maior longevidade da bateria. A programação pode ser adaptada conforme a necessidade individual do paciente, através do ajuste de vários parâmetros: modo de estimulação, energia em cada câmara, intervalo atrioventricular, entre outros.
- **Frequência básica de estimulação** – frequência mínima em que o marca-passo estimula o coração (átrio e/ou ventrículo). Comumente a frequência básica é programada em 60 ou 70 pulsos por minuto (ppm).
- **Intervalo atrioventricular (IAV)** – intervalo medido entre as espículas atrial e ventricular, ou entre o início da onda P e a espícula ventricular. Corresponde ao intervalo PR no ECG normal.
- **Frequência máxima de estimulação** – maior frequência causada pela estimulação artificial, que pode ser a estimulação ventricular sincronizada à atividade

atrial sentida no modo DDD ou determinada por biossensor. Programada geralmente entre 120 e 140 ppm.

- **Energia de estimulação** – é a energia liberada em cada pulso de marca-passo, a qual depende da amplitude do pulso (medida em volts) e a largura de pulso (medida em ms). Uma energia de pulso comum é 2,5 V × 0,5 ms (amplitude de 2,5 V e largura de 0,5 ms), mas este valor é programado de acordo com os limiares de estimulação.

- **Impedância do eletrodo** – dificuldade ou resistência à passagem da corrente e que varia dentro de certos limites. É um parâmetro importante para avaliar a integridade do cabo-eletrodo.

- **Captura** – capacidade de um estímulo prover a despolarização muscular.

- **Limiar de estimulação** – menor energia suficiente para causar a captura, desde que o músculo esteja fora do seu período refratário.

- **Perda de captura** – ausência de captura, ou seja, um pulso de marca-passo, aplicado fora do período refratário, não consegue causar a despolarização atrial ou ventricular.

- **Fusão** – batimentos resultantes da soma entre a estimulação artificial e a espontânea, o que produz um batimento com morfologia intermediária entre o batimento estimulado e o espontâneo.

- **Pseudofusão** – a espícula é vista na onda P ou QRS, entretanto não contribui para a despolarização. No caso da pseudofusão ventricular, a espícula não altera o complexo QRS, que tem a mesma morfologia dos complexos espontâneos não precedidos por espículas.

- **Biossensor** – componente do marca-passo que é capaz de elevar a frequência cardíaca em resposta à atividade física. Assim, quando acionado, o marca-passo aumenta a frequência cardíaca à medida que a pessoa se exercita. Dizemos que o marca-passo é responsivo com frequência, o que é indicado pela letra R no código de letras (por exemplo: VVIR). Os mais comuns utilizam acelerômetros para medir os deslocamentos do corpo, há biossensor de contatilidade, volume-minuto, entre outros.

- *Automatic mode switching* **(AMS) ou mudança automática de modo** – algoritmos que permitem que o sistema de estimulação, ao detectar episódios de taquiarritmia atrial (como fibrilação ou *flutter* atrial), mude a programação para um modo não sincronizado (DDI, DDIR), o que evita que a taquiarritmia seja conduzida pelo marca-passo e deflagre a estimulação ventricular na frequência máxima (modo DDD).

REFERÊNCIAS

1. Jeffrey K, Parsonnet V. Cardiac pacing, 1960-1985: a quarter century of medical and industrial innovation. Circulation. 1998;97(19):1978-91.
2. Klein HU, Inama G. Implantable defibrillators: 30 years of history. G Ital Cardiol. 2010;11(10 Suppl 1):48S-52S.

3. Cazeau S, Ritter P, Lazarus A, Gras D, Backdach H, Mundler O, et al. Multisite pacing for end-stage heart failure: early experiences. Pacing Clin Electrophysiol. 1996;19(11 Pt2):1748-57.

4. Hayes DL, Lloyd MA, Friedman PA (eds). Cardiac pacing and defibrillation: a clinical approach. New York: Futura Publishing Company Inv; 2000.

5. Martinelli Filho M, Nishioka SAD, Siqueira SF. Atlas de marca-passo: a função através do eletrocardiograma. 2ª ed. São Paulo: Atheneu; 2012.

6. Sigueira SF. Intervalos de tempo em marca-passo. In: Temas de marca-passo. 3ª ed. ampliada e atualizada. São Paulo: Casa Editorial Lemos; 2007. p. 129-38.

7. Torres GG, Oliveira Neto NR. Eletrocardiografia na avaliação de portadores de marca-passos. In: Eletrocardiografia clínica: uma abordagem baseada em evidências. Rio de Janeiro: Revinter; 2010. p. 227-42.

8. Bernstein AD, Daubert JC, Fletcher RD, Hayes DL, Lüderitz B, Reynolds DW, et al. The revised NASPE/BPEG generic code for antibradycardia, adaptive-rate, and multisite pacing. North American Society of Pacing and Electrophysiology/British Pacing and Electrophysiology Group. Pacing Clin Electrophysiol. 2002;25(2):260-4.

9. Kreuzig R. Síndrome do marca-passo. Rev Bras Marca-passo e Arritmia. 1990;3(2):54-68.

10. Martinelli Filho M, Zimerman LI, Lorga AM, Vasconcelos JTM, Rassi A Jr. Guidelines for Implantable Electronic Cardiac Devices of the Brazilian Society of Cardiology. Arq Bras Cardiol. 2007;89(6):e210-38.

11. Epstein AE, DiMarco JP, Ellenbogen KA, Estes NA 3rd, Freedman RA, Gettes LS, et al. ACC/AHA/HRS 2008 Guidelines for Device-Based Therapy of Cardiac Rhythm Abnormalities: A Report of the ACC/AHA Task Force on Practice Guidelines. Circulation. 2008;117(21):e350-408.

12. Olshansky B, Ganz LI, Downey BC. Temporary cardiac pacing. Uptodate. 2015, disponível em: www.uptodate.com. Acessado em 5 julho de 2015.

13. Abraham WT, Fisher WG, Smith AL, Delurgio DB, Leon AR, Loh E, et al; for the Multicenter InSync Randomized Clinical Evaluation (MIRACLE). Cardiac resynchronization in chronic heart failure. N Engl J Med. 2002;346(24):1845-53.

14. Bristow MR, Saxon LA, Boehmer J, Krueger S, Kass DA, De Marco T, et al. Cardiac-resynchronization therapy with or without an implantable defibrillator in advanced chronic heart failure. N Engl J Med. 2004;350(21):2140-50.

15. Cleland JGG, Daubert J-C, Erdmann E, Freemantle N, Gras D, Kappenberger L, et al; for the Cardiac Resynchronization-Heart Failure (CARE-HF) Study Investigators. The effect of cardiac resynchronization on morbidity and mortality in heart failure. N Engl J Med. 2005;352(15):1539-49.

16. Moss AJ, Hall WJ, Cannom DS, Klein H, Brown MW, Daubert JP, et al; MADIT-CRT Trial Investigators. Cardiac-resynchronization therapy for the prevention of heart-failure events. N Engl J Med. 2009;361(14):1329-38.

17. European Society of Cardiology (ESC); European Heart Rhythm Association (EHRA), Brignole M, Auricchio A, Baron-Esquivias G, Bordachar P, Boriani G, Breithardt OA, et al. 2013 ESC Guidelines on cardiac pacing and cardiac resynchronization therapy. Europace. 2013;15(8):1070-118.

18. Klein HO, Beker B, Sareli P, DiSegni E, Dean H, Kaplinsky E. Unusual QRS morphology associated with transvenous pacemakers. The pseudo RBBB pattern. Chest. 1985;87:517-21.

19. Barold SS, Herweg B. Usefulness of the 12-lead electrocardiogram in the follow-up of patients with cardiac resynchronization devices. Part I. Cardiol J. 2011;18(5):476-86.

20. Bode WD, Bode MF, Gettes L, Jensen BC, Mounsey JP, Chung EH. Proeminente R wave in ECG lead V1 predicts improvement of left ventricular fraction after cardiac resynchroniza-

tion therapy in patients with or without left bundle block. Heart Rhythm. 2015;12(10): 2141-7.

21. Refaat M, Mansour M, Singh JP, Ruskin J, Heist EK. Electrocardiographic characteristics in right ventricular vs biventricular pacing in patients with paced right bundle-branch block QRS pattern. J Electrocardiol. 2011;44 (2):289-95.

22. Geoger F, Scavee C, Collet B. Specific eletrocardiographic patterns may assess left ventricular capture during biventricular pacing. Pacing Clin Electrophysiol. 2002;25:56.

23. Fontaine JM, Gupta A, Franklin SM, Kang CU, Whigham LA. Biventricular paced QRS predictors of left ventricular lead locations in relation to mortality in cardiac resynchronization therapy. J Electrocardiol. 2015;48(2):226-35.

24. Connolly SJ, Hallstrom AP, Cappato R, Schron EB, Kuck KH, Zipes DP, et al. Meta-analysis of the implantable cardioverter defibrillator secondary prevention trials. Eur Heart J. 2000;21:2071-8.

25. Moss AJ, Zareba W, Hall WJ, Klein H, Wilber DJ, Cannom DS, et al. Prophylactic implantation of a defibrillator in patients with myocardial infarction and reduced ejection fraction. N Engl J Med. 2002;346(12):877-83.

26. Bardy GH, Lee KL, Mark DB, Poole JE, Packer DL, Boineau R, et al. Amiodarone or an implantable cardioverter-defibrillator for congestive heart failure. N Engl J Med. 2005;352(3):225-37.

capítulo 12

Bradiarritmias

São distúrbios do ritmo onde a frequência cardíaca se encontra baixa, habitualmente abaixo de 60 bpm no adulto acordado. As bradiarritmias são estudadas em dois grupos: bradiarritmias sinusais e bloqueios atrioventriculares.

BRADIARRITMIAS SINUSAIS[1-5]

A causa desse grupo de distúrbios do ritmo são alterações na função do nó sinusal, na junção sinoatrial ou na parede dos átrios.

Bradicardia sinusal

Frequência cardíaca (FC) em repouso menor que 50 bpm, em vigília, no adulto.

A frequência cardíaca (FC) deve ser interpretada em sintonia com fatores como a idade e o nível de atividade, uma vez que é muito dependente do sistema nervoso autônomo. A FC normalmente cai significativamente durante o sono em virtude do maior tônus vagal, podendo chegar a 30 ou 40 bpm, e aumenta nos estados onde há maior demanda metabólica. No atleta, a bradicardia sinusal é comum (Fig. 12.1).

A bradicardia sinusal tem causas diversas e pode ser de três tipos: funcional, ocasionada por vagotonia (exemplo: atletas, hipertensão intracraniana); orgânica, por distúrbio primário das células P do nó sinusal; e farmacológica, quando é induzida por drogas.

De modo geral, é uma condição benigna, porém pode ser causa de sintomas como síncope, tonturas, dispneia ou propiciar o surgimento de outros distúrbios do ritmo.

A bradicardia sinusal pode estar associada a várias condições patológicas, tais como: infarto agudo do miocárdio inferior, isquemia miocárdica, miocardite, cardiopatia chagásica, doença cardíaca infiltrativa, apneia do sono, hipotireoidismo, hipoglicemia, icterícia obstrutiva, disfunção autonômica (hipersensibilidade do seio carotídeo, síncope vasovagal) e aumento da pressão intracraniana.

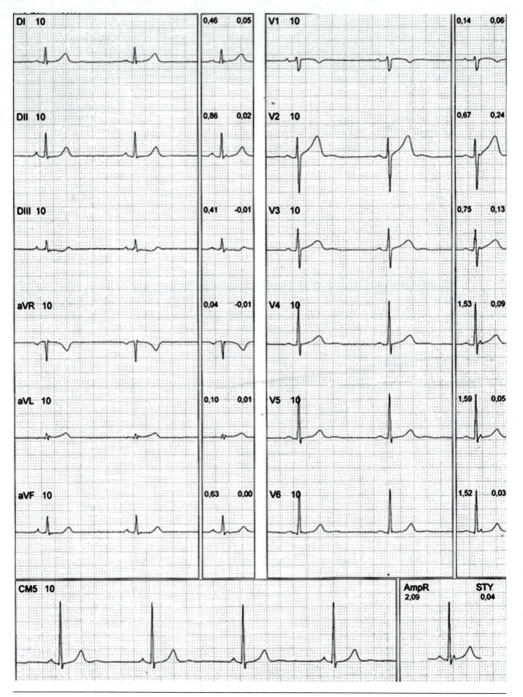

Figura 12.1 Bradicardia sinusal em homem saudável, atleta. Frequência cardíaca em repouso de 43 bpm.

Arritmia sinusal

O estímulo tem origem no nó sinusal, mas com intervalos de tempo variáveis. O ECG mostra variação entre os intervalos PP, com a duração entre os ciclos além de 0,12 s. A forma mais comum é denominada arritmia sinusal respiratória, quando o ciclo PP encurta na inspiração. É muito frequente em crianças e jovens. De modo geral, é uma alteração benigna e não necessita de tratamento específico.

Uma forma menos frequente é a arritmia sinusal não respiratória, onde os ciclos PP não sofrem variações moduladas pela respiração. Esta última forma pode estar associada à intoxicação digitálica e acompanhar a disfunção sinusal primária, principalmente em idosos.

Marca-passo atrial migratório

Neste distúrbio do ritmo, a origem do estímulo migra dentro do(s) átrio(s) e varia de um marca-passo para outro. O estímulo pode migrar do nó sinusal para os átrios e para a junção AV. Como consequência, a morfologia da onda P muda entre os batimentos, com três ou mais morfologias de P. O intervalo PR e os ciclos RR também variam. A frequência cardíaca pode ser normal (menor que 100 bpm), mas muitas vezes o ritmo é bradicárdico. É uma arritmia geralmente causada pela variação do tônus vagal e do automatismo. Comumente é um distúrbio benigno; se houver bradicardia, a abordagem deve ser a mesma da bradicardia sinusal. É observado em pessoas normais e atletas (causado por vagotonia), na DPOC (como a taquicardia atrial multifocal), associado à intoxicação digitálica e crescimento atrial.

Bloqueios sinoatriais

Distúrbio ocasionado pela dificuldade ou bloqueio da passagem do estímulo na junção sinoatrial. Pode ser de três tipos:

- **Bloqueio sinoatrial de 1º grau** – não pode ser reconhecido no ECG, o qual mostra somente a onda P (ativação atrial). É caracterizado por meio do estudo fisiológico invasivo, que mostra o prolongamento do tempo na junção sinoatrial, ou seja, aumento no tempo de condução do nó sinusal até o átrio.

- **Bloqueio sinoatrial de 2º grau** – ocorre bloqueio da passagem de um ou mais estímulos na junção sinoatrial. Pode ser de dois subtipos:
  a) Bloqueio sinoatrial de 2º grau tipo I – há encurtamento progressivo do intervalo PP até ocorrer a pausa (Wenckebach sinoatrial). A pausa apresenta duração menor do que o dobro do PP precedente. O intervalo PP após a pausa é mais longo que o intervalo PP que precede a pausa. Tem como mecanismo o aumento progressivo do tempo de condução na junção sinoatrial (fenômeno de Wenckebach na junção sinoatrial), até um batimento sofrer bloqueio (Fig. 12.2).

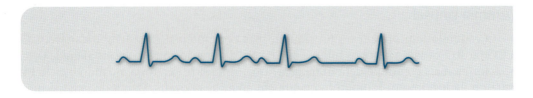

Figura 12.2 Bloqueio sinoatrial de 2º grau tipo I. As ondas P apresentam a mesma morfologia, mas há encurtamento dos ciclos PP, até ocorrer uma pausa, com duração menor do que o dobro do PP precedente.

b) Bloqueio sinoatrial de 2º grau tipo II – não há alteração no intervalo PP antes ou após a pausa e esta tem duração múltipla dos intervalos PP de base. A causa é o bloqueio súbito e intermitente na junção sinoatrial, sem modificação nos intervalos PP antes ou após a pausa. A pausa tem duração que é múltipla (dobro, triplo) do ciclo PP basal (Fig. 12.3).

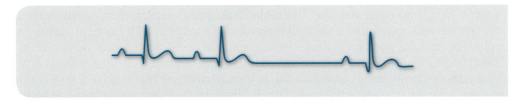

Figura 12.3 Bloqueio sinoatrial de 2º grau tipo II. A pausa tem duração múltipla do intervalo PP básico. Neste caso a pausa é igual ao dobro do intervalo PP.

- **Bloqueio sinoatrial de 3º grau** – ocorre bloqueio completo na junção sinoatrial e o estímulo sinusal não atravessa a junção sinoatrial nem ativa o átrio. No ECG ocorre ausência de ondas P. Assim, um ritmo de escape assume o comando. O ECG exibirá um ritmo de escape (com frequência baixa) com origem na junção AV (escape juncional) ou no ventrículo (escape ventricular). O diagnóstico do bloqueio sinoatrial de 3º grau é praticamente impossível pela análise do ECG, já que o aspecto é o mesmo de outros ritmos sem onda P, mas pode ser estabelecido pelo estudo eletrofisiológico invasivo, por meio de técnicas especiais. Como exemplos de outros ritmos bradicárdicos sem onda P citamos: o ritmo de escape ou de suplência secundário à bradicardia sinusal e o ritmo sinoventricular.

Pausas ou paradas sinusais

Falha intermitente na atividade do nó sinusal. O ECG registra um ciclo PP com duração superior a 1,5 vez o ciclo PP básico e que não é múltiplo do ciclo básico como no BSA tipo II (Fig. 12.4). A pausa é seguida por batimento de escape. Apresenta maior importância clínica quando ocorre em vigília, causa sintomas e tem duração > 3 s.

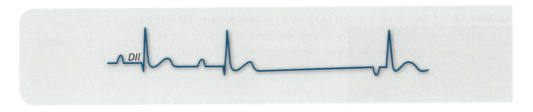

Figura 12.4 O intervalo PP da pausa não é múltiplo do intervalo PP básico. A pausa é interrompida por um batimento de escape. Neste desenho o escape é juncional (onda P negativa precedendo QRS estreito).

Doença do nó sinusal

A doença do nó sinusal é definida pela presença de sintomas como tonturas, pré-síncope e síncope relacionados à disfunção do nó sinusal (bradiarritmias sinusais). A disfunção sinusal pode ser de várias formas: bradicardia sinusal (distúrbio mais frequente), bloqueios sinoatriais, pausas e síndrome bradicardia-taquicardia (ou bradi-taqui). A síndrome bradi-taqui caracteriza-se por episódios de taquicardia supraventricular que se alternam com períodos de bradiarritmia sinusal, geralmente ao término da taquicardia, e que são acompanhados por sintomas, como palpitações.

A doença do nó sinusal apresenta diversas etiologias e pode ser intrínseca, quando a disfunção sinusal é causada por fibrose e degeneração do tecido nodal idiopática (doença do nó sinusal primária), ou secundária a algumas doenças, tais como cardiopatia chagásica, cardiopatia isquêmica, miocardite, doença cardíaca infiltrativa, apneia do sono, hipotireoidismo, entre outras. A disfunção sinusal extrínseca é provocada por drogas, como betabloqueadores, bloqueadores dos canais de cálcio, antiarrítmicos, agentes simpatolíticos, entre outras.

O uso de fármacos e a hipercalemia são causas reversíveis que devem ser sempre lembradas na avaliação do paciente com bradiarritmia.

BLOQUEIOS ATRIOVENTRICULARES

Os bloqueios atrioventriculares são comuns na prática clínica, com maior prevalência do que os bloqueios sinoatriais.

O bloqueio atrioventricular (BAV) apresenta manifestações clínicas variadas, que dependem do tipo de bloqueio, desde as formas assintomáticas até os casos com sintomas limitantes e com risco de morte, como na síndrome de Stokes-Adams (BAV total com episódios de síncope, às vezes seguidas por convulsões). As causas são diversas, como vagotonia (mais comum nos atletas), efeitos de drogas (betabloqueadores, bloqueadores dos canais de cálcio não diidropiridínicos, antiarrítmicos etc.), doença esclerodegenerativa do sistema de condução (Lev-Lènegre), doença de Chagas, insuficiência coronariana aguda ou crônica, valvopatia aórtica, cardite reumática, cardiomiopatias infiltrativas, endocardite infecciosa, pós-operatório de cirurgia cardíaca ou outros procedimentos (ablação por radiofrequência e alcoolização do septo), distúrbios eletrolíticos, como hipercalemia, entre outras (Quadro 12.1)[1,6-8].

Quadro 12.1 Aspectos clínicos dos bloqueios atrioventriculares (2º e 3º graus).

BAV congênito	• Pode ser na forma isolada ou associado à cardiopatia congênita • A forma isolada é a mais comum, deve-se à passagem de anticorpos (anti-Ro e anti-La) da mãe, geralmente assintomática, que apresenta lúpus eritematoso sistêmico ou doença de Sjögren
Fibrose e esclerose idiopática do sistema de condução	• Mais comuns nos idosos • Geralmente de causa irreversível
Cardiopatia chagásica crônica	• Epidemiologia positiva para Chagas • BAV de 2º grau ou BAV completo com QRS largo
No IAM inferior	• Infarto inferior: lesão proximal da CD na maioria dos casos • Escape com QRS estreito pela localização nodal • Tende a reverter em horas ou dias
No IAM anterior	• Associado a infarto anterior extenso • Apresenta alta mortalidade • Pode ser precedido por bloqueios de ramos e fasciculares
Efeitos de drogas	• Exemplos: betabloqueadores, verapamil e diltiazem, amiodarona, digital • O risco de BAV de 2º e 3º graus é maior no paciente com comprometimento do sistema de condução e quando se associa a drogas (por exemplo: digoxina, amiodarona)
No curso de miocardite, endocardite infecciosa	• Miocardite diftérica e de outras etiologias (geralmente nas formas graves) • Complicação na endocardite infecciosa, por exemplo, da valva aórtica, pela proximidade com o sistema de condução; sugere extensão perivalvar e abscesso do anel valvar
Vagotonia	• Mais comum nos atletas, durante o sono ou estímulos vagais
Pós-cirurgia cardíaca	• Causado por edema, processo inflamatório ou lesão do sistema de condução • Pode ser reversível (mais comum) ou permanente
Após outros procedimentos	• Ablação por radiofrequência (incomum) e alcoolização do septo • Pós-troca valvar aórtica percutânea
Outras	• Hipercalemia, cardiomiopatias infiltrativas, doenças sistêmicas (espondilite anquilosante, doença de Reiter)

O bloqueio atrioventricular completo pode ser congênito (raro no adulto) e, mais comumente, adquirido, bem como permanente ou intermitente. Pode ser de causa reversível, como os causados por drogas, condições agudas (miocardite, infarto agudo do miocárdio inferior e pós-operatório de cirurgia cardíaca); ou irreversível, quando não há perspectiva de reversão, geralmente relacionado a doenças crônicas, tais como a de Lev-Lènegre e doença de Chagas.

O BAV completo pode surgir como uma complicação na endocardite infecciosa, principalmente da valva aórtica, pela proximidade com o sistema de condução, e sugere extensão perivalvar e abscesso do anel valvar. Dessa forma, é interessante fazer ECG periódico em pacientes internados por endocardite[6-8].

A esclerose ou calcificação do sistema de condução é responsável por cerca de 50% dos casos de bloqueio atrioventricular completo nos países desenvolvidos e constitui a principal causa de implante de marca-passo definitivo. O BAV, nesse caso, pode ser precedido por bloqueios de ramos e fasciculares[9,10]. Em nosso meio, a doença de Chagas é causa importante de bloqueio AV com indicação de marca-passso.

O BAV de 3º grau congênito pode apresentar-se de forma isolada ou associado à cardiopatia congênita. A forma isolada é a mais comum, deve-se à passagem de anticorpos (anti-Ro e anti-La) da mãe que apresenta lúpus eritematoso sistêmico ou doença de Sjögren, geralmente nas formas assintomáticas[6-8].

Classificação dos bloqueios atrioventriculares[1,6-8]

- **Bloqueio AV de 1º grau (Fig. 12.5)** – caracteriza-se pelo prolongamento do intervalo PR, ou seja, intervalo PR > 0,20 s no adulto, mas as ondas P são conduzidas, com relação 1:1 (uma onda P para cada QRS). Na maioria dos casos, constitui um achado ao ECG, sem relação com sintomas. Sua localização mais frequente é nodal.

- **Bloqueio AV de 2º grau** – tem como característica uma ou mais ondas P bloqueadas, isto é, existem algumas ondas P não seguidas por QRS. Pode ser dos seguintes subtipos:

  a) BAV de 2º grau Mobitz tipo I (bloqueio de Wenckebach) (Fig. 12.6) – presença de aumento progressivo do intervalo PR até que um batimento sinusal não é conduzido, ou seja, uma onda P é bloqueada, o que caracteriza a condução decremental no nó AV (fenômeno de Wenckebach). O intervalo PR após a onda P não conduzida é mais curto do que o PR do intervalo que antecede a pausa. O ciclo que inclui a P bloqueada tem duração aumentada (pausa), mas menor do que dois ciclos com P conduzida. Após a pausa, o intervalo PR volta a aumentar. A localização mais frequente do BAV do bloqueio de Wenckebach é nodal.

  b) BAV de 2º grau Mobitz tipo II – caracterizado pela presença de um intervalo PR constante, com a mesma duração, antes e depois da onda P bloqueada. Na maioria dos casos, tem localização infranodal e apresenta complexo QRS largo. Seu prognóstico é pior do que o de 2º grau tipo I, com maior probabilidade de progressão para BAV completo e maior associação com síncope.

  c) BAV de 2º grau 2:1 (Fig. 12.7) – a cada duas ondas P uma é bloqueada e a outra conduzida.

  d) BAV de alto grau (Fig. 12.8) – quando há duas ou mais ondas P bloqueadas, isto é, relação 3:1, 4:1 ou maior.

- **Bloqueio AV completo (Fig. 12.9)** – ausência de P conduzida, assim não há relação entre as ondas P e o QRS (dissociação AV), com a frequência atrial maior do que a frequência ventricular. A frequência cardíaca tipicamente é baixa, geralmente entre 30 e 50 bpm. O BAV completo pode ser assintomático, ou causar sintomas como tonturas, síncope e dispneia. Sua localização pode ser nodal ou infranodal.

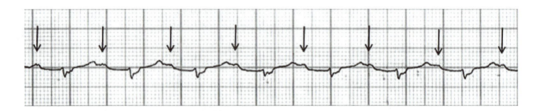

Figura 12.5 BAV de 1º grau: há prolongamento do intervalo PR (0,30 s). Ondas P indicadas pelas setas.

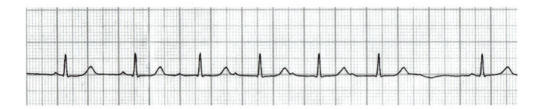

Figura 12.6 BAV de 2º grau Mobitz tipo I (Wenckebach): o intervalo PR aumenta progressivamente até que uma onda P é bloqueada, o que origina uma pausa. O intervalo PR após a onda P não conduzida é mais curto do que o PR do intervalo que antecede a pausa.

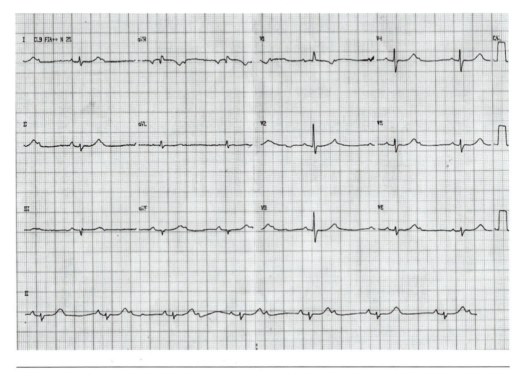

Figura 12.7 BAV de 2º grau 2:1: a cada duas ondas P, uma conduzida. Neste caso o QRS é estreito.

Capítulo 12

Bradiarritmias

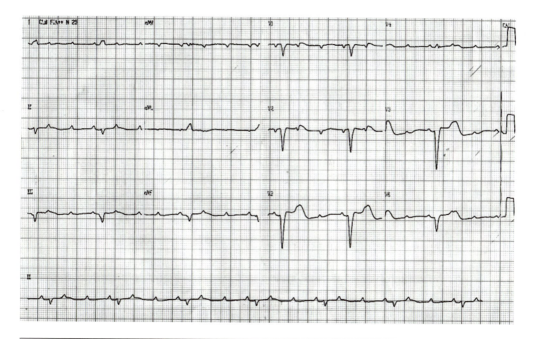

Figura 12.8 BAV de 2º grau 3:1. Para cada 3 ondas P, somente 1 é conduzida. Há taquicardia sinusal (frequência de P de 125 bpm).

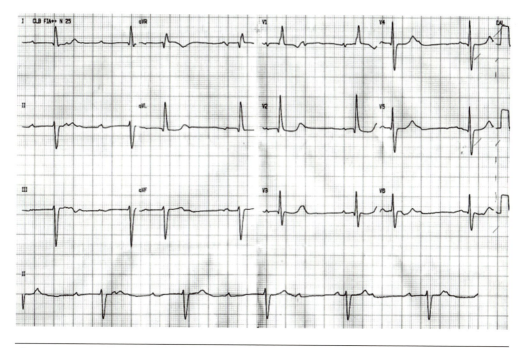

Figura 12.9 Bloqueio AV total: não existe relação entre as ondas P e o QRS, e a frequência sinusal é maior do que a ventricular (FC = 36 bpm).

Em alguns casos de BAV de 2º grau ou completo, o ciclo PP (sinusal) que engloba os complexos QRS apresenta menor duração do que os ciclos sem QRS interposto, o que é conhecido por *arritmia sinusal ventriculofásica*. Esse fenômeno apresenta mecanismo incerto e tem sido descrito também na taquiarritmia atrial com bloqueio[11].

BAV completo paroxístico

O BAV paroxístico ou intermitente é caracterizado pela súbita mudança de um padrão de condução AV 1:1 para BAV completo. É geralmente causado por doença do sistema His-Purkinje (72% dos casos), mas pode ser mediado por mecanismo vagal. A maioria dos pacientes apresenta síncope ou pré-síncope e pode ser fatal[12-15].

O ECG basal é geralmente anormal na forma mais comum causada por doença do sistema de condução infranodal. BRD associado ou não a bloqueio fascicular é a alteração mais comum.

Diferentemente do BAV completo paroxístico associado à doença do sistema His-Purkinje, a forma mediada por mecanismo vagal tem localização nodal, é acompanhada por diminuição gradual da frequência sinusal antes do bloqueio e com manutenção de frequência sinusal baixa concomitante à instalação do BAV completo. O ECG de base, fora do bloqueio, é habitualmente normal. O BAV pode ser precedido por prolongamento do intervalo PR ou BAV de 2º grau M-I. Surge no contexto de uma síndrome vasovagal, mas pode ser assintomático e tem bom prognóstico[13,15].

BAV completo associado à fibrilação atrial[1,8]

Quando se instala BAV completo associado à fibrilação atrial, ocorre regularização dos intervalos RR e a frequência cardíaca diminui. Nesse caso, as ondas f (atividade atrial) não são conduzidas na junção AV. O ritmo é mantido por um escape (Figs. 12.10 e 12.11). Em alguns casos, a frequência cardíaca é baixa, há alto grau de bloqueio AV, mas há ainda condução atrioventricular, o que causa certa irregularidade do intervalo RR: é a fibrilação atrial com alto grau de bloqueio AV.

As seguintes condições podem ser responsáveis por um traçado com FC baixa com RR regular e ausência de onda P, ou onda P imperceptível:

- Fibrilação atrial com BAV completo – presença de ondas f (ondulações finas características na linha de base), RR regular com FC baixa.

- Ritmo juncional – a onda P pode ser visível antes de cada QRS, com polaridade negativa nas derivações inferiores. O QRS é geralmente estreito. A onda P pode cair dentro do QRS e não ser visível ou encontrar-se após o complexo QRS. Portanto, a onda P pode ser visível ou não. A FC encontra-se entre 40 e 60 bpm.

- Ritmo sinoventricular – ritmo causado por hipercalemia onde não há onda P. Isso ocorre porque os átrios se tornam enexcitáveis pela hipercalemia. O estímulo tem origem no nó sinusal e seguem normalmente pelos feixes internodais até o nó AV. Inicialmente, as ondas P tornam-se achatadas até ocorrer a ausência de P. A onda T em tenda, típica da hipercalemia, pode estar presente.

- Ritmo sinusal com ondas P achatadas causado por várias condições: baixa voltagem e hipercalemia.

Capítulo 12

Bradiarritmias 303

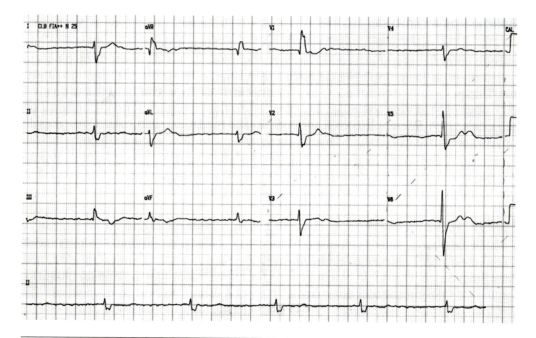

Figura 12.10 Fibrilação atrial com BAV total: FC muito baixa (35 bpm), RR regular. O escape apresenta QRS largo.

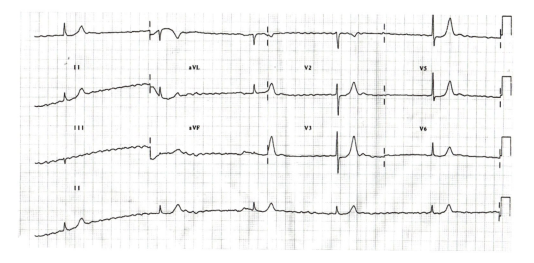

Figura 12.11 Fibrilação atrial com alto grau de BAV. FC muito baixa (30 bpm), com pequena variação do intervalo RR, o que sugere alto grau de bloqueio AV ou variação na frequência de disparo do escape. O escape apresenta QRS estreito.

O significado clínico da dissociação depende da desordem do ritmo subjacente. Frequentemente a dissociação AV apresenta poucas repercussões clínicas, sendo causadas por vagotonia, efeitos de drogas, no contexto de uma bradicardia sinusal. O BAV completo geralmente tem um significado clínico maior.

REFERÊNCIAS

1. Olgin JE, Zipes DP. Specific arrythmias: diagnosis and treatment. In: Libby P, Bonow RO, Mann DL, Zipes DP. Braunwalds heart disease: a textbook of cardiovascular medicine. 8th ed. 2008. p. 863-931.
2. Oliveira Neto NR, Guedes FL, de Oliveira MMS. Bradiarritmias. In: Eletrocardiografia clínica: uma abordagem baseada em evidências. Rio de Janeiro: Revinter; 2010. p. 267-83.
3. Pachon Mateos JC, Melo CS, Silva O Jr. Bradiarritmias. In: Melo CS (ed). Temas de marca-passo. 3ª ed. São Paulo: Casa Editorial Lemos; 2007. p. 87-102.
4. Rodriguez RD, Schocken DD. Update on sick sinus syndrome, a cardiac disorder of aging. Geriatrics. 1990;45(1):26-30, 33-6.
5. Adán V, Crown LA. Diagnosis and treatment of sick sinus syndrome. Am Fam Physician. 2003;67(8):1725-32.
6. Goldberger AL. Clinical electrocardiography: a simplified approach. 7th ed. Philadelphia, Elsevier; 2006. p. 203-14.
7. Sandesara CM, Olshansky B. Atriventricular block (Updated: Aug 3, 2009). http://emedicine.medscıpe.com/article/151597-overview. Acessado em março de 2011.
8. Goldschlager N, Saksena S, Bharati S, Lazzara R, Naccarelli G, Hammill S, et al. Atrioventricular block. In: Camm, AF, Saksena S (eds). Electrophysiological disorders of the heart. Philadelphia: Elsevier Churchill-Livingstone; 2005. p. 229-47.
9. Lev M. Anatomic basis for atrioventricular block. Am J Med. 1964;37:742-8.
10. Lènegre J. Etiology anda pathology of bilateral bundle branch block in relation to complet heart block. Prog Cardiovasc Dis. 1964;6:409-44.
11. Tighe DA. Electrocardiology teacher analysis and review: ventriculophasic sinus arrhythmia. Am J Geriatr Cardiol. 2004;13(6):336.
12. Zahid M, Arora S. Reverse Wenckebach "pseudo-supernormal" conduction or paroxysmal atrioventricular block. J Cardiovasc Dis Res. 2012;3(3):225-7.
13. Shohat-Zabarski R, Iakobishvili Z, Kusniec J, Masur A, Strasberg B. Paroxysmal atrioventricular block: clinical experience with 20 patients. Int J Cardiol. 2004;97(3):399-405.
14. Medina-Ravell V, Rodriguez-Salas L, Castellanos A, Myerburg RJ. Death due to paroxysmal atrioventricular block during ambulatory electrocardiographic monitoring. Pacing Clin Electrophysiol. 1989;12(1 Pt 1):65-9.
15. Lee S, Wellens HJ, Josephson ME. Paroxysmal atrioventricular block. Heart Rhythm. 2009;6(8):1229-34.
16. Harrigan RA, Perron AD, Brady WJ. Atrioventricular dissociation. Am J Emerg Med. 2001;19(3):218-22.
17. Wang K, Bendditt D. AV dissociation, an inevitable response. Ann Noninvasive Electrocardiol. 2011;16(3):227-31.

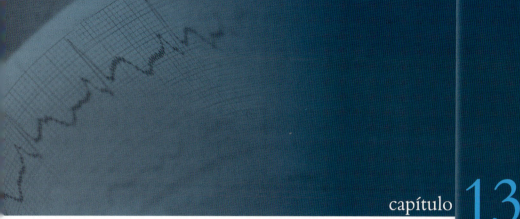

capítulo 13

Arritmias Supraventriculares

As arritmias supraventriculares são distúrbios do ritmo originados acima da bifurcação do feixe de His (nos átrios, junção AV ou feixe de His). Compreende os batimentos ectópicos atriais e as taquiarritmias supraventriculares, o que engloba transtornos do ritmo de vários mecanismos e apresentações clínicas. Essas arritmias têm geralmente QRS estreito, mas podem ser conduzidas com aberrância e exibir um QRS largo (≥ 120 ms).

EXTRASSÍSTOLES SUPRAVENTRICULARES

São batimentos precoces (antes do tempo previsto) em relação ao ritmo cardíaco de base e originados em estruturas acima da bifurcação do feixe de His: nos átrios ou na junção AV.

Podem ser originadas no átrio (extrassístoles atriais) ou na junção AV (extrassístoles juncionais). Com frequência, as extrassístoles supraventriculares são assintomáticas, mas também podem ser responsáveis por sintomas como palpitações.

Os batimentos ectópicos supraventriculares são frequentes na prática clínica, seja na ausência de doença, seja na presença de várias formas de doença cardíaca: hipertensão arterial, doença coronariana, valvopatia, cardiomiopatia. Podem estar associadas a várias condições, como ansiedade, uso excessivo de cafeína, álcool, fármacos simpaticomiméticos, distúrbios eletrolíticos (hipocalemia e hipomagnesemia), hipertireoidismo, pneumopatias, entre outras condições.

Geralmente as extrassístoles supraventriculares apresentam pouco significado clínico e devem receber tratamento quando causam sintomas ou são "gatilhos" para taquiarritmias atriais.

As extrassístoles supraventriculares podem ser isoladas, bigeminadas (um batimento normal para cada batimento extrassistólico) e pareadas (um par de batimentos ectópicos).

Extrassístoles atriais

As extrassístoles atriais são batimentos prematuros originados em um foco ectópico atrial e conduzidos pelo sistema de condução normal.

Tipicamente são batimentos prematuros que apresentam QRS estreito, com aparência similar ao batimento sinusal, e onda P precoce com morfologia distinta da onda P sinusal (Fig. 13.1).

A pausa pós-extrassistólica habitualmente é não compensatória. A pausa é definida como não compensatória (ou compensatória incompleta) quando a soma do intervalo que antecede a extrassístole e a pausa (intervalo que segue a extrassístole) apresenta duração menor do que o dobro do intervalo sinusal básico (intervalo PP)[1].

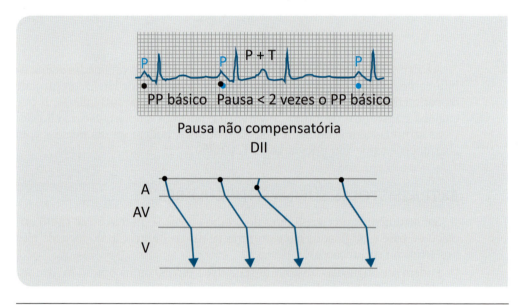

Figura 13.1 Extrassístole atrial. Batimento precedido por onda P precoce ("cai" sobre a T: P + T), QRS estreito. Pausa não compensatória (também chamada pausa compensatória incompleta), com duração menor do que o dobro do ciclo PP básico. O *diagrama de Lewis* mostra os dois batimentos sinusais, a extrassístole atrial com aumento do tempo de condução AV, seguido pela pausa e outro batimento sinusal. O local de origem do estímulo é indicado por (•). O diagrama de Lewis facilita o entendimento dos distúrbios do ritmo, principalmente os que oferecem maior dificuldade. As faixas representam a ativação atrial (A), a junção atrioventricular (AV) e a ativação ventricular (V).

Extrassístoles atriais conduzidas com aberrância

As extrassístoles atriais podem apresentar QRS largo quando há aberrância. A aberrância refere-se ao batimento supraventricular que sofre retardo de condução em um dos ramos e tem QRS alargado com padrão de bloqueio de ramo, geralmente de ramo direito pelo seu período refratário maior (Fig. 13.2). Assim, há maior probabilidade de um batimento precoce ser "bloqueado" nesse ramo[1].

Em ritmo basal de bloqueio de ramo (com QRS largo), raramente pode acontecer de um batimento prematuro apresentar QRS com duração normal. Isso é uma das manifestações da *condução supernormal*[2]. A condução supernormal é um termo aplicado à condução que é, paradoxalmente, melhor do que o esperado. Esse fenômeno ocorre e explica algumas

Capítulo 13 — Arritmias Supraventriculares

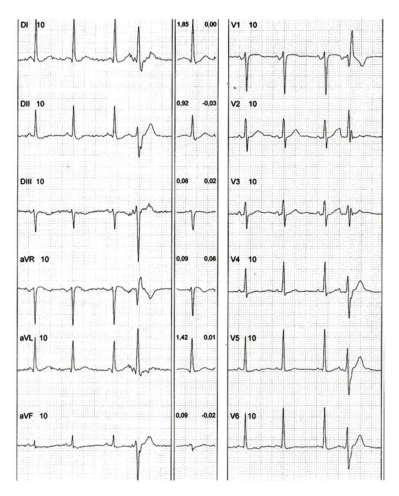

Extrassístole atrial com aberrância

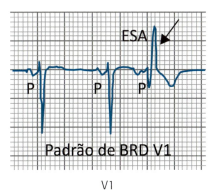

Figura 13.2 – Extrassístole atrial conduzida com aberrância: a onda P precoce "cai" sobre a onda T (observar em V1 a V3). O batimento apresenta QRS largo com morfologia de bloqueio de ramo direito nesse caso (observar detalhe de V1).

situações, por exemplo, durante episódios de BAV de alto grau, quando somente as ondas P que "caem" próximas à porção terminal da onda T são conduzidas. Ou a normalização do QRS do bloqueio de ramo por batimentos com intervalo RR com menor duração, por exemplo, em ritmo de fibrilação atrial ou ritmo sinusal e extrassistolia atrial. Normalmente, a maior probabilidade é a de um batimento precoce ser conduzido com aberrância. Outros mecanismos eletrofisiológicos, além desse da excitabilidade supernormal na fase 3, podem ser responsáveis pelo estreitamento do QRS de um batimento prematuro supraventricular em presença de bloqueio de ramo, como por exemplo, fenômeno de GAP, bloqueio dependente de bradicardia (fase 4), entre outros mecanismos (ver p.342). Normalmente, a maior probabilidade é a de um batimento precoce ser conduzido com aberrância.

Extrassístoles atriais não conduzidas ou bloqueadas[1]

Algumas vezes, as extrassístoles atriais não são conduzidas ao ventrículo. Em virtude de sua precocidade, os batimentos prematuros atriais encontram o nó AV no seu período refratário e são bloqueados, ou sofrem bloqueio ao mesmo tempo nos dois ramos, principalmente os batimentos que apresentam intervalo de acoplamento muito curto (isto é, muito precoces). As extrassístoles atriais não conduzidas podem ser erroneamente interpretadas como bloqueio AV ou disfunção sinusal (bloqueio sinoatrial). A diferença principal é que a extrassístole atrial não conduzida é um batimento prematuro (com encurtamento do intervalo PP), já no BAV o intervalo PP é geralmente constante, ou varia pouco. No bloqueio sinoatrial não há onda P bloqueada (Figs. 13.3 e 13.4).

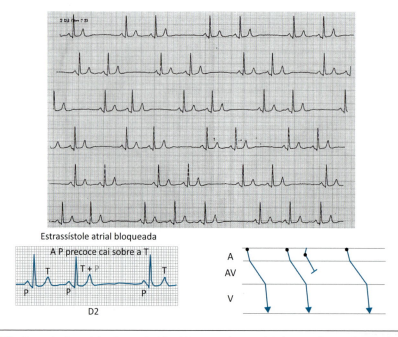

Figura 13.3 Extrassístoles atriais não conduzidas. Nesta tira de ritmo há algumas "pausas" causadas por extrassístoles atriais bloqueadas. Pode-se observar que a onda T do ciclo da "pausa" se apresenta mais apiculada, com morfologia diferente das outras ondas T. Isto ocorre porque uma onda P "caiu" sobre esta onda T, ou seja, ocorreu pseudofusão P + T. Esta P precoce trata-se de um batimento atrial não conduzido; em virtude de sua precocidade, este batimento sofreu bloqueio no sistema de condução AV, que estava ainda refratário (ver diagrama de Lewis).

Capítulo 13 — Arritmias Supraventriculares

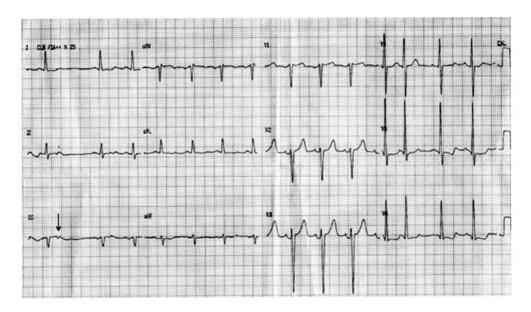

Figura 13.4 Ritmo sinusal, critérios de HVE e extrassístoles atriais isoladas e não conduzidas. Após o primeiro QRS, observa-se um batimento prematuro atrial (sobre a onda T, indicado pela seta em DIII), o qual não é conduzido, o que aumenta o intervalo RR. Em V4 a V6, observa-se uma extrassístole atrial isolada (segundo batimento).

Extrassístoles juncionais[1]

As extrassístoles juncionais são batimentos originados na junção AV, caracterizados por ondas P negativas nas derivações inferiores, explicadas em virtude da ativação atrial ocorrer de baixo para cima (P retrógrada) (Fig. 13.5) A onda P negativa se inscreverá antes, ao mesmo tempo (dentro), ou após o QRS, dependendo do tempo que o estímulo originado na junção AV "gasta" para ativar o átrio e o ventrículo. As ondas P quando se inscrevem dentro do QRS podem ser imperceptíveis no ECG.

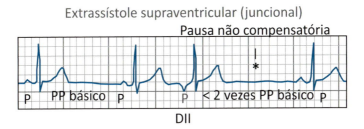

Figura 13.5 – Extrassístole juncional (ou de átrio direto baixo). Batimento prematuro com onda P precoce negativa em DII.

Batimentos recíprocos atriais ou juncionais[2]

Um batimento recíproco ou eco ocorre quando os átrios ou ventrículos são ativados duas vezes pelo mesmo impulso, frequentemente com a participação de dupla via nodal. Uma extrassístole atrial pode produzir eco atrial: o batimento ectópico atrial desce pela junção AV para ativar os ventrículos e, durante a passagem pela junção, pode entrar em outra via e ativar os átrios retrogradamente. Essa ativação atrial retrógrada é responsável por uma onda P após o QRS, com polaridade negativa nas derivações inferiores. Eco juncional ocorre quando um batimento com origem juncional, por exemplo um batimento ectópico juncional, ativa os ventrículos de cima para baixo (QRS não precedido por P) e é conduzido retrogradamente para ativar os átrios (onda P retrógrada). Ao mesmo tempo, ainda dentro da junção AV, esse impulso penetra em outra via e desce para ativar os ventrículos (2º QRS).

Esses ciclos podem perpetuar-se, o que dá origem aos chamados *ritmos recíprocos*, por exemplo, a taquicardia atrial recíproca: a onda P retrógrada é novamente conduzida aos ventrículos e o ciclo se repete, o que origina a taquicardia (Fig. 13.6).

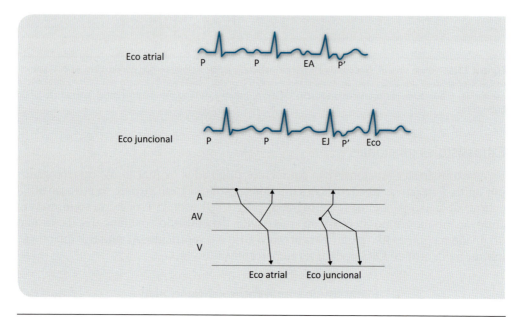

Figura 13.6 Diagrama em escada com o batimento recíproco atrial e juncional. Uma extrassístole atrial (EA) desce pelo sistema de condução, ativa os ventrículos e na junção AV retorna para ativar os átrios de baixo para cima, o que causa a onda P negativa após o QRS (batimento recíproco ou eco atrial). O eco juncional deve-se a uma extrassístole juncional (EJ) que ativa os ventrículos e, ao ser conduzida retrogradamente, segue dois caminhos: para o átrio (P') e para o ventrículo (eco juncional). O diagrama de Lewis mostra os ecos atrial e juncional.

TAQUICARDIAS SUPRAVENTRICULARES

Entre as taquicardias supraventriculares relacionamos a taquicardia sinusal, as taquicardias genericamente conhecidas como taquicardias paroxísticas supraventriculares, as taquiarritmias atriais (taquicardia atrial, *flutter* atrial e fibrilação atrial) e formas menos comuns, como a taquicardia juncional e a taquicardia de Coumel.

Essas taquicardias apresentam vários mecanismos, o que pode ser determinado na maioria dos casos por meio do eletrocardiograma realizado durante o episódio de taquicardia ("ECG da crise"). Os pacientes que referem palpitações mantidas devem ser orientados a realizar ECG durante as crises, mesmo quando os sintomas são bem tolerados, com a finalidade de estabelecer o diagnóstico da arritmia.

Ao se deparar com um traçado que mostra taquicardia de QRS estreito, é importante considerar que há várias possibilidades no que diz respeito a um diagnóstico mais específico da taquicardia. Com base em aspectos como regularidade do ritmo, presença ou não de ondas P visíveis, frequências atrial e ventricular, relação entre os intervalos RP' e PR e resposta da taquicardia às manobras vagais ou medicações, um diagnóstico mais preciso pode geralmente ser estabelecido, bem como o diagnóstico provável do mecanismo da taquiarritmia.

Intervalo RP' e PR

A chave para o diagnóstico das taquiarritmias e seu provável mecanismo é a identificação da atividade atrial no traçado e sua relação com o complexo QRS.

A posição da onda P no ciclo cardíaco em relação ao QRS deve ser determinada. Conforme a posição das ondas P dentro do ciclo RR, podemos ter: RP curto, quando a onda P está próxima da onda R precedente (RP < PR), e RP longo (RP > PR). A onda P retrógrada apresenta polaridade negativa após uma onda R, geralmente indicada por P'. O PR corresponde à condução anterógrada (do átrio para o ventrículo), enquanto o RP' refere-se à condução retrógrada (ventriculoatrial) (Fig. 13.7). As taquicardias paroxísticas supraventriculares (TRN e TRAV, formas comuns) apresentam RP < PR, enquanto a taquicardia atrial apresenta RP > PR. A onda P que cai na segunda metade do ciclo pode ser anterógrada (mais comum), ou retrógrada quando a condução ventriculoatrial ocorre de forma lenta (por exemplo: pela via lenta da dupla via nodal ou através de via acessória, em alguns casos), situações que serão abordadas adiante.

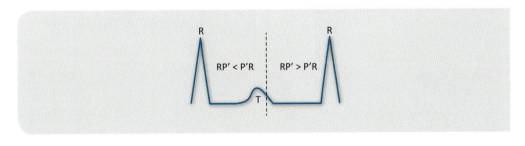

Figura 13.7 O ciclo RR é dividido em duas metades e conforme o local onde caem as ondas P (retrógradas ou não). Podemos ter: RP' < P'R ou RP > PR. A onda P' retrógrada geralmente cai na primeira metade do ciclo.

Taquicardias sinusais[3,4]

A *taquicardia sinusal* é definida como a frequência cardíaca de origem sinusal maior que 100 bpm. As ondas P sinusais são positivas em DI, DII e aVF porque o vetor de P se encontra no quadrante inferior esquerdo no plano frontal (entre 0 e +75°). A taquicardia sinusal resulta de vários estímulos de natureza fisiológica ou patológica, tais como exercício, ansiedade, hipertermia, hipovolemia, hipertireoidismo, processos infecciosos, síndrome inflamatória sistêmica, por ação de fármacos (álcool, cafeína, estimulantes adrenérgicos, atropina), entre outros. Na taquicardia sinusal, a frequência cardíaca sofre aumento ou queda de modo gradual (Fig. 13.8).

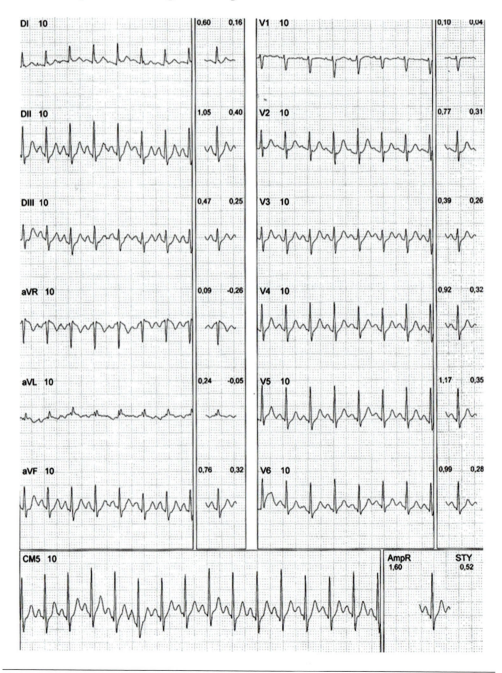

Figura 13.8 Taquicardia sinusal após esforço físico (fase de recuperação do teste ergométrico). Ondas P positivas em DII, DIII e aVF. A frequência cardíaca é de 157 bpm.

A *taquicardia sinusal inapropriada* é uma forma incomum de taquicardia sinusal caracterizada pela elevação persistente da frequência cardíaca em repouso, sem correspondência com o nível de estímulos fisiológicos e não secundária a processos patológicos relacionados à taquicardia sinusal. Deve-se ao aumento do automatismo do nó sinusal ou alteração do balanço autonômico (aumento do tônus simpático). As causas secundárias de taquicardia sinusal devem ser afastadas para se diagnosticar taquicardia sinusal inapropriada.

A *taquicardia por reentrada sinusal* é uma forma incomum de taquicardia sinusal cujo mecanismo é a reentrada dentro do nó sinusal, o que dá origem a ondas P como morfologia similar a P normal (sinusal). Sendo por mecanismo de reentrada, trata-se de uma arritmia paroxística. Pode causar sintomas como palpitações.

Taquicardias paroxísticas supraventriculares

As taquicardias paroxísticas supraventriculares são distúrbios do ritmo relativamente frequentes, causam sintomas como palpitações, tonturas, mal-estar, o que motiva o atendimento em unidades de emergência. São arritmias mais comuns em indivíduos jovens, com coração estruturalmente normal, mas podem ser registradas em qualquer idade.

A denominação "taquicardia paroxística" refere-se ao início e término súbito. De acordo com o mecanismo, as formas principais são: taquicardia por reentrada nodal (TRN) e taquicardia por reentrada atrioventricular (TRAV).

A relação entre as ondas P e o QRS é um critério importante para reconhecer e estabelecer o diagnóstico do mecanismo da taquicardia paroxística supraventricular (TPSV).

A identificação das ondas P é algumas vezes difícil no ECG de superfície, com a onda P superposta ao segmento ST, onda T ou QRS, o que torna impossível classificar a arritmia em TRN ou TRAV. Em tais casos, a arritmia pode ser descrita com base no ECG simplesmente como TPSV.

Taquicardia por reentrada nodal (TRN)

Essa é a forma mais comum de TPSV, respondendo por 60% dos casos. O mecanismo dessa arritmia envolve a presença de dupla via nodal, isto é, o nó atrioventricular (AV) apresenta duas vias: uma de condução rápida e outra de condução lenta (Fig. 13.9)[4-7].

Dupla via nodal está presente em cerca de 10 a 35% das pessoas normais, com maior prevalência em crianças e adolescentes e redução em sua ocorrência com a idade. Na maioria dos casos, a dupla via nodal permanece silenciosa, sem causar TRN. A condução do impulso atrial para o ventrículo geralmente é pela via rápida, algumas vezes somente pela via lenta e, raramente, pelas vias rápida e lenta (resposta 1:2 ou duplo passo). Ocasionalmente a condução pelas vias rápida (PR normal) e lenta (PR longo) é flagrada em ritmo sinusal, com um padrão alternante de PR normal e longo[8,9].

A via de condução rápida apresenta período refratário prolongado em relação à via de condução lenta. Quando há dupla via nodal, os batimentos sinusais normais comumente penetram no nó AV pelas duas vias, sendo conduzidos pela via rápida, pela maior velocidade nesta via. Uma extrassístole atrial, por ser um batimento precoce, pode encontrar a via rápida ainda no seu período refratário e ser bloqueada por essa via rápida, por esta apresentar um período refratário longo. O impulso é então conduzido com menor velocidade pela via lenta e, na porção distal do nó AV, é conduzido para o ventrículo e também retrogradamente para o átrio pela via rápida, que agora não se encontra mais no período refratário. Desse modo, estabelece-se um circuito de reentrada, produzindo a taquicardia. Esta é o mecanismo mais frequente (80 a 90% dos casos), conhecido como TRN tipo comum ou típica (*lenta-rápida*). A TRN do tipo incomum ou atípica apresenta formas diferentes de reentrada, como a TRN *rápida-lenta*, onde o circuito é reverso e o estímulo conduzido retrogradamente para o átrio através da via lenta, com menor velocidade (ver adiante)[3-8].

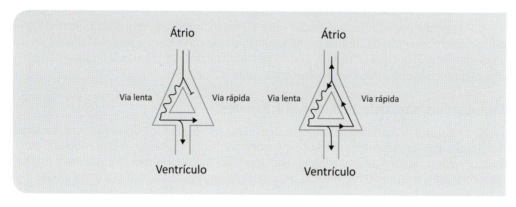

Figura 13.9 Esquema do mecanismo da TRN tipo comum: um batimento atrial prematuro é bloqueado na via rápida e conduzido pela via lenta, com menor velocidade. Na porção distal, o estímulo penetra no ventrículo e retorna ao átrio através da via rápida que já se encontra fora do seu período refratário. Um circuito de reentrada é produzido, o que resulta na TRN (forma comum, lenta-rápida). Na TRN do tipo incomum (não mostrada na figura) o sentido da reentrada é o contrário (rápida-lenta), ou seja, o estímulo desce pela via rápida e retorna pela via lenta.

A TRN apresenta frequência cardíaca entre 140 e 250 bpm, comumente de 180 a 200 bpm. É uma taquicardia regular, tipicamente com QRS estreito, mas esse pode ser largo quando há condução aberrante. Na forma comum, o intervalo RP' é curto, menor ou igual a 70 ms. As ondas P retrógradas podem cair dentro do QRS, de difícil visualização, ou produzir pseudo-r' em V1 e aVR, pseudo-s' em DII, DIII e aVF, que não são vistas no eletrocardiograma basal do paciente, em ritmo sinusal (Fig. 13.10). O registro do eletrocardiograma na velocidade de 50 mm/s e 2 N facilita a visualização das ondas P. A TRN incomum mostra intervalo RP' longo porque a condução retrógrada ocorre de forma mais lenta para o átrio[3-8].

Taquicardia por reentrada atrioventricular (TRAV)[3,5,9-11]

É a segunda forma mais comum de TPSV (cerca de 30% dos casos). Essa taquicardia supraventricular de QRS estreito tem como mecanismo a macrorreentrada com envolvimento de via acessória como componente do circuito reentrante. O evento que desencadeia essa taquiarritmia comumente é uma extrassístole (mais frequentemente ventricular), que é bloqueada na junção AV, mas conduzida retrogradamente através da via acessória e retorna aos ventrículos pelo sistema de condução normal (nó AV e His-Purkinje), estabelecendo um circuito de reentrada. Ao contrário da TRN, nesse caso o circuito reentrante envolve várias estruturas: o átrio, o nó AV, o feixe de His e seus ramos, o ventrículo e a via acessória.

O ECG em ritmo sinusal é frequentemente normal e não exibe o padrão de Wolff-Parkinson-White. As vias acessórias são ocultas em cerca de 50% dos casos; em outros 50% há condução bidirecional e padrão de pré-excitação, intermitente ou não. Isso ocorre porque nesse caso a via acessória somente conduz retrogradamente, do ventrículo para o átrio, sendo denominada via anômala oculta.

Capítulo 13

Arritmias Supraventriculares 317

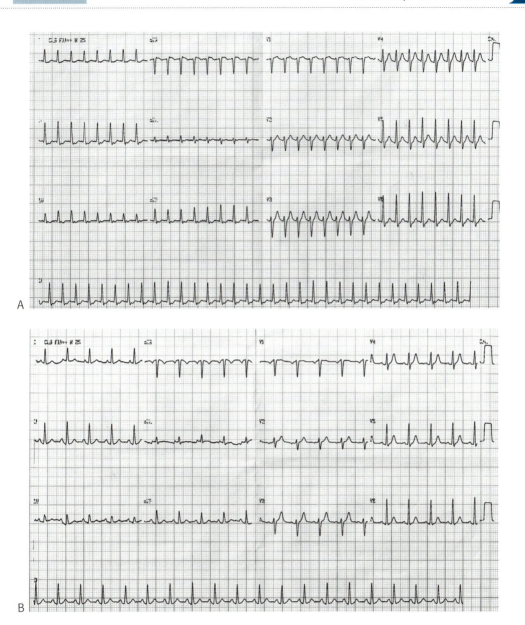

Figura 13.10 **A)** Exemplo de taquicardia paroxística supraventricular (TRN). Taquicardia com RR regular, QRS estreito, FC em torno de 210 bpm. As ondas P' retrógradas são visualizadas logo após o QRS como pseudo-s' em DII, DIII e aVF e pseudo-r' em aVR. **B)** ECG em ritmo sinusal (taquicardia sinusal) após reversão da arritmia pela administração de adenosina IV, com o desaparecimento do pseudo-s' nas derivações inferiores e o pseudo-r' em aVR. Esta característica é compatível com taquicardia por reentrada nodal (TRN).

A TRAV é também denominada taquicardia *ortodrômica*, porque o impulso é conduzido através do nó AV e sistema de condução infranodal no sentido anterógrado e retrogradamente pela via acessória; ao contrário, na taquicardia *antidrômica*, o impulso é conduzido do átrio ao ventrículo pela via acessória e retorna pelo sistema de condução normal, o que resulta em taquicardia com QRS largo (Fig. 13.11). A forma ortodrômica é muito mais frequente. A taquicardia antidrômica é incomum, apresenta QRS largo, e seu diagnóstico diferencial é com as taquiarritmias com QRS largo (taquicardia ventricular e taquicardia supraventricular com condução aberrante) (ver Capítulo 15).

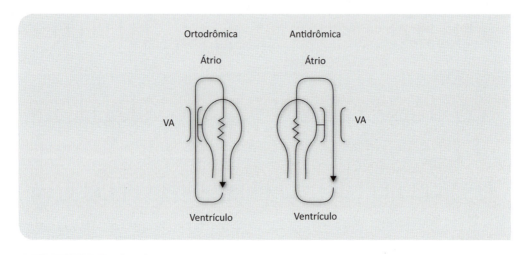

Figura 13.11 Na taquicardia ortodrômica, o estímulo desce pelo sistema de condução normal (nó AV e His-Purkinje) e retorna ao átrio pela via acessória (VA), produzindo taquicardia com QRS estreito. Na forma antidrômica, o estímulo desce pela via anômala e ativa o ventrículo em sua porção muscular, fora do sistema de condução especializado, o que produz taquicardia com QRS largo. O estímulo retorna pelo sistema de condução normal.

A TRAV apresenta-se como uma taquicardia regular, paroxística, comumente com QRS estreito, a não ser que exista aberrância, com frequência de 150 a 250 bpm. As ondas P ocorrem após o término do QRS, com intervalo RP' > 70 ms (habitualmente acima de 100 ms), mas menor do que o P'R (Fig. 13.12). As ondas P comumente são negativas em DI e aVL porque a localização mais frequente da via acessória é lateral esquerda, o que resulta na ativação atrial da esquerda para a direita (o estímulo chega pelo átrio esquerdo). Esses aspectos (P tardia, P negativa em DI e alternância do QRS) ajudam no diagnóstico diferencial entre TRAV e TRN.

A presença de infradesnivelamento do segmento em ST em DI observado no ECG durante a taquicardia, conhecido como *sinal de Puech*, provocado pela onda P retrógrada negativa que "cai" no segmento ST, pode ser observada em alguns casos nas vias laterais esquerdas.

Diagnóstico diferencial entre taquicardia por reentrada nodal (TRN) e taquicardia por reentrada atrioventricular (TRAV)

Na presença de um paciente com taquicardia paroxística supraventricular o diagnóstico diferencial geralmente recai sobre a TRN e TRAV. Quando o ECG em ritmo sinusal exibe o padrão de pré-excitação ventricular, podemos considerar que a taquicardia paroxística é por reentrada atrioventricular (TRAV). Porém, como já citado, Porém, como já citado, o ECG fora da crise é frequentemente normal nos casos de taquicardia associados à via anômala (condução oculta).

Capítulo 13   Arritmias Supraventriculares   319

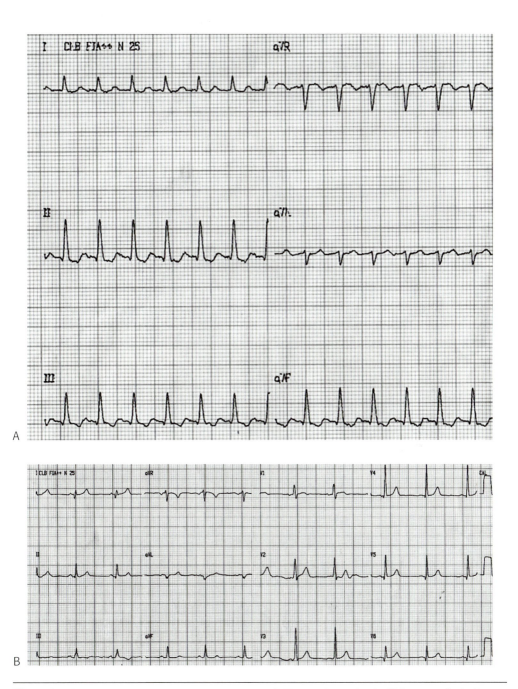

Figura 13.12 Taquicardia por reentrada atrioventricular. **A)** Taquicardia regular de QRS estreito. Ondas P retrógradas de visualização difícil, porém a morfologia "bicuda" do ST/T em algumas derivações (DII, DIII) sugere onda P retrógrada > 100 ms e TRAV. **B)** O ECG em ritmo sinusal mostra o padrão de Wolff-Parkinson-White (via acessória lateral esquerda: onda delta e QRS positivos em V1 e onda delta negativa em DI e aVL), porém frequentemente o ECG não mostra padrão de pré-excitação em TRAV após a reversão para o ritmo sinusal.

Um estudo validou a acurácia dos seguintes critérios combinados para definir o tipo de taquicardia quando não há padrão de pré-excitação ao ECG basal, em ritmo sinusal. Pseudo-r' em V1 e/ou pseudo-s' nas derivações inferiores (característica de TRN), onda P visível após o QRS e alternância do QRS (critérios para TRAV) foram capazes de predizer o mecanismo da taquicardia paroxística supraventricular em 82% dos casos[12] (Fig.13.13). Outras características eletrocardiográficas sugestivas de TRAV: alternância do QRS, infradesnível do segmento ST de V3 a V6 (via acessória lateral esquerda) e supra de ST em aVR[13,14].

A alternância do QRS se refere à variação da amplitude do QRS, batimento-a-batimento, na presença de um ritmo regular. Embora a alternância elétrica seja relatada como uma característica da taquicardia ortodrômica, ela pode também ser observada em outras formas de taquicardias rápidas. A alternância do QRS nas taquicardias apresenta causa incerta, mas alguns mecanismos têm sido relatados, como oscilações na duração do potencial de ação e períodos refratários das fibras do sistema His-Purkinje e alterações cíclicas nas correntes de cálcio na célula, que se refletiriam na propagação do estímulo elétrico nas fibras cardíacas. Outras condições onde a alternância elétrica é relacionada a variações no influxo de cálcio nas células: cardiomiopatias e infarto do miocárdio extenso[10,12-14].

Estudo mostrou que uma onda P' visível com RP' ≥ 100 ms é um critério que apresenta alta acurácia para TRAV, enquanto o critério pseudo-r' na derivação aVR se mostrou mais acurato do que pseudo-r' em V1 ou nas derivações inferiores para diagnosticar TRN[15].

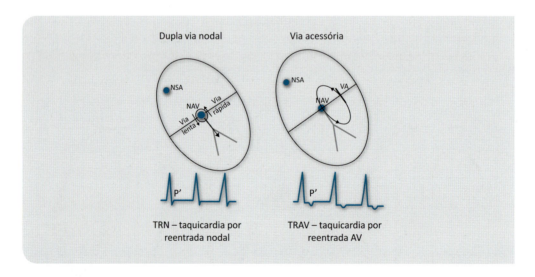

Figura 13.13 Modelo dos mecanismos da TRN (reentrada nodal) e da TRAV ou taquicardia ortodrômica (reentrada com condução retrógrada por via acessória).

Taquiarritmias atriais

Taquicardias que têm origem nos átrios por mecanismo de reentrada, por hiperautomatismo ou atividade deflagrada. São três tipos:

a) Taquicardia atrial.
b) *Flutter* atrial.
c) Fibrilação atrial.

Mecanismos e fatores etiológicos[16-18]

As taquiarritmias atriais são associadas à presença de vários fatores etiológicos ou contribuidores, como a existência de cardiopatia (cardiopatias hipertensiva, isquêmica e valvar, cardiomiopatias, miopericardite, mixoma atrial). A associação entre insuficiência cardíaca e fibrilação atrial é marcante.

A idade é um importante fator de risco, por causar alterações estruturais cardíacas.

Fatores e condições extracardíacas estão relacionados à maior incidência de fibrilação atrial. Por exemplo: uso excessivo de álcool, hipertireoidismo, obesidade e apneia do sono. O tônus autonômico é fator importante para deflagrar episódios de fibrilação atrial.

Muitos estudos têm demonstrado a importância de determinantes genéticos. Atualmente se considera que a associação de fatores como doença cardíaca, fatores extrínsecos (como tônus autonômico) e substrato genético atuam para levar à fibrilação atrial.

As principais formas de taquiarritmias atriais são causadas pelos seguintes mecanismos (Fig. 13.14):

- Taquicardia atrial focal – origem em um foco situado nos átrios, que sofre disparo em frequência elevada por mecanismo de hiperautomatismo, atividade deflagrada ou microrreentrada.
- *Flutter* atrial típico – ocorre macrorreentada. O circuito reentrante está limitado ao átrio direito, próximo ao ânulo tricuspídeo e à *crista terminalis* e dependente do cavotricuspídeo. Na maioria dos casos, o sentido do circuito é anti-horário.
- Fibrilação atrial – relacionada à presença de várias microrreentradas nos átrios. Focos nas veias pulmonares funcionam como *trigger* para os episódios.

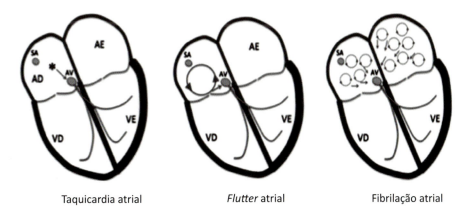

Figura 13.14 Mecanismos das taquiarritmias atriais.

Taquicardia atrial

Taquiarritmia que se caracteriza por ondas P ectópicas, com morfologias diferentes das ondas P sinusais.

Diagnóstico (ECG)

O diagnóstico da *taquicardia atrial focal* (Figs. 13.15 e 13.16) é baseado nas seguintes características eletrocardiográficas[3,17-19]:

- Frequência atrial elevada, de 100 a 240/minuto.
- Ondas P com morfologia diferente das ondas P sinusais e dependente do local de origem da taquicardia.
- Presença de linha isoelétrica entre as ondas P.
- Relação entre o número de ondas P e QRS variável – comumente é 1:1 (uma onda P para cada QRS), mas pode ser 2:1 ou maior.

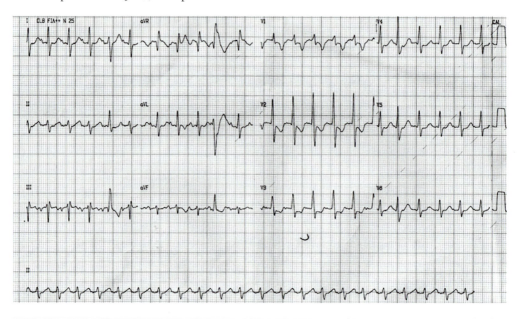

Figura 13.15 Taquicardia atrial focal. Ondas P ectópicas e frequência cardíaca de cerca de 136 bpm. ECG de criança de 13 anos de idade que apresentava taquicardia atrial incessante, evoluindo com taquicardiomiopatia e boa resposta após controle da arritmia (ablação e terapia antiarrítmica).

A forma focal é a mais comum e tem origem em áreas localizadas, em um foco situado no átrio direito ou esquerdo ou nas estruturas venosas que desembocam nos átrios (seio coronário, veias cavas, veias pulmonares). O átrio direito é o sítio mais comum de origem, especialmente ao longo da *crista terminalis*[19].

Na *taquicardia atrial focal*, um sítio atrial único fora do nó sinusal sofre ativação de forma radial e centrífuga a partir do ponto de origem. O mecanismo eletrofisiológico primário responsável por essa ativação anormal pode ser hiperautomatismo (despolari-

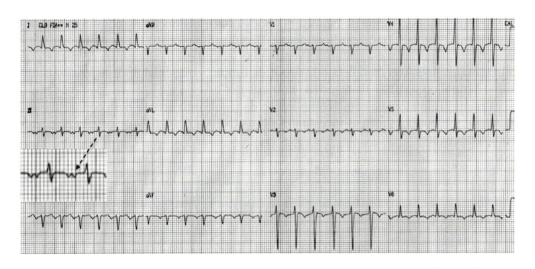

Figura 13.16 Taquicardia atrial. Ondas P atípicas, diferentes das P sinusais, com polaridade negativa nas derivações inferiores (ver detalhe de DII). FC aproximada de 150 bpm. Paciente com DPOC.

zação aumentada durante a fase 4), atividade deflagrada por pós-potenciais ou circuitos muito pequenos (microrreentrada). O resultado é um foco ectópico que apresenta alta taxa de disparo, inibe o nó sinusal e passa a ser o ritmo dominante[19,20].

A taquicardia atrial pode também surgir em áreas de cicatrizes e incisões cirúrgicas prévias, por mecanismo de reentrada nessas áreas.

Quando a taquicardia exibe três ou mais morfologias de P em uma derivação, é denominada *taquicardia atrial multifocal* (Fig. 13.17). Os intervalos PR e RR apresentam variações, já que o batimento atrial se origina de focos múltiplos e o estímulo percorre distâncias diferentes até o nó AV. Essa forma de arritmia é relatada em pacientes com doença pulmonar obstrutiva crônica (DPOC), principalmente na faixa geriátrica.

Relação entre a morfologia de P e local de origem da taquicardia atrial

O local de origem da taquicardia atrial é variável, pode ser o átrio direito alto, o átrio direito baixo (exemplo: óstio do seio coronário), átrio esquerdo etc. A morfologia da onda P reflete, de forma geral, o local provável de origem da taquicardia atrial focal[21]:

- **Ondas P positivas em DI e nas derivações inferiores (DII, DIII e aVF) e negativa em aVR** – origem atrial direita alta. A ativação atrial ocorre de cima para baixo.
- **Ondas P positivas em aVL e negativas nas derivações inferiores** – origem no átrio direito baixo ou junção AV. A ativação atrial se propaga de baixo para cima.
- **Ondas P negativas em DI/aVL e positivas em V1** – origem da taquicardia no átrio esquerdo ou veias pulmonares. A ativação atrial ocorre da esquerda para a direita.

Um algoritmo baseado na polaridade e morfologia de P no ECG padrão foi capaz de predizer o local de origem da taquicardia atrial focal[22].

A taquicardia atrial ectópica incessante, originada por foco automático no miocárdio atrial, é mais comum em crianças e adultos jovens e frequentemente é refratária à terapia

- A resposta ventricular é comumente elevada, com frequência cardíaca entre 120 e 170/min.

O aspecto em "dente de serra" das ondas F pode não estar presente, principalmente quando a taxa de bloqueio é 1:1 ou 2:1.

Flutter atrial com taxa de condução 1:1 é incomum e ocorre quando existe condução por via acessória ou pelo nó AV normal em certos casos (tônus vagal exacerbado, condução AV rápida).

Classificação do *flutter* atrial[20,25,26]

O *flutter* atrial pode ser classificado, conforme a ESC/NASPE, com base no mecanismo eletrofisiológico (circuito reentrante). No *flutter* atrial típico o circuito reentrante está limitado ao átrio direito, próximo ao ânulo tricuspídeo (anteriormente) e a *crista terminalis* (posterior) e dependente do istmo cavotricuspídeo. Na maioria dos casos, o sentido do circuito é anti-horário (90% dos casos), isto é, sobe pela parede septal e posterior do átrio e desce pela parede lateral, o que é responsável pelas ondas F negativas nas derivações inferiores e positivas em V1 (Figs. 13.18 e 13.20). Entretanto, o circuito pode seguir o mesmo "caminho", mas em sentido reverso, com ativação horária, sendo chamado *flutter* atrial típico reverso. Nesse caso, as ondas F são positivas nas derivações inferiores.

Mais raramente, na forma chamada *flutter* atrial atípico, o circuito reentrante não é dependente do istmo cavotricuspídeo (por exemplo: reentrada no átrio esquerdo, em cicatriz cirúrgica).

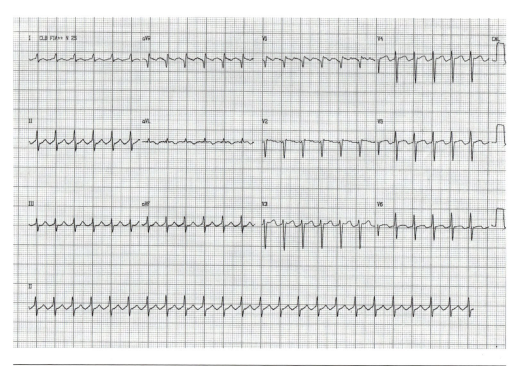

Figura 13.19 *Flutter* atrial 2:1. A FC é de 150 bpm.

Arritmias Supraventriculares

Deve-se sempre suspeitar de *flutter* atrial com condução 2:1 na presença de taquicardia regular de QRS estreito com frequência cardíaca em torno de 150 bpm. Como a frequência atrial no *flutter* típico encontra-se em torno de 300 bpm, a frequência ventricular é de cerca de 150 bpm, quando o bloqueio AV é 2:1. Nesse caso, a visualização das ondas F pode ser difícil ou duvidosa, o que pode trazer dificuldade para o diagnóstico diferencial com outras taquicardias regulares de QRS estreito (Fig. 13.19). A realização de manobras vagais ou a administração de drogas como *adenosina IV* aumenta o grau de bloqueio AV e facilita a visualização das ondas F e o diagnóstico.

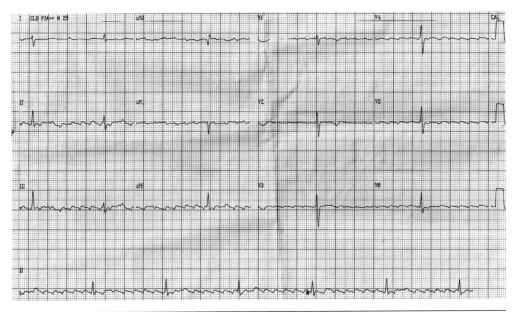

Figura 13.20 *Flutter* atrial com alto grau de bloqueio AV ou BAV completo, com QRS estreito. Resposta ventricular de cerca de 43 bpm. Idosa internada com AVE isquêmico. Nesse caso, uma preocupação é a resposta ventricular baixa (BAV).

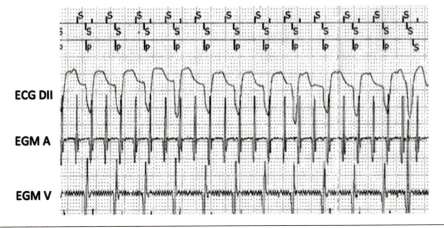

Figura 13.21 Derivação de ECG (DII) e eletrograma atrial (EGM A) e ventricular (EGM V) obtido de marca-passo via programador em paciente com BRE e *flutter* atrial. A atividade atrial é regular, com frequência de 300, e a frequência ventricular, de 150 (relação AV 2:1). Velocidade de 25 mm/s.

Significado clínico[20,21,24,25]

O *flutter* atrial é habitualmente associado a doença cardíaca, como cardiopatia hipertensiva, cardiopatia isquêmica, valvopatia, cardiomiopatia, cardiopatias congênitas, no pós-operatório de cirurgia cardíaca. O *flutter* atrial pode se manifestar como episódios paroxísticos ou intermitentes, ou como arritmia mantida por longos períodos.

Os pacientes com *flutter* atrial apresentam risco aumentado de complicações tromboembólicas.

O *flutter* atrial típico apresenta alta taxa de sucesso imediato à ablação por cateter do circuito macrorreentrante dependente do istmo cavotricuspídeo. Entretanto, no seguimento um significativo número de pacientes desenvolvem fibrilação atrial nova e alguns apresentam recidiva do *flutter* atrial. A ocorrência de fibrilação atrial após a ablação do *flutter* atrial constitui um problema de significância clínica.

A ablação é indicada para a prevenção dos episódios nos casos refratários à terapia medicamentosa, ou como alternativa à medicação antiarrítmica, quando o tratamento medicamentoso não é tolerado ou o paciente não deseja fazer uso da medicação por longo tempo.

As drogas usadas para a manutenção do ritmo são propafenona, sotalol e amiodarona.

Fibrilação atrial (FA)

Constitui a taquiarritmia sustentada mais comum e causa relativamente frequente de internação hospitalar.

Critérios eletrocardiográficos[3,24,26-28]

- Ausência de onda P, sendo a atividade atrial visível como ondulações com morfologia, amplitude e frequência variáveis (ondas f).
- Frequência atrial entre 300 e 600.
- Presença de RR irregular. A resposta ventricular (complexos QRS) não segue um padrão repetitivo.

Ocasionalmente, a atividade atrial (ondas f) é de difícil percepção, com a fibrilação atrial reconhecida pela ausência de onda P e pelo RR irregular (Fig. 13.22). Em outras ocasiões, as ondas f são proeminentes, com amplitude > 0,2 mV, principalmente em V1 (FA grosseira); nesse caso, pode ser erroneamente diagnosticada como *flutter* atrial. A ausência de uniformidade na morfologia e intervalo da atividade atrial é característica da FA. Não há contração atrial efetiva na FA, os átrios apenas tremulam.

A resposta ventricular (frequência cardíaca) na FA é variável (Figs. 13.23 a 13.25). Muitas vezes apresenta resposta ventricular elevada, o que causa sintomas como palpitações ou dispneia, ou pode agravar ou mesmo desencadear insuficiência cardíaca (Fig. 13.24). Em outros casos, a frequência ventricular pode ser baixa e/ou apresentar intervalos RR prolongados em virtude do alto grau de bloqueio AV (Fig. 13.25).

Capítulo 13   Arritmias Supraventriculares   329

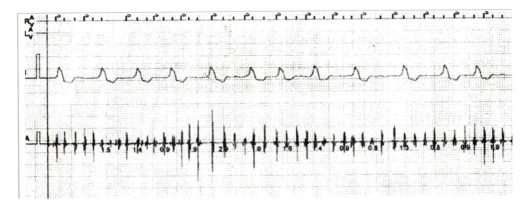

Figura 13.22   Registro simultâneo do ECG de superfície (derivação DI) e do eletrograma atrial (intracavitário) (canal inferior). O RR é irregular, a onda P está ausente. O eletrograma atrial (EGM) mostra a atividade atrial, de frequência elevada e amplitude variável. Velocidade de 25 mm/s. Traçados obtidos por analisador de marca-passo.

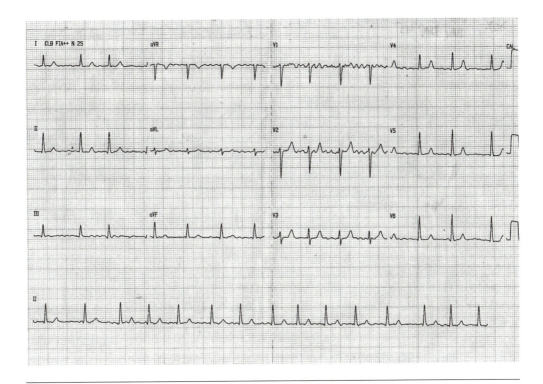

Figura 13.23   Exemplo de ritmo de fibrilação atrial com boa resposta ventricular.

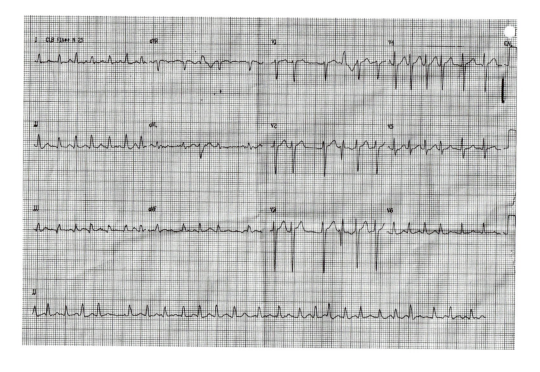

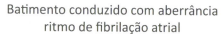

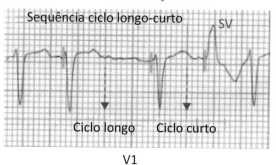

Figura 13.26 FA com alta resposta ventricular. Os batimentos com QRS largo são supraventriculares conduzidos com aberrância. Por exemplo, o quarto batimento observado em V1-V2-V3. Trata-se de um exemplo de fenômeno de Ashman (ver detalhes de V1).

Taquiarritmias supraventriculares incomuns

Algumas taquiarritmias supraventriculares são de ocorrência incomum, tais como a taquicardia juncional (ritmo juncional acelerado), a TRN forma incomum, o *flutter* atrial atípico, a taquicardia de Coumel e a taquicardia atrioventricular por duplo passo nodal.

Taquicardia juncional[1,3,32]

Trata-se de uma forma incomum de taquicardia causada por aceleração de um foco automático na junção AV. É também conhecida como ritmo juncional acelerado. São descritas duas formas de apresentação: a taquicardia juncional focal, que é paroxística e mais comum em crianças e adultos jovens, e a chamada taquicardia juncional não paroxística. Esta última é geralmente associada a certas condições como intoxicação digitálica e apresenta frequência cardíaca de 60 a 130 bpm.

O ECG, tipicamente, mostra taquicardia regular e, em geral, a frequência cardíaca não é tão elevada como nas taquicardias reentrantes juncionais (TRN, TRAV). As ondas P mais comumente não são visíveis, "escondidas" dentro do complexo QRS ou logo após. Pode haver dissociação AV (P dissociadas).

Taquicardia de Coumel[1,32,33]

Taquicardia ortodrômica, também denominada forma permanente da taquicardia juncional recíproca, que tem como mecanismo a reentrada envolvendo a condução pelo sistema de condução normal (nó AV e His-Purkinje) e retrógrada através de uma via acessória. O estímulo é conduzido lentamente pela via acessória, o que resulta em taquicardia de QRS estreito, intervalo RP' longo e ondas P negativas em derivações inferiores. Essa taquicardia, com frequência, apresenta caráter subentrante ou incessante e frequência cardíaca não tão elevada, em torno de 130 bpm, porque o estímulo elétrico sofre retardo tanto no nó AV como na via acessória (Fig. 13.27).

Taquicardia por reentrada nodal (TRN atípica)[9,34,35]

A TRN pode utilizar mecanismos diferentes de reentrada da TRN típica descrita previamente.

Uma das formas de TRN atípica é a chamada TRN rápida-lenta (ou TRN incomum), na qual o estímulo desce aos ventrículos pela via rápida e retorna pela via lenta. Essa forma corresponde a 6% dos casos de TRN, é tipicamente iniciada por batimento ventricular prematuro, sofre bloqueio na via rápida, é conduzido ao átrio pela via lenta e, ao encontrar a via rápida no período excitável (fora do período refratário), é conduzido aos ventrículos. A reentrada se mantém, o que faz surgir uma taquicardia com RP' longo com onda P negativa nas derivações inferiores (RP' > P'R). Diagnóstico diferencial com taquicardia atrial, com origem no átrio direito baixo ou átrio esquerdo, e a taquicardia de Coumel.

Outra forma de TRN atípica é a TRN lenta-lenta, quando a reentrada é estabelecida entre duas vias lentas. A onda P aparece após o QRS, com RP' < P'R. Pode ser confundida com TRAV.

Outras variantes raras de TRN atípica, com mecanismos diferentes, são descritas.

Taquicardia atrioventricular por duplo passo nodal (taquicardia paroxística causada por condução AV 1:2)

Forma rara de arritmia cardíaca explicada pelo fenômeno de duplo passo: duas despolarizações ventriculares (dois QRS) a partir de uma única despolarização atrial (onda P), ou seja, com relação AV 1:2 (Fig 13. 28). A existência de dupla via nodal explica esse fenômeno, que pode resultar em taquicardia com RR irregular e FC o dobro da frequência atrial. Essa arritmia é causa de sintomas, como palpitações, tonturas e dispneia[36,37].

O diagnóstico diferencial é com extrassístoles juncionais bigeminadas ou outras arritmias com RR irregular, muitas vezes estabelecido somente com EEF. A associação de outras alterações pode, como condução decremental (fenômeno de Wenckebach) por uma das vias, ocasionar vários tipos de padrões[38].

O batimento atrial é conduzido pela via rápida e produz QRS; esse mesmo impulso atrial é conduzido pela via lenta com retardo suficiente para encontrar o nó AV e o sistema His-Purkinje fora do período refratário e ser conduzido aos ventrículos. A sequência pode sustentar-se e originar a taquiarritmia[36].

A frequência ventricular geralmente não é alta nessa forma de taquicardia não reentrante, cujo tratamento com drogas antiarrítmicas é considerado ineficaz na maioria dos casos relatados. A ablação da via lenta é curativa[36-38].

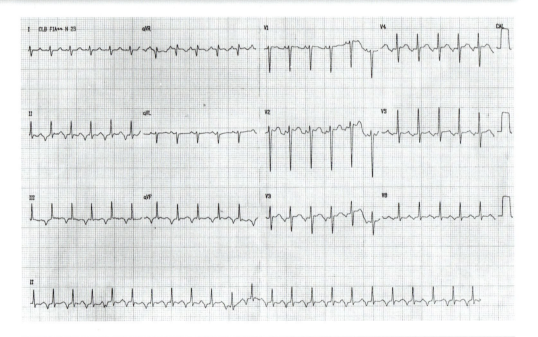

Figura 13.27 Exemplo de taquicardia de Coumel em criança de 5 anos. Taquicardia com característica incessante, onda P negativa nas derivações inferiores (RP' longo).

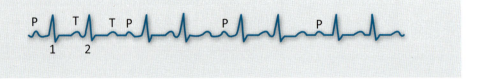

Figura 13.28 Taquicardia causada por condução AV 1:2 (duplo passo ou *one to two*), onde uma onda P origina dois complexos QRS. Um batimento atrial é conduzido pela via rápida e produz um QRS; esse mesmo impulso atrial é conduzido pela via lenta com retardo suficiente para encontrar o nó AV e o sistema His-Purkinje fora do período refratário e ser conduzido aos ventrículos. A sequência pode sustentar-se, o que faz surgir a taquiarritmia.

REFERÊNCIAS

1. Wagner GS. Marriott's Practical electrocardiography. 11th ed. Philadelphia: Lippincott Williams and Wilkins; 2008. p. 262-86.

2. Schamroth L. The disorders of cardiac rhythm. Oxford: Blackwell Scientific Publications; 1971. p. 223-4; p. 271-7.

3. Blomström-Lundqvist C, Scheinman MM, Aliot EM, Alpert JS, Calkins H, Camm AJ, et al; European Society of Cardiology Committee, NASPE-Heart Rhythm Society. ACC/AHA/ESC guidelines for the management of patients with supraventricular arrhythmias--executive summary. A report of the ACC/AHA task force on practice guidelines and the ESC committee for practice guidelines (writing committee to develop guidelines for the management of patients with supraventricular arrhythmias) developed in collaboration with HRS. J Am Coll Cardiol. 2003;42(8):1493-531.

4. Pimenta J, Moreira JM, Curimbaba J. Diagnóstico diferencial e tratamento das taquicardias supraventriculares na sala de emergência. Rev Soc Cardiol Estado de São Paulo. 2008;3:236-50.

5. Rezende A, Alcoforado P. Taquicardias supraventriculares. In: Eletrocardiografia Clínica: uma abordagem baseada em evidências. Rio de Janeiro: Revinter; 2010. p. 297-325.

6. Kalbfleisch SJ, el-Atassi R, Calkins H, Langberg JJ, Morady F. Differentiation of paroxysmal narrow QRS complex tachycardias using the 12-lead electrocardiogram. J Am Coll Cardiol. 1993;21(1):85-9.

7. Denes P, Wu D, Dhingra RC, Chuquimia R, Rosen KM. Demonstration of dual AV nodal pathway in patients with paroxysmal supraventricular thachycardia. Circulation. 1973;48(3):549-55.

8. D'Este D, Bertaglia E, Zanocco A, Reimers B, Pascotto P. Electrophysiological properties of the atrioventricular node and ageing: evidence of a lower incidence of dual nodal pathways in the elderly. Europace. 2001;3(3):216-20.

9. Mani BC, Pavri BB. Dual atrioventricular nodal pathways physiology: a review of relevant anatomy, electrophysiology, and electrocardiographic manifestations. Indian Pacing Electrophysiol J. 2014;14(1):12-25.

10. Issa ZF, Miller JM, Zipes DP. Atrioventricular reentrant tachycardia. In: Clinical arrhythmology and electrophysiology: a companion to Braunwald's heart disease, 2nd ed. pg. Philadelphia: Saunders; 2012. p. 411-67.

11. Puech P, Grolleau R, Cinca J. Reciprocating tachycardia using a latent left-sided accessory pathway. Diagnostic approach by conventional ECG. In: Kulbertus H. Re-entrant arrhythmias. MTP Lancaster: 1977. p. 117-31.

12. Gonzalez-Torrecilla E, Almendral J, Arenal A, Arienza F, del Castillo S, Fernández-Avilés F. Independent predictive accuracy of classical electrocardiographic criteria in the diagnosis of paroxysmal atrioventricular reciprocating tachycardias in patients without pre-excitation. Europace. 2008;10(5):624-8.

13. Ho YL, Lin LY, Lin JL, Chen WJ, Lee YT. Usefulness of ST-segment elevation inlead aVR during tachycardia for determining the mechanism ofnarrow QRS complex tachycardia. Am J Cardiol. 2003;92:1424-8.

14. Zhong YM, Guo JH, Hou AJ, Chen SJ, Wang Y, Zhang HC. A modified electrocardiographic algorithm for differentiating typical atrioventricular node re-entrant tachycardia from atrioventricular reciprocating tachycardia mediated by concealed accessory pathway. Int J Clin Pract. 2006;60(11):1371-7.

15. Haghjoo M, Bahramali E, Sharifkazemi M, Shahrzad S, Paeghambari M. Value of the aVR lead in differential diagnosis of atrioventricular nodal reentrant tachycardia. Europace. 2012;14(11):1624-8.

16. ACC/AHA/ESC guidelines for the management of patients with supraventricular arrhythmias: executive summary: a report of the American College of Cardiology/American Heart Association Task Force on Practice Guidelines and the European Society of Cardiology Committee for Practice Guidelines. Circulation. 2003;108:1871-909.

17. Wakili R, Voigt N, Kääb S, Dobrev D, Nattel S. Recent advances in the molecular pathophysiology of atrial fibrillation. J Clin Invest. 2011;121(8):2955-68.

18. Moreira DAR. Arritmias cardíacas: clínica, diagnóstico e terapêutica. São Paulo: Artes Médicas; 1995. p. 89-158; 186-93.

19. Saoudi N, Cosio F, Waldo A, Chen AS, Iesaka Y, Lesh M, et al. Classification of atrial flutter and regular atrial tachycardia according to electrophysiologic mechanism and anatomic bases: a statement from a joint expert group from the Working Group of Arrhythmias of the European Society of Cardiology and the North American Society of Pacing and Electrophysiology. J Cardiovasc Electrophysiol. 2001;12:852-66.

20. Chen SA, Chiang CE, Yang CJ, Cheng CC, Wu TJ, Wang SP, et al. Sustained atrial tachycardia in adult patients: electrophysiological characteristics, pharmacological response, possible mechanisms, and effects of radiofrequency ablation. Circulation. 1994;90:1262-78.

21. Qian ZY, Hou XF, Xu DJ, Yang B, Chen ML, Chen C, et al. An algorithm to predict the site of origin of focal atrial tachycardia. Pacing Clin Electrophysiol. 2011;34(4):414-21.

22. Salerno JC, Kertesz NJ, Friedman RA, Fenrich AL Jr. Clinical course of atrial ectopic tachycardia is age-dependent: results and treatment in children < 3 or > or =3 years of age. J Am Coll Cardiol. 2004;43(3):438-44.

23. Medi C, Kalman JM, Haqqani H, Vohra JK, Morton JB, Sparks PB, et al. Tachycardia-mediated cardiomyopathy secondary to focal atrial tachycardia: long-term outcome after catheter ablation. J Am Coll Cardiol. 2009;53(19):1791-7.

24. Santos, MHC, Scalabrini Neto, A. Fibrilação e flutter atrial: tipos clínicos. In: Pastore CA, Gruppi CJ, Moffa PJ (eds). Eletrocardiografia Atual: Curso do Serviço de Eletrocardiologia do Incor. 2ª ed. São Paulo: Atheneu; 2008. p. 309-19.

25. Cosio FG, Arribas F, López-Gil M, González HD. Atrial flutter mapping and ablation. I. Studying atrial flutter mechanisms by mapping and entrainment. Pacing Clin Electrophysiol. 1996; 19(5):841-53.

26. Fuster V, Ryden LE, Cannom DS, Crijns HJ, Curtis AB, Ellenbogen KA, et al. ACC/AHA/ESC 2006 guidelines forthe management of patients with atrial fibrillation. A report of the ACC/AHA Task Force on Practice Guidelines and the ESC Committee for Practice Guidelines (Writing Committee to revise the 2001 Guidelines for the Management of Patients with Atrial Fibrillation) developed in collaboration with the European Heart Rhythm Association and the HRS. JACC. 2006;48:149-246.

27. Zimerman LI, Fenelon G, Martinelli Filho M, Grupi C, Atié J, Lorga Filho A, et al. Sociedade Brasileira de Cardiologia. Diretrizes Brasileiras de Fibrilação Atrial. Arq Bras Cardiol. 2009;92(6 supl.1):1-39.

28. Knight BP, Michaud GF, Strickberger SA, Morady F. Electrocardiographic differentiation of atrial flutter from atrial fibrillation by physicians. J Electrocardiol. 1999;32 (4):315-9.

29. Gouaux JL, Ashman R. Auricular fibrillation with aberration stimulating ventricular paroxysmal tachycardia. Am Heart J. 1947;34(3):366-73.

30. Alraies MC, Eisa N, Alraiyes AH, Shaheen K. The long and short of it: Ashman's phenomenon. Am J Med. 2013;126(11):962-3.

31. Gulamhusein S, Yee R, Ko PT, Klein GJ. Electrocardiographic criteria for differentiating aberrancy and ventricular extrasystole in chronic atrial fibrillation: validation by intracardiac recordings. J Electrocardiol. 1985;18(1):41-50.

32. Lorga Filho A, Pimenta J. O ECG nas arritmias. In: Zimerman IL, Fenelon G. Papel dos métodos não-invasivos em arritmias cardíacas. São Paulo-SP. Editora Atheneu; 2009. p. 1-29.

33. Coumel P, Cabrol C, Fabiato A, Gourgon R, Slama R. Tachycardie permanente par rythme réciproque. I. Preuvres du diagnostic par stimulation auriculaire et ventriculaire. Arch Mal Coeur. 1967;60:1830-49.

34. Katritsis DG, Sepahpour A2, Marine JE, Katritsis GD, Tanawuttiwat T, Calkins H, et al. Atypical atrioventricular nodal reentrant tachycardia: prevalence, electrophysiologic characteristics, and tachycardia circuit. Europace. 2015;17(3):1099-106.

35. Otomo K, Nagata Y, Uno K, Fujiwara H, Iesaka Y. Atypical atrioventricular nodal reentrant tachycardia with eccentric coronary sinus activation: electrophysiological characteristics and essential effects of left-sided ablation inside the coronary sinus. Heart Rhythm. 2007;4(4):421-32.

36. Fraticelli A, Saccomanno G, Pappone C, Oreto G. Paroxysmal supraventricular tachycardia caused by 1:2 atrioventricular conduction in the presence of dual atrioventricular nodal pathways. J Electrocardiol. 1999;32(4):347-54.

37. Veronese P, Ticom T, Mazer A, Augusto L, Sousa JC, Carmo A, et al. Taquicardiomiopatia por duplo passo nodal: sucesso no tratamento com radiofrequência. Relampa. 2009;22(4):243-83.

38. Wang NC, Shah H, Jain SK, Saba S. Dual atrioventricular nodal nonreentrant tachycardia with alternating 1:1 and 1:2 AV conduction: mechanistic hypotheses and total suppression using right atrial pacing. Ann Noninvasive Electrocardiol. 2013;18(2):199-203.

capítulo 14

Arritmias Ventriculares

EXTRASSÍSTOLES VENTRICULARES

São arritmias cuja origem ocorre abaixo do feixe de His. São batimentos prematuros originados no sistema His-Purkinje ou nos ventrículos. Exibem várias formas de apresentação e gravidade que dependem da cardiopatia subjacente, da função ventricular e das repercussões hemodinâmicas causadas pelo distúrbio do ritmo.

A característica marcante ao ECG da arritmia ventricular é a presença de batimentos com QRS largo, diferentes dos batimentos sinusais. (Fig. 14.1), embora as arritmias supraventriculares, algumas vezes, apresentem-se com QRS largo, quando existe aberrância de condução ou bloqueio de ramo preexistente.

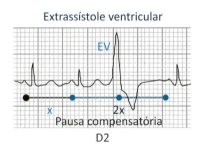

Figura 14.1 Extrassístole ventricular: batimento precoce, com QRS largo e pausa compensatória. A pausa compensatória ou completa apresenta duração igual ou maior do que duas vezes o ciclo PP básico.

As ectopias ventriculares apresentam QRS largo, tipicamente maior que 120 ms, com morfologia diferente do ritmo de base e repolarização alterada. É um batimento onde o ventrículo sofre despolarização por condução lenta através do músculo e não pelo sistema especializado de condução.

Ao contrário das extrassístoles supraventriculares, não existe onda P precoce precedendo o batimento ventricular, mas geralmente a onda P está dissociada do QRS e "cai" no tempo previsto pelo ciclo PP básico. Ocasionalmente, pode haver condução retrógrada ventriculoatrial, isto é, o batimento ventricular pode penetrar no nó AV de forma retrógrada e provocar a despolarização atrial de baixo para cima (Fig. 14.2)[1].

As extrassístoles ventriculares são causadas por mecanismo de *reentrada* (circuito circular, este é o mecanismo mais comum), *atividade deflagrada* (pós-potenciais que desencadeiam novos potenciais de ação) ou por *automatismo exagerado* (foco automático). As extrassístoles ventriculares causadas por reentrada e atividade deflagrada mais comumente apresentam intervalo de acoplamento estável, quando são originadas de um foco único. O *intervalo de acoplamento* é aquele medido entre a extrassístole e o batimento precedente do ritmo dominante[1,2].

As extrassístoles ventriculares (ESV) são classificadas em:

- Bigeminadas – cada batimento sinusal é seguido por um batimento ectópico (Fig. 14.2).
- Trigeminadas – dois batimentos sinusais e um batimento prematuro ventricular.
- Acopladas ou pareadas – duas extrassístoles ventriculares sucessivas.

Quanto à morfologia, as ESV podem ser:

- Monomórficas – quando apresentam uma única morfologia de QRS.
- Polimórficas – quando têm duas ou mais morfologias.

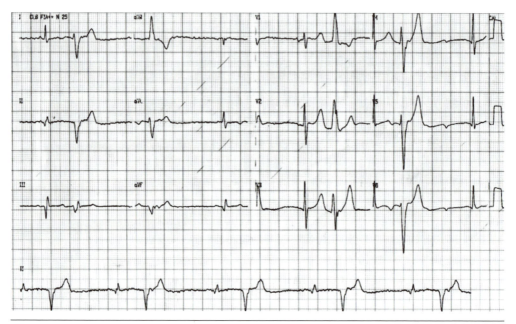

Figura 14.2 Bigeminismo ventricular: um batimento normal para cada batimento prematuro ventricular. Paciente com cardiopatia isquêmica, com história de infarto prévio. Presença de Q nas derivações inferiores. Em alguns batimentos ventriculares se observa condução retrógrada ventriculoatrial: onda P negativa após o QRS nas derivações inferiores. Por exemplo, nos dois últimos batimentos ventriculares do DII longo.

As extrassístoles ventriculares são chamadas *interpoladas* quando o batimento ectópico se situa entre dois batimentos normais e não gera pausa; assim, o intervalo RR do ciclo que engloba a extrassístole é igual ao RR de base (Fig. 14.3).

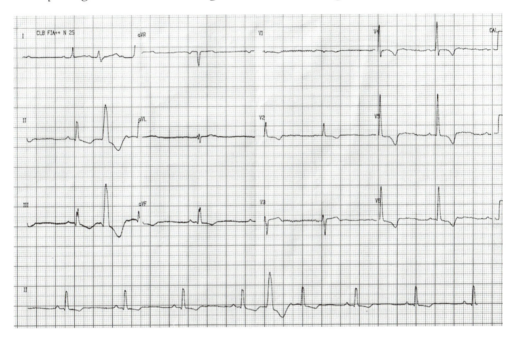

Figura 14.3 Extrassístole ventricular monomórfica: a morfologia do QRS não muda em uma mesma derivação. Neste caso, as extrassístoes ventriculares são interpoladas, os batimentos ectópicos situam-se entre dois batimentos normais, sem ocasionar pausa.

As extrassístoles ventriculares originadas no ventrículo esquerdo exibem padrão de bloqueio de ramo direito, já que o ventrículo direito é ativado tardiamente, após o ventrículo esquerdo; ao contrário, as extrassístoles originadas no ventrículo direito apresentam padrão de bloqueio de ramo esquerdo[1,2].

A extrassístolia ventricular de via de saída de ventrículo direito é uma forma de arritmia ventricular relativamente frequente, presente geralmente em pessoas com coração estruturalmente normal. Apresenta morfologia de bloqueio de ramo esquerdo com eixo elétrico para baixo (a ativação se dá de cima para baixo) e transição tardia (V3/V4 ou além). Ou seja, extrassístoles ventriculares com QRS negativo em V1 e positivo nas derivações DII, DIII e aVF[3-5].

Apesar de um QRS largo ser a marca das extrassístoles ventriculares, raramente podemos observar batimentos ventriculares com estreitamento do QRS em relação ao ritmo de base, em traçado com bloqueio de ramo. Por exemplo, quando existe fusão entre o batimento sinusal e extrassístole ventricular tardia, com soma entre a ativação simultânea de origem supraventricular e ventricular, sendo cada um responsável pela ativação de uma área do ventrículo. Isso reduz o tempo de ativação total e a duração do QRS. Por exemplo, extrassístole ventricular originada no ventrículo direito na presença de ritmo sinusal com BRE. Nesse caso, o traçado irá mostrar um padrão de bloqueio de ramo esquerdo e extras-

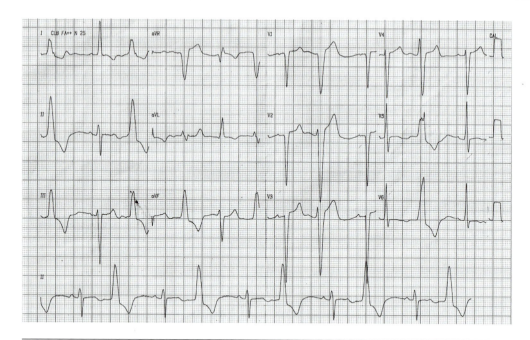

Figura 14.4 Extrassistolia ventricular bigeminada com morfologia de via de saída do ventrículo direito. Apresenta morfologia de bloqueio de ramo esquerdo com eixo elétrico para baixo (QRS positivo em DII, DIII e aVF) e transição tardia. BDASE e critérios de HVE. Paciente com dispneia e ecocardiograma com dilatação e disfunção do VE. Na maioria dos casos, a extrassistolia ventricular de via de saída do ventrículo direito ocorre em pacientes com função ventricular preservada.

sístole ventricular com QRS mais estreito do que aquele do ritmo de base[6,7]. Como a extrassístole ventricular é tardia, é comum o batimento ectópico ventricular apresentar onda P sinusal antes do complexo QRS. Schamroth usou a expressão "dois errados às vezes fazem um certo" para descrever esse fenômeno. Os dois errados referem-se ao bloqueio de ramo e à ectopia ventricular (dos eventos anormais), e o certo, ao fato dos batimentos ventriculares apresentarem QRS estreito, "normalizado", similar a um batimento ventricular normal. No entanto, batimentos com QRS estreito em traçados com bloqueio de ramo podem ser de origem supraventricular por vários mecanismos e não relacionados à fusão ou soma, tais como: 1. condução supernormal-excitabilidade aumentada na fase 3; 2. fenômeno de GAP-um retardo na parte proximal do sistema de condução AV proporciona melhora na condução na sua porção mais distal. Por exemplo: um batimento atrial prematuro ao sofrer maior grau de retardo na junção AV com aumento do intervalo PR pode ocasionar melhora da condução distalmente no His-Purkinje e reversão do bloqueio de ramo; 3. bloqueio de ramo bradicardia-dependente (fase 4), que pode apresentar reversão por batimentos com ciclos mais curtos (intervalos RR menores).

Com base no exposto, as características eletrocardiográficas das extrassístoles ventriculares são:

a) Batimento precoce no ciclo cardíaco, com QRS largo.
b) Presença de alteração secundária da repolarização ventricular, com ST e onda T discordante com o QRS.

c) Apresentam mais frequentemente pausa compensatória completa, porque o batimento de origem ventricular comumente não é conduzido ao átrio, nem interfere com o batimento sinusal.
d) Não são precedidas de onda P precoce e com morfologia diferente da P sinusal: essa é uma característica das extrassístoles atriais.

Parassistolia ventricular

Um tipo de automatismo responsável por batimentos ectópicos ventriculares é o mecanismo chamado *parassistolia*. Nesse distúrbio, dois marca-passos participam de forma independente do ritmo cardíaco. Na parassistolia ventricular, um foco habitualmente é o sinusal, enquanto o foco parassistólico tem origem no ventrículo. Esse foco parassistólico é protegido da descarga sinusal, mas seus disparos intermitentemente ativam o coração (bloqueio unidirecional). A parassistolia ventricular apresenta-se como batimentos ventriculares (com QRS largo) com intervalos de acoplamentos variáveis. Outra característica da parassistolia é que os batimentos ectópicos apresentam intervalos RR que são múltiplos entre si (x, 2x, 3x etc.)[7,8].

Batimentos recíprocos ventriculares

Batimento recíproco ou eco ocorre quando os átrios ou ventrículos são ativados duas vezes pelo mesmo impulso. Extrassístole ventricular pode produzir um eco ventricular: o batimento ectópico ventricular sobe pela junção AV para ativar os átrios e, durante a passagem pela junção, pode retornar aos ventrículos. Essa ativação atrial retrógrada é responsável por uma onda P após a extrassístole, com polaridade negativa nas derivações inferiores. O batimento de eco retorna aos ventrículos por meio dos sistemas de condução normal e, geralmente, apresenta QRS estreito (origem supraventricular) (Figs. 14.5 e 14.6)[9].

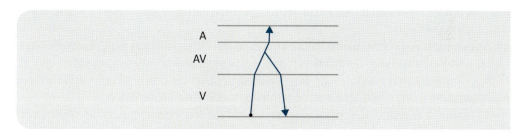

Figura 14.5 Eco ou batimento recíproco ventricular. O batimento ectópico ventricular sobe pela junção AV para ativar os átrios e, durante a passagem pela junção, retorna para ativar novamente aos ventrículos.

Significado clínico

As extrassístoles ventriculares são muito frequentes na prática clínica, principalmente em registros de Holter, e podem estar associadas à cardiopatia ou não. O significado clínico das extrassístoles ventriculares depende principalmente da presença de cardiopatia subjacente e disfunção ventricular.

Os batimentos ectópicos ventriculares, na ausência de doença cardíaca estrutural, têm sido considerados de curso benigno. Entretanto, vários estudos nos últimos anos têm documentado a associação entre batimentos ectópicos ventriculares frequentes e

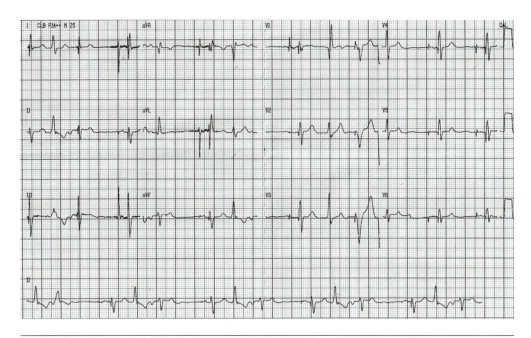

Figura 14.6 O ECG de paciente com marca-passo, apresentando batimentos atriais e ventriculares estimulados, seguidos por batimentos prematuros ventriculares, ondas P retrógradas (P negativas em DII, após a onda T) e batimentos recíprocos ventriculares (batimentos supraventriculares que seguem as ondas P retrógradas).

o desenvolvimento de disfunção ventricular (cardiomiopatia induzida por extrassistolia)[10]. A ablação por cateter da extrassistolia ventricular frequente resulta em melhora da função ventricular[11].

As extrassístoles ventriculares frequentemente são assintomáticas ou podem ser associadas a sintomas como palpitações, sensação de pausas, desconforto torácico ou cervical.

Não é incomum o encontro de extrassistolia ventricular nos registros de Holter em indivíduos normais, e ocasionalmente também no ECG de 12 derivações.

As ectopias ventriculares podem estar relacionadas a condições como hipertireoidismo, distúrbios eletrolíticos, certas medições (hormônio tireoidiano, estimulantes do simpático), cafeína, uso de álcool e drogas, entre outros fatores, e sem causa ou fator desencadeante evidente[1,2].

Entre as cardiopatias, as extrassístoles ventriculares são frequentes na cardiopatia isquêmica, na cardiopatia chagásica, nas cardiomiopatias.

As extrassístoles ventriculares de acoplamento muito curto (fenômeno R sobre T) poderiam desencadear taquiarritmias ventriculares malignas em algumas situações (síndrome coronariana aguda, doenças elétricas primárias), conforme relatos de casos. O *fenômeno R sobre T* refere-se a uma extrassístole ventricular que, por apresentar acoplamento muito curto, cai sobre a onda T no período vulnerável da repolarização. No entanto, de modo geral, o fenômeno R sobre T tem pouca importância prognóstica, salvo situações específicas, como em certos casos de doenças elétricas primárias (síndrome de Brugada, síndrome de repolarização precoce, fibrilação ventricular idiopática)[12-16].

As extrassístoles são comuns na insuficiência cardíaca e, em um estudo[17], a presença de batimentos ventriculares prematuros (um batimento ectópico ou mais) ao ECG de 12 derivações foi forte preditor de mortalidade em pacientes com insuficiência cardíaca, mesmo após o ajuste para outras variáveis.

Outro estudo concluiu que extrassítoles ventriculares multifocais ao Holter foram associadas a aumento de 4 vezes no risco de eventos cardíacos adversos em pacientes referidos para realizar tal exame[18].

A extrassistolia ventricular idiopática da via de saída do ventrículo direito ou esquerdo geralmente tem comportamento benigno, mas pode levar à dilatação ventricular quando ocorrer em grande densidade[4].

As arritmias ventriculares de via de saída podem ser tratadas a longo prazo com beta-bloqueadores e verapamil, com taxa de resposta moderada, e apresentam alta taxa de cura pela ablação por radiofrequência[4]. Darrieux et al.[5] relataram alta taxa de sucesso da ablação e significativa melhora sintomática em pacientes com ectopias ventriculares com morfologia de via de saída do ventrículo direito, com grande densidade e resistente ao tratamento medicamentoso.

No pós-infarto do miocárdio, as extrassístoles ventriculares complexas ou com frequência maior que 10 extrassístoles/hora são um marcador de risco aumentado de morte súbita[15].

De modo geral, a extrassistolia ventricular exige tratamento quando é sintomática, muito frequente e/ou associada à disfunção ventricular.

Diagnóstico diferencial entre extrassistolia ventricular e supraventricular com aberrância

Estes critérios são usados para o diagnóstico diferencial entre batimentos ectópicos ventriculares e batimentos supraventriculares conduzidos com aberrância. Frequentemente esta diferenciação é difícil, já que ambos os batimentos ectópicos exibem complexos QRS largos. Os critérios apresentados não são absolutos, mas podem auxiliar nesta tarefa. Onda P precoce com morfologia diferente da P sinusal é frequentemente observada no batimento supraventricular aberrante e geralmente não observada nos batimentos ventriculares. Este critério obviamente não pode ser aplicado na presença de fibrilação atrial. A sequência ciclo longo-ciclo curto, conhecida como *fenômeno de Ashman*, é usualmente observada nos batimentos com aberrância na presença de fibrilação atrial. O ciclo longo precedente prolonga o período refratário dos ramos, então o batimento supraventricular precoce (ciclo curto) que segue apresenta maior probabilidade de sofrer bloqueio em um dos ramos, mais comumente no ramo direito, isto é, ser conduzido com aberrância. Graus variáveis de aberrância, com QRS com diferentes durações em uma mesma derivação, sugerem batimento supraventricular[19-25].

A pausa compensatória indica extrassístoles ventriculares, porque estas, ao contrário dos batimentos atriais, geralmente não reiniciam o nó sinusal. O próximo batimento sinusal não atinge os ventrículos que estão refratários, já o batimento seguinte ocorre no tempo previsto, sendo conduzido aos ventrículos. A pausa compensatória completa apresenta duração igual a duas vezes o ciclo PP básico. Por último, a análise pode ser feita com base nos critérios morfológicos descritos por Brugada (ver Algoritmo de Brugada). Esta análise tem por base a morfologia em V1: padrão de BRD-V1 predominantemente positivo e padrão de BRE-V1 com complexo negativo.

Portanto, os seguintes critérios são compatíveis com aberrância[23-27]:

Onda P precoce com morfologia diferente da P sinusal

A onda P precoce frequentemente é observada antes do batimento supraventricular aberrante, como nas extrassístoles atriais. Este é um critério que, quando presente, sugere batimento de origem atrial. Um batimento com QRS largo precedido de onda P precoce é compatível com batimento supraventricular aberrante.

Sequência ciclo longo-ciclo curto (fenômeno de Ashman)

É usualmente observada nos batimentos com aberrância. O ciclo longo precedente prolonga o período refratário dos ramos, então o batimento SV precoce (ciclo curto) que segue apresenta maior probabilidade de sofrer bloqueio em um dos ramos, mais comumente no ramo direito, isto é, ser conduzido com aberrância tipo BRD.

Ausência de pausa compensatória

Favorece extrassístoles supraventriculares com aberrância porque estas geralmente penetram e reiniciam o nó sinusal. As extrassístoles ventriculares apresentam mais frequentemente pausa compensatória (também denominada pausa compensatória completa), porque o batimento de origem ventricular comumente não é conduzido ao átrio, assim não interfere com o batimento sinusal.

Análise por critérios morfológicos

Esta análise tem por base a morfologia do QRS em V1: padrão de BRD-V1 predominantemente positivo e padrão de BRE-V1 com complexo predominantemente negativo. Ao longo do tempo, vários critérios morfológicos foram desenvolvidos para diferenciar um batimento de origem ventricular de um batimento supraventricular aberrante (Figs. 14.7 e 14.8)[19-21,25].

Quando o padrão é de BRD, a ativação inicial do QRS similar ao batimento normal sugere aberrância. Em um ritmo supraventricular com padrão de BRD, a ativação ocorre da direita para a esquerda, não interfere com a ativação ventricular inicial, e os vetores iniciais do QRS mantêm a mesma orientação. Ao contrário, um batimento originado no ventrículo tende a apresentar ativação inicial diferente e QRS com deflexão inicial não concordante com o batimento supraventricular normal[23].

Quando o complexo QRS apresenta R duplo em V1 (RR'), a regra das "orelhas do coelho", criada por Herry JL Marriott em 1977, pode ser aplicada: se a onda R (orelha esquerda) apresenta maior amplitude do que o R' (orelha direita), isso fortemente favorece taquicardia ventricular (ou extrassistolia ventricular), enquanto se o segundo R' (orelha direita) é o maior, tanto pode ser supraventricular com aberrância quanto ventricular[23-25].

Critérios morfológicos baseados nos *critérios estabelecidos por Brugada* para diferenciar taquicardia ventricular *versus* taquicardia supraventricular com condução aberrante são empregados para o diagnóstico diferencial dos batimentos ectópicos com QRS largo (Fig. 14.7)[22,26].

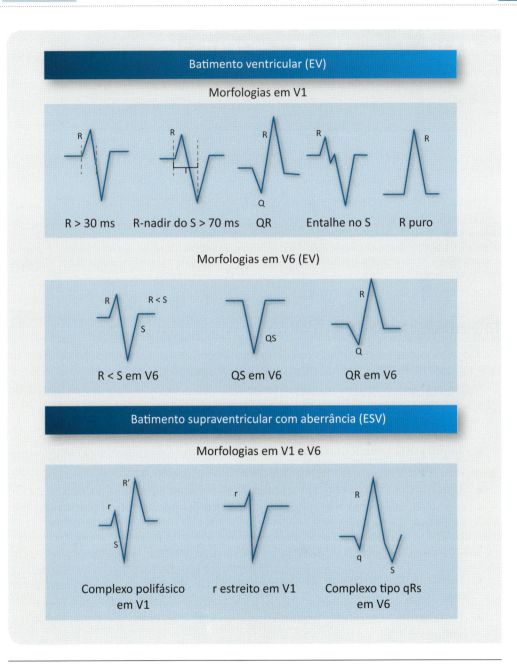

Figura 14.7 Critérios morfológicos para diferenciar batimento ectópico ventricular *versus* batimento supraventricular com aberrância. Representação das morfologias do QRS em V1 e V6. *R > 30 ms*: onda R em V1 com duração > 30 ms; *R-nadir do S > 70 ms*: medida do início da onda R em V1 até o nadir (ponto mais profundo) da onda S; *entalhe no S*: presença de entalhe no ramo descendente da onda S em V1; *R puro*: complexo QRS representado por R monofásico em V1; *R < S em V6*: onda R com amplitude menor do que a onda S em V6; complexo polifásico em V1: complexo tipo rSR' ou equivalentes.

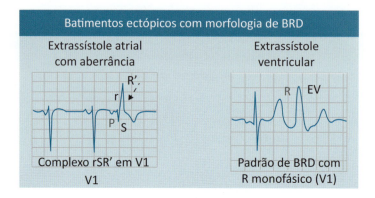

Figura 14.8 Exemplo de batimentos com morfologia de BRD em V1. O batimento com complexo QRS polifásico em V1 (rsR') é uma extrassístole atrial conduzida com aberrância. Observar que há uma onda P precoce com morfologia diferente dos outros batimentos sinusais. O outro batimento com R monofásico em V1 trata-se de extrassístole ventricular.

TAQUICARDIA VENTRICULAR

São as taquicardias originadas em áreas localizadas abaixo da bifurcação do feixe de His (sistema His-Purkinje, ventrículos). Apresentam tipicamente um complexo QRS largo.

As taquicardias ventriculares são classificadas quanto à duração e à morfologia do QRS.

Quanto à duração são classificadas em:

- **Taquicardia ventricular não sustentada (TVNS)** – quando apresenta interrupção espontânea em menos de 30 segundos.
- **Taquicardia ventricular sustentada (TVS)** – apresenta duração superior a 30 segundos ou quando a interrupção da taquicardia for necessária por ocorrer instabilidade hemodinâmica.

E conforme a morfologia do QRS:

- **Taquicardia ventricular monomórfica** – com complexos QRS com a mesma morfologia.
- **Taquicardia ventricular polimórfica** – quando a morfologia e a amplitude dos complexos QRS variam.

Taquicardia ventricular não sustentada (TVNS)

A taquicardia ventricular é classificada como não sustentada (TVNS) quando apresenta interrupção espontânea em menos de 30 segundos (Figs. 14.9 e 14.10). A TVNS está, muitas vezes, associada à cardiopatia, mas pode ser registrada na ausência de cardiopatia estrutural. São comuns no pós-infarto do miocárdio, na cardiopatia chagásica e na insuficiência cardíaca de qualquer etiologia. Em geral, constitui indicador de disfunção ventricular, mas com evidências conflitantes quanto a correlação entre presença de

TVNS e a ocorrência de morte súbita em pacientes com infarto do miocárdio com supra de ST[28,29]. Um estudo encontrou associação entre TVNS durante a admissão (após 48 horas) e morte súbita em pacientes com síndrome coronariana aguda sem supra de ST, independente de outras variáveis (como fração de ejeção)[29].

Na cardiopatia chagásica, a presença de TVNS confere maior risco (especialmente quando associado à disfunção ventricular), sendo uma das variáveis que compõem o *escore de Rassi*[30].

Em indivíduos assintomáticos de meia-idade, a indução de TVNS durante o teste ergométrico ocorreu em cerca de 4% dos casos e não foi associada com maior mortalidade em seguimento de longo prazo[31].

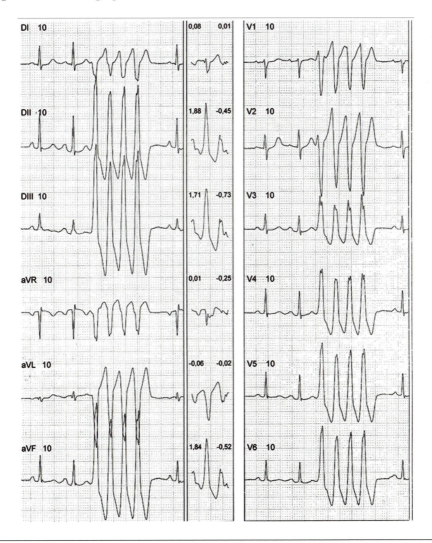

Figura 14.9 Taquicardia ventricular não sustentada (TVNS). A morfologia dos batimentos ectópicos ventriculares é compatível com a arritmia de via de saída (do ventrículo direito ou esquerdo): eixo elétrico inferior (QRS positivo em DII-DIII-aVF) e negativo em V1. Paciente com coração estruturalmente normal.

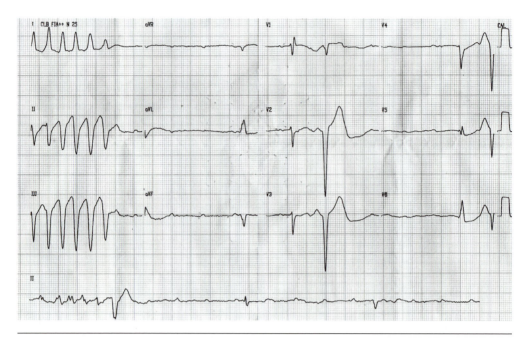

Figura 14.10 BAV total com FC muito baixa e taquicardia ventricular. Episódios de TVNS, neste caso, apresentam risco de FV, sendo indicado o uso de marca-passo transcutâneo ou implante de marca-passo provisório transvenoso.

Taquicardia ventricular sustentada monomórfica (TVS)

A taquicardia ventricular é considerada sustentada (TVS) quando apresenta duração superior a 30 segundos ou quando a interrupção da taquicardia for necessária por instabilidade hemodinâmica.

A TVS ocorre comumente em situações associadas com risco de morte em pacientes atendidos nas unidades de emergência ou terapia intensiva com palpitações, síncope, dispneia e/ou quadro de baixo débito e parada cardíaca (TV sem pulso). O tratamento do episódio agudo é realizado por meio da cardioversão/desfibrilação elétrica ou pela administração de drogas antiarrítmicas por via intravenosa. Algumas vezes, a TVS é bem tolerada. A instabilidade hemodinâmica é mais provável quando existe disfunção ventricular ou frequência elevada, a chamada TV rápida. A TV pode evoluir para fibrilação ventricular e parada cardíaca. Esse é o mecanismo mais comum da morte súbita cardíaca.

A presença da cicatriz é o substrato para o surgimento da reentrada, como visto na cardiopatia isquêmica e na cardiomiopatia chagásica.

Com base nas características apresentadas, como morfologia ao eletrocardiograma, etiologia e associação com cardiopatia estrutural, podemos dividir as taquicardias ventriculares em grupos:

Taquicardia ventricular monomórfica associada à cardiopatia estrutural

Esta forma ocorre por reentrada relacionada à presença de cicatriz. A taquicardia ventricular monomórfica é geralmente causada por reentrada envolvendo áreas de cicatriz (surge na borda), permeada por músculo viável, como observado na cardiopatia isquêmica. O circuito é fixo, o que determina o padrão monomórfico da taquicardia[2,32].

A ocorrência de TVS é mais frequente em pacientes com cardiopatia estrutural, pricipalmente quanda existe disfunção ventricular e/ou áreas de cicatriz miocárdica, entre as quais estão: doença arterial coronariana (sobretudo com infarto prévio), cardiopatia chagásica, cardiomiopatia dilatada, entre outras (Quadro 14.1)[2,32]. As TVS ocorrem também na ausência de cardiopatia estrutural, as quais são denominadas idiopáticas. São exemplos de TVS consideradas idiopáticas a TV de via de saída do ventrículo direito e esquerdo e a chamada TV fascicular, conforme veremos adiante.

Algumas condições podem funcionar como fatores desencadeantes (*trigger*) para a taquicardia ventricular, como isquemia, hipotensão arterial, hipocalemia, intoxicação por drogas (como digoxina), bradiarritmias sinusais ou bloqueio atrioventricular. Nesse caso, a correção desses fatores é importante para o manuseio e controle da arritmia[2].

É bem conhecida a associação entre arritmia ventricular e infarto do miocárdio prévio, especialmente quando há disfunção ventricular e grandes áreas de cicatriz e aneurisma ventricular (Fig. 14.11).

A TVS neste cenário é mais frequente quando há disfunção ventricular sistólica e está associada a risco substancial de morte súbita. O implante de cardiodesfibrilador é o tratamento de escolha para prevenção secundária (recorrência dos eventos), com evidências de diminuição da mortalidade[33].

Na cardiopatia chagásica, o local de origem da TV na maioria dos casos é a região inferolateral e basal do ventrículo esquerdo, o que é responsável por uma TV com morfologia de bloqueio de ramo direito[34]. Na cardiomiopatia arritmogênica do ventrículo direito, a taquicardia apresenta padrão de BRE, pela origem no ventrículo direito, e deve ser diferenciada da TV de via de saída do ventrículo direito (estudada a seguir)[35].

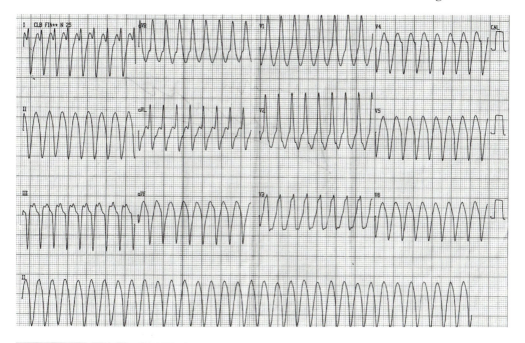

Figura 14.11 Taquicardia ventricular sustentada registrada em homem de 46 anos com cardiopatia isquêmica, IAM inferior antigo, cirurgia de revascularização miocárdica e disfunção sistólica moderada.

Quadro 14.1 Cardiopatias e condições associadas com taquicardia ventricular sustentada monomórfica e morte súbita.

- Doença arterial coronariana: fase aguda do infarto, infarto antigo (maior risco com aneurisma ventricular), cardiomiopatia isquêmica
- Cardiomiopatia chagásica
- Cardiomiopatia hipertrófica
- Cardiomiopatia não isquêmica: cardiomiopatia dilatada idiopática, hipertensiva, valvar
- Estenose aórtica
- Cardiomiopatia arritmogênica do ventrículo direito
- Cardiomiopatia infiltrativa (sarcoidose, amiloidose, entre outras)
- Distúrbios eletrolíticos
- Prolapso da valva mitral
- Cardiopatia congênita, principalmente pós-correção cirúrgica (exemplo: tetralogia de Fallot)
- Distrofia muscular (doença de Steinert)

Mecanismo da taquicardia ventricular associada à cardiopatia estrutural

O modelo de mecanismo de taquicardia ventricular monomórfica mais estudado é a TV que ocorre em pacientes com cardiopatia isquêmica, onde há áreas de condução heterogêneas localizadas na borda de áreas cicatriciais. A presença de dispersão da repolarização ventricular regional cria condições para o surgimento de reentrada e taquiarritmia maligna.

Na borda da área de cicatriz fibrosa surgem "caminhos" de condução lentificada (istmo) em que o estímulo pode propagar-se de forma lenta na diástole até atingir uma área de miocárdio normal, onde o estímulo se propaga rapidamente por uma ou mais vias (alças), até retornar ao ponto de entrada, restabelecendo uma reentrada (Fig. 14.12)[36,37].

Várias técnicas são usadas para localizar o istmo do circuito reentrante, que é crítico para a manutenção da taquicardia. O sítio do istmo é alvo comum para a ablação por radiofrequência, que pode ocasionar a cura da TV[36,37].

Figura 14.12 Modelo simplificado de reentrada em área de cicatriz de infarto. Na borda das áreas de cicatriz surgem "caminhos" de condução lentificada no istmo, em que o estímulo pode propagar-se de forma lenta até atingir uma área de miocárdio normal (sítio de saída), onde o estímulo se propaga rapidamente por uma ou mais alças (linhas vermelhas) até retornar ao ponto de entrada, restabelecendo uma reentrada. O istmo é formado na borda da cicatriz e delimitado por miocárdio normal, outra cicatriz ou uma estrutura como a valva mitral. O modelo representado apresenta duas alças externas ("figura em oito"), mas há muitas variações como presença de alças internas ou uma só alça externa.

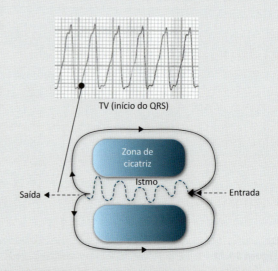

Na maioria dos casos, parte do circuito reentrante é localizada no endocárdio, mas algumas vezes o circuito da taquicardia é predominantemente situado no epicárdico. As TV com circuitos predominantes no epicárdio são descritas em pacientes com doença de Chagas e também tardiamente no pós-infarto do miocárdio e na cardiomiopatia dilatada. As TV com circuitos epicárdicos são passíveis de tratamento por ablação por abordagem epicárdica através de acesso transcutâneo subxifoide[38].

Taquicardia ventricular ramo a ramo

Uma forma incomum de taquicardia ventricular, comumente associada à cardiopatia estrutural, é a chamada TV ramo a ramo. Essa taquicardia é causada por mecanismo de reentrada nos ramos direito e esquerdo, ou entre os fascículos anterior e posterior do ramo esquerdo (interfascicular). A TV ramo a ramo tipicamente é uma taquicardia muito rápida (frequência cardíaca em torno de 200 bpm), morfologia de BRE, e responsável por sintomas como pré-síncope, síncope e quadros de morte súbita. É geralmente associada à doença cardíaca estrutural: cardiomiopatia dilatada não isquêmica é a causa mais comum. Outras causas são a cardiomiopatia isquêmica, valvopatia, pós-operatório de cirurgia valvar e distrofia muscular[39-42].

O ECG durante a taquicardia comumente apresenta morfologia de BRE com eixo para cima, uma vez que o circuito anterógrado da reentrada é pelo ramo direito, ativando inicialmente a região apical do ventrículo direito (Fig. 14.13). Já o ECG basal geralmente exibe distúrbio de condução intraventricular, sendo frequente BRE ou distúrbio de condução inespecífico[39].

A morfologia de BRE da taquicardia ramo a ramo pode ser similar ao ECG basal em ritmo sinusal (que já pode exibir BRE), assim o diagnóstico diferencial se faz com as taquicardias supraventriculares com aberrância, além de outras formas de TV. O diagnóstico é estabelecido por meio do EEF[39].

A TV ramo a ramo é uma forma de taquicardia com boa resposta à ablação por radiofrequência, onde a ablação do ramo direito cura a arritmia, ou pela ablação de um dos fascículos quando o mecanismo é a reentrada interfascicular. Porém, muitos pacientes com esta forma de arritmia apresentam disfunção ventricular, risco aumentado de TV de outros sítios e morte súbita, com indicação também de implante cardiodesfibrilador (associado ou não a ressincronizador)[42].

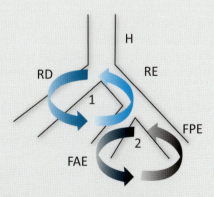

Figura 14.13 A TV ramo a ramo é causada por mecanismo de reentrada entre os ramos direito e esquerdo ou entre os fascículos do ramo esquerdo (interfascicular, mais rara).

Taquicardias ventriculares idiopáticas

A forma mais comum de TV idiopática é a originada na via de saída dos ventrículos. Das taquicardia ventriculares de via de saída, a mais comum, correspondendo a cerca de 80 a 90%, é a TV de via de saída do ventrículo direito. A TV de via de saída do ventrículo direito apresenta morfologia de BRE e QRS positivo nas derivações inferiores (eixo para baixo) e negativo em aVL. Esta forma de arritmia idiopática é mais prevalente em mulheres (30-50 anos) e seu mecanismo provável é a atividade deflagrada por pós-potenciais mediados por AMPc[3,43,44].

Esta arritmia pode ser precipitada por estresse emocional ou esforço físico e clinicamente se manifesta com sintomas como palpitações, pré-síncope e, raramente, síncope. Em algumas formas de TV de via de saída do ventrículo direito, os episódios são desencadeados durante o teste ergométrico, na fase de esforço ou na recuperação[3,43,44].

O ECG basal na arritmia de via de saída do ventrículo direito é comumente normal, exceto pela presença da arritmia ventricular[44,45].

A localização da taquicardia varia dentro da via de saída do ventrículo direito, o sítio pode ser anterior ou mais posterior. Um sítio anterior exibe onda Q ou complexo qR em DI, enquanto a localização posterior mostra onda R predominante em DI[46].

Os episódios agudos da TV de via de saída do ventrículo direito podem ser revertidos com adenosina (6 a 24 mg, IV), verapamil (5 a 10 mg, IV) ou betabloqueadores por via IV.

No tratamento de manutenção, para a prevenção das recorrências, as arritmias ventriculares de via de saída podem ser tratadas a longo prazo com betabloqueadores e verapamil, com taxa de resposta moderada. Drogas do grupo III podem ser usadas em alguns casos. A TV de via de saída do ventrículo direito apresenta alta taxa de cura pela ablação[47,48].

A TV de via de saída em geral apresenta bom prognóstico. No entanto, uma variante maligna foi descrita, onde batimentos ectópicos de via de saída do ventrículo direito poderiam iniciar episódios de TV polimórfica ou FV. As seguintes características são consideradas de risco maior: história de síncope, frequência cardíaca muito elevada (> 230 pbm), com elevada densidade de batimentos ectópicos (> 20.000/dia), ou batimentos com intervalo curto de acoplamento. A ablação tem sido recomendada nesses casos[48-52].

Por outro lado, estudos com ressonância magnética cardíaca têm revelado que é frequente a existência de anormalidades no ventrículo direito, tais como infiltração por gordura e áreas de discinesia da parede, em pacientes com taquicardia ventricular de via de saída do ventrículo direito submetidos à ablação[53]. Apesar destes achados, o prognóstico a longo prazo da arritmia de via de saída do ventrículo direito é, de modo geral, muito bom e não há progressão para cardiomiopatia arritmogênica do ventrículo direito (CAVD)[54].

Pode ser difícil diferenciar a arritmia ventricular (extrassistolia ventricular ou taquicardia ventricular) idiopática de via de saída do ventrículo direito da arritmia ventricular associada à CAVD. A arritmia ventricular com morfologia de BRE e eixo elétrico inferior é típica da arritmia ventricular de via de saída, mas pode ser observada também na CAVD. Um escore foi desenvolvido para auxiliar nesse diagnóstico diferencial.

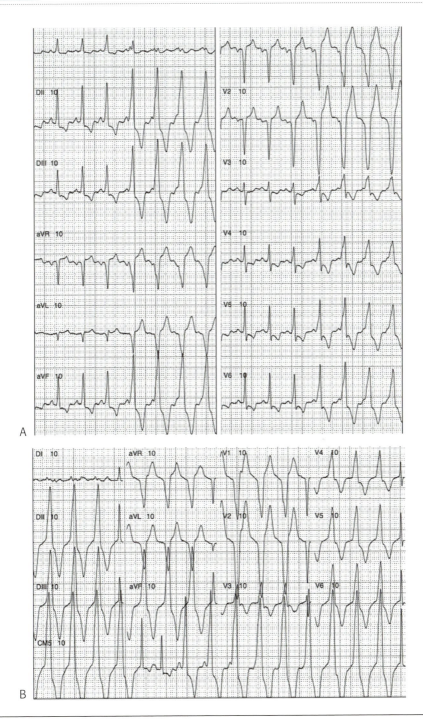

Figura 14.14 Episódios de taquicardia ventricular registrados durante teste ergométrico em mulher de meia-idade. No início há batimentos de fusão, a frequência da taquicardia é próxima à do ritmo sinusal. Observar a morfologia sugestiva de origem em via de saída do ventrículo direito: eixo inferior (QRS positivo em DII-DIII-aVF) e negativo em V1. A transição é em V3. Traçados gentilmente cedidos por Dr. Ademar Alexandre de Morais.

Diagnóstico diferencial entre arritmia ventricular de via de saída do ventrículo direito e arritmia ventricular associada à cardiomiopatia arritmogênica (CAVD)

A arritmia ventricular de via de saída do ventrículo direito apresenta tipicamente padrão de BRE com eixo inferior. Essa característica também pode ser observada na arritmia ventricular associada à cardiomiopatia/displasia arritmogênica do ventrículo direito (CAVD). A taquicardia ventricular com morfologia de BRE e eixo desviado para a esquerda (eixo superior) é característica de CAVD, sendo considerada um critério maior para o diagnóstico (ver Capítulo 10), mas o eixo elétrico é variável na arritmia ventricular associada à CAVD (para baixo, desviado para a esquerda) (Fig. 14.15).

Na maioria dos casos, a arritmia de via de saída de VD tem bom prognóstico, ao contrário da CAVD, que é associada à morte súbita e onde frequentemente está indicado o implante de cardiodesfibrilador.

Um escore foi desenvolvido por Hoffmayer et al.[55] para auxiliar no diagnóstico diferencial, com base na análise da repolarização ventricular em V1 a V3 no ECG em ritmo sinusal (item 1) e da morfológica do batimento ventricular (EV ou TV) (itens 2-4):

1. Inversão da onda T em V1-V3 em ritmo sinusal-------------------------- 3 pontos.
2. Duração do QRS em DI ≥ 120 ms (EV ou TV)-------------------------- 2 pontos.
3. Entalhe no QRS (múltiplas derivações)------------------------------- 2 pontos.
4. Zona de transição do QRS em V5 ou mais tarde---------------------- 1 ponto.

O escore varia de 0 (nenhum critério) a 8 (todos os critérios). Escore ≥ 5: TV-CAVD; escore < 5: TV-VSVD.

Um escore de 5 ou mais distinguiu de forma correta a arritmia ventricular idiopática da causada por CAVD em 94% das vezes, com sensibilidade de 84%, especificidade de 100%, VPP de 100% e VPN de 91%. Por outro lado, esse escore não é substituto para os critérios revisados da força-tarefa (revised task force criteria), que são a base para o diagnóstico da CAVD[55].

A onda epsilon (entalhe no final do QRS e início da T) no ECG em sinusal estava presente em somente 5,6% dos pacientes com CAVD nesse estudo e não foi incorporada ao escore[56].

Esse escore pode ser útil na avaliação do paciente com arritmia ventricular com padrão de BRD e eixo inferior, isto é, QRS predominantemente positivo em DII-DIII-aVF e negativo em V1. A maior probabilidade é de EV de via de saída de VD porque esta é relativamente frequente, enquanto a CAVD é uma condição rara.

Capítulo 14 — Arritmias Ventriculares

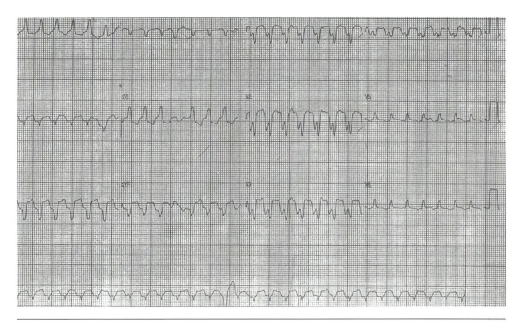

Figura 14.15 Exemplo de taquicardia ventricular em paciente com diagnóstico estabelecido de cardiomiopatia arritmogênica do ventrículo direito. Ao ECG em ritmo sinusal apresentava inversão de onda T de V1 a V4. TV com morfologia de BRE e eixo para cima. Presença de entalhes no QRS em múltiplas derivações (V1 a V4) e transição em V5. (Ver escore proposto por Hoffmayer).

Outras formas de taquicardias ventriculares monomórficas idiopáticas

Além da taquicardia ventricular de via de saída do ventrículo direito (VD), outras taquicardias com características similares a esta têm origem em outros sítios, como, por exemplo, a taquicardia ventricular de via de saída do ventrículo esquerdo (VE). Essa arritmia apresenta aspectos clínicos similares aos da TV de via de saída do VD. O ECG exibe padrão de BRE ou BRD com eixo inferior (QRS predominantemente positivo nas derivações inferiores) e transição precoce da onda R precordial, até V2[3,56,57].

As taquicardias ventriculares idiopáticas podem ter origem em muitos outros sítios dentro do coração, como nas cúspides aórticas, anel mitral e tricuspídeo, seios de Valsalva, septo interventricular, artéria pulmonar, entre outros[2,3,43].

Recentemente um índice foi descrito como de melhor acurácia para predizer o sítio de origem da taquicardia com padrão de BRE e eixo inferior, se via de saída de VD ou VE: o índice V2S/V3R. Tal índice consiste na medida da amplitude da onda S em V2 dividido pela medida da amplitude da onda R em V3. Um índice V2S/V3R ≤ 1,5 prediz TV de via de saída do ventrículo esquerdo com excelente acurácia neste estudo (sensibilidade de 89% e especificidade de 94%; AUC de 0,964)[58]. Determinar se a taquicardia de via de saída tem origem direita ou esquerda tem pouca importância clínica, já que as duas formas compartilham as características clínicas e manuseio, o que muda é a técnica e o acesso para a realização da ablação.

A TV fascicular é a forma mais comum de taquicardia ventricular do ventrículo esquerdo. É uma taquicardia causada por reentrada envolvendo os fascículos do ramo esquerdo, com sítio de saída no fascículo posterior esquerdo (essa é a forma mais comum: cerca de 90% dos casos). O ECG exibe taquicardia com QRS não tão alargado (em torno de 120 ms) e morfologia de BRD com eixo para a esquerda, em virtude do sítio habitual no fascículo posterior esquerdo (ver Capítulo 9)[3,59,60].

Essa forma de arritmia ventricular ocorre mais em adultos jovens (15 a 40 anos de idade, com predomínio em homens, sem doença cardíaca estrutural aparente) e apresenta resposta ao verapamil, por isso é também chamada taquicardia fascicular verapamil-sensível. O verapamil é efetivo para a reversão dos episódios agudos (uso por via intravenosa – IV: 5 a 10 mg) e para a prevenção das recorrências (por VO)[2,3,60].

A taquicardia fascicular é facilmente confundida com taquicardia supraventricular com aberrância por apresentar QRS não tão largo e ocorrer na ausência de cardiopatia estrutural, além de responder ao verapamil.

No geral, as taquicardias no coração normal, como as citadas, apresentam bom prognóstico, mas podem induzir disfunção e dilatação ventricular (taquicardiomiopatia)[60].

Taquicardias polimórficas

A principal forma é a *torsades de pointes*, que se associa ao QT longo, adquirido ou congênito (ver Capítulo 10). A *torsades de pointes* (do francês: torção das pontas) é a forma de TV polimórfica que tem como característica a mudança progressiva dos complexos QRS, que parecem sofrer rotação em torno da linha de base (Figs. 14.16 e 14.17).

Os estudos experimentais indicam que a *torsades de pointes* associada a prolongamento do QT é um distúrbio do ritmo causado provavelmente por atividade deflagrada por pós-potenciais precoces.

Vários fármacos podem causar prolongamentos do QTc e *torsades de pointes*, tais como antiarrítmicos, antipsicóticos, antidepressivos, anti-histamínicos, entre vários outros.

O prolongamento do intervalo QT é bem observado com as drogas antiarrítmicas. A amiodarona frequentemente causa prolongamento do intervalo QT, mas apresenta baixo risco de indução de *torsades de pointes*. Isso é explicado pelas suas propriedades eletrofisiológicas: a amiodarona causa prolongamento homogêneo da repolarização ventricular, mas sem alterar de forma significativa a dispersão da repolarização[61,62].

Os episódios de *torsades de pointes* comumente são "pausa-dependentes" e precedidos por uma sequência de intervalos RR tipo *curto-longo-curto*[63]. Ou seja: um batimento prematuro ventricular (*curto*) é seguido por pausa pós-extrassistólica, que termina em um batimento sinusal com maior prolongamento do QT (*longo*); após ocorre outro batimento ventricular prematuro (*curto*), que inicia a *torsades de pointes*[64].

Algumas formas de taquicardia ventricular polimórfica estão associadas a intervalo de QT normal. A causa mais frequente de TV polimórfica associada a QT normal é a isquemia[64]. A taquicardia polimórfica catecolaminérgica é causa rara de TV polimórfica de difícil tratamento e associada a síncope e morte súbita, geralmente com sintomas presentes desde a infância (ver Capítulo 10).

Em 1994 foi descrita uma variante de *torsades de pointes* onde os episódios de taquicardia polimórfica são desencadeados por extrassístole de acoplamento muito curto. A *taquicardia ventricular polimórfica de acoplamento curto* é uma entidade rara, associada a episódios de síncope, morte súbita cardíaca e tempestade elétrica e, provavelmente, trata-se de uma síndrome elétrica primária de causa genética[65-67].

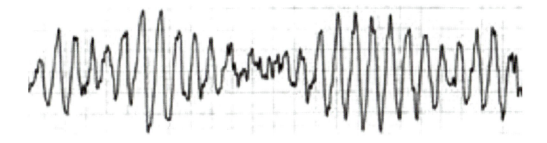

Figura 14.16 *Torsades de pointes*: as amplitudes do QRS aumentam e diminuem em ciclos. Esta forma de TV polimórfica é frequentemente associada ao QT longo.

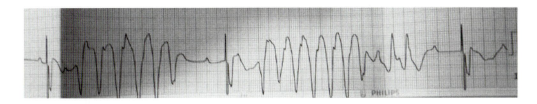

Figura 14.17 Traçado (DII) de episódio de taquicardia ventricular polimórfica (*torsades de pointes*) em paciente com marca-passo, ECG de base com QT longo (adquirido).

O tratamento da *torsades de pointes* associada a QT consiste na retirada de qualquer droga responsável pelo prolongamento do QT, correção da hipocalemia (se houver) e administração de *sulfato de magnésio*: 1-2 g por via IV (2-4 ml de sulfato de magnésio a 50%) diluído em 10 ml de SG a 5%, durante 1-2 minutos, se apresentar parada cardíaca. Na *torsades de pointes* sem parada cardíaca, o sulfato de magnésio deve ser assim administrado: 1-2 g (2-4 ml de sulfato de magnésio a 50%) associado a 50-100 ml de SG a 5%, correr em 5 a 60 minutos, e continuar com dose de manutenção de 0,5-1 g/h, até o controle dos episódios de *torsades de pointes*[68].

O uso do sulfato de magnésio em *torsades de poites* associado a QT longo é baseado em estudos observacionais (classe IIB, nível C), com pequeno número de pacientes. Uma série de casos mostra o controle dos episódios com isoproterenol por via IV ou marca-passo, com estimulação com frequência elevada (em torno de 90 bpm), principalmente quando os episódios são deflagados por pausas ou houver bradiarritmia. Em *torsades de pointes* com QT normal, a amiodarona ou betabloqueador podem ser efetivos[68-70].

Fibrilação ventricular (FV)

A FV é a forma mais grave de taquiarritmia ventricular. Nessa arritmia, a atividade elétrica ventricular é muito rápida e irregular, originada por impulsos originados de vários pontos dos ventrículos (Fig. 14.18).

Os ventrículos apenas tremulam e não geram débito cardíaco efetivo.

Constitui o principal mecanismo de morte súbita cardíaca, sendo geralmente precedida por TV.

A FV geralmente ocorre no contexto de uma cardiopatia aguda ou crônica.

A FV após IAM é denominada de *primária*, quando ocorre na fase precoce do infarto (≤ 48 horas do início dos sintomas, mais comum na fase hiperaguda) e causada por instabilidade elétrica, ou *secundária*, quando ocorre além desse período e causada por isquemia recorrente, disfunção ventricular por perda de músculo com insuficiência cardíaca ou choque. A FV primária é a principal causa de morte no IAM antes da chegada ao hospital, está associada a aumento da mortalidade na fase hospitalar, mas não a longo prazo. Pelo contrário, pacientes com FV secundária têm maior risco a longo prazo de taquiarritmia maligna e maior mortalidade[71,72].

Conforme já estudamos, várias cardiopatias estruturais apresentam incidência aumentada de morte súbita cardíaca (ver Quadro 14.1). A presença de disfunção ventricular e áreas de fibrose, como observadas na cardiopatia isquêmica com infarto prévio e na cardiomiopatia chagásica, é o substrato para o surgimento de taquicardia ventricular e FV. Este é o principal mecanismo de morte súbita cardíaca nas condições clínicas citadas.

A morte súbita por FV ocorre também em doenças elétricas primárias, como na síndrome de Brugada, e outras condições associadas com alta incidência de morte súbita.

A FV idiopática é a causa de casos de síncope ou morte súbita cardíaca, geralmente em jovens. Nessa entidade, a FV ocorre na ausência de cardiopatia evidente estrutural ou síndrome genética conhecida. Algumas condições estão, provavelmente, relacionadas a episódios de FV considerados "idiopáticos", como cardiomiopatia incipiente, síndrome do QT curto, síndrome da repolarização precoce e taquicardia ventricular polimórfica de acoplamento curto. Os episódios de FV podem ser deflagrados por batimentos ventriculares prematuros que caem no período vulnerável da repolarização ventricular, de diversas localizações: extrassístoles de via de saída do ventrículo direito (em raros casos), originadas de fibras de Purkinje do miocárdio, da banda moderadora, entre outras[2,3,73,74].

O tratamento dos episódios de FV é realizado de acordo com os protocolos do ACLS[66], que enfatiza a desfibrilação elétrica com aplicação de uma corrente de alta energia, capaz de provocar a reversão da FV. A energia passa através do coração, o que causa despolarização sincrônica do miocárdio e interrompe os circuitos reentrantes da FV.

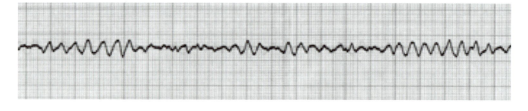

Figura 14.18 Fibrilação ventricular: ondulações irregulares com padrão caótico e frequência elevada, o que é responsável por contrações ventriculares ineficientes.

REFERÊNCIAS

1. Wagner GS. Marriott's practical electrocardiography. 11th ed. Philadelphia: Lippincott Williams and Wilkins; 2008. p. 262-86.
2. Olgin JE, Zipes DP. Specific arrythmias: diagnosis and treatment. In: Bonow RO, Mann DL, Zipes DP, Libby P. Braunwalds heart disease: a textbook of cardiovascular medicine. 9th ed. 2012. p. 771-884.
3. Prystowsky EN, Padanilam BJ, Joshi S, Fogel RI. Ventricular arrhythmias in the absence of structural heart disease. J Am Coll Cardiol. 2012;59(20):1733-44.
4. Kanei Y, Friedman M, Ogawa N, Hanon S, Lamp P, Schweitzer P. Frequent premature ventricular complexes originating from the right ventricular outflow tract are associated with left ventricular dysfunction. Ann Noninvasive Electrocardiol. 2008;13(1):81-5.
5. Darrieux FCC, Scanavacca MI, Hachul DT, Melo SJ, D'Avilla AB, Gruppi CJ, et al. Radiofrequency catheter ablation of premature ventricular contractions originating in the right ventricular outflow tract. Arq Bras Cardiol. 2007;88(3):265-72.
6. Marriott HJLT, Schwartz MB, Bix HH. Ventricular fusion beats. Circulation. 1962;26:880-4.
7. Schamroth L, Alford K. Two wrongs sometimes make a right! Heart Lung. 1976;5(3):493-5.
8. Langendorf R, Pick A. Parasystole with fixed coupling. Circulation. 1967;35(2):304-15.
9. Barold S, Linhart JW, Samet P. Reciprocal beating induced by ventricular pacing. Circulation. 1968;38(2):330-40.
10. Gaita F, Giustetto C, Di Donna P, Richiardi E, Libero L, Brusin MC, et al. Long-term follow-up of right ventricular monomorphic extrasystoles. J Am Coll Cardiol. 2001;38(2):364-70.
11. Zang M, Zhang T, Mao J, Zhou S, He B. Beneficial effects of catheter ablation of frequent premature ventricular complexes on left ventricular function. Heart. 2014;100(10):787-93.
12. Engel TR, Meister SG, Frankl WS. The "R-on-T" phenomenon: an update and critical review. Ann Intern Med. 1978;88(2):221-5.
13. Garg N, Moorthy N. R on T Phenomenon causing ventricular fibrillation during LV angiography. Heart Views. 2010;11(3):125.
14. Chiladakis JA, Karapanos G, Davlouros P, Aggelopoulos G, Alexapoulos D, Monolis AS, Significance of R-on-T phenomenon in early ventricular tachyarrhythmia susceptibility after acute myocardial infarction in the thrombolytic era. Am J Cardiol. 2000;85(3):289-93.
15. Nam GB, Ko KH, Kim J, Park KM, Rhee KS, Choi KJ, et al. Mode of onset of ventricular fibrillation in patients with early repolarization pattern vs. Brugada syndrome. Eur Heart J. 2010;31(3):330-9.
16. Viskin S, Lesh MD, Eldar M, Fish R, Setbon I, Lanaido S, et al. Mode of onset of malignant ventricular arrhythmias in idiopathic ventricular fibrillation. J Cardiovasc Electrophysiol. 1997;8(10):1115-20.
17. Le VV, Mitiku T, Hadley D, Meyers J, Froelicher VF. Rest premature ventricular contractions on routine ECG and prognosis in heart failure patients. Ann Noninvasive Electrocardiol. 2010;15(1):56-62.
18. Ephrem G, Levine M, Friedmann P, Schweitzer P. The prognostic significance of frequency and morphology of premature ventricular complexes during ambulatory Holter monitoring. Ann Noninvasive Electrocardiol. 2013;18(2):118-25.
19. Maggioni AP, Zuanetti G, Franzosi MG, Roveli F, Santoro E, Staszewsky L, et al. Prevalence and prognostic significance of ventricular arrhythmias after acute myocardial infarction in the fibrinolytic era: GISSI-2 results. Circulation. 1993;87(2):312-22.
20. Gulamhusein S, Yee R, Ko PT, Klein GJ. Electrocardiographic criteria for differentiating aberrancy and ventricular extrasystole. J Electrocardiol. 1985;18(1):41-50.

21. Gouaux JL, Ashman R. Auricular fibrillation with aberration simulating ventricular paroxysmal tachycardia. Am Heart J. 1947;34(3):366-73.

22. Brugada P, Brugada J, Mont L, Smeets J, Abdres EW. A new approach to the differencial diagnosis of a regular tachycardia with a wide QRS complex. Circulation. 1991;83(5):1649-59.

23. Wagner GS. Ventricular versus supraventricular with aberrant conduction. In: Marriott's Practical electrocardiography. 13th ed. Philadelphia: Lippincott Williams and Wilkins; 2014.

24. Alzand BS, Crijns HJ. Diagnostic criteria of broad QRS complex tachycardia: decades of evolution. Europace. 2011;13(4):465-72.

25. Gozensky C, Thorne D. Rabbit ears: an aid indistinguishing ventricular ectopy from aberration. Heart Lung. 1974;3(4):634-6.

26. Barbosa SA. Aberrância de condução versus ectopia ventricular. In: Pastore CA, Gruppi CJ, Moffa PJ (eds). Eletrocardiografia Atual: Curso do Serviço de Eletrocardiologia do Incor. 2ª ed. São Paulo: Atheneu; 2008. p. 273-82.

27. Pollack ML, Chan TC, Brady WJ. Electrocardiographic manifestations: aberrant ventricular conduction. J Emerg Med. 2000;19(4):363-7.

28. Huikuri HV, Tapanainen JM, Lindgren K, Raatikainen, P, Mäkikallio TH, Juhani Airaksinem KE, et al. Prediction of sudden cardiac death after myocardial infarction in the beta-blocking era. J Am Coll Cardiol. 2003;42(4):652-8.

29. Scirica BM, Braunwald E, Belardinelli L, Hedgepeth CM, Spinar J, Wang W, et al. Relationship between nonsustained ventricular tachycardia after non-ST-elevation acute coronary syndrome and sudden cardiac death: observations from the metabolic efficiency with ranolazine for less ischemia in non-ST-elevation acute coronary syndrome-thrombolysis in myocardial infarction 36 (MERLIN-TIMI 36) randomized controlled trial. Circulation. 2010;122(5):455-62.

30. Rassi AJ, Rassi A, Xavier SS, Rassi SG, Rassi AG, Hasslocher-Moreno A, et al. Development and validation of a risk score for predicting death in Chagas´s heart disease. N Engl J Med. 2006;355(8):799-808.

31. Marine JE, Shetty V, Chow GV, Wright JG, Gerstenblith G, Najjar SS, et al. Prevalence and prognostic significance of exercise-induced nonsustained ventricular tachycardia in asymptomatic volunteers: BLSA (Baltimore Longitudinal Study of Aging). J Am Coll Cardiol. 2013;62(7):595-600.

32. Koplan BA, Stevenson WG. Ventricular tachycardia and sudden cardiac death. Mayo Clin Proc. 2009;84(3):289-97.

33. Connolly SJ, Hallstrom AP, Cappato R, Schron EB, Kuch KH, Zipes DP, et al. Meta-analysis of the implantable cardioverter defibrillator secondary prevention trials. Eur Heart J. 2000;21(24):2071-8.

34. Sarabanda AV, Sosa E, Simões MV, Figueiredo GL, Pintya AO, Marin-Neto JA. Ventricular tachycardia in Chagas' disease: a comparison of clinical, angiographic, electrophysiologic and myocardial perfusion disturbances between patients presenting with either sustained or nonsustained forms. Int J Cardiol. 2005;102(1):9-19.

35. Elias J, Tonet J, Frank R, Fontaine G. Atualização: displasia arritmogênica do ventrículo direito. Arq Bras Cardiol. 2008;91(4):e38-40.

36. Stevenson WG, Khan H, Sager P, Saxon LA, Middlekauff HR, Natterson PD, et al. Identification of reentry circuit sites during catheter mapping and radiofrequency ablation of ventricular tachycardia late after myocardial infarction. Circulation. 1993;88(4 Pt 1):1647-70.

37. Benito B, Josephson ME. Ventricular tachycardia in coronary artery disease. Rev Esp Cardiol (Engl Ed). 2012;65(10):939-55.

38. Sosa E, Scanavacca M, D'Avila A, Oliveira F, Ramires JA. Nonsurgical transthoracic epicardial catheter ablation to treat recurrent ventricular tachycardia occurring late after myocardial infarction. J Am Coll Cardiol. 2000;35(6):1442-9.

39. Blanck Z, Dhala A, Deshpande S, Sra J, Jazayeri M, Akhtar M. Bundle branch reentrant ventricular tachycardia: cumulative experience in 48 patients. J Cardiovasc Electrophysiol. 1993;4(3):253-62.

40. Mazur A, Kusniec J, Strasberg B. Bundle branch reentrant ventricular tachycardia. Indian Pacing Electrophysiol J. 2005;5(2):86-95.

41. Blanck Z, Akhtar M. Ventricular tachycardia due to sustained bundle branch reentry: diagnostic and therapeutic considerations. Clin Cardiol. 1993;16(8):619-22.

42. Epstein AE, DiMarco JP, Ellenbogen KA, Estes NA 3rd, Freedman RA, et al. ACC/AHA/HRS 2008 Guidelines for Device-Based Therapy of Cardiac Rhythm Abnormalities: A Report of the ACC/AHA Task Force on Practice Guidelines. Circulation. 2008;117(21):e350-408.

43. Mont L, Seixas T, Brugada P, Brugada J, Simonis F, Kriek E, et al. The electrocardiographic, clinical, and electrophysiologic spectrum of idiopathic monomorphic ventricular tachycardia. Am Heart J. 1992;124(3):746-53.

44. Lerman BB, Stein KM, Markowitz SM. Idiopathic right ventricular outflow tract tachycardia: a clinical approach. Pacing Clin Electrophysiol. 1996;19(12 Pt 1):2120-37.

45. Lerman BB, Stein KM, Markowitz SM. Mechanisms of idiopathic left ventricular tachycardia. J Cardiovasc Electrophysiol. 1997;8(5):571-83.

46. Jadonath RL, Schwartzman DS, Preminger MW, Gottlieb CD, Marchlinski FE. Utility of the 12-lead electrocardiogram in localizing the origin of right ventricular outflow tract tachycardia. Am Heart J. 1995;130(5):1107-13.

47. Joshi S, Wilber DJ. Ablation of idiopathic right ventricular outflow tract tachycardia: current perspectives. J Cardiovasc Electrophysiol. 2005;16 Suppl 1:S52-8.

48. Callans DJ, Zimetbaum PJ, Downey BC. Monomorphic ventricular tachycardia in the absence of apparent structural heart disease. Uptodate. 2015, disponível em: www.uptodate.com. Acesso em: 22 junho de 2015.

49. Ng GA. Treating patients with ventricular ectopic beats. Heart. 2006;92(11):1707-12.

50. Viskin S, Rosso R, Rogowski O, Belhassen B. The "short-coupled" variant of right ventricular outflow ventricular tachycardia: a not-so-benign form of benign ventricular tachycardia? J Cardiovasc Electrophysiol. 2005;16(8):912-6.

51. Noda T, Shimizu W, Taguchi A, Aiba T, Satomi K, Suyama K, et al. Malignant entity of idiopathic ventricular fibrillation and polymorphic ventricular tachycardia initiated by premature extrasystoles originating from the right ventricular outflow tract. J Am Coll Cardiol. 2005;46(7):1288-94.

52. Lerman BB. Outflow tract ventricular arrhythmias: An update. Trends Cardiovasc Med. 2015;25(6):550-8.

53. Globits S, Kreiner G, Frank H, Heinz G, Klaar U, Frey B, et al. Significance of morphological abnormalities detected by MRI in patients undergoing successful ablation of right ventricular outflow tract tachycardia. Circulation. 1997;96(8):2633-40.

54. Gaita F, Giustetto C, Di Donna P, Richiardi E, Libero L, Brusin MC, et al. Long-term follow-up of right ventricular monomorphic extrasystoles. J Am Col Cardiol. 2001;38(2):364-70.

55. Hoffmayer KS, Bhave PD, Marcus GM, James CA, Tichnell C, Chopra N, et al. An electrocardiographic scoring system for distinguishing right ventricular outflow tract arrhythmias in patients with arrhythmogenic right ventricular cardiomyopathy from idiopathic ventricular tachycardia. Heart Rhythm. 2013;10 (4):477-82.

56. Zipes D, Douglas PR, Troup PJ, Pedersen DH. Atrial induction of ventricular tachycardia: reentry versus triggered automaticity. Am J Cardiol. 1979;44(1):1-8.

57. Callans DJ, Menz V, Schwartzman D, Gotlieb CD, Marchlinski FE. Repetitive monomorphic tachycardia from the left ventricular outflow tract: electrocardiographic patterns consistent with a left ventricular site of origin. J Am Coll Cardiol. 1997;29(5):1023-7.

58. Yoshida N, Yamada T, McElderry HT, Indem Y, Shimano M, Murochara T, et al. A novel electrocardiographic criterion for differentiating a left from right ventricular outflow tract tachycardia origin: the V2S/V3R index. J Cardiovasc Electrophysiol. 2014;25(7):747-53.

59. Ohe T, Shimomura K, Aihara N, Kamakura S, Matsuhisa M, et al. Idiopathic sustained left ventricular tachycardia: clinical and electrophysiologic characteristics. Circulation. 1988;77 (3):560-8.

60. Nogami A. Diagnosis and ablation of fascicular tachycardia. Eur Cardiol Rev. 2010;6(4):79-85.

61. Grimm W, Steder U, Menz V, Hoffmann J, Maisch B. Effect of amiodarone on QT dispersion in the 12-lead standard electrocardiogram and its significance for subsequent arrhythmic events. Clin Cardiol. 1997;20(2):107-10.

62. Kotake Y, Kurita T, Akaiwa Y, Yasuoka R, Motoki K, Kobuke K, et al. Intravenous amiodarone homogeneously prolongs ventricular repolarization in patients with life-threatening ventricular tachyarrhythmia. J Cardiol. 2015;66(2):161-7.

63. Kay GN, Plumb VJ, Arciniegas JG, Henthom RW, Waldo AL. Torsade de pointes: the long--short initiating sequence and other clinical features: observations in 32 patients. J Am Coll Cardiol. 1983;2(5):806-17.

64. Gowda RM, Khan IA, Wilbur SL, Vasavada BC, Sacchi TJ. Torsade de pointes: the clinical considerations. Int J Cardiol. 2004;96(1):1-6.

65. Leenhardt A, Glaser E, Burguera M, Nürnberg M, Maison-Blanch P, Coumel P. Short-coupled variant of torsade de pointes. A new electrocardiographic entity in the spectrum of idiopathic ventricular tachyarrhythmias. Circulation. 1994;89(1):206-15.

66. Macêdo Neto IS, Barros LS, Albuquerque ALT, et al. TV polimórfica de acoplamento curto com QT normal. Relato de caso, apresentado no XXVI Congresso Brasileiro de Arritmias Cardíacas, Nov 2009, Campinas-SP.

67. Chokr MO, Darrieux FC, Hardy CA, Hachul DT, Britto AV, Melo SL, et al. Short-coupled variant of "torsades de pointes" and polymorphic ventricular tachycardia. Arq Bras Cardiol. 2014;102(6):e60-4.

68. Neumar RW, Otto CW, Link MS, Kronick SL, Schuster M, Callaway CW, et al. Part 8: adult advanced cardiovascular life support: 2010 American Heart Association Guidelines for Cardiopulmonary Resuscitation and Emergency Cardiovascular Care. Circulation. 2010;122(18 Suppl 3):S729-67.

69. Tzivoni D, Banai S, Schuger C, Benhorin J, Keren A, Gottlieb S, et al. Treatment of torsade de pointes with magnesium sulfate. Circulation. 1988;77(2):392-7.

70. Keren A, Tzivoni D, Gavish D, Levi J, Gottlieb S, Benhorin J, et al. Etiology, warning signs and therapy of torsade de pointes: a study of 10 patients. Circulation. 1981;64(6):1167-74.

71. Volpi A, Cavalli A, Santoro L, Negri E. Incidence and prognosis of early primary ventricular fibrillation in acute myocardial infarction--results of the Gruppo Italiano per lo Studio della Sopravvivenza nell'Infarto Miocardico (GISSI-2) database. Am J Cardiol. 1998;82(3):265-71.

72. Tofler GH, Stone PH, Muller JE, Rutherford JD, Willich SN, Gustafson NF, et al. Prognosis after cardiac arrest due to ventricular tachycardia or ventricular fibrillation associated with acute myocardial infarction (the MILIS Study). Multicenter Investigation of the Limitation of Infarct Size. Am J Cardiol. 1987;60(10):755-61.

73. Sacher F, Victor J, Hocini M, Maury P, Jais P, Boveda S, et al. Characterization of premature ventricular contraction initiating ventricular fibrillation. Arch Mal Coeur Vaiss. 2005;98(9):867-73.

74. Sadek MM, Benhayon D, Sureddi R, Chik W, Santangeli P, Supple GE, et al. Idiopathic ventricular arrhythmias originating from the moderator band: Electrocardiographic characteristics and treatment by catheter ablation. Heart Rhythm. 2015;12(1):67-75.

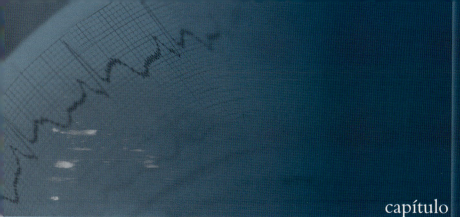

capítulo 15

Diagnóstico Diferencial das Taquicardias de QRS Largo

São taquicardias que apresentam complexo QRS com duração aumentada (≥ 120 ms).

Quando nos deparamos com uma taquicardia com QRS largo, o diagnóstico diferencial frequentemente é difícil, algumas vezes impossível pela análise do ECG de superfície.

As principais formas de taquicardia de QRS largo são[1-4]:

1. **Taquicardia ventricular (TV)** – Principal forma de taquicardia de QRS largo, corresponde a 80% dos casos. Ocorre tipicamente em paciente com cardiopatia estrutural, como cardiopatia isquêmica, cardiopatia chagásica, cardiomiopatia, mas algumas formas estão associadas a coração aparentemente normal (ver Capítulo 14).

2. **Taquicardia ventricular com condução aberrante (TSV aberrante)** – A taquicardia supraventricular geralmente apresenta QRS estreito, mas quando há aberrância o QRS alarga e torna-se difícil a diferenciação com a TV. A aberrância pode ser causada por bloqueio de ramo preexistente ou fixo (BRD, BRE e distúrbio de condução intraventricular inespecífico), ou funcional (o ritmo de base apresenta QRS normal e a aberrância surge porque o batimento encontra as fibras de um dos ramos no seu período refratário).

   Por exemplo, se o paciente apresenta BRE e desenvolve *flutter* atrial, o ECG irá exibir taquicardia de QRS largo.

3. **Taquicardias supraventriculares pré-excitadas** – Possibilidade infrequente de taquicardia de QRS largo. Nessas taquicardias, há condução anterógrada (sentido do átrio para o ventrículo) por meio de via aces-

sória. Há duas formas principais: a fibrilação atrial pré-excitada e a taquicardia antidrômica, que serão estudadas no final deste capítulo.

4. **Outros ritmos taquicárdicos com QRS largo** – Outros ritmos incomuns também podem exibir QRS largo, como, por exemplo, os ritmos observados na hipercalemia grave e intoxicação por certas drogas (por exemplo: *overdose* por antidepressivos tricíclicos, efeitos de drogas antiarrítmicas) e taquicardias mediadas ou conduzidas por marca-passo.

A *overdose* por antidepressivos tricíclicos causa tipicamente taquicardia sinusal por efeito anticolinérgico, alargamento do complexo QRS com alteração na porção terminal do QRS. Portanto, a combinação de taquicardia sinusal e QRS largo pode simular taquicardia ventricular ou taquicardia supraventricular aberrante. Ademais, essas drogas podem, em níveis tóxicos, provocar taquiarritmias (supraventricular e ventricular)[5].

Nos ritmos de marca-passo com frequência de estimulação elevada, o fato de o paciente ser portador de marca-passo e a visualização da espícula antes do QRS permitem o diagnóstico, porém a espícula pode ser de difícil percepção (ou mesmo não visível) se a estimulação é bipolar. A frequência cardíaca nesses casos é comumente a frequência máxima programada do marca-passo, tipicamente na faixa de 120 a 140 bpm. Além da taquicardia mediada pelo marca-passo e da taquicardia conduzida, outra possibilidade é a frequência alta determinada por biossensor: marca-passo responsivo com elevação da frequência ditada pelo sensor.

DIAGNÓSTICO DIFERENCIAL ENTRE TV E TSV COM ABERRÂNCIA

Com base na incidência, as duas principais formas de taquicardias de QRS largo são a ventricular e a supraventricular com condução aberrante. Alguns parâmetros avaliados no ECG são úteis para se fazer o diagnóstico diferencial entre essas duas formas de taquicardia de QRS largo (Quadro 15.1)[1,4,6].

Quadro 15. 1 Diagnóstico diferencial entre TV e TSV com aberrância.

Alterações que sugerem TV
• Dissociação AV visível em qualquer derivação
• Batimentos de fusão e captura sinusais
• Duração do QRS > 0,16 s
• Padrão concordante nas derivações precordiais: todos os complexos QRS positivos ou negativos
• Ausência de complexo RS nas derivações precordiais
• Presença de R dominante inicial, ou r inicial ou q > 0,04 s, em aVR
• Registro de Q em V6

Alterações que sugerem TSV com aberrância
• Presença de ondas P antes do QRS
• Complexo QRS com morfologia trifásica em V1
• QRS durante a taquicardia com a mesma morfologia do QRS de base
• Quando o padrão é de BRD, a ativação inicial do QRS é similar ao batimento normal
• QRS durante a taquicardia com padrão de bloqueio de ramo típico

A dissociação AV refere-se à ausência de relação entre a atividade atrial (ondas P) e ventricular (complexos QRS). Este é um critério muito específico de taquicardia ventricular, ou seja, quando presente em uma taquicardia de QRS largo, podemos considerar TV; entretanto, as ondas P muitas vezes não são visualizadas na TV ou pode haver condução ventriculoatrial com ondas P retrógradas. A dissociação AV pode ser diagnosticada pela ausência de relação entre as ondas P e QRS: as ondas P são encontradas "perdidas" no traçado (Fig. 15.1). Com frequência a dissociação AV é de percepção difícil ou impossível. A derivação de Lewis pode facilitar a visualização das ondas P nas taquicardias com QRS largo[7]. É obtida com o seletor do eletrocardiógrafo em DI. O eletrodo do braço esquerdo é deslocado para a região paraesternal direita no 4º espaço intercostal e o eletrodo do braço direito é posto à direita do manúbrio esternal, no 2º espaço intercostal direito.

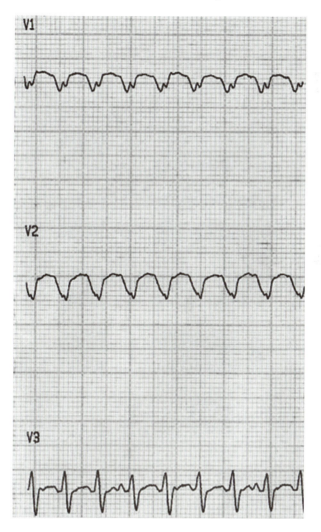

Figura 15.1 Exemplo de taquicardia ventricular, onde podemos visualizar as ondas P dissociadas em V3 (derivações V1-V2-V3).

A presença de onda Q em V6 é típica de taquicardia ventricular. O início negativo do QRS sugere origem da taquicardia na região apical (o vetor se afasta do eletrodo explorador), dado que é compatível com taquicardia ventricular.

Os batimentos de captura e fusão indicam que uma taquicardia de QRS largo é ventricular. O batimento de captura tem a aparência idêntica ao batimento sinusal (fora da taquicardia) e ocorre quando o estímulo de origem supraventricular consegue ativar o ventrículo. Assim, a captura tem QRS estreito e aparência de batimento sinusal. Já a fusão (soma) refere-se à ativação ventricular proveniente de dois focos (supraventricular e ventricular), o que resulta no batimento com aparência intermediária entre os dois.

Algoritmos têm sido empregados para estabelecer o diagnóstico diferencial entre os dois tipos mais comuns de taquicardia com QRS largo[6,8-9].

Algoritmos

O algoritmo de Brugada[6] é provavelmente o mais amplamente usado para o diagnóstico diferencial das taquicardias de QRS largo. É baseado em quatro critérios, seguindo uma sequência de passos (Fig. 15.2).

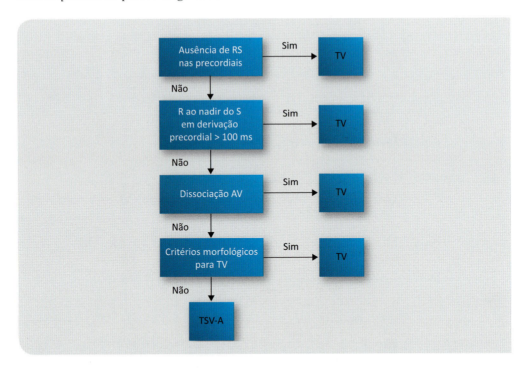

Figura 15.2 Algoritmo de Brugada. TV = taquicardia ventricular; TSV = taquicardia supraventricular. Os critérios morfológicos variam conforme o padrão da taquicardia (padrão de bloqueio de ramo direito – BRD ou padrão de bloqueio de ramo esquerdo – BRE). Conforme Brugada, et al. Circulation. 1991;83(5):1649-59.

Estes são os critérios do algoritmo de Brugada[6]:

1. Ausência de complexo RS nas derivações precordiais – se presente, TV; se ausente, seguir para a próxima fase.

2. Medida do início do QRS (onda R) até o nadir (ponto mais profundo) da onda S em complexo RS em derivação precordial. Se essa medida for > 100 ms (> 2,5 quadrados pequenos), considerar TV (Fig. 15.3). Se menor do que esse intervalo, passa-se para a próxima etapa.
3. Dissociação AV – evidência de onda P dissociada do QRS. Se presente, trata-se de TV; se ausente, ir para a última fase.
4. Por último, os critérios morfológicos (Quadro 15.2).

Quadro 15.2 Critérios morfológicos de Brugada.

	Taquicardia com padrão de BRD		
	TV	TSV com aberrância	
V1	R monofásico, complexo QR ou RS	Complexo trifásico (RSR')	V1
V6	R/S < 1, complexo QS ou QR	R/S > 1, complexo trifásico	V6
	Taquicardia com padrão de BRE		
	TV	TSV com aberrância	
V1	R > 30 ms, > 60 ms ao nadir do S, S com entalhe		V1
V6	Qualquer onda Q (QR ou QS)	Ausência de onda Q	V6

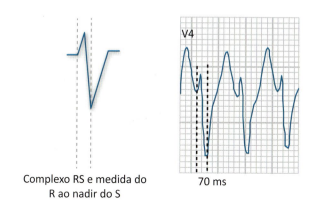

Complexo RS e medida do R ao nadir do S   70 ms

Figura 15.3 Um dos critérios do algoritmo de Brugada é a medida do início do QRS até o nadir do S > 100 ms em complexo RS em derivação precordial. No exemplo (direita), esta medida foi de 70 ms, assim o critério não está presente.

O algoritmo de Griffith[8] é baseado em dois grupos de critérios morfológicos e considera a taquicardia supraventricular com aberrância quando os critérios estão presentes. Ou seja, na presença de bloqueio de ramo típico, caracterizado pelos critérios citados, considerar taquicardia supraventricular com aberrância. Na ausência dos critérios apresentados, o diagnóstico é de TV. Os critérios são:

- BRD típico – complexo rSR' em V1 e RS em V6, com a onda R com maior amplitude do que a onda S.

- BRE típico – morfologia rS or QS em V1 e V2, retardo até o nadir do S < 70 ms, presença de onda R e ausência de Q em V6.

Vereckei et al.[9] descreveram um novo algoritmo, exclusivamente baseado na análise da derivação aVR. São quatro etapas, considerar TV quando a resposta é "sim" para qualquer um dos critérios analisados em aVR: *onda R inicial; onda r ou s inicial ≥ 40 ms; entalhe no ramo descendente de um complexo com início negativo em QRS predominante negativo; e relação entre a velocidade inicial e final do QRS (Vi/Vf) ≤ 1*.

A determinação do Vi/Vf é o critério de aplicação mais difícil, calculado pela medida da incursão vertical (alteração na voltagem em milivolts ou amplitude em milímetros) correspondente aos 40 ms iniciais do complexo QRS (Vi) dividido pela medida da alteração na voltagem correspondente aos 40 ms finais do QRS (Vf). Na taquicardia SV com QRS largo, a ativação inicial ocorre de forma mais rápida através do septo, o que causa maior variação do sinal em voltagem nos 40 ms iniciais, enquanto na TV a ativação inicial ocorre de forma mais lenta, por ser fibra a fibra, fora do sistema especializado de condução, o que causa menor variação do sinal (voltagem). Se no intervalo de 40 ms o QRS mudar de polaridade e apresentar um componente positivo e outro negativo (ou o contrário), devem-se somar os valores absolutos para o cálculo do Vi ou Vf: incursão positiva + negativa. É difícil ou impossível calcular o Vi/Vf no ECG padrão, sem digitalização e ampliação do traçado (Figs. 15.4 a 15.6).

Pava et al.[10] apresentaram um novo critério, conhecido como critério de Pava, que tem a seu favor a simplicidade: a medida do tempo do pico da onda R em DII, do início do QRS ao ponto da primeira mudança na polaridade, independentemente se o complexo QRS é positivo ou negativo. Quando o QRS é positivo, a medida é realizada do seu início ao ápice da onda R; quando o complexo QRS é negativo em DII, a medida é realizada do início do QRS até a primeira mudança de polaridade das deflexões. Tempo de pico de R em DII ≥ 50 ms foi indicativo de TV. Apesar da simplicidade, por se tratar de um único item, este critério parece apresentar menor acurácia do que o algoritmo de Brugada e de Vereckei et al.[11,12].

Em algumas situações, há contradições entre os vários critérios, isto é, alguns critérios sugerem TV e outros TSV, o que pode tornar um desafio determinar pelo ECG o tipo de taquicardia.

Em estudos de validação, os algoritmos geralmente apresentam desempenho inferior do que o relatado nos estudos originais em que foram descritos[12,13].

Um estudo[12] avaliou de forma comparativa a maioria desses algoritmos, em 260 traçados de taquicardia de QRS largo, e constatou que os algoritmos testados apresentaram acurácia moderada, em torno de 70%. Nenhum dos novos critérios apresentou melhor acurácia do que o algoritmo de Brugada (sensibilidade = 89%, especificidade = 59,2%, RP+ = 2,18, RP– = 0,18). Na maioria dos casos, a sensibilidade para diagnosticar TV, em torno de 90%, é maior do que a especificidade. O algoritmo de Griffith foi o mais sensível para diagnosticar TV, mas a especificidade é de 40%, ou seja, classifica de forma errada 60% dos casos de TSV com aberrância. Ou seja, conforme esse estudo, quando esse algoritmo aponta para TV, provavelmente é TV mesmo, porém quando indica TSV com aberrância há considerável risco de ser TV.

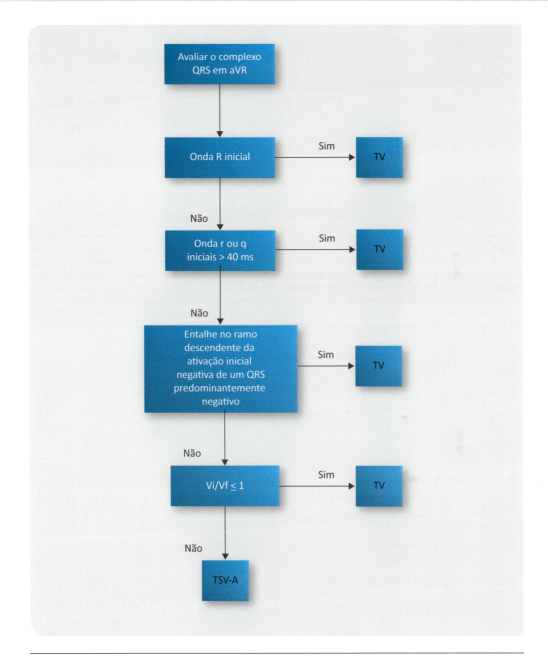

Figura 15.4 Algoritmo de aVR para o diagnóstico diferencial das taquicardias com QRS largo. O algoritmo classificou corretamente a grande maioria dos casos, com acurácia global de 91,5%. O Vi/Vf é a razão entre a velocidade de ativação inicial (40 ms) e a velocidade de ativação final (40 ms). Conforme Vereckei A, et al. Heart Rhythm. 2008;5 (1):89-98. TV = taquicardia ventricular, TV-A = taquicardia supraventricular com aberrância.

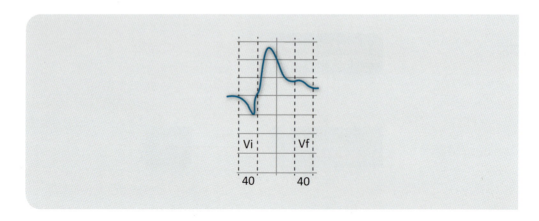

Figura 15.5 Medida do Vi/Vf em aVR: relação entre a velocidade inicial (40 ms) e final (40 ms) do QRS em aVR. Se no intervalo de 40 ms o QRS mudar de polaridade e apresentar um componente positivo e outro negativo (ou o contrário), deve-se somar os valores absolutos, para o cálculo do Vi ou Vf: incursão positiva + negativa. No exemplo, Vi = 1,0 mm (descida) +1,0 mm (subida); Vf = 0,5 mm. Vi(2,0)/Vf(0,5) > 1 sugere taquicardia supraventricular com aberrância: condução inicial do QRS com maior velocidade do que no final. Neste exemplo, pode haver dúvida quanto à delimitação do final do QRS e dos 40 ms finais; a observação do final do QRS nas outras derivações simultâneas a aVR permite delimitar o término do QRS nesta derivação.

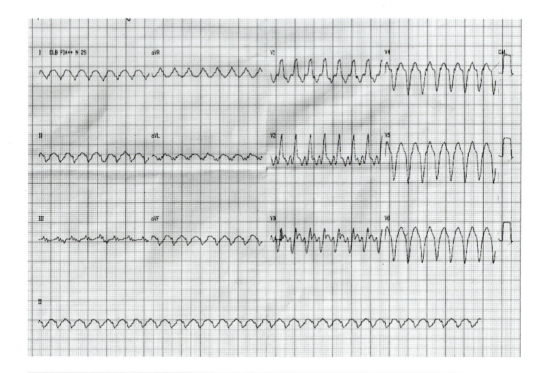

Figura 15.6 Taquicardia ventricular sustentada. Taquicardia de QRS largo, FC em torno de 187 bpm (1.500/8). Critérios para TV (algoritmo de Brugada): ausência de RS nas precordiais e por critérios morfológicos: padrão de BRE com R monofásico em V1 e QS em V6. Pelo algoritmo de Vereckei: R em aVR. Portanto, ambos os algoritmos apontam para TV.

Para a abordagem do diagnóstico diferencial das taquicardias de QRS é importante ter atenção aos critérios citados no quadro 15.1, que apontam para taquicardia ventricular ou supraventricular com aberrância, considerar a cardiopatia de base apresentada pelo paciente (infarto prévio, cardiopatia estrutural com disfunção ventricular aumentam a probabilidade de TV) e aplicar os algoritmos citados (Fig. 15.7). Uma vez que o desempenho dos algoritmos é semelhante, recomendamos familiarizar-se com o uso de um ou dois algoritmos, como o de Brugada e o de aVR. O ECG em ritmo sinusal, por exemplo, realizado antes da taquiarritmia ou após a sua reversão, auxilia a definir o tipo de taquicardia de QRS largo (Figs. 15.8 e 15.9). É importante lembrar que, às vezes, o diagnóstico não é corretamente indicado pelos algoritmos.

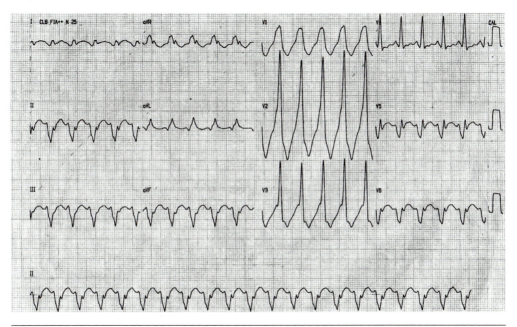

Figura 15.7 Exemplo de taquicardia com QRS largo. A FC encontra-se em torno de 130 bpm. A duração do QRS é de cerca de 200 ms (muito largo, o que sugere TV). A taquicardia apresenta padrão de BRD com desvio do eixo para a esquerda. *Critérios de Brugada*: ausência de RS nas precordiais (**não**); medida do início do R ao nadir do S > 100 ms em qualquer precordial (**não**); não há dissociação AV evidente. Então vamos analisar os critérios morfológicos: padrão de BRD, complexo monofásico em V1, e R < S em V6, o que sugere TV. *Critérios de Vereckei*: presença de R inicial em aVR, compatível com TV. Devemos lembrar neste caso da possibilidade de taquicardia antidrômica, pela presença de complexos QRS positivos nas derivações precordiais direitas e médias, mas o padrão Qr em V5/V6 é compatível com TV.

Um escore[14] que reúne alguns dos critérios presentes em vários dos algoritmos citados, chamado escore de taquicardia ventricular, foi apresentado como nova abordagem para diagnosticar taquicardia de QRS largo. Esses foram os critérios incluídos no escore: onda R inicial em V1 (1 ponto), onda r > 40 ms em V1/V2 (1 ponto), entalhe na onda S em V1 (1 ponto), tempo de pico da onda R em DII ≥ 50 ms (1 ponto), ausência de RS em V1-V6 (1 ponto) e dissociação AV (2 pontos) (Quadro 15.3). Um escore ≥ 1 apresentou acurácia de 83% para o diagnóstico de TV, e um escore ≥ 3, sensibilidade de 66% e especificidade de 99,6%. Esse escore necessita ter validade em estudos independentes.

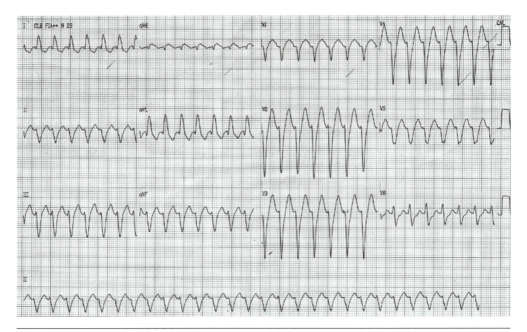

Figura 15.8 Taquicardia regular de QRS largo, FC de cerca de 170 bpm, de definição algo difícil pelos algoritmos. Em aVR há onda q mas com duração de 30 ms (0,03 s). Vi/VF > 1: nos 40 ms iniciais o QRS "desce" 1 mm e depois "sobe" 1 mm, portanto Vi = 2 mm, enquanto no final a condução é lenta, com Vf = 0,5 mm (Vi/Vf > 1), o que sugere taquicardia supraventricular (TSV) com condução aberrante. Em aVR e V1 observa-se provável onda P precedendo o QRS. Trata-se de TSV com condução aberrante, provavelmente taquicardia atrial ou *flutter* atrial.

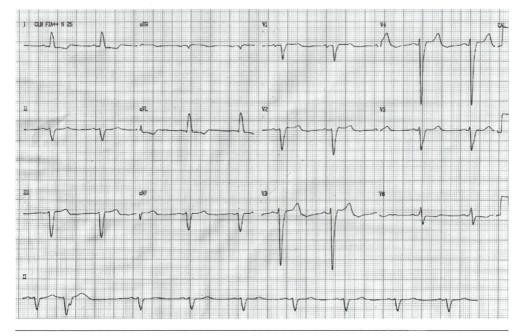

Figura 15.9 ECG do mesmo paciente realizado durante a internação, evidenciando ritmo sinusal e distúrbio de condução pelo ramo esquerdo, QRS largo (0,14 s), com morfologia similar à observada durante a taquicardia acima.

Quadro 15.3 Escore para o diagnóstico de taquicardia ventricular.

- Onda R inicial em V1: 1 ponto
- Onda r > 40 ms em V1 ou V2: 1 ponto
- Entalhe na onda S em V1: 1 ponto
- Tempo de pico da onda R em DII ≥ 50 ms: 1 ponto
- Ausência de RS em V1-V6: 1 ponto
- Dissociação atrioventricular: 2 pontos

Um escore ≥ 1 apresentou acurácia de 83% para o diagnóstico de TV, um escore ≥ 3 apresentou sensibilidade de 66% e especificidade de 99,6% e um escore ≥ 4 apresentou sensibilidade de 33% e especificidade de 100% para o diagnóstico de TV.
Razão de probabilidade positiva (RP+) e razão de probabilidade negativa (RP–), conforme o escore:

- Escore ≥ 1: RP+ = 2,53 e RP– = 0,11
- Escore ≥ 2: RP + = 6,52 e RP– = 0,27
- Escore ≥ 3: RP+ = 135,9 e RP– = 0,43
- Escore ≥ 4: RP+ = 779,1 e RP– = 0,67

Um novo algoritmo foi recentemente apresentado por Santos et al.[15], baseado unicamente na polaridade predominante do complexo QRS durante a taquicardia (se negativo ou não). O algoritmo, chamado Santos D12V16, avalia o número de derivações com QRS predominantemente negativo, entre as seguintes: DI, DII, V1 e V6. O diagnóstico de taquicardia ventricular é feito com base nos seguintes passos[15]:

1. **Passo 1** – as 4 derivações apresentam polaridade com predominância negativa? Se SIM-TV, se NÃO-passo 2.
2. **Passo 2** – pelo menos 3 das 4 derivações apresentam polaridade com predominância negativa? Se SIM-TV, se NÃO-passo 3.
3. **Passo 3** – pelo menos 2 das 4 derivações apresentam polaridade com predominância negativa (DI ou V6 incluídas)? Se SIM-TV, se NÃO-TSV com aberrância.

O novo algoritmo, avaliado em 120 pacientes com taquicardia de QRS largo com mecanismo estabelecido por EEF, apresentou boa acurácia, similar ao algoritmo de Brugada, porém com menor sensibilidade e maior especificidade. Como vantagem, este algoritmo é simples, não envolve medidas e apresentou melhor concordância entre examinadores. Uma deficiência é a baixa sensibilidade, o que permite classificar casos de taquicardia ventricular como taquicardia supraventricular com aberrrância.

Como todo algoritmo novo, é importante a sua validação de forma independente.

TAQUICARDIAS SUPRAVENTRICULARES PRÉ-EXCITADAS

As taquicardias que apresentam condução anterógrada pela via anômala, chamadas pré-excitadas, apresentam também QRS largo, uma vez que a condução do átrio para o ventrículo ocorre fora do sistema de condução.

Há duas formas de arritmias pré-excitadas: taquiarritmia atrial pré-excitada e taquicardia antidrômica.

Além da fibrilação atrial, qualquer taquicardia supraventricular (taquicardia sinusal, taquicardia atrial, *flutter* atrial), ao ser conduzida dos átrios ao ventrículo por via acessória e pelo sistema de condução normal, origina taquicardia com QRS largo[1,4].

Fibrilação atrial pré-excitada

A fibrilação atrial é a segunda taquiarritmia mais comum nos pacientes com síndrome de Wolff-Parkinson-White (WPW), ocorrendo em até um terço dos casos. Essa relativa elevada incidência é de mecanismo incerto, mas parece relacionada à prevalência elevada da fibrilação atrial na população geral e à provável predisposição desses pacientes para o surgimento da fibrilação atrial pela presença da via anômala e fatores não dependentes da via, como vulnerabilidade atrial. Os paroxismos de fibrilação atrial podem ser deflagrados por episódios de taquicardia ortodrômica. Tipicamente, as microrreentradas originadas nos átrios descem pela via acessória e também pelo sistema de condução normal[16,17].

A passagem do impulso pelo sistema de condução AV normal contribui para aumentar a refratariedade da via anômala e diminuir a resposta ventricular. Desse modo, fármacos que bloqueiam o nó AV, como adenosina e betabloqueadores, podem causar o aumento da condução anterógrada pela via acessória e não devem ser utilizados nessa forma de arritmia.

O mecanismo mais comum responsável pela morte súbita na síndrome de WPW é a condução para o ventrículo (anterógrada) de taquiarritmia atrial (mais comumente a fibrilação atrial) através de uma via acessória que apresenta período refratário curto. A frequência ventricular elevada degenera para fibrilação ventricular[17].

Na fibrilação atrial associada à pré-excitação, observa-se taquicardia com QRS largo e RR irregular (Fig. 15.10). Porém, a resposta ventricular pode ser muito elevada na presença de condução AV aumentada, e o QRS pode ser largo em consequência da existência de bloqueio de ramo preexistente ou condução aberrante: fibrilação atrial associada a bloqueio de ramo ou aberrância funcional. Assim, o diagnóstico eletrocardiográfico entre as duas condições muitas vezes é difícil. O estudo eletrofisiológico invasivo permite estabelecer o mecanismo, se condução AV ou por via acessória[18].

A fibrilação atrial pré-excitada, com FC muito elevada, acima de 250 a 300 bpm, pode causar degeneração para FV e parada cardíaca[19].

No *flutter* atrial pré-excitado, a condução AV frequentemente é alta (1:1), o que torna difícil a identificação das ondas F. O intervalo RR é, habitualmente, regular.

Taquicardia antidrômica

Trata-se de uma taquicardia de QRS largo, de ocorrência incomum, com 20 casos (4,1%) em uma série de 483 ECG de taquicardia de QRS largo de pacientes consecutivos[9]. Episódios de taquicardia antidrômica são registrados em menos de 5% dos pacientes com síndrome de WPW[20].

A taquicardia antidrômica apresenta RR regular, QRS largo e frequência cardíaca geralmente muito elevada. É uma forma de arritmia associada à síndrome de WPW, ocasionada por macrorreentrada onde o impulso é conduzido do átrio ao ventrículo pela via acessória e retorna ao átrio pelo sistema de condução normal (Fig. 15.11), o que resulta em taquicardia regular com QRS largo, difícil de diferenciar da taquicardia ventricular e da supraventricular com condução aberrante.

Capítulo 15 — Diagnóstico Diferencial das Taquicardias de QRS Largo

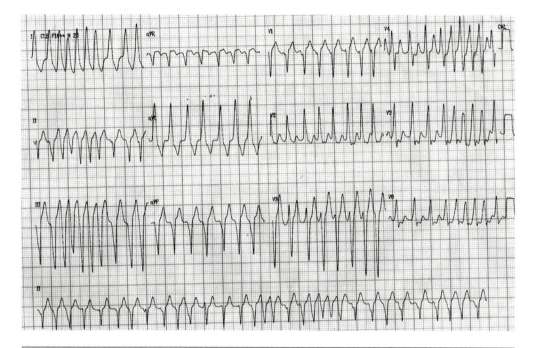

Figura 15.10 Taquicardia de QRS largo, RR irregular e FC muito elevada. O diagnóstico diferencial é principalmente entre fibrilação atrial pré-excitada, fibrilação atrial (FA) com aberrância (com alta resposta, especialmente em pacientes com condução AV aumentada) e taquicardia ventricular. A presença de RR irregular, com complexos QRS largos e FC muito elevada (menor RR em torno de 200 ms) sugere condução por via acessória. Na TV monomórfica não há variação significativa do RR batimento a batimento.

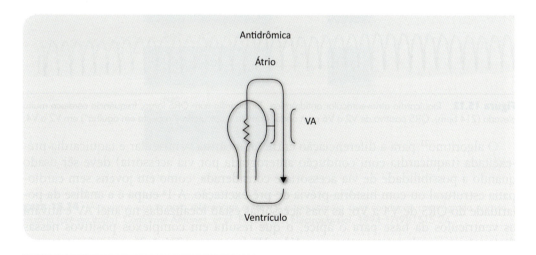

Figura 15.11 O mecanismo da taquicardia antidrômica é a macrorreentrada AV, onde o impulso desce (condução anterógrada) pela via acessória e sobe ao átrio (condução retrógrada) pelo sistema de condução AV.

3. Hollowell H, Mattu A, Perron AD, Holstege C, Brady WJ. Wide-complex tachycardia: beyond the traditional differential diagnosis of ventricular tachycardia vs supraventricular tachycardia with aberrant conduction. Am J Emerg Med. 2005;23(7):876-89.

4. Oreto G, Luzza F, Satullo G, Donato A, Carbone V, Calabrò MP. [Wide QRS complex tachycardia: an old and new problem]. G Ital Cardiol (Rome). 2009;10(9):580-95.

5. Thanacoody HK, Thomas SH. Tricyclic antidepressant poisoning: cardiovascular toxicity. Toxicol Rev. 2005;24(3):205-14.

6. Brugada P, Brugada J, Mont L, Smets J, Andries EW. A new approach to the differencial diagnosis of a regular tachycardia with a wide QRS complex. Circulation. 1991;83(5):1649-59.

7. Bakker AL, Nijkerk G, Groenemeijer BE, Waalewijn RA, Koomen EM, Braam RL, et al. The Lewis lead: making recognition of P waves easy during wide QRS complex tachycardia. Circulation. 2009;119(24):e592-3.

8. Griffith MJ, Garratt CJ, Mounsey P, Camm AJ. Ventricular tachycardia as default diagnosis in broad complex tachycardia. Lancet. 1994;343(8894):386-8.

9. Vereckei A, Duray G, Szénási G, Altemosi GT, Miller JM. New algorithm using only lead aVR for differential diagnosis of wide QRS complex tachycardia. Heart Rhythm. 2008;5(1):89-98.

10. Pava LF, Perafán P, Badiel M, Arango JJ, Mont L, Morillo CA, et al. R-wave peak time at DII: a new criterion for differentiating between wide complex QRS tachycardias. Heart Rhythm. 2010;7(7):922-6.14.

11. Szelényi Z, Duray G, Katona G, Fritúz G, Kovács E, Szénási G, et al. Comparison of the "real--life" diagnostic value of two recently published electrocardiogram methods for the differential diagnosis of wide QRS complex tachycardias. Acad Emerg Med. 2013;20(11):1121-30.

12. Jastrzebski M, Kukla P, Czarnecka D, Kawecka-Jazcz K. Comparison of five electrocardiographic methods for differentiation of wide QRS-complex tachycardias. Europace. 2012;14(8):1165-71.

13. Isenhour JL, Craig S, Gibbs M, Littmann L, Rose G, Risch R. Wide-complex tachycardia: continued evaluation of diagnostic criteria. Acad Emerg Med. 2000;7(7):769-3.

14. Jastrzebski M, Sasaki K, Kukla P, Fijorek K, Stec S, Czarnecka D. The ventricular tachycardia score: a novel approach to electrocardiographic diagnosis of ventricular tachycardia. Europace. 2015 May 19.

15. Santos Neto FR. Análise de um novo critério de interpretação no diagnóstico diferencial das taquicardias de complexo QRS largo [tese]. São Paulo: Faculdade de Medicina, Universidade de São Paulo; 2015.

16. Centurión OA, Shimizu A, Isomoto S, Konoe A. Mechanisms for the genesis of paroxysmal atrial fibrillation in the Wolff Parkinson-White syndrome: intrinsic atrial muscle vulnerability vs. electrophysiological properties of the accessory pathway. Europace. 2008;10(3):294-302.

17. Deneke T, Mugge A. Atrial fibrillation and Wolff-Parkinson-White syndrome mechanisms revisited? J Cardiovasc Electrophysiol. 2012;23(3):287-9.

18. Milstein S, Klein GJ, Rattes MF, Sharma AD, Yer R. Comparison of the ventricular response during atrial fibrillation in patients with enhanced atrioventricular node conduction and Wolff-Parkinson-White syndrome. J Am Coll Cardiol. 1987;10(6):1244-8.

19. Morady F, Zipes DP. Atrial fibrillation: clinical features, mechanisms and management. In: Braunwalds heart disease: a textbook of cardi-ovascular medicine. Edited by Bonow RO, Mann DL and Zipes DP and Libby P. 9 th ed. 2012; 771-884.

20. Katritsis DG. Wolff-Parkinson-White syndrome and antidromic atrioventricular reentrant tachycardia. Europace. 2013;15(6):779-80.

21. Antunes E, Brugada J, Steurer G, Andries E, Brugada P. The differential diagnosis of a regular tachycardia with a wide QRS complex on the 12-lead ECG: ventricular tachycardia, supraventricular tachycardia with aberrant intraventricular conduction, and supraventricular tachycardia with anterograde conduction over an accessory pathway. Pacing Clin Electrophysiol. 1994;17(9):1515-24.

Apêndice

TRATAMENTO DAS TAQUIARRITMIAS

A abordagem das taquiarritmias envolve o tratamento agudo das crises em ambiente hospitalar (sala de emergência, unidade de terapia intensiva – UTI) e o de manutenção visando evitar as recidivas da arritmia e/ou o controle dos sintomas (tratamento crônico).

Tratamento da crise (Quadro 1)

No tratamento da crise do paciente com taquiarritmia, alguns aspectos são de grande importância, como a condição hemodinâmica do paciente e o diagnóstico específico da arritmia. A presença ou não de disfunção ventricular é um aspecto importante também, desde que algumas drogas devem ser evitadas no paciente com disfunção sistólica.

Na presença de instabilidade, está indicada a cardioversão elétrica, independentemente do tipo de taquiarritmia apresentado.

As taquicardias paroxísticas supraventriculares (ver Capítulo 13) são tratadas inicialmente com manobras vagais, que são efetivas em cerca de 25% dos casos. Caso não apresentem reversão (retorno ao ritmo sinusal), a droga de escolha é a adenosina. A adenosina interrompe as taquiarritmias com reentrada através do nó AV (TRN, TRAV) e aumenta o grau de bloqueio nas taquiarrimias atriais, o que facilita o diagnóstico dessas arritmias (por exemplo: evidenciar as ondas F "escondidas" do flutter atrial). Como alternativas: os bloqueadores dos canais de cálcio (verapamil ou diltiazem por via IV) e os betabloqueadores (metoprolol por via IV)[1,2].

A abordagem empregada para o tratamento das taquiarritmias atriais (ver Capítulo 11) depende da forma de apresentação (duração do episódio). A fibrilação atrial (FA) com menos de 48 horas de duração pode ser revertida por meio da administração de drogas: propafenona por VO, na ausência de cardiopatia estrutural, ou amiodarona por via IV, na presença de cardiopatia estrutural ou insuficiência cardíaca (disfunção ventricular). A prevenção de tromboembolismo na FA/*flutter* atrial é um aspecto importante. A Diretriz da AHA/ACC/HRS de 2014 faz as seguintes recomendações, baseadas em níveis de evidência B ou C[3]:

- Na FA ou *flutter* atrial com duração < 48 horas e alto risco de acidente vascular encefálico isquêmico (AVEi) é recomendado a administração de heparina por via IV ou heparina de baixo peso molecular, antes ou imediatamente após a cardiversão (desde que não exista contraindicação). A anticoagulação oral é indicada como tratamento de manutenção (Classe I, nível de evidência: C).
- Nos pacientes com FA/*flutter* atrial com duração ≥ 48 h, a anticoagulação com warfarina (INR de 2,0 a 3,0) é recomendada por no mínimo três semanas antes e mantida por, no mínimo, quatro semanas após, independentemente do valor do CHA2DS2-VASc (Classe I, nível de evidência:

Quadro 1 Doses de algumas drogas usadas no tratamento agudo das taquiarritmias[1]*.

Adenosina

Dose inicial de 6 mg, **bolus** rápido (1 a 3 segundos, seguido de 20 ml de solução salina no mesmo acesso venoso)
Se 1ª dose não for efetiva, administrar 12 mg, IV, 1 ou 2 vezes (com intervalo de 2 a 3 min)
A **adenosina deve ser administrada em bolus rápido (1 a 3 segundos, seguido de 20 ml de solução salina no mesmo acesso venoso)**

Verapamil

Dose de 2,5-5 mg, IV, lentamente

Diltiazem

Dose de 0,25 mg/kg, IV, lentamente (mais de 2 min)
Dose adicional de 0,35 mg/kg, em 15-30 min, se necessário

Metoprolol

Dose de 5 mg, IV, em **bolus**
Pode ser repetido a cada 5 min, até um total de 15 mg

Propafenona**

Dose: 600 mg, VO Dose: 600 mg, VO. Pode organizar a FA em flutter atrial com resposta 1:1 (ou ≥ 2:1).

Amiodarona***

150 mg em **bolus** (pode ser repetida), seguida por infusão de 1 mg/min durante 6 h, seguida de 0,5 mg/mim durante 18 h
Ou: 300 mg, IV, em 1 h, seguido por 10-50 mg/h durante 24 h
Dose máxima de 2,2 g em 24 h

Lidocaína

Dose de 1-1,5 mg/kg, em **bolus**
Pode ser repetido 0,5-0,75 mg/kg a cada 5-10 min
Manutenção (se necessário): 1 a 4 mg/min nas primeiras 24 h

Sulftato de magnésio

Na **parada cardíaca** (por **torsades de pointes** ou hipomagnesemia): 1-2 g, IV (2-4 ml de sulfato de magnésio a 50%), diluído em 10 ml de SG a 5%, durante 1-2 min, se apresentar parada cardíaca
Na **torsades de pointes** (sem parada cardíaca): 1-2 g (2-4 ml de sulfato de magnésio a 50%) associado a 50-100 ml de SG a 5%, correr em 5 a 60 min e continuar com dose de manutenção, 0,5-1,0 g/h, até o controle dos episódios de **torsades de pointes**

* O emprego e as doses das drogas citadas podem sofrer modifcações.
** Para a reversão de FA aguda, administrar betabloqueador, diltiazem ou verapamil antes da propafenona, para diminuir a resposta ventricular, caso a FA reverta para flutter atrial.
*** Há vários esquemas para administração de amiodarona.

B). O ecocardiograma transesofágico pode ser realizado e, não havendo trombo no átrio esquerdo, a cardioversão pode ser realizada, logo após o início da heparina, sendo a anticoagulação mantida em seguida por pelo menos quatro semanas (Classe IIa, nível de evidência: B).

- Quando a duração da FA/*flutter* atrial for ≥ 48 h ou desconhecida e existe instabilidade hemodinâmica, a anticoagulação deve ser iniciada assim que possível e procede-se a anticoagulação. A anticoagulação oral (RNI de 2,0 a 3,0) deve ser mantida por pelo menos 4 semanas após a cardioversão, salvo contraindicação (Classe I, nível de evidência: C).

O *flutter* atrial frequentemente não apresenta reversão após administração de droga, porém é uma arritmia que responde à cardioversão, mesmo com baixa energia, 50 J (*flutter* atrial típico). Na fibrilação atrial ou *flutter* atrial com início há mais de 48 horas ou quando não é possível se determinar o início, pode optar-se pelo controle da frequência de forma gradual no paciente sem instabilidade hemodinâmica. Muitos pacientes apresentam reversão para ritmo sinusal com a terapia direcionada para o controle da frequência. Para o controle da resposta ventricular, as drogas indicadas são: betabloqueadores, bloqueadores dos canais de cálcio (diltiazem, verapamil), digitálicos e amiodarona. O *flutter* atrial frequentemente apresenta resposta ventricular elevada e maior dificuldade para o controle da frequência. O uso de diltiazem ou verapamil por via IV pode ser boa opção nesse caso[1-3]. A amiodarona é reservada quando o betabloqueador e o bloqueador do canal de cálcio estão contraindicados, bem como no paciente crítico ou com insuficiência cardíaca[3]. A cardioversão elétrica pode ser indicada se a FA/*flutter* atrial de alta resposta ventricular não apresenta uma pronta resposta ao tratamento farmacológico para controle da frequência, quando a FC elevada é um fator contribuinte para isquemia, hipotensão ou insuficiência cardíaca[3].

A conduta na taquicardia atrial envolve a abordagem da causa subjacente (intoxicação digitálica, pneumopatias, infecção); a frequência cardíaca pode ser controlada com as drogas que agem na junção AV; para a reversão, a amiodarona venosa pode ser tentada[1,2].

A taquicardia ventricular pode ser revertida por meio da cardioversão elétrica ou por meio de drogas antiarrítmicas por via intravenosa, tais como amiodarona, procainamida e lidocaína. A maioria dos casos não responde à administração de adenosina, exceto formas específicas de TV idiopáticas[1].

A administração de adenosina pode ser empregada para facilitar o diagnóstico da taquiarritmia. É uma droga de meia-vida muito curta, cujo efeito dura poucos segundos, o que causa bloqueio transitório na condução do estímulo no nó AV. As taquicardias paroxísticas supraventriculares geralmente apresentam reversão para ritmo sinusal após administração de adenosina. Em caso de taquiarritmia atrial, há aumento transitório do grau de bloqueio AV, facilitando a visualização da atividade atrial e o diagnóstico da arritmia. Por exemplo, as ondas F do *flutter* atrial 1:1 ou 2:1 podem ser de difícil visualização no ECG. Entretanto, a adenosina pode raramente causar rápido aumento da frequência cardíaca no *flutter* atrial por induzir condução AV 1:1. Na taquicardia ventricular, a adenosina habitualmente não muda o padrão eletrocardiográfico, exceto algumas formas que podem sofre reversão para ritmo sinusal, como a TV de via de saída do ventrículo direito[2,4].

Nos casos de taquicardia de QRS largo, se há instabilidade, a cardioversão elétrica deve ser prontamente efetuada. Conforme o AHA ACLS Guidelines (2010)[1], a taquicardia é considerada instável quando causa hipotensão arterial, sinais de choque, alteração do estado mental, dor torácica isquêmica (angina) ou insuficiência cardíaca aguda.

Sempre que possível, a taquiarritmia deve ser registrada por meio do ECG de 12 derivações, o qual é muito importante para guiar o tratamento posterior.

Se o paciente se encontra estável, a cardioversão pode ser realizada diretamente, ou pode-se optar também pela reversão com drogas. Caso o ECG aponte para o diagnóstico de taquicardia ventricular (maioria dos casos), as seguintes drogas por via IV são efetivas: amiodarona (fármaco de escolha), lidocaína e procainamida (se boa função ventricular). Se os critérios e os algoritmos indicarem taquicardia supraventricular com aberrância, efetuar a terapêutica conforme o tipo da arritmia supraventricular: usar adenosina para TPSV com aberrância e, em caso de *flutter* atrial com aberrância, seguir a conduta habitual para o manuseio dessa arritmia. Se não for possível fazer essa diferenciação, a taquicardia de QRS largo deve ser tratada como TV[1].

Em caso de taquicardia de QRS largo de origem incerta, ou quando há suspeita de fibrilação ou *flutter* atrial e condução anterógrada por via acessória, drogas como adenosina, betabloqueador, digital e bloqueador dos canais de cálcio estão contraindicadas, por diminuir a condução pelo nó AV e facilitar a passagem do estímulo pela via anômala, o que pode aumentar a frequência ventricular com possibilidade de degeneração para fibrilação ventricular. Nesses casos, a cardioversão elétrica é a primeira escolha, mas fármacos que aumentam o período refratário da via anômala, como procainamida por via IV e propafenona por via IV (no momento, não disponíveis comercialmente no Brasil), podem ser empregados no paciente estável. A amiodarona deve ser evitada, uma vez que também pode causar aumento da frequência ventricular e degeneração para FV, em virtude do aumento do grau de bloqueio na junção AV[1,5,6].

Na taquicardia antidrômica, as drogas que causam bloqueio do nó AV, como adenosina e verapamil, são capazes de reverter essa arritmia regular de QRS largo, porém não devem ser administradas porque é difícil o diagnóstico diferencial com outras formas de taquicardia de QRS largo (exemplo: *flutter* atrial pré-excitado ou taquicardia ventricular), em que tais fármacos são contraindicados ou devem ser evitados[1].

As doses de algumas drogas usadas no tratamento agudo das taquiarritmias foram apresentadas no Quadro 1.

Cardioversão/desfibrilação elétrica

A cardioversão/desfibrilação elétrica com aplicação de uma corrente de alta energia é um tratamento altamente efetivo para a reversão das taquiarritmias, incluindo a fibrilação ventricular (desfibrilação). Na cardioversão, o choque de alta energia é liberado de forma sincronizada com a onda R. O choque é liberado dentro do complexo QRS, para evitar a indução de fibrilação ventricular (FV), o que pode ocorrer quando o choque é aplicado no período vulnerável da repolarização ventricular, próximo ao ápice da onda T. Na desfibrilação, o choque é liberado sem sincronização, em qualquer fase do ciclo cardíaco. A energia passa através do coração e uma despolarização sincrônica do miocárdio, o que interrompe os circuitos reentrantes. O choque bifásico, que apresenta duas fases com inversão da polaridade entre as pás, é mais eficiente, exigindo menor nível de energia para obter reversão, quando comparado com o choque monofásico.

A carga de energia inicial recomendada para a reversão das principais taquiarritmias é a seguinte[1]:

1. Taquicardias paroxísticas supraventriculares e *flutter* atrial
   Cardioversão com 50-100 J bifásico ou monofásico.
2. Fibrilação atrial
   Cardioversão com 120-200 J bifásico ou 200 J monofásico.

3. Taquicardia ventricular monomórfica (com pulso)
   Cardioversão com 100 J bifásico ou monofásico.
4. Taquicardia ventricular sem pulso/TV polimórfica/fibrilação ventricular
   Bifásico: 120-200 J/monofásico: 360 J.

Caso o choque inicial não seja efetivo, devem ser realizados choques subsequentes com aumento gradual da energia.

No paciente consciente, devem ser realizadas sedação e analgesia adequadas com drogas como propofol, etomidato e fentanil.

A cardioversão (choque sincronizado) não deve ser aplicada para TV sem pulso/FV. Nesse caso, deve ser realizada desfibrilação com choque de alta energia.

Quando a cardioversão é indicada, se for impossível fazer a sincronização, deve-se realizar a desfibrilação com choque de alta energia.

Tratamento de manutenção

Após reversão da crise os pacientes devem receber tratamento visando à prevenção das recidivas. No caso das taquicardias paroxísticas supraventriculares, as crises comumente se repetem com intervalos de semanas a meses. A prevenção das recidivas se faz com o uso crônico por via oral de fármacos ou por meio da ablação por cateter: eliminação do circuito reentrante pela aplicação de radiofrequência. A ablação é curativa e apresenta baixo risco, sendo indicada quando o paciente é refratário ou não tolera a terapia medicamentosa, ou como opção.

A amiodarona pode ser uma opção para o controle da frequência, reservada para os casos onde as outras medicações forem ineficazes ou contraindicadas[3].

Caso a opção seja pelo controle do ritmo, isto é, manutenção do ritmo sinusal após a reversão da fibrilação atrial por cardioversão elétrica ou química, utiliza-se uma das seguintes drogas por VO: propafenona, sotalol ou amiodarona (Quadro 2). A amiodarona é provavelmente o agente mais efetivo na manutenção do ritmo sinusal e o único que pode ser empregado quando há disfunção sistólica ventricular. A anticoagulação deve ser realizada durante três semanas antes da cardioversão e mantida por quatro semanas ou mais após a reversão para ritmo sinusal (manter INR de 2 a 3, alvo: 2,5). O ecocardiograma transesofágico pode ser realizado e, não havendo trombo intracavitário, a cardioversão pode ser realizada, logo após o início da heparina, sendo a anticoagulação mantida por pelo menos quatro semanas. A ablação por cateter dos focos nas veias pulmonares visando restaurar o ritmo sinusal pode ser indicada em casos selecionados (refratários à medicação e sem cardiopatia estrutural). No *flutter* atrial a conduta é similar à fibrilação atrial, empregam-se as mesmas drogas para o controle da frequência e manutenção do ritmo. O *flutter* atrial típico, com episódios sintomáticos recidivantes, apresenta boa resposta à ablação por radiofrequência do circuito reentrante istmocavo tricuspídeo que mantém a arritmia. A conduta na taquicardia atrial envolve a abordagem da causa subjacente; a frequência ventricular pode ser controlada com as drogas como verapamil e diltiazem; a propafenona e a amiodarona podem ser usadas para a redução dos episódios[2,3].

A decisão de realizar anticoagulação na fibrilação atrial crônica não valvar (FAC) pode ser baseada no escore CHADS2 ou CHADS2-Vasc (Quadro 3)[3,7,8]. O uso de anticoagulante deve ser indicado contra o risco de sangramento, que pode ser avaliado com escores específicos (como o HAS-BLED). Na FA valvar, a anticoagulação está indicada. A FA é considerada valvar quando associada a estenose mitral reumática, próteses mecânicas ou biológicas ou plastia mitral[3].

Quadro 2   Doses usuais das drogas usadas para a manutenção do ritmo sinusal e controle da frequência na fibrilação atrial[3].

MANUTENÇÃO DO RITMO SINUSAL
Propafenona (Ritmonorm®)
Dose: 450-600 mg/dia, VO, dividido em 2 ou 3 doses ao dia. Comprimidos de 300 mg Indicação: em pacientes sem cardiopatia estrutural Efeitos adversos: disfunção sinusal, BAV, *flutter* atrial 1:1, tonturas, cefaleia, turvação visual, náuseas/vômitos, boca seca, gosto metálico, ansiedade e insônia, entre outros
Sotalol (Sotacor®)
Dose: 80-320 mg/dia, VO, dividido em 2 doses ao dia. Comprimidos de 120 e 160 mg Indicação: na ausência de doença estrutural cardíaca ou pacientes com insuficiência coronariana Contraindicado na insuficiência cardíaca Efeitos adversos: disfunção sinusal, BAV, prolongamento do QT e *torsades de pointes*, fadiga, dispneia, astenia, tonturas, entre outros mais raros
Amiodarona (Ancoron®)
Dose: ataque de 400-600 mg/dia, VO, durante 4 semanas, dividido em 2 doses ao dia. Manutenção: 100-200 mg/dia, dose única. Comprimidos de 100 e 200 mg Indicação: a única que pode ser indicada em pacientes com insuficiência cardíaca. É alternativa quando na ausência de cardiopatia estrutural ou na insuficiência coronariana Efeitos adversos: disfunção sinusal, BAV, prolongamento do QT (*torsades de pointes* é muito rara), toxicidades hepática (o aumento das transaminases é comum), pulmonar e tereoidiana, microdepósitos corneanos, tremor extrapiramidal, fotossensibilização e coloração azulada da pele, reações no local da injeção (flebite, celulite, edema, necrose), entre outras
CONTROLE DA FREQUÊNCIA CARDÍACA (DOSES)
Betabloqueadores (propranolol, metoprolol)
Propranolol: 80 a 240 mg/dia, VO, 2 ou 3 vezes ao dia (exemplo: 1 comprimido de 40 mg, VO, 8/8 h) Metoprolol (Selozok®): 50-200 mg/dia, VO, dose única (exemplo: 1 comprimido de 100 mg VO 1 vez ao dia) Atenolol: 25-100 mg/dia, VO, dose única (exemplo: 1 comprimido de 100 mg, VO, 1 vez ao dia)
Verapamil (Dilacoron® 80 mg, Dilacoron retard® 120 e 240 mg)
180 a 480 mg/dia, VO, 3 vezes ao dia (exemplo: 1 comprimido de 80 mg, VO, 8/8 h)
Diltiazem (Cardizem® 30 e 60 mg, Cardizem SR® 90 e 120 mg)
IV: 0,25 mg/kg, em *bolus*, em 2 min, seguido por infusão de 5-15 mg/h VO: 120 a 360 mg/dia, VO, 3 vezes ao dia (exemplo: 1 comprimido de 90 mg, VO, 8/8 h ou Cardizem SR® 120 mg, VO, 12/12 h)
Digoxina
Dose de ataque: 0,5 a 1 mg/dia, VO. Manutenção : 0,125 a 0,25 mg/dia, VO, dose única. Comprimidos de 0,25 mg, solução oral (0,5 mg/ml) e elixir pediátrico (0,05 mg/ml)

(Continua)

Quadro 2 Doses usuais das drogas usadas para a manutenção do ritmo sinusal e controle da frequência na fibrilação atrial[3]. *(Continuação)*

Amiodarona*

IV: 300 mg, IV em 1 h, seguido por 10-50 mg/h durante 24 h. Manutenção: 100-200 mg/dia, VO (exemplo: 1 comprimido de 200 mg, VO, 1 vez ao dia)

*A amiodarona é reservada quando o betabloqueador e o bloqueador do canal de cálcio (verapamil ou diltiazem) estão contraindicados em paciente crítico e/ou com insuficiência cardíaca, ou quando não se consegue o controle adequado da resposta ventricular com as outras drogas.

Quadro 3 Escores CHADS2 e CHADS2-Vasc.

CHADS2	Escore
• Insuficiência cardíaca congestiva	01 ponto
• Hipertensão	01 ponto
• Idade > 75 anos	01 ponto
• *Diabetes mellitus*	01 ponto
• AVEI ou AIT prévio	02 pontos

CHADS2-Vasc	Escore
• Insuficiência cardíaca congestiva	01 ponto
• Hipertensão	01 ponto
• Idade ≥ 75 anos	02 pontos
• Idade entre 65 e 74 anos	01 ponto
• História AVEI, AIT ou tromboembolismo	02 pontos
• Doença vascular (infarto prévio, DVP ou placa aórtica)	01 ponto
• *Diabetes mellitus*	01 ponto
• Sexo feminino	01 ponto

Recomendação para anticoagulação conforme o escore CHADS2
Escore 0 .... Aspirina (75-325 mg/dia)
Escore 1 .... Anticoagulante oral* ou aspirina (81-325 mg/dia)
Escore ≥ 2 .... Anticoagulante oral*

Recomendação para anticoagulação conforme o escore CHADS2-Vasc
Escore 0 .... Nenhuma terapia antitrombótica ou aspirina (81-325 mg/dia)
Escore 1 .... Anticoagulante oral* ou aspirina (81-325 mg/dia)
Escore ≥ 2 .... Anticoagulante oral*

AVEI = acidente vascular encefálico isquêmico; AIT = ataque isquêmico transitório; DVP = doença vascular (arterial periférica) periférica.

*Warfarina para manter INR entre 2 e 3 ou os novos anticoagulantes orais.

Desses fatores, o maior risco é AVE/AIT (se o paciente com FA já teve um AVE ou AIT há grande risco de apresentar novo evento) e idade ≥ 75 anos, os quais recebem 2 pontos cada um; os demais fatores recebem 1 ponto cada. O anticoagulante oral (warfarina) é indicado conforme o escore, para manter o INR entre 2 e 3. Os novos anticoagulantes orais são uma opção, sobretudo na FA não salvar em que não se consegue manter o INR na faixa terapêutica: dabigatran (Pradaxa®), rivaroxaban (Xarelto®) e apixaban (Eliquis®)[3].

O tratamento da taquicardia ventricular tem como alvo principal a prevenção da morte súbita, na maioria dos casos. A taquicardia ventricular com síncope no paciente com cardiopatia estrutural (cardiopatia isquêmica, doença de Chagas, cardiomiopatias) geralmente é indicação para o implante de cardiodesfibrilador (CDI), para a prevenção da morte súbita. Na TV de via de saída do ventrículo direito, o tratamento inicial de manutenção pode ser farmacológico (betabloqueador, verapamil); a ablação por radio-frequência é efetiva, sendo indicada nos casos refratários à terapia medicamentosa, nos que cursam com dilatação ventricular, ou em casos selecionados, com fatores associados a risco aumentado (ver Capítulo 14).

REFERÊNCIAS

1. Neumar RW, Otto CW, Link MS, Kronick SL, Shuster M, Callaway CW, et al. Part 8: adult advanced cardiovascular life support: 2010 American Heart Association Guidelines for Cardiopulmonary Resuscitation and Emergency Cardiovascular Care. Circulation. 2010;122(18 Suppl 3):S729-67.
2. Olgin JE, Zipes DP. Specific arrythmias: diagnosis and treatment. 1. In: Bonow RO, Mann DL, Zipes DP, Libby P. Braunwalds heart disease: a textbook of cardiovascular medicine. 9th ed. 2012. p. 771-884.
3. January CT, Wann LS, Alpert JS, Calkins H, Cigarros JE, Cleveland JC Jr, et al. 2014 AHA/ACC/HRS Guideline for the management of patients with atrial fibrillation: Executive Summary: A Report of the American College of Cardiology/American Heart Association Task Force on Practice Guidelines and the Heart Rhythm Society. Circulation. 2014;130(23):2071-104.
4. Riccardi A, Arboscello E, Ghinatti M, Minuto P, Lerza R. Adenosine in the treatment of supraventricular tachycardia: 5 years of experience (2002-2006). Am J Emerg Med. 2008;26(8):879-82.
5. Boriani G, Biffi M, Frabetti L, Azzalini U, Sabbatani P, Bronzetti G, et al. Ventricular fibrillation after intravenous amiodarone in Wolff-Parkinson-White syndrome with atrial fibrillation. Am Heart J. 1996;131(6):1214-6.
6. Keating L, Morris FP, Brady WJ. Electrocardiographic features of Wolff-Parkinson-White syndrome. Emerg Med J. 2003;20(5):491-3.
7. Gage BF, Waterman AD, Shannon W, Boechler M, Rich NW, Radford MJ. Validation of clinical classification schemes for predicting stroke: Results from the national registry of atrial fibrillation. JAMA. 2001;285(22):2864-70.
8. Lip GY, Nieuwlaat R, Pisters R, Lane DA, Ceijns HJ. Refining clinical risk stratification for predicting stroke and thromboembolism in atrial fibrillation using a novel risk factor-based approach: the euro heart survey on atrial fibrillation. Chest. 2010;137(2):263-72.

ECG COMENTADO

Esta seção contém 60 traçados de ECG, com laudos comentados. Os dados clínicos são apresentados somente de forma sucinta, em seguida é apresentado o ECG. Os comentários incluem o laudo e a discussão de assuntos relacionados às alterações presentes. Nos comentários, informamos os locais no texto onde os temas relativos a cada caso foram abordados.

A intenção é mostrar, na maioria das vezes, traçados comuns de pacientes atendidos por cardiologista em consultas ambulatoriais, na enfermaria ou unidades de emergências.

Para a análise adequada do ECG é importante seguir uma sequência para sistematizar e evitar um erro comum: deixar de observar detalhes que são importantes para o diagnóstico, como localizar a onda P em taquiarritmia, não reconhecer um padrão de pré-excitação ventricular ou QT longo.

Uma regra básica é que somente iremos fazer diagnóstico em eletrocardiografia se conhecermos os critérios e os padrões de cada condição. Por exemplo, o diagnóstico de BDASE é simples, mas exige que se conheçam os critérios para caracterizar esse bloqueio fascicular: desvio acentuado do eixo para a esquerda no plano frontal (entre –45 e –90°), morfologia rS em DII e DIII e S de DIII > S de DII. Portanto, é primordial conhecer os critérios diagnósticos das diversas condições.

Outro aspecto importante para a interpretação correta do ECG é fazer a análise do traçado considerando os dados demográficos, como idade e sexo, e os dados clínicos do paciente. O ECG é um método complementar e como tal deve ser interpretado com base nos dados clínicos. Uma mesma alteração eletrocardiográfica pode significar diagnósticos diferentes, dependendo do paciente. E o significado clínico das alterações depende do contexto.

AVISO

As informações contidas aqui não devem ser utilizadas como substitutas para o julgamento clínico e têm como propósito servir como um meio para o aprendizado. Os autores não se responsabilizam pelo uso indevido das informações aqui contidas.

A prática clínica é baseada na anamnese e no exame clínico completos, que são ferramentas insubstituíveis. Esta seção é focada na interpretação do eletrocardiograma e os dados clínicos são apresentados somente de forma sucinta.

Os ECG apresentados estão na calibração usual: velocidade de 25 mm/s e amplitude de 10 mm/mV (N).

1. HOMEM ASSINTOMÁTICO.

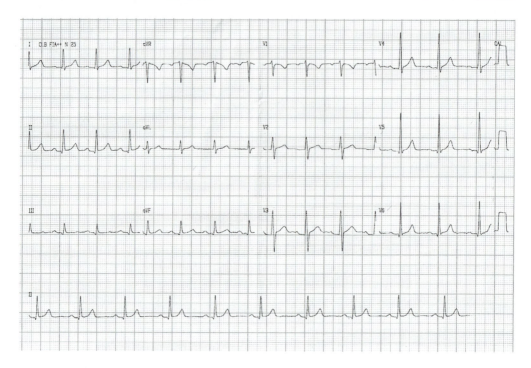

COMENTÁRIOS (p. 49-51)

- Ritmo sinusal: onda P positiva em DI, DII, aVF, V4 a V6 e negativa em aVR.
- FC = 68 bpm (1.500/22).
- Intervalo PR = 0,14 s, QRS = 0,09 s.
- Eixo elétrico normal, QRS positivo em DI e DII. Eixo do QRS no quadrante inferior esquerdo.
- Amplitude e morfologia de P, QRS e T normais.
- Progressão normal da onda R nas precordiais: rS em V1-V2 e predomínio de R em V5-V6.
- Onda T com morfologia normal: positivas e assimétricas em DI, DII, V5 e V6.
- Segmento ST dentro da normalidade.
- Intervalo QTc com duração normal = 0,42 ($0,4/\sqrt{22 \times 0,04}$) = $0,4/\sqrt{0,88}$ = 0,4/0,94 = 0,42).

Conclusão: ECG normal.

2. HOMEM DE 32 ANOS, ATLETA.

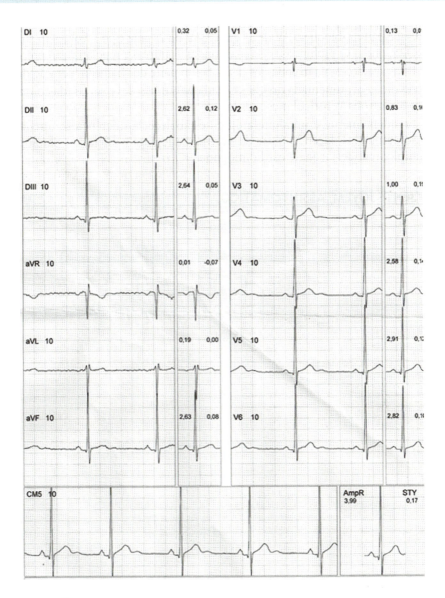

COMENTÁRIOS (p. 55)
- Bradicardia sinusal (FC de 48 bpm), intervalos PR, QRS e QTC normais.
- Eixo elétrico do QRS normal, em torno de +80 graus: eixo com maior amplitude em aVF e DII, quase isodifásico em DI (predomínio positivo).
- Distúrbio de condução do ramo direito.
- Voltagem aumentada do QRS (R > 20 mm nas derivações periféricas).

- Critérios de SAE: onda P com duração aumentada (0,14 s) e bimodal em DII; fase negativa de P em V1 > 1 mm de duração e amplitude (índice de Morris).
- Intervalos PR, QRS e QTc normais.

Paciente com estenose mitral.

5. MULHER, 50 ANOS, COM DISPNEIA E EDEMA.

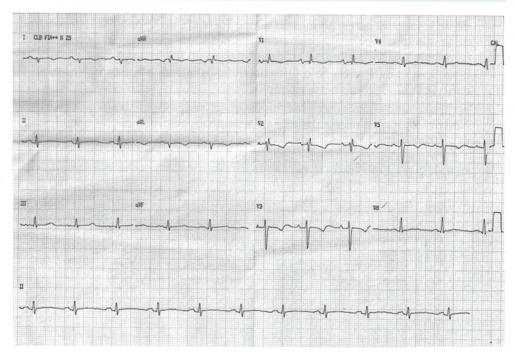

COMENTÁRIOS (Cap. 9)

- Ritmo sinusal.
- Desvio do eixo do QRS para a direita: complexo QRS predominantemente negativo em DI e positivo em aVF.
- SAE: onda P com aumento de duração (cerca de 0,14 s) e bimodal (P *mitrale*).
- Critérios de HVD: desvio do eixo para a direita no plano frontal, morfologia qR em V1 e *strain* do ventrículo direito.

Conclusão: sobrecarga atrial esquerda. HVD.

Traçado de paciente com dupla lesão mitral (estenose mitral grave e insuficiência mitral leve) e hipertensão pulmonar importante. A presença de HVD, associada à valvopatia mitral, com eixo elétrico no PF além de +90° é indicador de hipertensão pulmonar moderada ou grave. O padrão qR em V1 é característico de HVD importante, mas pode ter outras causas (exemplo: necrose septal na presença de BRD). A morfologia qR associada à HVD é atribuída à despolarização anômala do septo interventricular causado pelo predomínio da massa septal direita.

Um traçado que combina sobrecarga atrial esquerda com P bimodal, associado a critérios de HVD, é muito característico de valvopatia mitral.

6. PACIENTE COM INSUFICIÊNCIA CARDÍACA.

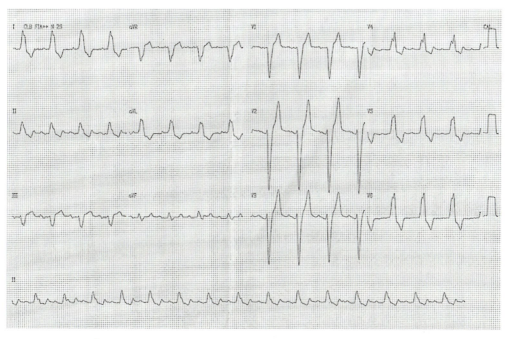

COMENTÁRIOS (Cap. 5)

- Ritmo sinusal.
- Eixo elétrico do QRS normal (positivo em DI e DII).
- Onda P com duração normal.
- Intervalo PR de 0,18 s.
- BRE completo: QRS com duração aumentada (0,14 s), QS em V1 e onda R com entalhes nas derivações esquerdas.

Alteração secundária da repolarização ventricular com desnível oposto à polaridade do QRS: supra de ST em V1 a V3 e depressão de ST nas derivações com R.

No BRE, o segmento ST apresenta supradesnível associado à onda T positiva e assimétrica nas derivações precordiais direitas (com complexo rS ou QS) e comumente há infradesnível do ST e T negativa ou bifásica (*minus-plus*) nas derivações com R (como V6).

É frequente a associação de BRE com disfunção sistólica e diastólica e quadro de insuficiência cardíaca, com maior probabilidade de fração de ejeção deprimida quando o QRS é muito largo.

7. PACIENTE COM INSUFICIÊNCIA CARDÍACA GRAVE, CARDIOMIOPATIA NÃO ISQUÊMICA, CLASSE FUNCIONAL III (NYHA).

Seu ecocardiograma revelou DDVE = 83 mm; FEVE por Simpson = 25%, insuficiência mitral moderada. Encontra-se em uso de carvedilol 50 mg/dia, enalapril 20 mg/dia, espironolactona 25 mg/dia, furosemida 40 mg/dia e digoxina 0,125 mg/dia

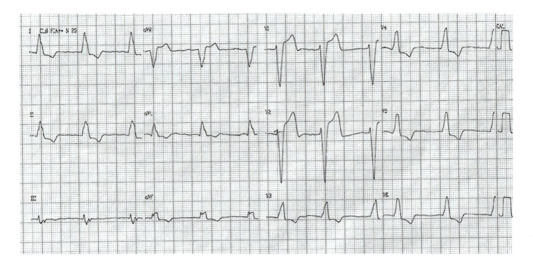

COMENTÁRIOS (Cap. 5 e 11)

- Ritmo sinusal, com onda P achatada (P visível em aVR, V1).
- Eixo elétrico do QRS normal. Eixo em torno de +10°: positivo em DI e aVF, próximo a DI, quase isodifásico em DIII (+ negativo).
- BRE: QRS com duração aumentada (0,16 s), QS em V1 e onda R com entalhes nas derivações esquerdas.
- Alteração secundária da repolarização ventricular.

O quadro é de paciente com insuficiência cardíaca CF III, que permanece sintomático, apesar do tratamento medicamentoso otimizado (em uso de esquema para insuficiência cardíaca, incluindo betabloqueador e inibidor de enzima conversora de angiotensina, nas doses-alvo ou nas doses máximas toleradas), disfunção sistólica importante e o ECG mostra ritmo sinusal e BRE, com QRS de 160 ms. Pacientes com esse perfil apresentam indicação de marca-passo biventricular ou terapia de ressincronização cardíaca.

Conforme a Diretriz Europeia sobre Terapia com Dispositivo para Insuficiência Cardíaca, o marca-passo biventricular é indicação classe I, nível A, para pacientes com bloqueio de ramo esquerdo (BRE) e QRS > 150 ms, IC crônica, fração de ejeção do ventrículo esquerdo (FE) ≤ 35%, ritmo sinusal, em classe funcional II, III ou IV ambulatorial, apesar da terapia medicamentosa otimizada (ver Capítulo 11).

8. PACIENTE HIPERTENSO, DIABÉTICO, ATENDIDO EM CONSULTA AMBULATORIAL.

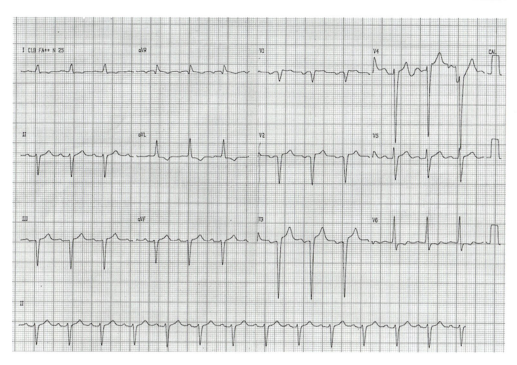

COMENTÁRIOS (p. 121)

- Ritmo sinusal.
- Critérios de BDASE: desvio acentuado do eixo para a esquerda no plano frontal, morfologia rS em DII e DIII e S de DIII > S de DII.
- Complexo QS de V1 a V3: sugere área inativa anterosseptal.
- HVE: S de DIII (14 mm) mais o máximo RS precordial (em V4 = 35 mm) = 49 mm (HVE > 30 mm).

Paciente com história de infarto há 5 anos, apresentando insuficiência cardíaca sistólica.

A alteração na orientação dos vetores iniciais no BDASE pode ocasionar pobre progressão de R nas derivações precordiais, ou mesmo o surgimento de pequenas ondas Q em V1 e V2, o que pode simular necrose septal. As chamadas ondas Q benignas (não relacionadas à isquemia ou infarto) no BDASE são geralmente limitadas a uma ou duas derivações precordiais (até V3) e com duração < 0,03 s.

O BDASE pode também estar associado à necrose anterosseptal, como nesse exemplo, onde as ondas Q apresentam maior duração (≥ 0,04 s).

Quando há BDASE, para diagnosticar HVE pode-se empregar o critério de Gerstsch: soma da amplitude de S em DIII mais a soma do máximo R + S em qualquer derivação precordial ≥ 30 mm. Esse critério está presente nesse traçado.

9. IDOSA, HIPERTENSA DE LONGA DATA.

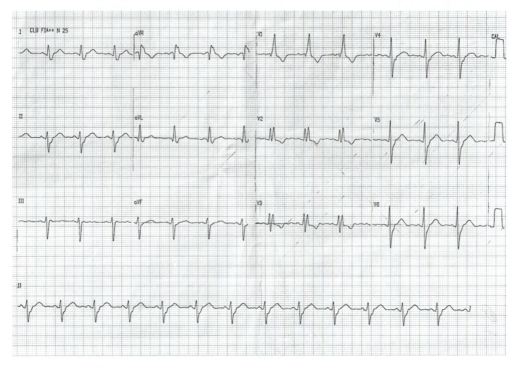

COMENTÁRIOS (Cap. 5)

- Ritmo sinusal.
- BDASE: desvio acentuado do eixo para a esquerda no plano frontal (em torno de −70º), morfologia rS em DII e DIII e R de DII > R de DIII.
- BRD: R alargado em V1, RsR' em V2, S final alargado em DI, aVL e V6.
- BRD associado a BDASE (bloqueio bifascicular).

Em paciente com epidemiologia positiva para doença de Chagas, a associação BRD + BDASE sugere cardiopatia chagásica. O exame sorológico deve ser realizado utilizando-se pelo menos dois testes de princípios diferentes.

Nesse caso, a cardiopatia chagásica foi afastada. Tratando-se de idosa, assintomática, sem história de evento coronariano prévio, a fibrose e a calcificação idiopática do sistema de condução se impõem como principal causa para o bloqueio bifascicular.

10. PACIENTE COM HISTÓRIA DE DISPNEIA.

COMENTÁRIOS (Cap. 8)

- Ritmo de fibrilação atrial: ausência de onda P, atividade atrial visível como ondulações (ondas f) e RR irregular.

- Alteração de ST-T sugestiva de ação digitálica em V5-V6 (sinal da "colher de pedreiro").

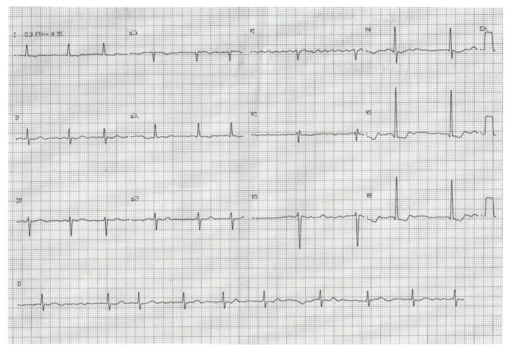

Paciente com insuficiência mitral importante e dilatação significativa das câmaras esquerdas.

11. PORTADORA DE VALVOPATIA MITRAL EM USO DE BETABLOQUEADOR.

COMENTÁRIOS (Cap. 13)

- *Flutter* atrial: ondas F regulares, aspecto em "dente de serra" típico, frequência de 330/min, ausência de linha isoelétrica definida entre as ondas F.
- O bloqueio AV é fixo nesse caso, com de relação 6:1 (seis onda F para cada QRS). FC em torno de 55 bpm.

Flutter atrial com alto grau de bloqueio AV. Na maioria dos casos, o sentido do circuito no *flutter* atrial é anti-horário, o que é responsável pelas ondas F negativas nas derivações inferiores e positivas em V1. Esta é a principal forma: *flutter* atrial típico.

No *flutter* atrial associado à valvopatia está indicada a anticoagulação.

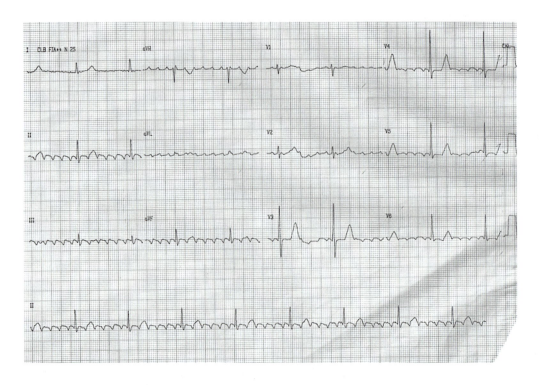

12. PACIENTE INTERNADO EM UTI, ATENDIDO HÁ TRÊS DIAS COM DOR TORÁCICA TÍPICA E SUDORESE.

COMENTÁRIOS (Cap. 6)

- Ritmo sinusal.
- Eixo elétrico de difícil determinação, mas aparentemente dentro da normalidade (QRS predominantemente positivo em DI e DII). Tendência à baixa voltagem no plano frontal.
- Corrente de lesão e Q patológico de V2 a V6 e DI e aVL, compatível com IAM anterior extenso.
- Onda Q nas derivações inferiores (evento prévio?).

Nesse caso, o IAM apresenta três dias de evolução, com provável diminuição do supra de ST, associado a ondas T invertidas e evidentes Q patológicas.

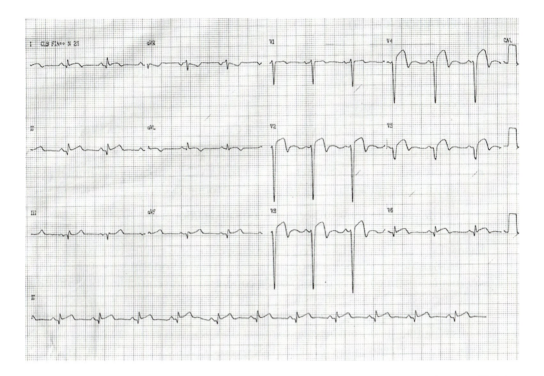

13. ECG DE PACIENTE COM INSUFICIÊNCIA CARDÍACA CF III (NYHA).

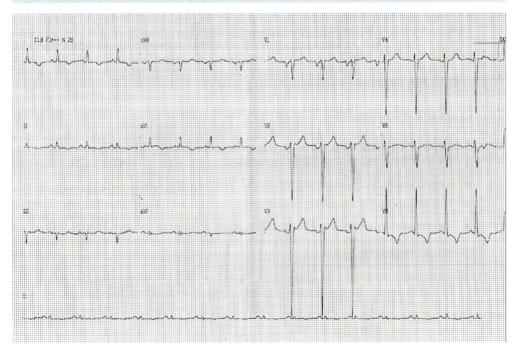

ECG 01

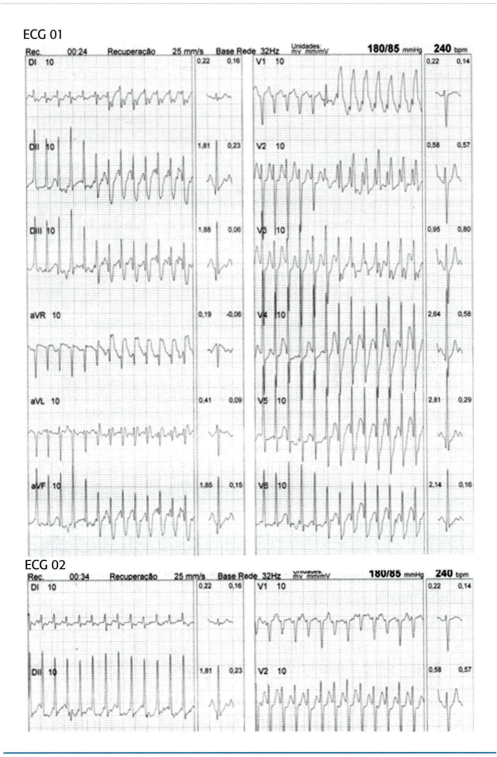

ECG 02

Conclusão: TPSV (taquicardia por reentrada AV), com período de aberrância.

Trata-se de um episódio de taquicardia regular surgida durante teste ergométrico e acompanhada por sintomas (palpitações e mal-estar), o que motivou a interrupção do exame.

A taquicardia apresenta FC muito elevada e período de aberrância funcional. O estímulo com ciclo RR curto (maior frequência cardíaca) ou prematuro encontra o ramo direito ainda no seu período refratário e não é conduzido, ou seja, sofre bloqueio funcional no ramo direito. É o chamado bloqueio fase 3 ou aberrância.

Algumas características dessa TPSV sugerem mecanismo de reentrada AV, ou seja, taquicardia ortodrômica: onda P retrógrada pode ser visualizada como um entalhe no ST e alternância do QRS (em V1).

A alternância do QRS refere-se à variação da amplitude do QRS, batimento-a-batimento, na presença de um ritmo regular. Embora a alternância elétrica seja relatada como uma característica da taquicardia ortodrômica, ela pode também ser observada em outras formas de taquicardias rápidas. A alternância do QRS nas taquicardias tem sido atribuída a alterações cíclicas nas correntes de cálcio na célula, que se refletiriam na propagação do estímulo elétrico nas fibras cardíacas.

16. IDOSA COM RELATO DE PALPITAÇÕES FREQUENTES.

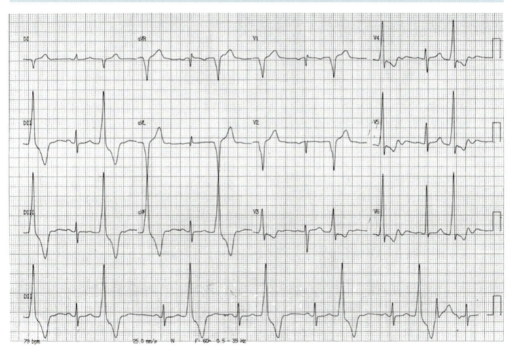

COMENTÁRIOS (p. 354-357)

- Ritmo sinusal.
- Eixo do QRS dentro da normalidade.

- Extrassístoles ventriculares bigeminadas com morfologia de via de saída do ventrículo direito ou esquerdo. Os batimentos ectópicos apresentam transição em V3.
- Pobre progressão de onda R em derivações precordiais.

Conclusão: bigeminismo ventricular, com morfologia sugestiva de via de saída do ventrículo direito (ou esquerdo).

Paciente atendida em consulta com queixas de palpitações. Apresentava coração estruturalmente normal ao ecocardiograma. As arritmias ventriculares de via de saída do ventrículo direito (VD) e do ventrículo esquerdo (VE) são consideradas as formas de arritmias ventriculares idiopáticas. Os aspectos clínicos dessas duas formas são semelhantes.

A extrassistolia de via de saída do VD é mais comum em mulheres e seu mecanismo é a atividade deflagrada por pós-potenciais. É uma forma de arritmia ventricular relativamente frequente, que exibe morfologia de bloqueio de ramo esquerdo com eixo elétrico para baixo (a ativação se dá de cima para baixo), ou seja, extrassístoles ventriculares com QRS negativo em V1 e positivo nas derivações DII, DIII e aVF (como neste exemplo) e transição tardia (em V3 ou além).

A extrassistolia ventricular de via de saída do ventrículo direito comumente tem comportamento benigno, mas pode levar à dilatação ventricular quando ocorre com grande densidade.

Foi indicada realização de Holter para quantificar a arritmia (densidade dos batimentos ectópicos) e iniciar o tratamento com betabloqueador após.

17. PACIENTE COM RELATO DE CIRURGIA DE IMPLANTE DE VALVA BIOLÓGICA MITRAL, APRESENTANDO QUADRO DE INSUFICIÊNCIA CARDÍACA.

COMENTÁRIOS

- Ritmo sinusal (FC = 97 bpm).
- Desvio acentuado do eixo do QRS para a direita.
- Critérios de SAE: índice de Morris e duração de P em DII de 0,12 s.
- HVD: eixo à direita, R em V1, strain de VD, onda S profunda V5-V6. Complexos RS amplos em V3-V4 (possível sobrecarga biventricular).

O R de grande amplitude em V1 associado a *strain* de VD sugere HVD importante, com elevados níveis pressóricos nas câmaras direitas

Esse traçado apresenta evidentes critérios de HVD e de possível hipertrofia biventricular.

A HVD pode resultar de diversas condições como hipertensão pulmonar primária, pneumopatias, tromboembolismo pulmonar, cardiopatias congênitas (estenose pulmonar, comunicação interatrial, tetralogia de Fallot, síndrome de Eisenmenger) e estenose ou dupla lesão mitral, disfunção de prótese mitral.

Portadora de prótese biológica mitral com disfunção (estenose grave) e hipertensão pulmonar importante.

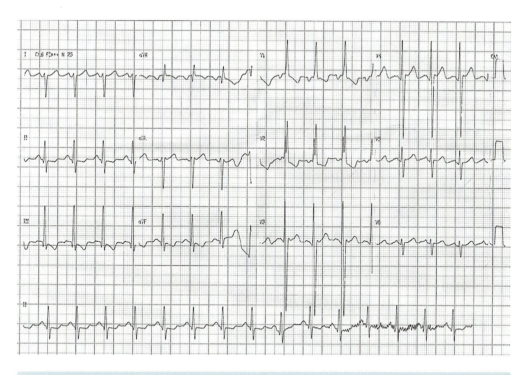

18. PACIENTE COM HISTÓRIA DE PALPITAÇÕES TAQUICÁRDICAS E "CRISE DE ARRITMIA".

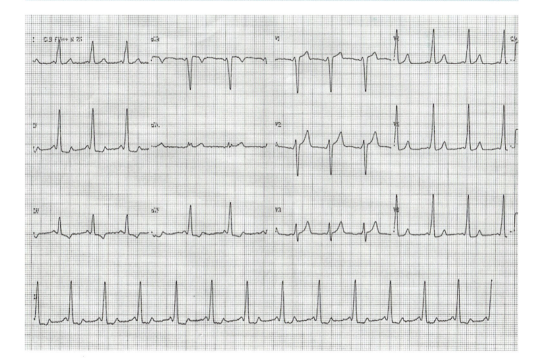

COMENTÁRIOS (Capítulo 10)

- Ritmo sinusal.
- Intervalo P curto (cerca de 0,10 s).
- Alargamento do QRS com onda delta (observar as derivações inferiores, DI, V5 e V6).

Conclusão: pré-excitação ventricular (Wolff-Parkinson-White tipo B). Via acessória anterosseptal direita, conforme o algoritmo de Milstein (ver Capítulo 10).

Como o paciente apresenta sintomas ("crise de arritmia"), podemos chamar de síndrome de Wolff-Parkinson-White.

19. HOMEM COM HISTÓRIA DE PALPITAÇÕES.

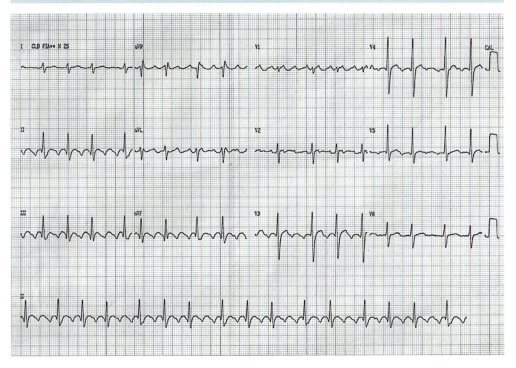

COMENTÁRIOS (p. 325-327)

- *Flutter* atrial: ondas F regulares, aspecto em "dente de serra" típico, frequência de 250/min, ausência de linha isoelétrica definida entre as ondas F.
- O bloqueio AV é variável, o que torna o ritmo irregular.

Conclusão: *flutter* atrial típico.

A ondas F nesse exemplo são amplas e apresentam frequência baixa para *flutter* atrial, próximo da faixa de taquicardia atrial (taquicardia atrial: < 240; *flutter* atrial: 240 a 340, em torno de 300). Entretanto, o aspecto serrilhado típico e a ausência de linha isoelétrica entre as ondas F são característicos de *flutter* atrial.

Nas taquiarritmias atriais com início há mais de 48 horas ou quando não é possível se determinar o início, pode optar-se pelo controle da frequência de forma gradual, no paciente sem instabilidade hemodinâmica. Para o controle da resposta ventricular, as drogas indicadas são: betabloqueadores, bloqueadores dos canais de cálcio (diltiazem, verapamil) e digitálicos.

20. HOMEM IDOSO, APRESENTANDO DISPNEIA E EPISÓDIOS DE SÍNCOPE. EM USO DE DOPAMINA. FOI EVIDENCIANDO ALTERNÂNCIA ENTRE BLOQUEIO ATRIOVENTRICULAR COMPLETO E O RITMO MOSTRADO NESTE ECG.

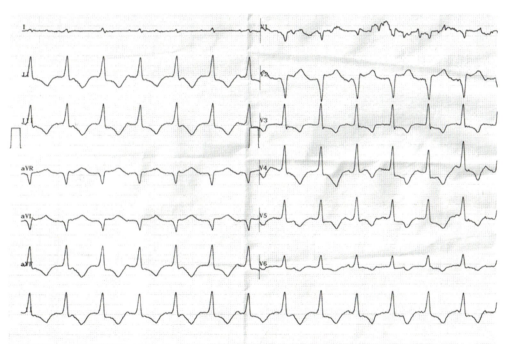

COMENTÁRIOS

- Ausência de relação P-QRS. A maioria dos complexos QRS não são precedidos por onda P.
- Ritmo com complexo QRS largo, FC de cerca de 80 pbm, presença de ondas P dissociadas do QRS. A onda P pode ser vista, por exemplo, após o QRS do 1º batimento (QRS) de V6 e antes do 3º complexo QRS de V6.

Nos dias seguintes houve reversão do *flutter* atrial e evidência de dissociação AV (BAV completo). Paciente submetido a implante de marca-passo definitivo.

23. PACIENTE DE 80 ANOS DE IDADE, COM MARCA-PASSO, ASSINTOMÁTICO. QUAL O MODO DE FUNCIONAMENTO DO MARCA-PASSO?

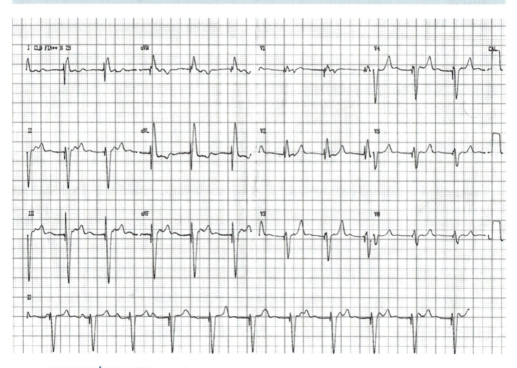

COMENTÁRIOS (Cap. 11)

- Ritmo de marca-passo estimulando o ventrículo (espícula antes de cada complexo QRS) e ondas P sem relação com o QRS.
- Em DII, marcamos as ondas P, evidenciando a dissociação.

Resposta: marca-passo ventricular (modo VVI).

O modo VVI é usado geralmente quando o ritmo de base é de fibrilação/*flutter* atrial permanente, mas pode ser empregado no BAV completo com função sinusal (onda P) em certas situações, como dificuldade de acesso durante o implante, em pacientes limitados ao leito, muito idosos. Frequentemente se faz a ativação do biossensor para permitir o aumento da frequência cardíaca com a atividade física (modo VVIR).

24. PORTADOR DE MARCA-PASSO ENCAMINHADO PARA AVALIAÇÃO POR APRESENTAR FC ELEVADA. HÁ ALGUMA DISFUNÇÃO APARENTE DO MARCA-PASSO AO ECG?

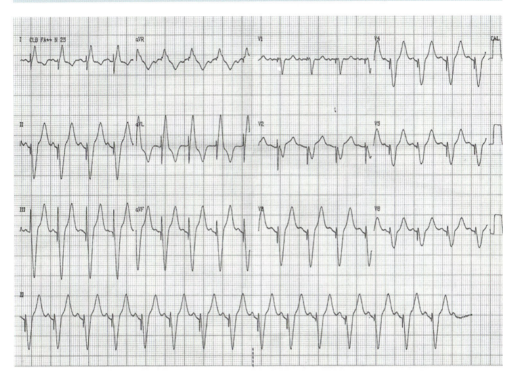

COMENTÁRIOS (Cap. 11)

- Ritmo de marca-passo sequencial AV (sente o átrio e estimula o ventrículo), com FC em torno de 100 bpm. Marca-passo normofuncionante.

O canal atrial sente a onda P sinusal e deflagra o estímulo no canal ventricular. A FC é determinada pelo batimento sinusal. O evento atrial (onda P sinusal) inibe a aplicação do estímulo no átrio, entretanto deflagra a estimulação no ventrículo após certo intervalo de tempo, conhecido por intervalo atrioventricular (IAV) sentido. Esse é o comportamento normal do marca-passo em modo DDD. O marca-passo segue o átrio até a FC de estimulação máxima programada.

A estimulação ventricular apresenta QRS largo com padrão de BRE com eixo para cima, compatível com estimulação apical do VD. Sabe-se que a estimulação convencional do VD (apical) causa dissincronia, a qual pode induzir disfunção ventricular ou piorar a disfunção ventricular preexistente.

25. PORTADOR DE MARCA-PASSO, ASSINTOMÁTICO. HÁ CAPTURAS ATRIAL E VENTRICULAR ADEQUADAS?

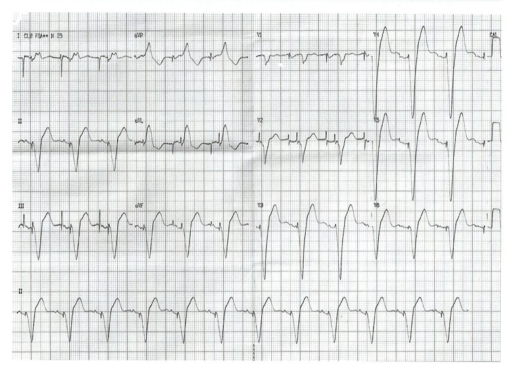

COMENTÁRIOS (Cap. 11)

- Ritmo de marca-passo estimulando o átrio e o ventrículo, com frequência de estimulação de 75/min.
- Captura atrial: onda P presente após a espícula atrial.
- Captura ventricular: complexo QRS presente após a espícula ventricular (2ª espícula).

Cada espícula atrial é seguida pela onda P (captura atrial) e, após o intervalo atrioventricular (que corresponde ao intervalo PR normal), deflagra a espícula ventricular, que é seguida pelo complexo QRS (captura do ventrículo).

Normalmente, o marca-passo é programado com uma frequência mínima de estimulação usualmente de 60 ou 70/min, mas, como nesse exemplo, existe estimulação atrial e ventricular com frequência de 75/min. Esta frequência maior pode acontecer quando há ativação de biossensor (conforme o movimento do corpo, aumenta ou diminui a taxa de estimulação) ou por ativação de programação de estimulação atrial preferencial, para manter o átrio estimulado em uma frequência sempre acima da frequência sinusal. Ou o marca-passo pode ser programado, em certas situações, com frequência mínima mais elevada, por exemplo, em crianças e paciente com quadro de choque.

26. HOMEM DE 30 ANOS DE IDADE, EM PÓS-OPERATÓRIO DE CIRURGIA CARDÍACA PARA RESSECÇÃO DE MIXOMA ATRIAL ESQUERDO, EVOLUINDO COM DOR TORÁCICA E ATRITO PERICÁRDICO.

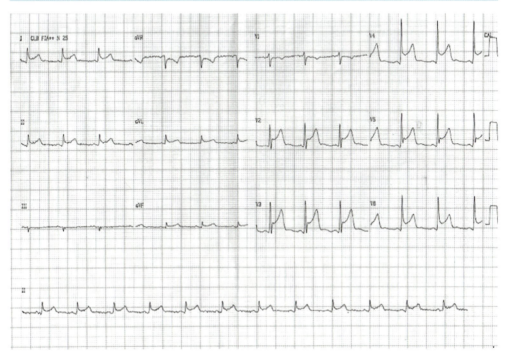

COMENTÁRIOS (Cap. 7)

- Ritmo sinusal.
- Onda P, intervalo PR e QRS normais.
- Supradesnível difuso do segmento ST (várias derivações).
- Depressão do ST em aVR.

Conclusão: síndrome pós-pericardiectomia.

A síndrome pós-pericardiectomia é relativamente comum no pós-operatório de cirurgia cardíaca. Surge em dias a várias semanas após o procedimento e pode ser causa de complicações, como tamponamento cardíaco e pericardite constritiva.

O ECG pode mostrar apenas alterações inespecíficas, mas em alguns casos na fase inicial pode mostrar o padrão eletrocardiográfico típico de pericardite aguda (supradesnível difuso), como neste caso. Cortesia do Dr. Ferdinando Saraiva Maia.

27. PACIENTE COM INSUFICIÊNCIA CARDÍACA E MARCA-PASSO BIVENTRICULAR IMPLANTADO HÁ ALGUM TEMPO. O PADRÃO ELETROCARDIOGRÁFICO É COMPATÍVEL COM CAPTURA ADEQUADA DO VENTRÍCULO ESQUERDO?

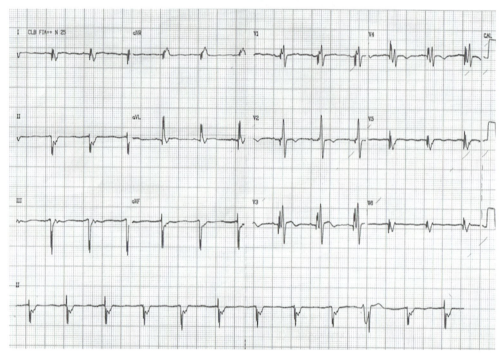

COMENTÁRIOS (p. 283-284)

- O ECG mostra ritmo de marca-passo sequencial AV (sente o átrio e estimula o ventrículo).
- Onda P (sinusal) de pequena amplitude.
- A morfologia do QRS estimulado é compatível com a estimulação biventricular.

Algumas alterações presentes são compatíveis com estimulação biventricular: intervalo QRS relativamente estreito em relação à estimulação convencional do ventrículo direito, onda Q em DI e onda R em V1. Em algumas derivações, podem-se observar as duas espículas (dos dois ventrículos) precedendo cada complexo QRS.

Na estimulação biventricular (ressincronizador) com captura adequada, a estimulação precoce da parede lateral do ventrículo esquerdo é responsável pelo complexo QRS negativo ou isodifásico em DI (vetor orientado para a direita). O padrão qR ou QS em DI é típico. Em V1 o QRS pode ser positivo, com padrão de BRD.

Em paciente com marca-passo biventricular são aspectos que sugerem perda de captura do ventrículo esquerdo: QRS muito largo com padrão de BRE e ausência de Q em DI.

28. PACIENTE ATENDIDA COM PALPITAÇÕES TAQUICÁRDICAS, MAL-ESTAR E TONTURAS HÁ 1 HORA. QUAL A ARRITMIA E COMO EFETUAR SUA REVERSÃO?

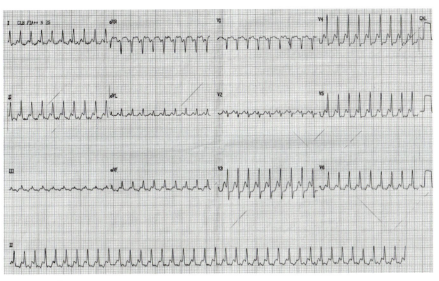

COMENTÁRIOS (p. 316-318, 383)

- Taquicardia de QRS estreito.
- FC = 240 bpm, RR regular.
- P retrógrada pode ser visualizada como um entalhe no ST (≥ 100 ms) em algumas derivações (exemplo: DI, DII, aVF). A presença de depressão de ST nas derivações esquerdas e supra de ST em aVR sugere TRAV neste caso.

Conclusão: TPSV (provável taquicardia por reentrada AV).

Esse traçado corresponde à taquicardia regular de QRS estreito, com FC de 240 bpm. Trata-se de taquicardia paroxística supraventricular (TPSV). Há duas formas principais de TPSV, conforme seu mecanismo: a taquicardia por reentrada nodal (TRN) e a taquicardia por reentrada atrioventricular (TRAV), também chamada *taquicardia ortodrômica*. A TRN é a forma mais comum, respondendo por 60% dos casos, e tem como mecanismo a reentrada dentro do nó AV, que apresenta dupla via nodal: rápida e lenta. TRAV é a segunda forma mais comum de TPSV, cerca de 30% dos casos. Apresenta como mecanismo a macrorreentrada envolvendo a condução retrógrada por uma via acessória. O estímulo desce pelo sistema de condução normal e sobe pela via acessória. Na maioria dos casos, o ECG em ritmo sinusal é normal e não apresenta pré-excitação, já que a via acessória somente permite condução retrógrada (sentido ventrículo-átrio).

Nesse caso, a onda P retrógrada pode ser visualizada como um entalhe no ST (≥ 100 ms). A presença de depressão de ST nas derivações esquerdas e supra de ST em aVR sugere TRAV nesse caso.

de 80% dos casos de TV de QRS largo). Em paciente com IAM recente, a possibilidade de TV é ainda maior.

Para a diferenciação entre TV e TSV com aberrância, usamos algoritmos como o de Brugada e o de aVR.

Nesse exemplo, a onda R em aVR sugere TV.

A morfologia qR em V5 e V6 é compatível com TV.

Se há instabilidade hemodinâmica, precede-se a cardioversão elétrica: choque sincronizado, inicial 100 J (bifásico ou monofásico), com aumento gradativo, se não há resposta ao 1º choque.

Se o paciente se encontra estável, pode ser feita a cardioversão elétrica (100 J) ou optar pela reversão com amiodarona: 150 ou 300 mg por via IV, administrada em 10 minutos.

A taquicardia ventricular que surge na fase precoce pós-IAM está relacionada a aumento da mortalidade hospitalar, mas não a longo prazo. Na fase muito precoce, a arritmia ventricular é causada por efeitos da isquemia aguda no potencial de repouso e de ação (alterações elétricas), liberação de catecolaminas, entre outros. A TV que ocorre além de dois dias após o IAM (tardia) deve-se à reentrada em área de cicatriz, geralmente em infartos grandes, com disfunção ventricular. Nesse caso, a presença de um substrato para arritmia (circuito de reentrada) é responsável pelo risco de recidiva e de morte súbita e maior mortalidade a longo prazo.

31. MULHER COM CIRROSE DE ETIOLOGIA A ESCLARECER, QUEIXA-SE DE SENSAÇÃO DE PALPITAÇÕES E "BATIMENTOS CERVICAIS".

COMENTÁRIOS (p. 304, 305)

- Não há onda P visível antes dos complexos QRS. Por outro lado, observa-se deflexão negativa nas derivações inferiores e precordiais V5 e V6 após o QRS, no início da onda T. Tais deflexões negativas são ondas P retrógradas. Portanto, trata-se de ritmo juncional.

- Frequência cardíaca de 54 bpm.

No ritmo originado na junção AV, a onda P retrógrada se inscreverá antes, ao mesmo tempo (dentro) ou após o QRS, dependendo do tempo que o estímulo originado na junção AV "gasta" para ativar o átrio e o ventrículo. Neste exemplo, a condução retrógrada acontece de forma lenta e a ativação atrial é retardada, assim a onda P "cai" bem após o complexo QRS, no início da onda T.

A ativação retrógrada a partir do estímulo originado na junção AV resulta em onda P negativa nas derivações inferiores e positiva em DI.

A ativação atrial retrógrada, no momento que a valva mitral e tricúspide estão fechadas pela contração ventricular, com perda do sincronismo atrioventricular, pode ser responsável por sintomas como batimentos cervicais, palpitações, dispneia, tosse e hipotensão arterial.

O ritmo juncional pode ser um ritmo de escape (FC de 30 a 60 bpm) que resulta de disfunção sinusal ou bloqueio atrioventricular; um ritmo juncional acelerado (FC de 61 a 100 bpm) ou taquicardia juncional (FC > 100 bpm). O ritmo juncional acelerado e a taquicardia juncional são causados por hiperautomatismo do nó AV, que aumenta sua frequência de disparo, inibindo o nó sinusal.

Esta paciente apresentava ECGs com alternância entre ritmo sinusal, ritmo juncional com dissociação isorrítmica e ritmo juncional com condução retrógrada (este traçado).

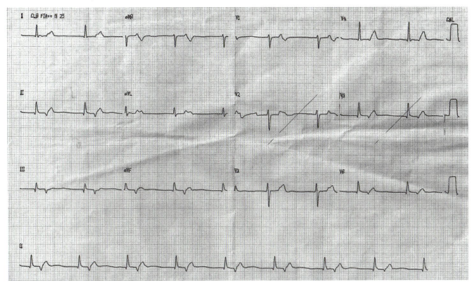

32. PACIENTE ACOMETIDO POR IAM CERCA DE 1 MÊS. EVOLUIU COM DISPNEIA AOS PEQUENOS ESFORÇOS.

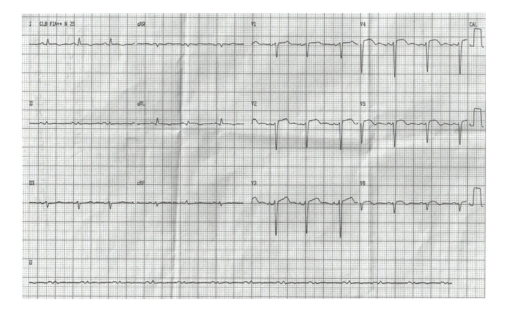

COMENTÁRIOS (p. 142)

- Ritmo sinusal.
- Eixo elétrico dentro da normalidade no plano frontal: QRS positivo em DI e DII, eixo estimado em –10°.
- Baixa voltagem do QRS no plano frontal.
- SAE: onda P com duração de 0,12 s e bimodal em DII.
- Área inativa de V1 a V6, associada a segmento ST com supradesnível e morfologia anormal (côncavo) nas derivações precordiais (V2 a V6).

Conclusão: IAM recente.

Neste exemplo, existe a associação de necrose anterosseptal e persistência do supradesnível do segmento ST, o que sugere aneurisma do ventrículo esquerdo.

Quando se desenvolve discinesia e aneurisma ventricular após o infarto, pode ocorrer a persistência do supra de ST, por semanas ou meses após o evento agudo. Geralmente o supra relacionado a aneurisma é observado nas derivações precordiais V1 a V4 associado a ondas Q de grandes amplitudes (ver Capítulos 6 e 7).

Paciente acometido por IAM anterior extenso há cerca de um mês, evoluiu com insuficiência ventricular esquerda. O ecocardiograma mostrou disfunção sistólica importante (FE de 35%) e aneurisma de parede anterior.

33. MULHER DE 67 ANOS DE IDADE, EX-TABAGISTA, APRESENTANDO DISPNEIA. QUAL O PROVÁVEL DIAGNÓSTICO?

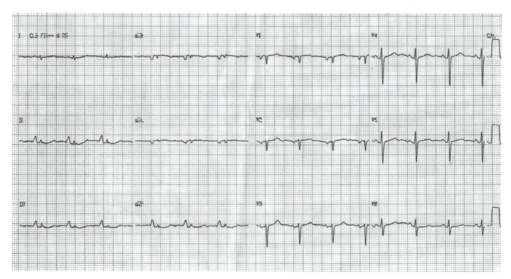

COMENTÁRIOS (p. 233)

- Ritmo sinusal.
- Baixa voltagem no plano frontal.

- Onda P *pulmonale*: onda P apiculada e com amplitude aumentada em DII, eixo de P em torno de +70° no plano frontal.
- Pobre progressão de R nas precordiais.

Alterações eletrocardiográficas observadas no enfisema/doença pulmonar obstrutiva crônica (DPOC): eixo de P ≥ 70° no plano frontal, complexos QRS reduzidos em várias derivações, baixa voltagem, bloqueio de ramo direito, pobre progressão das ondas R nas precordiais ou ondas Q em precordiais direitas.

As alterações presentes nesse ECG em conjunto com o quadro clínico são compatíveis com o diagnóstico de DPOC/enfisema.

A baixa voltagem do QRS é diagnosticada quando a amplitude do complexo QRS é menor do que 0,5 mV (5 mm) em todas as derivações periféricas e menor do que 1,0 mV (10 mm) em todas as derivações precordiais. A amplitude deve ser medida pela soma da maior deflexão positiva e negativa em cada complexo QRS, em uma mesma derivação.

34. PACIENTE COM HISTÓRIA DE DOR EPIGÁSTRICA E TORÁCICA COM 8 HORAS DE DURAÇÃO, EVOLUINDO COM HIPOTENSÃO ARTERIAL (PA = 85 × 60 mmHg). AO EXAME: TURGÊNCIA VENOSA JUGULAR, QUARTA BULHA CARDÍACA; AUSCULTA PULMONAR NORMAL. O ECG FOI REALIZADO COM O REGISTRO DAS DERIVAÇÕES PRECORDIAIS DIREITAS (V3R, V4R, V5R E V6R).

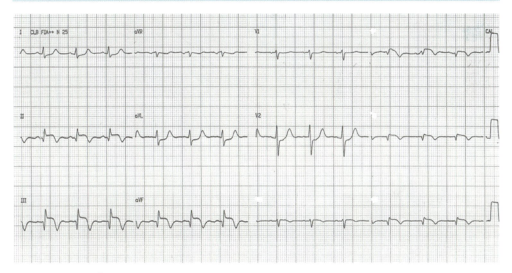

COMENTÁRIOS (p. 152)

- Ritmo sinusal.
- Intervalo PR = 0,16 s e QRS = 0,09 s.
- Corrente de lesão (supra) de ST e onda Q nas derivações inferiores (DII-DIII-aVF) e nas precordiais direitas (V4R = +1,7 mm).

> Conclusão: IAM de parede inferior e do ventrículo direito (VD).

O supradesnivelamento do ST ≥ 1 mm em V4R tem elevado valor preditivo para o infarto do VD.

Em cerca de 30 a 50% dos casos de infarto inferior existe infarto do ventrículo direito associado. O quadro clínico (hipotensão arterial, turgência venosa jugular e ausência de sinais de congestão pulmonar) é explicado pelo acometimento do VD. O tratamento inicial consiste na administração parenteral de líquidos (aumentar a volemia). O uso de nitratos deve ser evitado porque diminui o retorno venoso e pode piorar a hipotensão.

Foram realizados o diagnóstico de IAM e angioplastia primária, porém persistiu com hipotensão. Após internação em UTI, o tratamento consistiu na administração de enoxaparina por via SC (1 mg/kg/peso de 12/12 horas), clopidogrel, AAS e administração por via IV de cristaloides, com boa resposta.

35. PACIENTE ATENDIDO NA EMERGÊNCIA COM RELATO DE DOR TORÁCICA TÍPICA COM INÍCIO HÁ 12 HORAS. O ECG INICIAL REVELOU APENAS ALTERAÇÕES INESPECÍFICAS DA REPOLARIZAÇÃO VENTRICULAR. O ECG REALIZADO NO DIA SEGUINTE É MOSTRADO A SEGUIR. HAVIA PEQUENA ELEVAÇÃO DA TROPONINA. QUAL O DIAGNÓSTICO?

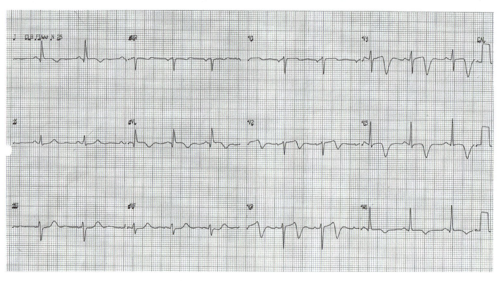

COMENTÁRIOS (p. 171,172)

- Ritmo sinusal.
- Inversão de ondas T em derivações precordiais, não associadas à alteração de ST e Q patológica.
- Ondas T bifásicas (*plus-minus*) em V2-V3.

O quadro clínico-eletrocardiográfico é compatível com síndrome de Wellens.

Paciente submetido à angioplastia e implante de *stent* por apresentar lesão proximal grave da descendente anterior.

A síndrome de Wellens é caracterizada pela presença de inversão de ondas T em derivações precordiais, não associadas à alteração de ST e Q patológica (ou seja, não relacionadas ao IAM com supra de ST), em pacientes com dor precordial. Os marcadores de necrose, como troponina, são normais ou apresentam pequena elevação.

O aspecto de ondas T bifásicas (*plus-minus*) em precordiais V2-V3 é característico da síndrome, bem como ondas T profundas e simétricas em V2 a V5/V6.

Paciente realizou cateterismo cardíaco, com evidência de lesão grave na artéria descendente anterior. Submetida à angioplastia com implante de *stent*, apresentou boa evolução clínica.

A chamada síndrome de Wellens é uma forma de síndrome coronariana sem supra de ST, causada por lesão grave da descendente anterior.

De modo geral, os pacientes com quadro de síndrome coronariana aguda sem supra de ST devem ser submetidos a avaliação clínica, ECG, dosagens de biomarcadores (troponina) e estratificação de risco, baseada nesses dados e por meio dos escores de riscos, como o GRACE (http://www.gracescore.org/).

As alterações dinâmicas do segmento ST (depressão) e da onda T (inversão), que se normalizam após o alívio dos sintomas, estão comumente associadas à isquemia aguda. O ECG inicial pode não revelar tais alterações, sendo importante sua execução seriada.

36. PORTADORA DE DUPLA LESÃO MITRAL MODERADA, REFERINDO PALPITAÇÕES, MAL-ESTAR E DISPNEIA. QUAL O DISTÚRBIO DO RITMO REVELADO PELO ECG?

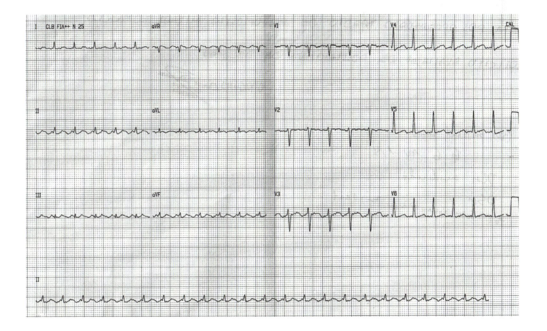

COMENTÁRIOS (p. 325-328)

- Taquicardia regular de QRS estreito, com FC de 143 bpm.
- *Flutter* atrial: atividade atrial, com aspecto de "dente de serra", com relação 2:1, polaridade negativa nas derivações inferiores. Não há linha isoelétrica entre as ondas atriais.

Resposta: *flutter* atrial típico.

Esses aspectos permitem que se faça o diagnóstico de *flutter* atrial típico. A frequência das ondas F é de 286/min. O diagnóstico diferencial é com outras taquicardias de QRS estreito, como outras taquiarritmias atriais e as taquicardias paroxísticas supraventriculares (TPSV). A aplicação de manobra vagal ou, principalmente, adenosina por via IV, aumenta o grau de bloqueio AV, o que evidencia mais claramente as ondas F no *flutter* atrial.

A valvopatia mitral está associada ao surgimento de taquiarritmias atriais.

37. ECG DE HOMEM DE 64 ANOS DE IDADE, INTERNADO COM QUADRO DE INSUFICIÊNCIA CORONARIANA. QUAL O DISTÚRBIO DO RITMO APRESENTADO?

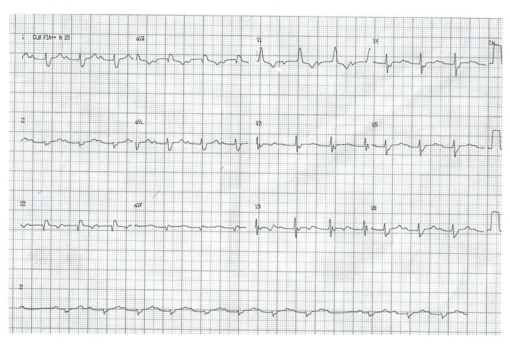

COMENTÁRIOS (Cap. 12)

- Ritmo sinusal.
- Área inativa inferior.
- BAV de 2º grau tipo I (Wenckebach) (ver DII longo)

Presença de pausas com onda P bloqueada. O ciclo que inclui a onda P bloqueada tem duração aumentada (pausa), mas menor do que dois ciclos com P conduzidas. Após a onda P bloqueada, o primeiro intervalo PR encurta, sendo o mais curto do ciclo. Após a pausa, o intervalo PR volta a aumentar. Essas características classificam esse distúrbio como BAV de 2º grau tipo I (Wenckebach). O aumento progressivo do intervalo PR é típico do BAV de 2º grau tipo I, mas nesse caso é praticamente imperceptível por apresentar um ciclo longo: no exemplo, 9:8 (para cada 9 ondas P, 8 são conduzidas). A localização mais frequente do BAV do bloqueio de Wenckebach é na junção AV (bloqueio nodal), mas pode ser infranodal quando o QRS é largo como nesse caso, com maior risco de evoluir para formas mais avançadas de BAV.

38. PORTADOR DE MARCA-PASSO DEFINITIVO VEM PARA CONSULTA AMBULATORIAL DE ROTINA.

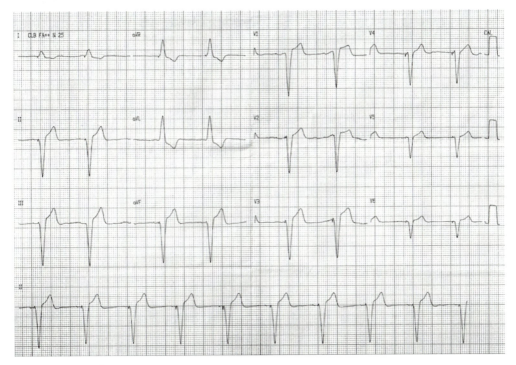

COMENTÁRIOS (Cap. 11)

- A onda P apresenta pequena amplitude (ver aVL, V1), mas é seguida por QRS, com relação AV 1:1.
- Desvio do eixo do QRS para a esquerda (QRS positivo em DI e negativo em aVF e DII).
- Marca-passo ventricular: o complexo QRS é precedido por espícula, de pequena amplitude. Ver DII, V3 e V4.

A espícula do marca-passo é de difícil visualização, o que é característico da estimulação bipolar, mas pode ser observada antes de cada QRS em DII, V3 e V4.

A presença de eixo do QRS para cima e com padrão de BRE sugere estimulação apical do ventrículo direito.

Na estimulação unipolar, o polo negativo é formado na ponta do eletrodo (que faz contato com o coração), enquanto o polo positivo consiste da carcaça do gerador de pulso. Já na estimulação bipolar a ponta do eletrodo é o polo negativo, enquanto o polo positivo é o anel, localizado próximo à ponta do eletrodo. A pequena distância entre a ponta (polo negativo) e o anel (polo positivo) é responsável pela espícula de menor amplitude na estimulação bipolar.

A espícula pode ser de difícil visualização na estimulação bipolar, algumas vezes praticamente imperceptível ao ECG.

De modo geral, a amplitude das espículas varia entre as derivações e pode estar ausente ou apresentar mínima amplitude em algumas derivações.

39. ECG DE MULHER DE 68 ANOS DE IDADE, COM DIAGNÓSTICO DE INSUFICIÊNCIA CARDÍACA CLASSE FUNCIONAL III (NYHA).

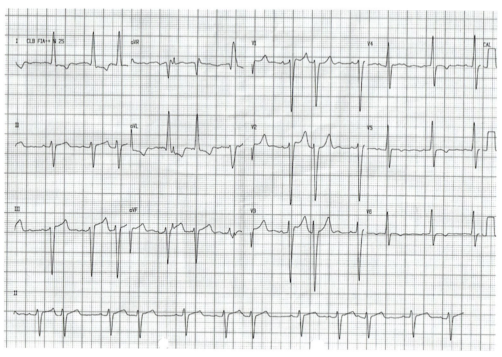

COMENTÁRIOS (p. 90)

- Ritmo sinusal.
- Extrassístoles atriais frequentes.
- BDASE e HVE.
- Alteração da repolarização ventricular: inversão de onda T e *strain* em DI e aVL.

As extrassístoles são atriais: apresentam QRS estreito, com aparência similar ao batimento sinusal. A onda P prematura pode ser percebida em alguns batimentos, por exemplo, modificando a onda T do 1º ciclo no DII longo e visível mais adiante no 10º ciclo. As pausas pós-extrassistólicas são não compensatórias, isto é, a soma do intervalo que antecede a extrassístole e a pausa (intervalo seguinte a extrassístole) tem duração menor do que o dobro do intervalo sinusal básico.

A presença de desvio do eixo (QRS) para a esquerda no plano frontal (aproximadamente −50°), rS em DII, de DIII > S de DII, caracteriza o BDASE.

Os critérios comumente usados para diagnosticar HVE podem não ser adequados quando existe BDASE. O BDASE altera um pouco a despolarização ventricular esquerda e causa aumento da amplitude de R em DI e aVL e diminuição da onda R e aumento da onda S em V5-V6.

Quando há BDASE, para diagnosticar HVE pode-se empregar o critério de Gerstsch: soma da amplitude de S em DIII mais a soma do máximo R + S em qualquer derivação precordial ≥ 30 mm. A medida da voltagem de aVL (> 10 mm) pode ser usada como critério, conforme descrito no capítulo 4. Os dois critérios estão presentes nesse traçado.

40. HOMEM DE 55 ANOS DE IDADE ATENDIDO COM DOR TORÁCICA OPRESSIVA. REFERE HISTÓRIA DE DISPNEIA HÁ MESES.

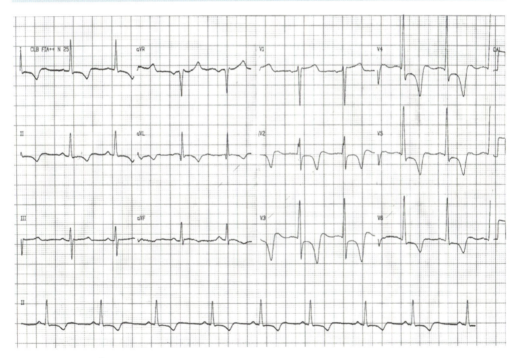

COMENTÁRIOS (p. 194-196)

- Ritmo sinusal.
- Critérios de HVE.

A presença de desvio do eixo elétrico do QRS para direita no PF, em torno de +120º, morfologia qR nas derivações inferiores DII, DIII e aVF, com o R de DIII maior do que o DII (R3 > R2) lembra a possibilidade de BDPI. Entretanto, o diagnóstico de BDPI deve ser feito na ausência de outras causas para o desvio do eixo para a direita. Nesse caso, o desvio do eixo para a direita é provavelmente ocasionado pela presença de HVD secundária à grave valvopatia mitral.

Paciente com dupla lesão mitral reumática, insuficiência tricúspide, hipertensão pulmonar e dilatação importante das câmaras direitas.

43. HOMEM DE 25 ANOS DE IDADE, SEM COMORBIDADES, É ATENDIDO COM DOR TORÁCICA NÃO ANGINOSA.

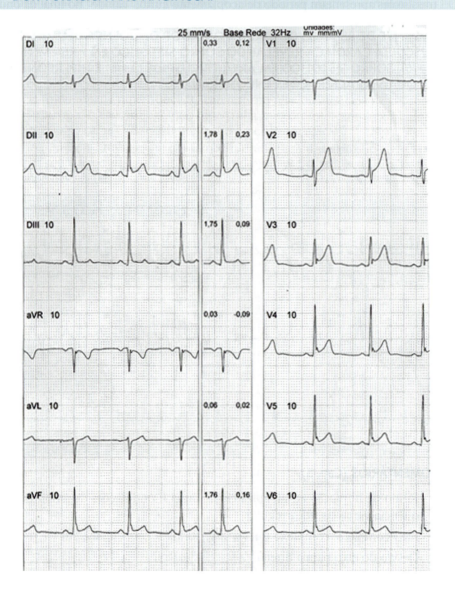

Apêndice 435

COMENTÁRIOS (p. 261-163)

- Ritmo sinusal.

- Onda P, intervalo PR e QRS normais.

- Repolarização precoce: supradesnível do segmento ST nas derivações inferiores e V2 a V6 compatível, com entalhe no final do QRS.

A elevação de ST no traçado é típica de repolarização precoce: elevação rápida com pequena concavidade superior, associada a ondas T amplas (positivas), assimétricas e com entalhe típico no final do QRS (nem sempre presente).

É uma condição onde o supra de ST pode levar ao diagnóstico equivocado de IAM. Na repolarização precoce, o padrão eletrocardiográfico é mantido, ou seja, não há alteração dinâmica característica do IAM, nem o surgimento de ondas Q patológicas. Deve ser feito diagnóstico diferencial também com pericardite aguda.

Atualmente é aceito que a repolarização precoce nem sempre é uma condição benigna e, em alguns casos específicos, está associada com morte súbita por fibrilação ventricular primária. A presença de repolarização precoce nas derivações inferolaterais estaria associada a maior risco.

Não se recomenda nenhuma investigação diagnóstica adicional quando o padrão de repolarização precoce é observado na ausência de história pessoal de síncope ou morte súbita recuperada e na ausência de história familiar de morte cardíaca prematura. Como nesse caso.

44. MULHER DE 60 ANOS DE IDADE COM HISTÓRIA DE DISPNEIA AOS PEQUENOS ESFORÇOS E DESCONFORTO TORÁCICO AOS ESFORÇOS HÁ VÁRIOS MESES. NEGA HAS, DM, TABAGISMO E HISTÓRIA FAMILIAR DE DOENÇA CORONARIANA. AO EXAME: SOPRO SISTÓLICO 2+/6 EM ÁREA MITRAL. QUAL A PRINCIPAL HIPÓTESE?

COMENTÁRIOS (p. 228)

- Ritmo sinusal.

- Eixo do QRS no plano frontal em torno de –15 graus.

- Critérios de HVE: presença de critérios de voltagem (índice de Sokolow, índice de Cornell e R de aVL > 10 mm) e padrão *strain* (ver DI, V5, V6).

- Onda Q ampla e relativamente estreita em DI e aVL.

- Alteração da repolarização ventricular: inversão difusa da onda T (inferior, lateral, anterior), com T negativa e assimétrica.

O padrão de HVE, com critérios de voltagem associados com *strain*, é observado geralmente em condições que cursam com sobrecarga pressórica do ventrículo esquerdo (hipertensão arterial sistêmica, estenose aórtica), cardiomiopatias dilatada e hipertrófica.

O diagnóstico de doença coronariana, pela história de angina e inversão de onda T, faz parte do diagnóstico diferencial.

O quadro clínico (história de dispneia e dor torácica há meses, sopro sistólico em área mitral, na ausência de história de hipertensão arterial) associado a critérios evidentes de HVE mais inversão de onda T em várias derivações é compatível com cardiomiopatia hipertrófica.

O ecocardiograma evidenciou cardiomiopatia hipertrófica septal obstrutiva, com espessura septal de 25 mm, acentuado gradiente entre a via de saída do ventrículo esquerdo e aorta (78 mmHg, com aumento durante a manobra de Valsalva) e movimento sistólico anterior da valva mitral.

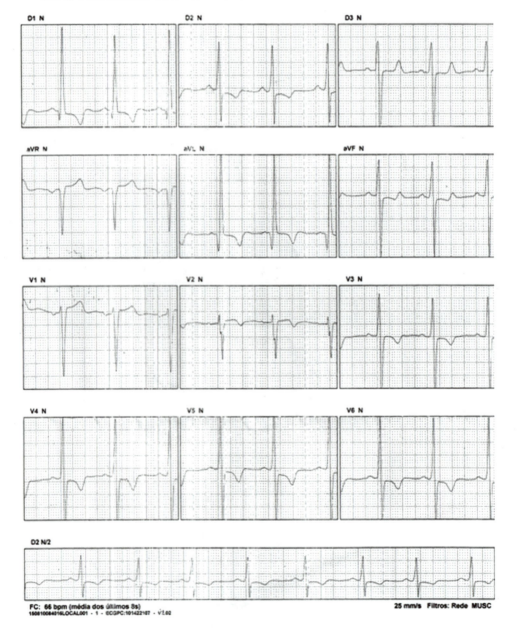

O eletrocardiograma é alterado em aproximadamente 90% dos pacientes com cardiomiopatia hipertrófica. As alterações geralmente presentes são: critérios de HVE (alta voltagem em derivações esquerdas e *strain*) e ondas Q anormais. Ondas R amplas em V1-V2, em virtude do aumento do vetor septal, podem, ocasionalmente, ser observadas.

As ondas Q observadas na cardiomiopatia hipertrófica são, tipicamente, de grande amplitude e relativamente estreitas. Ao contrário, na cardiopatia isquêmica, as ondas Q geralmente são alargadas.

45. ECG DE PACIENTE DO SEXO MASCULINO DE 25 ANOS DE IDADE APRESENTANDO CIANOSE E DISPNEIA.

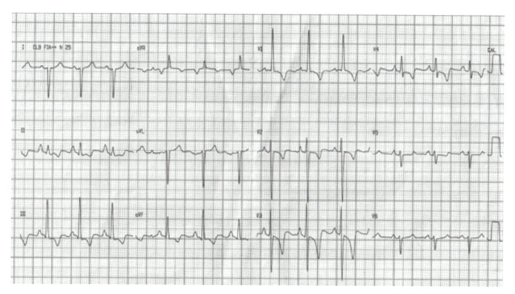

COMENTÁRIOS (p. 236)

- Ritmo sinusal.
- Desvio do eixo elétrico do QRS para a direita: QRS negativo em DI e positivo em aVF. Não se trata de troca de eletrodos de DI: onda P positiva, aVR e V6 são discordantes.
- Critérios de HVD: desvio do eixo para a direita no plano frontal (+130°), sobrecarga atrial direita (onda P apiculada e com aumento de amplitude), R puro em V1 associado a *strain* de VD.

Conclusão: HVD importante.
Paciente com síndrome de Eisenmenger.

Na presença de quadro de cianose e dispneia, ECG com essas alterações (critérios de HVD importantes: desvio acentuado do eixo para a direita, R puro em V1 e *strain* de VD) é sugestivo da síndrome de Eisenmenger.

Esta é definida pela presença de manifestações clínicas (cianose, dispneia) que resultam da hipertensão arterial (vascular) pulmonar, associada a defeito cardíaco congênito onde existe comunicação entre as circulações sistêmica e pulmonar: CIA, CIV, defeito do canal AV, persistência do canal arterial e cardiopatias congênitas complexas. A síndrome se desenvolve quando, em virtude do aumento gradativo da pressão arterial pulmonar, há inversão do fluxo (*shunt*), que se torna da direita para esquerda ou bidirecional.

O ECG na síndrome de Eisenmenger exibe, como alterações mais características, hipertrofia das câmaras direitas: onda P apiculada ou com aumento de amplitude, desvio do eixo para a direita (ou desvio extremo), predomínio de R em V1 (qR ou R puro) e *strain* do ventrículo direito.

46. PACIENTE DO SEXO MASCULINO, 41 ANOS DE IDADE, PROCEDENTE DE REGIÃO ENDÊMICA PARA DOENÇA DE CHAGAS, APRESENTANDO FADIGA, EMPACHAMENTO, EDEMA DE MEMBROS INFERIORES E TURGÊNCIA VENOSA JUGULAR. RADIOGRAFIA DE TÓRAX COM CARDIOMEGALIA ACENTUADA.

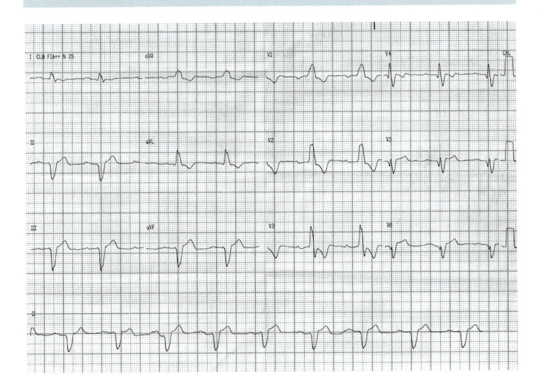

Apêndice 439

COMENTÁRIOS (p. 128-130)

- Ritmo sinusal.
- Desvio acentuado do eixo elétrico do QRS no plano frontal (em torno de −70°).
- BAV de 1º grau (PR de 0,28 s).
- Intervalo QRS largo (0,17 s).
- BDASE: desvio acentuado do eixo para a esquerda no plano frontal (entre −45° e −90°), onda S de DIII > S de DII.
- BRD: onda R com entalhe em V1.

Conclusão: BAV de 1º grau, Bloqueio de ramo mascarado.

Padrão sugestivo de bloqueio bifascicular mascarado: QRS muito largo, com padrão que sugere BRE no plano frontal e com aspecto de BRD no plano horizontal (V1 com R e com S mínimo em DI e sem S em aVL).

A associação BAV de 1º grau + BDASE + BRD é conhecida por bloqueio trifascicular, quando o retardo responsável pelo prolongamento do PR ocorre no His-Purkinje (e não no nó AV), o que pode ser evidenciado no estudo eletrofisiológico invasivo.

Esse tipo de bloqueio apresenta risco aumentado de evolução para síncope por BAV total, com necessidade de marca-passo.

A associação de BRD e BDASE é muito sugestiva de cardiopatia chagásica em pessoas de áreas endêmicas para *Trypanosoma cruzi*. Provável caso de cardiomiopatia chagásica.

47. ECG DE HOMEM IDOSO, PORTADOR DE INSUFICIÊNCIA RENAL CRÔNICA, EM TRATAMENTO DIALÍTICO. QUAL A ALTERAÇÃO PRINCIPAL OBSERVADA?

COMENTÁRIOS (p. 212-214)

- Taquicardia sinusal.
- Baixa voltagem no plano frontal.
- Ondas T apiculadas estreitas e quase simétricas (T "em tenda").

A onda T apiculada e com base estreita, chamada T "em tenda", é considerada a alteração eletrocardiográfica mais precoce na hipercalemia.

Na hipercalemia as ondas P podem apresentar-se achatadas ou mesmo desaparecerem, configurando o que se chama ritmo sinoventricular. O ritmo sinoventricular é um ritmo onde as ondas P se tornam imperceptíveis (perda das ondas P).

Essas alterações eletrocardiográficas no paciente que apresenta fator de risco para hipercalemia, como insuficiência renal, autoriza a instituição de medidas terapêuticas para hipercalemia, pelo risco de morte. Outras alterações: alargamento do QRS, bloqueio atrioventricular (bloqueio AV de 2º ou 3º grau), ritmo senoide.

- Eixo do QRS no plano frontal encontra-se próximo a +90°: isodifásico em DI e positivo em aVF (tendência a desvio para a direita).
- BRD incompleto.
- Prolongamento do intervalo QTc. QTc = 0,61 s (Bazett). QTc = QT medido/√RR. QTm = 13 × 0,04; RR (valor médio) = 18 × 0,04. QTc = 0,52/√(0,72) = 0,52/0,85 = 0,61.

Paciente com estenose mitral, hipertensão pulmonar importante.

É muito comum o prolongamento do intervalo QT em pacientes em uso de amiodarona. Apesar de ser frequente o prolongamento do intervalo QT em pacientes em uso de amiodarona, essa droga apresenta baixo risco de pró-arritmia. Isso é explicado pelas suas propriedades eletrofisiológicas: a amiodarona causa prolongamento homogêneo da repolarização ventricular, mas sem alterar de forma significativa a dispersão da repolarização.

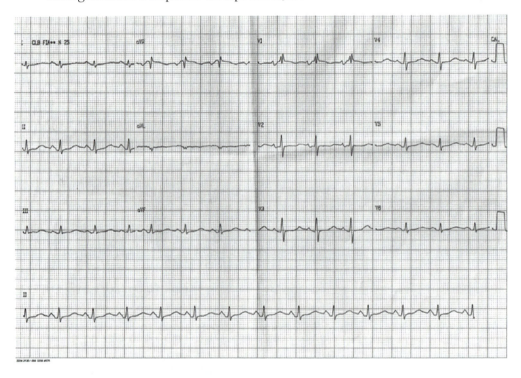

50. HOMEM DE 57 ANOS DE IDADE COM RELATO DE DOR TORÁCICA OPRESSIVA COM IRRADIAÇÃO PARA O DORSO HÁ ALGUNS DIAS.

COMENTÁRIOS (p. 142-143, 168)

- Ritmo sinusal.
- Eixo elétrico do QRS no plano frontal indeterminado: presença de complexos RS em várias derivações.

- BRD: morfologia e qR e V1, com R alargado.
- Q patológico em V1 a V3, Q limítrofe em DI e aVL, e inversão de onda T de V1 a V6 e DI-aVL. Onda R com amplitude diminuída em V4 a V6.

Conclusão: IAM recente, provavelmente anterior extenso. BRD.

IAM anterior ou anterior extenso. Bloqueio completo de ramo direito.

A necrose anterior se expressa por alterações no complexo QRS: surgimento de ondas Q patológicas e/ou diminuição das ondas R.

Após a primeira ou segunda semana de infarto, ocorre normalização do segmento ST, persistindo as ondas Q e a inversão das ondas T. Meses após o infarto persistem somente as ondas Q e/ou a redução da amplitude das ondas R.

Durante a evolução do IAM com supra de ST pode haver o surgimento de ondas T profundas que persistem por vários dias (ver V2 a V4). Essas ondas T profundas têm sido atribuídas à reperfusão ou ao miocárdio atordoado.

Às vezes, o eixo elétrico no plano frontal não pode ser calculado, sendo descrito como eixo indeterminado, geralmente quando as derivações periféricas exibem complexos de baixa amplitude e bifásicos, como nesse traçado.

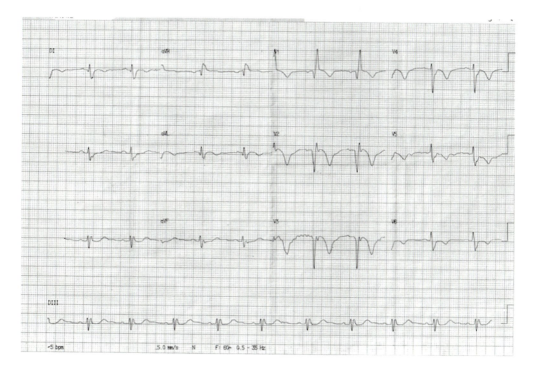

51. ECG DE PACIENTE COM DIAGNÓSTICO DE ENDOCARDITE BACTERIANA. O QUE SUGERE A ALTERAÇÃO OBSERVADA?

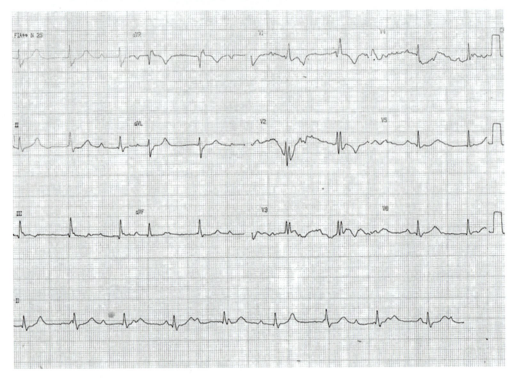

COMENTÁRIOS (p. 298-299)

- BAV completo: ausência de relação entre as ondas P e os complexos QRS, com a frequência atrial maior do que a frequência ventricular (frequência de P > frequência ventricular).

O BAV completo pode surgir como complicação na endocardite infecciosa, principalmente da valva aórtica, pela proximidade com o sistema de condução, e sugere formação de abscesso perivalvar. O implante de marca-passo provisório pode ser realizado.

52. MULHER DE 35 ANOS DE IDADE COM PASSADO DE CIRURGIA DE TROCA DE VALVA AÓRTICA HÁ 6 ANOS, ATENDIDA EM AMBULATÓRIO REFERINDO DISPNEIA AOS PEQUENOS ESFORÇOS, ANOREXIA, EMPACHAMENTO E EDEMA DE MEMBROS INFERIORES. ESTAVA EM USO DE ALGUMAS MEDICAÇÕES. AO EXAME: PACIENTE EUPNEICA E COM EDEMA DE MEMBROS INFERIORES, TURGÊNCIA VENOSA JUGULAR E HEPATOMEGALIA. AUSCULTA CARDÍACA: SOPRO SISTÓLICO EM FOCO TRICÚSPIDE E SOPRO SISTÓLICO MITRAL, COM IRRADIAÇÃO PARA A AXILA, 4+/6.

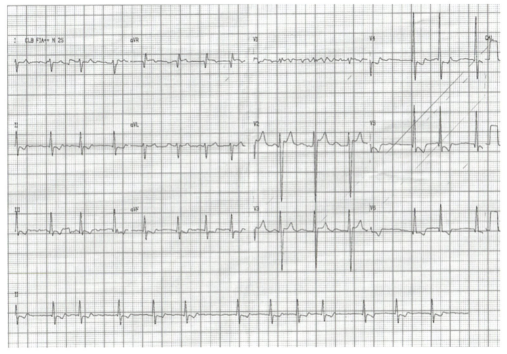

COMENTÁRIOS

- Ritmo de fibrilação atrial com boa resposta ventricular.
- Alteração da repolarização ventricular (ST-T) sugestiva de ação digitálica ("sinal da colher de pedreiro").
- Sinais de crescimento das câmaras direitas (desvio do eixo para a direita e sinal de Peñaloza-Tranchesi).

O *sinal de Peñaloza-Tranchesi* consiste na mudança brusca na amplitude do QRS de V1 para V2, com complexo de baixa voltagem em V1 e que aumenta de amplitude em V2 (sinal de crescimento atrial direito).

Esse traçado é de um paciente com quadro clínico de insuficiência cardíaca provavelmente de causa valvar.

Em paciente com prótese valvar biológica devemos sempre pensar na possibilidade de disfunção da prótese quando o paciente desenvolve quadro de insuficiência cardíaca. Ao exame, havia sintomas e sinais de congestão venosa sistêmica (insuficiência ventricular direita) e sopro mitral. Seu ecocardiograma revelou prótese biológica aórtica normofuncionante, insuficiência mitral importante, insuficiência tricúspide, aumento das câmaras direitas e hipertensão pulmonar grave.

A insuficiência ventricular direita e a hipertensão pulmonar surgem, geralmente, nos estágios avançados da insuficiência mitral crônica.

A alteração de ST-T sugere ação digitálica, ou seja, é causada pelo uso de preparados digitálicos, seja em níveis terapêuticos, seja tóxicos. Nesse exemplo, o sintoma de anorexia faz pensar na possibilidade de intoxicação digitálica, mas pode ser explicado pela insuficiência ventricular direita (congestão).

53. PACIENTE DE 70 ANOS DE IDADE, HÁ DOIS DIAS COM SINTOMAS ISQUÊMICOS, EVOLUINDO COM CHOQUE.

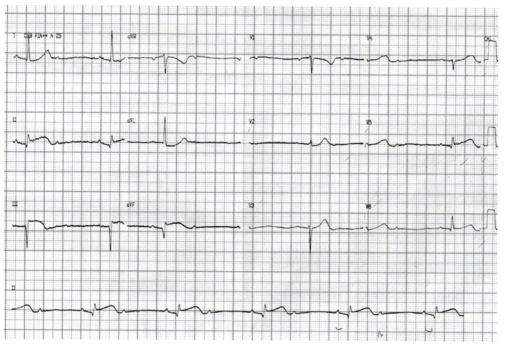

COMENTÁRIOS (p. 166-167)

- Relação P-QRS de 2:1. FC muito baixa (cerca de 35 bpm) compatível com BAV de 2º grau 2:1.
- P conduzida apresentando PR fixo.
- Corrente de lesão (supra de ST) e Q patológica nas derivações inferiores.

Conclusão: BAV de 2º grau 2:1.
         IAM inferior.

O bloqueio atrioventricular completo ocorre em cerca de 5% dos pacientes com IAM, sendo mais comum no IAM inferoposterior e do ventrículo direito.

Em geral, os pacientes com IAM e BAV completo apresentam pior prognóstico do que aqueles sem BAV.

A irrigação do nó AV é suprida pela artéria coronária direita em 85 a 90% dos casos e pela artéria circunflexa nos demais (10 a 15%). Por isso, a lesão culpada no IAM inferior complicado com BAV geralmente é a coronária direita (lesão proximal).

O BAV total que se instala no IAM inferior tem localização comumente alta, apresentando escape juncional, com QRS estreito e frequência cardíaca entre 40 e 60 bpm. O mais comum é reverter em horas ou em poucos dias, especialmente quando estratégias de reperfusão são usadas. A frequência do escape pode aumentar, ou às vezes o bloqueio reverter, em resposta à administração de atropina por via IV, em virtude de sua localização nodal.

Com relação ao implante do marca-passo provisório no paciente com infarto inferior e BAV total, pode-se adotar uma conduta expectante, sem realizar o implante no paciente estável, já que a reversão do bloqueio AV é esperada. Entretanto, quando a frequência do escape é baixa (< 40 ou 50), há instabilidade hemodinâmica ou arritmia ventricular, está indicado o emprego do marca-passo provisório.

Por outro lado, o BAV total que ocorre associado ao infarto anterosseptal é infranodal, geralmente causado por bloqueios nos ramos, tem escapes instáveis, com QRS largo. Ocorre nos infartos extensos e tem mau prognóstico, com mortalidade alta. A alta mortalidade está relacionada à necrose extensa e ao surgimento de falência de bomba cardíaca. Muitas vezes é precedido por bloqueios de ramos, bifascicular ou BAV de 2º grau Mobitz II. O implante de marca-passo provisório é indicado.

A realização de angioplastia primária pode causar reversão do BAV completo.

54. PACIENTE ATENDIDO COM DOR TORÁCICA OPRESSIVA E SUDORESE HÁ 6 HORAS.

COMENTÁRIOS (p. 142-143, 168)

- Ritmo sinusal.
- Eixo elétrico do QRS normal.
- QRS estreito.
- Elevação de ST compatível com IAM anterior extenso (alteração presente em V2 a V6 e DI-aVL). Q patológica de V2 a V5.

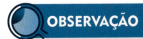

OBSERVAÇÃO

Interferência da corrente alternada da rede elétrica nas derivações periféricas.

Há isquemia grau III (bloqueio de lesão), ou seja, o supradesnivelamento do segmento ST apresenta-se, como neste caso, com elevação acentuada do ponto J, com relação ponto J/onda R maior que 0,5 nas derivações com complexo QR e provocando distorção na porção final do QRS, que configura um padrão conhecido como bloqueio de lesão. Está relacionado à isquemia mais grave, apresentando pior prognóstico.

Nesse traçado encontramos as seguintes alterações associadas à pior evolução: localização anterior, elevação de ST em várias derivações e isquemia grau III.

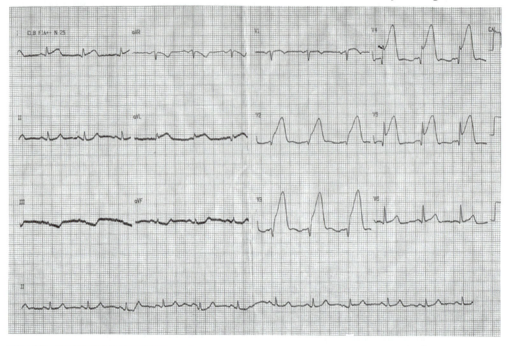

55. HOMEM JOVEM ATENDIDO NA EMERGÊNCIA, COM QUEIXAS DE PALPITAÇÕES, TONTURAS E MAL-ESTAR. TRAZIA UM ECG REALIZADO ALGUNS DIAS ANTES, EM RITMO SINUSAL, SEM ANORMALIDADES.

COMENTÁRIOS (p. 354)

- Taquicardia de QRS largo, FC de 187 bpm, com padrão de BRD, com critérios para TV, como Q > 40 ms em aVR, e morfologia sugestiva de arritmia de via de saída do ventrículo direito: eixo elétrico inferior (QRS positivo nas derivações inferiores DII-DIII-aVF) e negativo em V1 e zona de transição tardia (além de V3).

Em outras palavras: os batimentos de origem ventricular têm morfologia de BRE com QRS positivo nas derivações inferiores (eixo para baixo) e negativo em aVL.

A arritmia ventricular de via de saída de VD manifesta-se como extrassístoles ventriculares frequentes, com batimentos repetitivos, com bigeminismo, batimentos acoplados ou episódios de taquicardia ventricular.

Uma forma de taquicardia ventricular com morfologia de BRD que deve ser lembrada como diagnóstico diferencial com a TV de via de saída de VD é a associada à displasia arritmogênica do ventrículo direito, que apresenta risco elevado de morte súbita. É menos frequente e apresenta ECG em ritmo sinusal com alterações, tais como bloqueio de ramo direito, inversão de onda T nas derivações precordiais V1 a V3 ou além, aumento localizado na duração do QRS (> 110 ms em V1 a V3), onda épsilon e batimentos ventriculares multifocais.

Essa forma de arritmia ventricular de via de saída apresenta em geral bom prognóstico. O tratamento durante episódios de taquicardia ventricular monomófica com pulso e instabilidade hemodinâmica deve ser realizado pela aplicação imediata de cardioversão elétrica (100-200 J, choque bifásico), sob sedação, e quando o paciente encontra-se estável, pode-se empregar também a cardioversão elétrica, ou administrar drogas antiarrítmicas por via intravenosa, como adenosina (6 a 24 mg, IV), verapamil (5 a 10 mg, IV), betabloqueadores ou amiodarona por via IV. O tratamento inicial de manutenção pode ser farmacológico (betabloqueador, verapamil). A ablação por radiofrequência é efetiva e indicada nos casos refratários, ou quando evolui com dilatação ventricular, e em casos selecionados considerados de risco elevado (ver Capítulo 14).

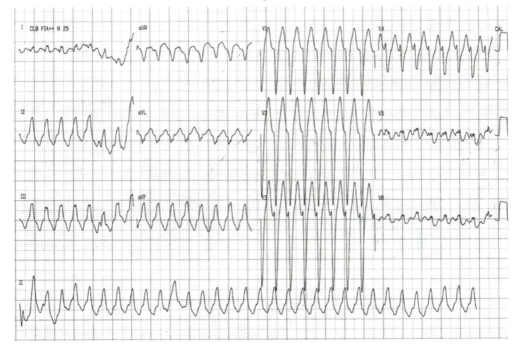

56. PACIENTE COM MARCA-PASSO DEFINITIVO IMPLANTADO CERCA DE UM ANO VEM PARA CONSULTA RELATANDO EPISÓDIOS DE SÍNCOPE HÁ 1 SEMANA.

COMENTÁRIOS (Cap. 11)

- Estimulação artificial (marca-passo) com duas espículas "pareadas": a espícula atrial seguida pela espícula ventricular.
- Captura atrial normal (onda P após a espícula).
- Perda de captura ventricular.

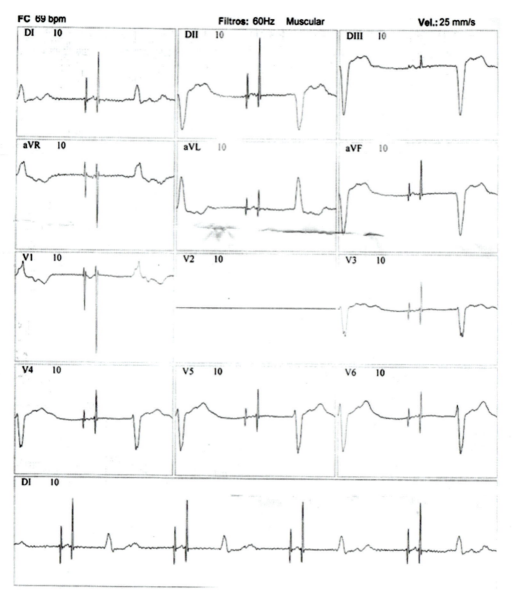

O batimento atrial deflagra a emissão da espícula ventricular após certo intervalo de tempo (intervalo atrioventricular). Essa, porém, não causa despolarização ventricular, ou seja, não é seguida de complexo QRS. Portanto, há perda de captura ventricular. A ausência de captura ventricular faz o marca-passo perder sua principal função, a correção da frequência cardíaca lenta, o que expõe o paciente a risco de pausas prolongadas e episódios de síncopes.

Após um complexo ventricular, o marca-passo reinicia o contador de tempo e emite a espícula atrial no intervalo que corresponde a sua frequência mínima. Esta espícula proporciona a captura atrial (onda P).

Depois de cada captura atrial há um complexo QRS espontâneo, após a falha de comando ventricular.

Apesar do longo intervalo PR fixo, provavelmente trata-se de dissociação AV: o ritmo é de escape ventricular. Como existe uma relação fixa entre cada complexo QRS prévio e a espícula atrial-P que segue, a sequência espícula-P-QRS (intervalo P-QRS) é constante, uma vez que o escape ventricular é regular (batimentos com RR regulares). Porém, essa onda P está dissociada do QRS seguinte.

Por sua vez, a onda P espontânea logo após o QRS, no segmento ST, provavelmente resulta de condução ventriculoatrial: P retrógrada. Como não é sentida, por cair dentro do *período refratário atrial pós-ventricular* (PVARP), essa onda P não deflagra a estimulação ventricular.

57. ECG DE PACIENTE COM SINTOMAS ISQUÊMICOS INICIADOS HÁ 4 HORAS.

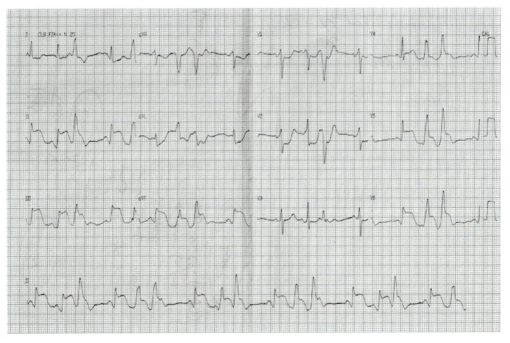

COMENTÁRIOS (Cap. 6 e 14)

- Ritmo sinusal.
- Supradesnível do segmento ST em DII, DIII e aVF, depressão do ST em V1-V2 e supra de ST em V5-V6.
- Onda Q inicial em algumas derivações.
- Batimentos prematuros: após um complexo precedido por onda P (sinusal), segue outro complexo também precedido por onda P, mas com morfologia diferente do anterior (extrassístole atrial com algum grau de aberrância ver em V1). A seguir há um batimento com acoplamento curto e morfologia diferente

dos anteriores, sugestivo de extrassistolia ventricular. Este último batimento apresenta morfologia de bloqueio de ramo esquerdo, com onda R inicial larga (R > 30 ms) e início ao nadir do S > 60 ms. Estes aspectos favorecem a origem ventricular. Há também batimentos com intervalos de acoplamentos mais curtos que provavelmente são ectopias ventriculares pareadas (no D2 longo: batimentos 5º/6º e 11º/12º).

Conclusão: IAM inferolaterodorsal (ou inferolateroposterior).
Batimentos ectópicos atriais e ventriculares (isolados e acoplados).

58. MULHER DE 51 ANOS DE IDADE, REALIZOU CIRURGIA DE CORREÇÃO DE TETRALOGIA DE FALLOT HÁ 32 ANOS. USA DIGOXINA, BETABLOQUEADOR E ESPIRONOLACTONA. REFERE DISPNEIA AOS PEQUENOS ESFORÇOS E NOS ÚLTIMOS VEM COM QUEIXAS DE ANOREXIA, NÁUSEAS E EPISÓDIOS DE VÔMITOS. QUAL O PROVÁVEL DIAGNÓSTICO?

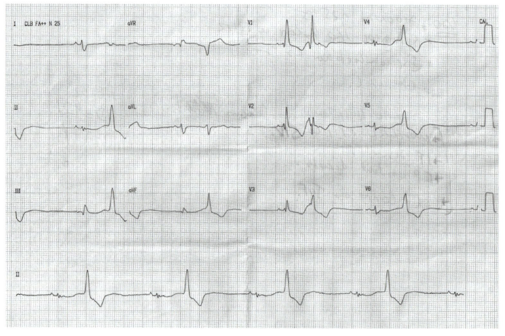

COMENTÁRIOS (p. 215-216)

- Ritmo sinusal.
- Bloqueio de ramo direito: rsR' em V1, com QRS ≥ 0,12 s.
- Extrassístoles ventriculares bigeminadas.

Conclusão: BRD.
Bigeminismo ventricular.
Provável intoxicação digitálica.

Os sintomas citados em paciente em uso de digitálico, associados à arritmia ventricular, são muito sugestivos de intoxicação digitálica. A paciente foi internada.

Em níveis tóxicos, os digitálicos provocam vários transtornos do ritmo por efeito vagotônico (bradiarritmias) ou taquiarritmias por outros mecanismos. Entre as últimas, as extrassístoles ventriculares polimórficas (bigeminadas, acopladas), a taquicardia ventricular, a taquicardia atrial com bloqueio e a taquicardia juncional são observadas.

O bloqueio de ramo direito é observado na maioria dos pacientes submetidos à correção cirúrgica de tetralogia de Fallot.

Uma das complicações tardias da correção da tetralogia de Fallot é a insuficiência ventricular direita. Nesse caso, a realização do ecocardiograma é importante para avaliar a função ventricular direita e se há alteração residual, como estenose pulmonar.

59. MULHER JOVEM, COM HISTÓRIA DE SÍNCOPE E TAQUICARDIA VENTRICULAR SUSTENTADA MAL TOLERADA.

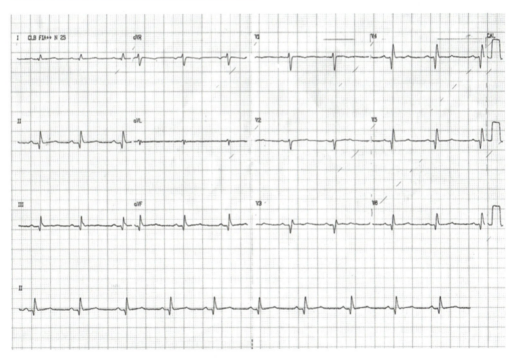

COMENTÁRIOS (p. 350-352)

- Ritmo sinusal.
- Ondas Q patológicas em DII-DIII-aVF e V3-V6.
- Tendência à baixa voltagem com amplitude diminuída de R nas derivações esquerdas.

454 ECG – Ciência e Aplicação Clínica

- Escore de Selvester = 12, equivalente a 36% de fibrose miocárdica: I (0), II (2) aVL (0), aVF (2), V1 (0), V2 (0), V3 (1), V4 (3), V5 (2), V6 (2). O escore completo de Selvester pode ser encontrado nos artigos publicados por Strauss (ver referências indicadas na página).

Conclusão: área inativa (fibrose) inferior e anterior.

A onda Q nas derivações DII-DIII-aVF e V6 apresenta duração $\geq 0,03$ s e amplitude ≥ 1 mm; desse modo, são consideradas patológicas.

As alterações são compatíveis com fibrose significativa. Várias condições, além da cardiopatia isquêmica (infarto prévio), devem ser lembradas no diagnóstico diferencial nesse caso, como cardiopatia chagásica, cadiomiopatia dilatada idiopática, cardiomiopatias infiltrativas etc.

O escore de Selvester, obtido pela análise da amplitude de Q e R entre outros parâmetros, apresenta razoável correlação com a área de fibrose (cicatriz) medida pela ressonância magnética cardíaca com realce tardio e pode ser usado para estimar o grau de cicatriz (fibrose). Cada ponto no escore equivale a 3% de área de fibrose (cicatriz) miocárdica.

Essa paciente apresentava sorologia negativa para Chagas (por meio de dois métodos), disfunção de VE e ausência de lesões coronarianas à cineangiocoronariografia, recebendo o diagnóstico de cardiomiopatia dilatada idiopática. Em virtude da história de TVS mal tolerada, foi submetida a implante de cardiodesfibrilador.

Na cardiopatia chagásica é relativamente comum, dada que essa doença tem como característica a miocardite crônica onde coexistem inflamação e fibrose.

Áreas de fibrose (cicatriz transmural) têm sido relatadas em cerca de 38% dos pacientes com cardiomiopatia não isquêmica em estudos de ressonância magnética cardíaca pela técnica de realce tardio com gadolínio. A presença de fibrose em pacientes com cardiomiopatia dilatada está associada a pior prognóstico. Portanto, a presença de onda Q nem sempre significa infarto prévio ou cardiopatia isquêmica, embora essa seja a causa mais comum. Várias são as causas de onda Q ao ECG: infarto do miocárdio, cardiopatia chagásica, cardiomiopatia dilatada idiopática, alteração na sequência de ativação (BRE, BDASE, HVE, pré-excitação ventricular, marca-passo), DPOC, cardiomiopatias infiltrativas (endocardiomiofibrose, amiloidose, sarcoidose), cardiomiopatia hipertrófica, entre outras.

A existência de áreas de fibrose miocárdica é o substrato para o surgimento de reentrada e arritmia ventricular. A taquicardia ventricular monomórfica é geralmente causada por reentrada com circuito fixo, envolvendo áreas de cicatriz, permeada por músculo viável, como observado na cardiopatia isquêmica.

60. ECG DE PACIENTE EM PÓS-OPERATÓRIO DE CIRURGIA DE REVASCULARIZAÇÃO MIOCÁRDICA. QUAIS AS EXPLICAÇÕES PARA AS ONDAS T PROFUNDAS NAS DERIVAÇÕES PRECORDIAIS?

COMENTÁRIOS (p. 197-198)

- Ritmo de marca-passo ventricular. Não há estimulação atrial, nem ondas P precedendo o QRS (plano frontal), mas somente espículas antes do complexo QRS, com estimulação ventricular intermitente.
- Ondas T profundas de V2 a V4.

A espícula do marca-passo é de difícil visualização, o que é característico da estimulação bipolar, mas pode ser observada antes de cada QRS em aVR-aVL-aVF. Nas precordiais V1 a V3, o ritmo próprio inibe o marca-passo, ou seja, o ritmo sinusal com condução espontânea assume o comando (ver onda P seguida por QRS estreito). Em V4-V5-V6, os batimentos (QRS) resultam de estimulação ventricular. A inversão de T presente nas derivações V2-V3, quando o ritmo próprio é restabelecido, pode ser causada pelo fenômeno conhecido como *memória cardíaca*, o qual consiste no aparecimento de ondas T invertidas em algumas derivações quando ocorre reversão de um padrão de condução intraventricular anormal, como bloqueio de ramo esquerdo ou estimulação ventricular (marca-passo). Mas tal alteração de T pode ter outras causas e já estar presente antes da bradiarritmia, por evento isquêmico prévio, por exemplo.

As bradiarritmias são comuns no pós-operatório de cirurgia cardíaca a céu aberto. Por esse motivo, geralmente já são implantados eletrodos (fios) provisórios epimiocárdicos durante o ato cirúrgico, os quais podem ser conectados ao gerador de pulso externo, caso necessário. Esses eletrodos são retirados alguns dias após a cirurgia, normalmente quando o paciente se encontra estável e de alta da UTI.

Trata-se de paciente em pós-operatório de cirurgia cardíaca, apresentando bradiarritmia e com marca-passo provisório (epicárdico) acionado.

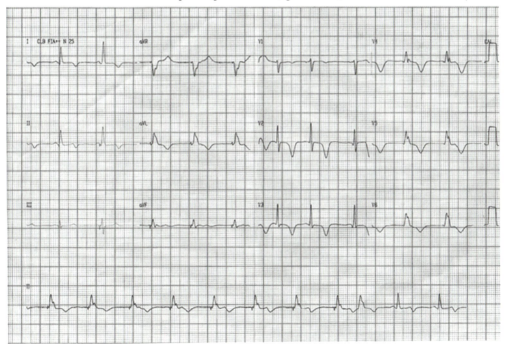

Índice Remissivo

A

Aberrância
bloqueio fase 3, 108, 118,
e extrassístoles ventriculares, 339-348
e fenômeno de Ahsman, 331-332
extrassístoles atriais conduzidas com, 308, 309f
taquicardia supraventricular com, 367-381
Ablação por radiofrequência,
e BDPI, 124
em WPW, 247-248
no flutter atrial, 328
nas arritmias ventriculares, 345, 353-354, 387, 390

Ação
digitálica, 216
potencial de, 4-9, 21,
de resposta rápida e lenta, 6
e eletrogênese das alterações no IAM, 141, 142
na repolarização precoce, 263
na síndrome de Brugada, 254

Acidente vascular encefálico, 196-197, 237-239

Acelerado, ritmo idioventricular, 155

Algoritmo
de aVR, 372-374
de Brugada, 370-371
para artéria culpada no infarto, 148-150
para localizar via acessória (WPW), 247-250
para TV e taquicardia pré-excitada, 380-381

Alternância elétrica
no tamponamento cardíaco, 205-206
na taquicardia ortodrômica
mecanismo, 320

Alteração recíproca (no IAM), 144, 186

Amiloidose, 202, 204, 230

Amiodarona, 216, 219, 358-359, 383-385

Aneurisma ventricular esquerdo
persistência do supra de ST no, 142, 186
taquicardia ventricular e, 351-352

Angina
de Prinzmetal, 169
instável, 168-171

Angioplastia coronariana, 153-155, 163-164, 167

Ângulo de Louis, 29

Anisotropia, 7

Anomalia de Ebstein, 75, 116, 246

Antiarrítmicos
alterações no ECG, 215-217, 219,
doses, 384
prolongamento do QTc, 358
teste provocativo (síndrome de Brugada), 255

Antidepressivos
alterações no ECG causadas por, 218, 219,
overdose, 218
taquicardia e alargamento do QRS, 368

Arritmias, ver nomes específicos

Artefatos, 24-25, 62

Artéria(s) coronária(s)
anatomia, 11-12
culpada no IAM, 148-151

Antidrômica, taquicardia, 318, 367, 377-381
drogas na, 386

457

Ativação
  atrial, 16-17
  ventricular
    normal, 18-19
    no BDASE, 119
    no BRD, 112-113
    no BRE, 98-100
    no BDPI, 122
Atividade deflagrada, mecanismo
  extrassístoles atriais por, 340
  taquicardia atrial por, 323
  taquicardia ventricular por, 354
  torsades de pointes, 358
Atleta
  ECG no, 55
  ECG antes de iniciar atividades, 55-56
Átrios, ativação dos, 16-17

B

Bachmann,
  feixe de, 11
  bloqueio interatrial, 79
Baixa voltagem do QRS,
  definição, 42
  causas de, 202-206
Batimento(s)
  de fusão
    em estimulação cardíaca artificial, 289
    extrassístoles ventriculares e, 341-342
    taquicardia ventricular e, 368, 370
  em eco ou recíprocos, 312, 343
  prematuros, ectópicos
    atriais, 307-311
    juncionais, 311
    ventriculares, 339-343
Betabloqueadores
  bloqueios atrioventriculares, 297, 298
  evitar nas taquicardias pré-excitadas, 378
  na taquicardia ventricular catecolaminérgica, 263
  na síndrome do QT longo congênito, 256
  nas taquicardias ventriculares idiopáticas, 354
  tratamento das taquiarritmias, 383, 384

BAV (bloqueio atrioventricular)
  causas de, 298
  de 1º grau, 299, 300f
  de 2º grau
  de alto grau, 299, 301f
  Mobitiz I, 299, 300f
  Mobitiz II, 299, 300f
    de 3º grau, 297, 299, 301f, 302
    Fibrilação atrial com bloqueio, 302, 303f
    no infarto agudo do miocárdio, 166-167f
BDASE (bloqueio divisional anterossuperior esquerdo), 118-122
  associado a infarto inferior, 121
  associado a necrose anterosseptal, 121
  diagnóstico de HVE no, 90
  incompleto ou parcial, 124-125
BDAM (bloqueio divisional anteromedial), 125
BDPI (bloqueio divisional posteroinferior esquerdo), 122-124
  incompleto ou parcial, 124-125
Bigeminismo ventricular, 340f
Biossensor (marca-passo), 273-275, 289
Bloqueio(s)
  atrioventricular, ver BAV
  bifascicular, 126-127
    indicação de marca-passo provisório, 281
    na cardiopatia chagásica, 229-231
    no infarto agudo, 155-157
    síncope, 130-131
  de ramo
    alternante, 127
    direito, 112-118
  divisionais do ramo direito, 115
    esquerdo, 98-111
    mascarado, 128-130
  divisional (is)
    anteromedial, 125, 202
    anterossuperior esquerdo, 118-122
    posteroinferior esquerdo, 122-124

Índice Remissivo 459

intraventricular
  associados, 126-130
  inespecífico, 125
  trifascicular, 127
Bomba (Na^+-K^+), 4
Bradiarritmias, ver também BAV
  sinusais, 293-297
  bloqueios atrioventriculares, 297-304
  dissociação AV, 304-306
    isorrítmica, 305
  ritmos de escapes, 304
  indicação de marca-passo nas, 280-282
BRD (bloqueio de ramo direito)
  ativação no, 112, 113f
  associado ao infarto, 155-157
  completo, 112-114
  divisionais, 115
  incompleto, 114
  significado clínico, 116,117
BRE (bloqueio de ramo esquerdo)
  ativação no, 98-101
  associado ao infarto, 157-161
    diagnóstico de IAM e BRE, 158-161
  cintilografia miocárdica no, 108
  critérios estritos de, 103
  com QRS bipartido, 109
  completo, 98-104
  eixo elétrico no, 106
  dissincronia, 111
  incompleto, 104
  induzido por esforço, 108
  intermitente,108
  significado clínico, 105-106
Brugada
  algoritmo de, 370-371
  síndrome de, 253-255
BSA (bloqueio sinoatrial)
  de 2º grau
  tipos I e II, 295-296

C

Cabrera, sinal de, 157, 161f
Calibração, 16, 23, 24f
Cálcio

fase de platô, 4
na fase 4 (automatismo), 6f, 7
Captura
  marca-passo, 272
  perda, 278,
  do ventrículo esquerdo (ressincronizador), 285
Cardiomiopata(s)
  dilatada, 225-228
  hipertrófica, 228
  restritivas, 230-231
Cardiopata(s)
  chagásica crônica, 229-230
  congênitas, 234-237
Cardioversão
  supra de ST pós, 190, 201
Chagas, doença de
  BRD isolado ou associado a BDASE em, 117
  ECG em, 229, 230f
Célula(s) cardíaca(s),
  M (miocárdicas), 5
    onda U, 45
  potencial de ação, 5
  propriedades das, 5-9
  P (sinusais), 11
  repolarização da, 10
Central terminal de Wilson, 3, 26
CIA (comunicação interatrial), 234
CIV (comunicação interventricular), 236
Complexo QRS
  duração
    medida da, 31, 32f
  voltagem, 42
Condução supernormal, 310
Cor pulmonale, 74, 233
Criança, ECG na, 52-54
Corrente(s)
  de lesão, 140
  elétrica da rede e ECG, 24,
  iônicas, 4

D

Defeito do canal (ou septo) AV, 234, 235f

Delexões do ECG, 13-16, 23-24

Deflexão intrinsecoide, 20

Depressão
do segmento PR
na miopericardite, 188-189
no infarto atrial, 152-153
do segmento ST
alteração recíproca, 144, 186
critério, 46
difusa, 150-151
na HVE (strain), 84
na síndrome coronariana, 168-169
no infarto posterior (em V1-V2), 152

Derrame pericárdico, 205-206f

Desvios do eixo elétrico,
de P, 40, 74, 75, 233
do QRS, 33-36, 42, 43f

Derivações, 3-4, 25-31

Dextrocardia, 43, 200-201, 203f

Diltiazem, 298, 383-389

Dipolo, 9-10

Disfunção ventricular
amplitude de R, 204
BRE e, 105-106
com QRS bipartido, 109
cardiomiopatia dilatada, 225-228
ondas Q, 175-176

Dispersão do QT, 48, 218

Distrofia muscular
Duchenne, 239
miotônica, 240
onda Q, 193
onda R ampla em V1, 201

Distúrbio de condução intraventricular, ver bloqueios

Doença
arterial coronariana,
aguda, ver infarto e angina
ângulo QRS-T em, 36-37, 175
crônica, 173-176
taquicardia ventricular e, 351,352
de Chagas, 117, 229, 230f
de Kartagener, 201
de Lev e Lenegre, 122, 124, 298-299
de Steinert, 240
de Yamaguchi, 194
do nó sinusal
aspectos gerais, 297
marca-passo AAI, 276
indicação de marca-passo, 282
renal crônica e hipercalemia, 212-213

DPOC, 75, 76f, 192, 233

Droga(s), ver cada grupo ou nome específico

E

Ebstein, anomalia de, 75, 116, 246

ECG
ensino do, 57-58
normal
no adulto, 49-52
na criança, 52-54

ECGAR (ECG de alta resolução), 109, 253

EEF (estudo eletrofisiológico invasivo)
no bloqueio bifascicular e síncope, 130-131
no bloqueio trifascicular, 127
na FA pré-excitada, 378
na pré-excitação ventricular (WPW), 247

Eisenmenger, síndrome de, 92, 236

Einthoven, 1-3, 25-26

Eixo elétrico
de P, 40, 74, 75, 233
do QRS, 33-36, 42, 43f
da onda T, 44

Eletrocardiógrafo, 2, 23, 33

Eletrodo, 3, 4, 10, 13, 25-29, 63-67

Eletrofisiologia cardíaca, 4-10

Endocárdio, 18-21, 84-85, 140-141

Endocardite infecciosa
BAV na, 298

Endomiocardiofibrose, 204f, 230-231

Enfisema, 75, 76f, 192, 204, 206, 233

Escape
escape-captura, fenômeno, 305f
juncional, 11, 166, 213, 304
ventricular, 167, 213, 281, 296, 304

Escore
de Hoffmayer, 356, 357f

Índice Remissivo   461

de Romhil-Estes, 86-88
de Schwartz, 256, 257
de Selvester, 175-176
de taquicardia ventricular, 375, 377
Esforço, teste de, 173-174
Epicárdio, 18-21, 84-85, 140-141, 254, 353
Epsilon, onda, 251, 256
Estenose
aórtica, 84, 105, 224-225
mitral, 78f, 79, 223-224
Estimulação
cardíaca artificial, ver marca-passo
Extrassístole
atrial, 307-311
juncional, 311
ventricular, 339-343
interpolada, 341f

F

Fibrilação atrial
aspectos gerais, 328-332f
associação com WPW, 246, 247
BAV associado a, 302-303
bloqueio interatrial e, 79
cardioversão elétrica em, 386
fenômeno de Ashman e, 331-332f
mecanismo da, 321
medida da FC na, 33
medida do QTc na, 47
na endomiocardiofibrose, 231
pré-excitada (WPW), 378
tratamento da, 386
valvopatia mitral, 224
Fibrilação ventricular, 247, 288f, 359-360, 386-387
Fallot, tetralogia de, 116, 237f
Fascicular, bloqueio, ver bloqueio(s)
Feixe de
His, 12-13f, 16, 307
Kent, 245
Fenômeno
de GAP, 310, 342
de Wenckebach, 11, 295, 299, 300f
escape-captura, 305f

R sobre T, 344
Fibras de Mahaim, 250-251
Flutter atrial
aspectos gerais, 325-328f
arritmia conduzida pelo marca-passo, 279
mecanismo, 321
na distrofia miotônica, 240
na valvopatia mitral, 224
pré-excitado, 378
tratamento do, 383-386
Fórmula de
Bazett, 47, 54
Hodges, 47

G

Galvanômetro, 2-3
GAP
fenômeno de, 310, 342
junção, 7

H

Hemocromatose, 230
Heparina, 383, 387
Hexaxial, sistema, 26-28f, 35
Hipercalcemia, 212-215
Hipermagnesemia, 215
Hipertensão
arterial sistêmica, 85, 88, 90,
arterial pulmonar, 73, 74, 91f, 92, 93, 223, 234, 236
Hipertireoidismo, 241
Hipocalcemia, 215
Hipocalemia, 215
Hipomagnesemia, 215
Hipotermia, 218-218
Hipotireoidismo, 241, 258
Hipertrofia
biventricular, 92-93
vetricular direita (HVD), 91-92
ventricular esquerda (HVE), 83-90, 105-106
His-Purkinje, sistema, 7, 13f, 19, 112, 116, 304
Hodges, fórmula de, 47

I

Infarto (IAM)
  artéria culpada no, 148-152
  associado a bloqueio de ramo, 155-161
  associado a ritmo de marca-passo, 161-162
  arritmias no, 165-166
  atrial, 152-153
  classificação topográfica do, 144-146f
  do ventrículo direito, 152
  com supradesnível do ST, 139-168
  posterior, 152, 164, 199, 200f
  sem supradesnível do ST, 168-170
Índice de
  Cornell, 86-87
  Sokolow-Lyon, 86-87
Insuficiência
  aórtica, 190f, 225,
  coronariana, ver doença arterial coronariana
  cardíaca
    BRD e, 117
    BRE e, 102f, 104-106, 109f, 110
    cardiomiopatia dilatada, 225-228
    intervalo TPe, 48
    marca-passo biventricular, 282-284
    sobrecarga atrial esquerda e, 80
  mitral, 223-224
Intervalo
  PR, 15,16, 45-46
  QT, 46-48
Isquemia miocárdica
  graus de, 142-143, 168

J

J
  onda, 186, 187f, 218, 261-263, 264f
  ponto, 16, 31, 32, 38, 42, 143, 173
Junção sinoatrial, 11, 295, 296
Junção atrioventricular, 7, 11, 46, 302, 304
Juncional, ritmo, 7, 213, 296, 302, 304
Juvenil, persistência do padrão, 45, 58, 232

K

Katz-Watchel, sinal de, 92-93, 236

Kartagener, síndrome de, 201
Keith-Flack, nódulo de, 10
Koch, triângulo de, 11

L

Lateral, infarto, 144, 145, 164
Lei de Einthoven, 25-26
Lesão, corrente de, 140
Lidocaína, 384, 385, 386
Lippman, 2
Lítio, carbonato de, 218, 219, 259
Lúpus eritematoso sistêmico, 298, 299

M

M, células, 5
Macruz, índice de, 74
Magnésio, sulfato de, 359, 384
Mahaim, fibras de, 250-251
Marca-passo
  AAI, 276
  automatic mode switch, 279, 289
  DDD, 275
  ECG na estimulação convencional, 283-284
  ECG na estimulação biventricular, 285-286
  disfunções do, 277-279
  histerese, função, 280
  indicações de
    marca-passo provisório, 281-282
    marca-passo definitivo, 282
  modos de estimulação, 273-277
  síndrome do, 279
  VVI, 274
Membrana, 4-8, 141, 213, 215
Memória cardíaca, fenômeno, 197-198, 202
Miocardite(s), 188
Miotônica, distrofia, 240
Mitral,
  estenose, 77, 79, 223-224
  insuficiência, 223-224
  dupla lesão, 223-224
Mobitz, BAV de 2º grau tipos I e II, 299, 300f

Morte súbita cardíaca
- ângulo QRS-T, 36-37
- cardiodesfibrilador implantável, 287-288
- cardiomiopatia arritmogênica, 251-253
- cardiomiopatia hipertrófica e risco de, 228
- em atletas, 55-57
- fibrilação ventricular, 360
- repolarização precoce, risco de, 263
- QTc, 48, 218
- taquicardia ventricular catecolaminérgica, 263-265
- taquicardia ventricular monomórfica, 350-353
- *torsades de pointes*, 358-359
- TPe, 48
- síndrome de Brugada, 253-255
- síndrome do QT curto, 261
- síndrome do QT longo, 255-259
- síndrome de WPW e, 247

Morris, índice de, 75, 77, 78f, 80

N

Necrose miocárdica, 117, 142, 144q, 155, 156f, 175,176, 190-181

Nó
- atriovenricular, 7, 11, 46, 302, 304
- sinoatrial, 10-12

Neurológicas,
- ECG nas desordens, 237-238

Noonan, síndrome de, 193

O

Onda(s)
- de Osborn, 218-219
- delta, 245
- épsilon, 251, 256
- J, 186, 187f, 218, 261-263, 264f
- P
  - nas sobrecargas atriais, 73-80
  - normal, 40
- Q
  - normal, 43, 44
  - patológica, 144, 175, 190-193
- R
  - ampla em V1, 199-203

- normal, 30, 41-43
- T
  - alterações de, 45
  - causas de onda T profundas, 194-198
  - normal, 44
- U, 45

Ortodrômica, taquicardia, 316-320

Oversensing (marca-passo), 278, 279

P

P, onda, 40, 73-80

Parada (ou pausa) sinusal, 296-297

P *pulmonale*, 74, 76f, 233

Parassistolia, 343

Peñaloza-Tranchesi, sinal, 75, 76f, 230

Pericardite aguda, 187-189

Período refratário
- da célula cardíaca, 8
- da via acessória, 247
- do marca-passo definitivo, 272

Pneumotórax, 193, 200, 204, 206

Posição
- horizontal, 60
- intermediária, 61
- vertical, 60

Potássio,
- alterações séricas do, 211-215
- correntes, 4, 256
- no IAM, 142
- no potencial de ação, 4-6

Potencial de ação transmembrana
- de resposta lenta, 6
- de resposta rápida, 6
- fases do, 4

Potencial de repouso, 4-5

PR, intervalo, 15,16, 45-46

Pré-excitação ventricular,
- outras formas de, 250-251
- WPW, 245-250

Procainamida, 255, 385-386

Propafenona
- alterações provocadas por, 219
- fibrilação atrial, 383, 384, 386, 387, 388

Propranolol, 256, 388

464 ECG – Ciência e Aplicação Clínica

Pulmonar
ECG no enfisema/DPOC, 75, 76f, 192, 204, 206, 233
ECG no TEP, 58, 190, 192, 197, 231-232
Purkinje, fibra de, 5, 6, 7, 11, 20, 45, 98, 99, 112

Q

Q, onda, 43, 44, 144, 175, 190-193
QRS, complexo, 18,19,31,31, 41-43
QT, intervalo, 18, 19, 31, 41-43
dispersão do, 48
drogas, 218, 258-259
síndrome do QT curto, 259-261
síndrome do QT longo, 255-259
QTc, cálculo, 47-48
Quinidina, 216, 219

R

R, onda, 30, 41-43
Ramo
taquicardia ramo a ramo, 353
Reentrada, 165, 315-318, 320-321, 352-353
Reperfusão, terapia, 153-155, 163-164,
Repolarização
atrial, 17, 46
ventricular, 20-21, 44, 87
Ritmo
de escape, ver escape
ectópico atrial, 304
idioventricular acelerado, 155
juncional, 7, 213, 296, 302, 304
sinusal, 40, 43
Romhilt-Estes, escore de, 86-87
Rotações életricas, 59-61

S

S, onda, 11, 18, 20, 23f, 30, 50
S1Q3T3, padrão, 231, 232
S1S2S3, padrão, 59, 60f, 115, 121
ST, segmento
depressão (infradesnível), 164, 168-169, 173-174, 186
supradesnível, causas de, 185-190
normal, 46

Selvester, escore de, 175-176
Sensibilidade (marca-passo), 278
Sgarbossa, critérios, 158-160
Sinal
de Cabrera, 157, 161f
de Peñaloza-Tranchesi, 75, 76f, 230
de Katz-Watchel, 92-93, 236
Síncope,
BDPI, 124
bloqueio alternante, 128
bloqueio bifascicular, 126
bloqueio intraventricular, 130-131
cardiomiopatia arritmogênica, 251-253
doença do nó sinusal, 297
nas canalopatias, 253-265
nos bloqueios atrioventriculares, 297
taquicardia ventricular, 350, 353, 354, 359, 360, 390
Sistema de condução, 10-13
Smith, critério de, 160-161
Sódio, 4-6, 253
Sotalol, 217, 219, 387, 388
Supernormal, condução, 310
Supradesnível do segmento
PR
na pericardite aguda, 187-189
no infarto atrial, 152-153
ST
causas de, 184-190
definições, 46
em aVR, 149-151
no BRE, 103, 158-160
no IAM, 140-141, 143
Strain, padrão, 84, 85f, 90

T

T, onda, 20-21, 44-45, 194-198
Ta, onda, 17, 46
Tamponamento cardíaco, 205-206
Taquicardia(s)
antidrômica, 318, 368, 377-381
atrial, 320-324
bidirecional, 216, 217f
de Coumel, 333,334f

juncional, 333
mediadas e conduzidas (marca-passo), 279
ortodrômica, 316-320
paroxística supraventricular, 315-320
pré-excitadas, 377-381, 386
sinusais, 313-315
supraventricular com aberrância, 367-377
Ventricular, 348-359, 385-387
Tawara, nódulo de, 11
Teste de esforço, 173, 174f
Tetralogia de Fallot, 116, 237
Torsades de pointes
amiodarona, 216
antidepressivos, 218
antipsicóticos, 218
outras drogas, 218, 258-259
QT longo adquirido, 258-259
sotalol, 217
sulfato de magnésio, 359, 384
taquicardias polimórficas, 358-359
Tratos internodais, 10, 11, 79
Triângulo de Einthoven, 2, 25, 63
Tromboembolismo pulmonar (TEP), 58, 190, 192, 197, 231-232

U

U, onda, 45
Undersensing (marca-passo), 278-279

V

V3R, V4R,
no infarto do ventrículo direito, 145, 152
realização de, 29

Valvopatias
aórtica, 224-225
mitral, 223-224
Varfarina, 383, 390
Verapamil, 298, 341, 354, 358, 383-385, 386-388, 399
Ventricular
ativação normal, 18-19
escape, 304
fibrilação, 386-387
hipertrofia, ver HVD e HVE
taquicardia, 348-359, 385-387
Ventriculofásica, arritmia sinusal, 302
Vetocardiograma (VCG), 21-22
Vetores
de ativação atrial, 16-17
de ativação ventricular,
no BRE, 98-100
no BRD, 112-113
de repolarização ventricular, 21
Vias acessórias, ver WPW

W

Waller, 2
Wenckbach, fenômeno, 11, 295, 299, 300f
Wolff-Parkinson-White (WPW), síndrome, 245-250

Y

Yamaguchi, doença de, 194

Z

Zona de transição, 42, 50